Fuyou Yiliao Jigou
Yiyuan Ganran Fangkong Zhinan

妇幼医疗机构医院感染防控指南

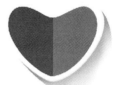

U0249820

主　审　金志春
主　编　雷新云　金正江　郜朝霞
副主编　程　颖　高　峡
编者（按姓氏拼音排序）
　　　　陈松漪　程　颖　高　峡　郜朝霞　金正江
　　　　李　华　李　璐　雷新云　舒小兰　谭志华
　　　　王　静　肖向梅　喻玲芳　杨湘晖　张莎莎

WUHAN UNIVERSITY PRESS
武汉大学出版社

图书在版编目(CIP)数据

妇幼医疗机构医院感染防控指南/雷新云,金正江,郜朝霞主编.—武汉：武汉大学出版社,2017.8
　ISBN 978-7-307-19667-4

　Ⅰ.妇…　Ⅱ.①雷…　②金…　③郜…　Ⅲ.妇幼保健—医院—感染—卫生管理—指南　Ⅳ.R197-62

中国版本图书馆 CIP 数据核字(2017)第 216657 号

责任编辑:谢文涛　　　责任校对:李孟潇　　　版式设计:韩闻锦

出版发行:**武汉大学出版社** (430072　武昌　珞珈山)
　　　　　(电子邮件:cbs22@whu.edu.cn　网址:www.wdp.whu.edu.cn)
印刷:湖北民政印刷厂
开本:787×1092 1/16　印张:26.75　字数:636 千字　插页:1
版次:2017 年 8 月第 1 版　　2017 年 8 月第 1 次印刷
ISBN 978-7-307-19667-4　　定价:55.00 元

序

医院感染，相伴医院诞生而产生，相随医学发展而严峻。曾几何时，医院感染并不为人们所重视。21世纪初SARS肆疟初期，医院感染严重，教训深刻。近年来，医学水平不断提高，但医院感染却呈上升趋势。令人欣慰的是，控制医院感染日益受到重视，卫生行政部门已经将医院感染管理列为考核医疗质量和评审医院等级的重要指标，从业人员防控医院感染的观念逐渐增强。

2008年，美国CDC/NHSN将医院感染改称为医疗保健相关感染。妇幼保健机构承担着保护和促进妇女和儿童健康使命，围绕妇女生命不同时期、儿童成长不同阶段出现的特殊健康问题，提供预防、保健和临床服务。妇幼保健机构与普通医院和防疫机构有所不同，其面对的医院感染也就有其特殊性，如小胎龄、极低出生体重儿的救治和健康问题，两孩政策实施带来的高龄高危孕母和胎儿问题，都给医院感染控制带来了新的挑战。

尽管医院感染日益受到重视，相关研究不断深入，防控方法不断完善，但具有妇幼保健机构医院感染防控特点的书籍并不多见。湖北省妇幼保健院是卫生部第一批授予的"三级甲等"妇幼保健院，妇幼保健业务工作处于全国前列，在医院感染防控、管理和培训等方面积累了一些切实可行的经验。由湖北省妇幼保健院医院感染办公室雷新云主任领衔的编委会，根据有关规范、指南和标准，参考大量文献和行业最新动态，结合妇幼保健机构特点，编成此书，目的就是为妇幼保健机构同行提供一些有益的参考。该书具有一定的妇幼保健机构医院感染防控特色，值得一读。付梓之际，有幸先睹，获益良多，欣然作序！

金志春

丁酉仲春草于野芷湖湖畔

前　　言

随着医学的发展，医院感染日益受到人们的重视，对医院感染的相关研究投入也日益增加，有关医院感染预防和控制的相关理论和方法不断创新。湖北省妇幼保健院是卫生部第一批授予的"三级甲等妇幼保健院"，新生儿科为国家级新生儿专业医师培训基地，产科为国家级助产士规范化培训基地，在医院感染预防与控制、管理与培训方面也积累了较多的经验。

为此，我们组织临床各科室专家收集国家卫计委近年来颁布的规范、指南和标准，参考大量文献，并结合国内外最新动态编写了本书。本书主要从医院感染的基本概念，微生物基础，清洗、消毒、灭菌及隔离技术，医院感染监测，重点科室、重点部位和重点人群的医院感染防控和医务人员职业暴露与防护等方面阐述了具有妇幼专业特色的医院感染预防和控制方面的知识，对提高妇幼保健机构临床医务人员医院感染防控专业知识和技术水平，保障母婴健康安全起到了良好的促进作用。本书内容实用、可操作性强，适合各级妇幼机构医务人员参考阅读。

本书由雷新云、金正江、郜朝霞担任主编，程颖、高峡为副主编。雷新云负责编写：第一篇中的第一章，第二章第一节、第二节，第四章；第七篇中的第二十九章。张莎莎负责编写：第一篇中的第五章。金正江负责编写：第一篇中的第三章第三节；第二篇。高峡负责编写：第一篇中的第六章，第七章；第三篇中的第十二章；第五篇中的第二十四章；第七篇中的第二十七章，第二十八章。喻玲芳、肖向梅（鄂东医疗集团市中医医院（市传染病医院））、王静负责编写：第三篇中的第十一章；第五篇中的第二十章。程颖、郜朝霞（武汉市第五医院）负责编写：第四篇中的第十三章，第十四章；第五篇中的第二十二章，第二十三章；第六篇。陈松漪负责编写：第五篇中的第十五章。舒小兰负责编写：第五篇中的第十六章。李华负责编写：第五篇中的第十七章，第十八章。谭志华负责编写：第五篇中的第十九章。杨湘晖负责编写：第五篇中的第二十一章。

由于时间仓促，水平有限，尽管我们做了最大的努力，书中难免存在不妥甚至错误之处，望广大读者和同行们批评指正。

编　者

2017 年 3 月

目　录

第一篇　医院感染的基本理论与基本技能

第二篇　临床微生物学基础

第三篇　清洗、消毒、灭菌及隔离技术

第七篇　医务人员职业暴露和防护

第一篇　医院感染的基本理论与基本技能

第一章　医院感染的基本概念

第一节　概　　述

　　医院感染随着医院的形成而产生，随着医学的发展而变化。医院感染的对象主要是指住院病人，其次为医院工作人员。目前，随着现代医学的发展，医院感染又成为感染性疾病领域里一个具有挑战性的难题，医院感染的挑战主要来自以下几个方面：

　　(1)现代社会和医学发展造就了一大批免疫力低下的人群。包括：①器官移植学的重大突破，使各种器官移植(骨髓、肝、肾、肺、心脏、角膜等)的人数在全球急增。大量免疫抑制剂的使用，虽然对控制排异反应起到了显著的作用，伴随而来的移植后感染则带来新的问题。②特殊病原体和新的病原体感染仍没有很好的治疗措施，如艾滋病、SARS、人感染高致病性禽流感等。③肿瘤、血液及一些代谢性疾病的病人在不断增加，尤其经化疗放疗后引起骨髓抑制、中性粒细胞下降，40％合并感染，95％有菌血症。④社会趋向老龄化，老年病人在上升。

　　(2)治疗手段增加，感染机会增多。各种损伤皮肤黏膜的介入性操作和治疗增加，使感染的途径和机会增多。例如，外科手术学的发展，使原来不能做的手术成为可能；各种导管、插管、内镜检查技术、透析和人工呼吸装置等的应用越来越普遍；血管内治疗的范围不断扩大。

　　(3)抗菌药物的大量使用及不合理应用。这使细菌的耐药性增强，多重耐药菌株在流行。同时给病人带来的微生态失衡、菌群紊乱和药物不良反应，增加了病人的易感性和内源性感染，给抗感染治疗带来困难。另外，耐万古霉素的肠球菌(VRE)、耐多药结核杆菌(MD-TB)、肠杆菌、真菌等也迅速上升。人类将面临感染性疾病无药可治的危险境地，为过度和不合理使用抗菌药物而付出巨大代价。

　　(4)感染源集中：医院是各种病原微生物(包括耐药菌株和机会致病菌)聚集的地方，是最大的医源性感染源。

　　基于感染链3个环节的这种变化，国际医学界称"感染性疾病处于危机状态"。医院感染所面临的形势更为严峻。

　　为有效控制医院感染，几十年来，各国的医学工作者相继做了大量的临床和研究工作，从不同角度探索切实可行的方法，在降低医院感染发病率、节约卫生资源，造福于病人等方面取得了可喜的成果。

第二节 感染的概念

随着机会性感染的增多和微生态感染学的发展，目前普遍认为感染是微生物对宿主的异常浸染所致的微生物与宿主之间相互作用的一种生态现象；感染的实质是微生态平衡与微生态失调相互转化的表现形式。一旦人体微生态失衡，可出现菌群失调和细菌的易位，引起内源性感染；也可因细菌易主而引起外源性感染。

一切生物存在是在与微生物相互关系中发展起来的，感染普遍存在。尽管感染性疾病比感染要少，但前者仍是人类疾病的重要组成之一。感染性疾病（infectious diseases）因其病原体特性不同，传染性有所不同，其中传染性大者称传染病（communicable diseases），多由致病微生物所致，如鼠疫、霍乱等，可在人群中流行；传染性小的感染多为机会性病原体所致，如尿道炎等。两者并无明显界限，机会致病菌尤其是多重耐药菌株，如产超广谱 β-内酰胺酶（ESBLs）的大肠埃希菌，也可在医院中形成局限性，甚至暴发流行。

新传染病的频频出现（如埃博拉出血热、人感染高致病性禽流感），旧传染病再度猖獗（如结核、梅毒）以及多重耐药菌株的难治性，使人类又面对感染性疾病新的挑战，因此感染性疾病又成为当前医学界的热门研究课题。

病原体侵入人体或机体微生态失衡的发生即开始了感染过程。病原体能否在机体定植并引起生化、病理改变，主要取决于病原体的致病力和机体免疫功能，大多数病原体与人体宿主之间是不适应的，因而引起双方之间的斗争，由于适应程度不同，加之也受到外界干预因素影响，如抗菌治疗、侵入性操作、气候变化等。因此，感染过程开始后可以表现为不同的感染类型。

1. 病原体被清除

通过非特异性免疫（如胃酸）或特异性免疫（如预防接种）使病原体不能定植而被清除。例如，给志愿者口服铜绿假单胞菌后，部分被胃酸杀灭，部分成为过路菌而排出体外。

2. 病原携带状态

病原携带状态（carrier state）分潜伏期、恢复期和"健康"携带；按携带病原时间以 3 个月为界又分急性和慢性携带。"健康"病原携带者的共同特点是能排出病原体，而无临床表现及免疫应答。"健康"携带者和慢性携带者常不易为人们识别（如耐甲氧西林金黄色葡萄球菌携带者），在医院感染中具有重要流行病学意义。并非所有感染性疾病都有病原携带者，如麻疹和流感，病原携带者极为罕见。

3. 隐性感染

隐性感染（covert infection）又称亚临床感染。病原体仅引起宿主发生特异性免疫应答，不引起或只引起轻度组织损伤。病人无明显的症状、体征甚至生化改变，只能通过免疫学检测才能发现，但宿主能排出病原体。在法定传染病（如脊髓灰质炎和流行性乙型脑炎）中，隐性感染是最常见的表现，其数量远远超过显性感染（10 倍以上）。而医院感染中，显性感染远比隐性感染为多。隐性感染过程结束以后，大多数人获得不同程度的特异性主动免疫，病原体被清除；少数人转变为病原携带状态，若病原体持续存在于体内，称为慢性携带者，如伤寒、细菌性痢疾、乙型病毒性肝炎等。

4. 显性感染

显性感染（overt infection）又称临床感染。不仅引起机体免疫应答，而且通过病原体本身的作用或机体超敏反应而导致组织损伤、病理、生化改变和临床表现，成为临床感染性疾病。显性感染又分：①急性感染，一般见于潜伏期短，发病急的感染性疾病，如感染性腹泻。②持续性感染，细菌、病毒、寄生虫等多种病原体均可引起此型感染，以病毒引起者多见，病毒在宿主体内可存在数月，甚至终生。持续感染时病原体在宿主体内不一定持续增殖和引起症状，因此，持续性感染又分慢性感染、慢发感染和潜伏感染。潜伏感染在医院感染中日益受到重视，虽非一定在医院内获得感染，但常因免疫抑制治疗而被激活，如器官移植受体、骨髓移植受体、艾滋病患者体内疱疹病毒、弓形虫、结核分枝杆菌等均可被激活引起全身播散性感染而成为致死的原因。

上述4种感染类型在不同感染性疾病和不同人群中各有侧重，社会感染中以隐性感染最常见，病原携带状态次之；在医院感染中，病人以显性感染较多见，而医务人员则以携带状态多见。

第三节 医院感染的定义、分类、诊断、预防与控制策略

一、医院感染的定义

医院感染（nosocomial infection，NI）是指住院病人在医院内获得的感染，包括在住院期间发生的感染和在医院内获得出院后发生的感染，但不包括入院前已开始或入院时已存在的感染。医院工作人员在医院内获得的感染也属医院感染。

医院感染定义明确了以下几点：①感染必须是在医院内获得。②感染与发病是在不同阶段产生的，其顺序是感染—潜伏期—发病。因此，潜伏期是判断感染发生时间与地点的重要依据。③包括一切在医院内活动的人群，即病人（住院、门诊）、医院工作人员、陪护和探视者等，均可发生医院感染。④医院感染多数在病人住院期间发病，但潜伏期较长的病也有在医院受感染，于出院以后发病者，如乙型病毒性肝炎，虽在医院内感染，发病往往在出院以后。⑤在入院前受感染处于潜伏期的病人，在入院后发病的，不属于医院感染，但在实践中和医院感染不易区分，一方面依靠潜伏期区别，另一方面还可从流行病学和临床资料进行分析判断。⑥医院感染定义适用于各级各类医疗机构。

二、医院感染的分类

根据病人在医院内获得病原体的来源不同，将医院感染分为外源性和内源性感染。

1. 外源性感染

外源性感染（exogenous infection）又称交叉感染。病原体来自病人体外，即来自其他住院病人、医务人员、陪护家属和医院环境。来自其他病人的病原体由于在其体内通过传代毒力及侵袭力增强而具有重要意义。医务人员和陪护家属中的慢性或暂时病原携带者可以

直接或通过污染环境而间接引起病菌发生外源性感染；诊疗器材和制剂的污染造成的医源性感染也属外源性感染。这类感染在经济落后的国家所占比例较大，往往引起医院感染的暴发。可通过加强消毒、灭菌、隔离措施和宣传教育工作得到有效的预防和控制。

2. 内源性感染

内源性感染(endogenous infection)又称自身感染。病原体来自病人自身储菌库(皮肤、口咽、泌尿生殖道、肠道)的正常菌丛或外来的已定植菌。在医院里当人体免疫功能下降、体内生态环境失衡或发生细菌易位时即可发生感染。这类感染呈散发性，难以预防。内源性感染因其发病机制复杂，至今还未有很确切的治疗措施，而发病的比率在逐步上升，成为医院感染控制研究的难点和热点。

三、医院感染的诊断

(一)医院感染的诊断步骤

首先依靠临床资料、实验室检查及其他辅助检查，判断是否存在感染；然后再根据《医院感染诊断标准》及流行病学调查是否有传播链，来综合判定此感染是否属于医院感染。

(二)医院感染的诊断原则

1. 属于医院感染的情况

(1)对有明确潜伏期的感染，自入院时起超过平均潜伏期后发生的感染为医院感染；无明确潜伏期的感染，规定入院48 h后发生的感染为医院感染。

(2)本次发生的感染直接与上次住院有关。

(3)在原有感染基础上出现其他部位新的感染(除外脓毒血症迁徙灶)，或在原感染已知病原体的基础上又分离出新的病原体(排除污染和原来的混合感染)的感染。

(4)新生儿在分娩过程中和产后获得的感染。

(5)由于诊疗措施激活的潜在性感染，如疱疹病毒、结核杆菌等的感染。

(6)医务人员在医院工作期间获得的感染。

2. 不属于医院感染的情况

(1)皮肤黏膜开放性伤口只有细菌定植而无炎症表现。

(2)由于创伤或非生物性因子刺激而产生的炎症表现。

(3)新生儿经胎盘获得(出生后48 h内发病)的感染，如单纯疱疹、弓形体病、水痘等。

(4)患者原有的慢性感染在医院内急性发作。

四、医院感染预防与控制策略

预防与控制医院感染的着力点必须放在预防和控制医院感染危险因素上，减少了危险因素才能降低医院感染率。

(1)正确把握和恰当处理原发性、基础性疾病及其并发症，尤其是老年人、婴幼儿、免疫功能低下的患者，要注意他们是医院感染高发人群。这些人群医院感染的特点是：①临床表现往往不典型，易被原发病、其他慢性疾病的临床表现干扰或掩盖。②引起感染的多为条件致病菌或真菌，仍需进一步鉴别是致病菌、污染菌或细菌携带者。③这些条件致病菌大多对多种抗菌药物呈现耐药，因此需要按照药物敏感试验选择敏感的抗菌药物进行治疗。

（2）严格掌握侵入性和介入性诊疗的适应证和禁忌证。原则上尽量减少使用不必要的侵入性诊疗方法，必须使用时需注意以下问题：

①严格执行消毒隔离制度，规范清洗消毒重复使用的器械；规范无菌操作；加强手卫生。②保护肠道菌群、维持微生态平衡和提高患者免疫力，以减少细菌移位所致的内源性感染。

（3）严格掌握放射治疗、抗肿瘤化疗和激素治疗的适应证、疗程、剂量及方法。

（4）合理使用抗菌药物。

（雷新云）

第二章 医院感染病原体的主要来源与防控原则

第一节 常见血源性病原体

一、人类免疫缺陷病毒

(一)病原学

(1)人类免疫缺陷病毒(human immunodeficiency virus),即 HIV,是一种单链 RNA 病毒,属于逆转录病毒科、慢病毒属,是获得性免疫缺陷综合征(acquired immune deficiency syndrome,AIDS,简称艾滋病)的病原体。

(2)HIV 对外界抵抗力低,对热敏感,56 ℃ 30 min 能使 HIV 在体外对人的 T 淋巴细胞失去感染性,但不能完全灭活血清中的 HIV;100 ℃ 20 min 可将 HIV 完全灭活。能被 75 %乙醇、0.2 %次氯酸钠及含氯石灰灭活。0.1 %甲醛、紫外线和 γ 射线均不能灭活 HIV。HIV 侵入人体可刺激产生抗体,但并非中和抗体,血清同时存在抗体和病毒时仍有传染性。

(二)流行病学

1. 传染源

HIV 感染者和艾滋病患者是唯一的传染源。患者的传染性最强,无症状病毒携带者在流行病学上意义更大。各种物质的传染性如下:

(1)血液、精液、阴道分泌物、含有血液的组织、含有肉眼可见的血液的各种体液,均具有传染性。

(2)唾液、眼泪和乳汁等体液也含 HIV,具有传染性,哺乳是 HIV 母婴传播的一种途径。

(3)未被血液污染的脑脊液、滑液(含关节腔、胸膜腔、心包腔内的滑液)、羊水等其传染性尚不确定,需进一步评估。

2. 传播途径

目前公认的传播途径主要是性传播、血液传播和母婴传播。医院内最主要的传播途径是血液传播,常见的传播方式有破损的皮肤和黏膜接触,如针刺伤、破损的皮肤或黏膜(眼、口、鼻等)接触具有传染性的体液或物品,输血和使用血制品、器官移植和人工授精等。

3. 易感人群

人群普遍易感。

4. 流行状况

我国 HIV 流行态势为感染率持续下降，综合防治显示出效果；传播途径以性接触传播为主，其次为注射吸毒，经性接触途径感染艾滋病病毒人数明显增加，疫情正在从高危人群向一般人群扩散。

（三）临床表现

HIV 感染直至发病，潜伏期仍不清楚，一般为 2～15 年，平均 9 年左右。临床初始表现为无症状 HIV 携带者，继之发展为持续性全身淋巴结肿大综合征和艾滋病相关综合征，出现发热、倦怠、盗汗、消瘦、恶心、呕吐、腹泻、全身淋巴结肿大、鹅口疮、口唇疱疹及带状疱疹等，最后并发各种机会性感染和恶性肿瘤。

从感染到急性发作，一般为 6 日至 6 周，潜伏期与传播方式有关，血行传播较性传播潜伏期短。

（四）病原学检查

1. HIV 抗体检测程序

（1）初筛：使用 HIV1/2 混合型抗体检测试剂，通常使用 ELISA 法。

（2）确认：常用免疫印迹法。

2. 结果判断

初筛呈阴性反应，则作 HIV 抗体阴性报告；初筛呈阳性反应，应反复检测，复检用两种不同原理的初筛检测试剂复测，如均呈阴性则作阴性报告，如均呈阳性或有一份阳性，则进行确认。确认需将血标本送至指定的有检测资质的疾病防控中心进行确认，并由其发确认报告。确认试验如呈阳性，则作阳性报告；如呈阴性，则作阴性报告；若可疑，则随访 2 次，每 3 个月检测 1 次，按以上程序确认结果。

3. 病毒学检测

从患者淋巴细胞、血液、精液及其他体液均可分离病毒，阳性率较高，但周期较长，一般只用于实验室检查。血清学检测，可检测病毒 gp120 抗体及 p24 抗原，灵敏度及特异性均较高。病毒核酸检测，如 PCR 和 RT-PCR 可分别检测 HIV-DNA、RNA，敏感度高，但操作须防污染。

（五）防控原则

（1）严格遵循标准预防的原则。

（2）对因应急用血而临时采集的血液进行 HIV 检测，对临床用血 HIV 检测结果进行核查；对未经 HIV 检测、核查或者 HIV 检测阳性的血液，不得采集或者使用。

（3）采集或者使用人体组织、器官、细胞、骨髓等的，应当进行 HIV 检测；未经 HIV 检测或者 HIV 检测阳性的，不得采集或者使用。但用于 HIV 防治科研、教学的除外。

（4）对确诊的 HIV 感染者和 AIDS，应将其感染或者发病的事实告知本人；本人为无行为能力人或者限制行为能力人的，应当告知其监护人。

（5）采取有效措施降低母婴传播风险，包括：①抗病毒治疗；②剖宫产；③在替代喂养可接受、可行、可负担、可持续和安全的情况下，应避免母乳喂养。详细措施可参考国家卫计委发布的预防 HIV 母婴传播技术指导方案。

二、乙型肝炎病毒

(一)病原学

(1)乙型肝炎病毒(hepatitis B virus)即 HBV,属嗜肝 DNA 病毒科,基因组长约 3.2kb,为部分双链环状 DNA,是乙型肝炎的病原体。

(2)HBV 的抵抗力很强,对热、低温、干燥、紫外线及一般浓度的消毒剂均能耐受。在 37 ℃可存活 7 d,在血清中 30~32 ℃可保存 6 个月,-20 ℃可保存 15 年。100 ℃ 10 min、65 ℃ 10 h 或高压蒸汽消毒可被灭活,该病毒为亲脂病毒,对 0.2 %苯扎溴铵及 0.5 %过氧乙酸敏感。

(二)流行病学

1. 流行特征

(1)WHO 报道,全球约 20 余亿人已感染 HBV,其中 3.5 亿以上患有慢性感染,每年有 50 万~70 万人死于 HBV 感染。

(2)我国是乙型肝炎高发区之一。患者约有 9000 万人,约占全国总人口的 7.18 %。发病男性高于女性,以散发为主,可有家庭聚集现象。

(3)全球每年因不安全注射导致的 HBV 感染新发病例为 2100 万例。

(4)慢性感染者可能会发展为肝硬化和原发性肝癌,HBV 感染时的年龄是慢性化的主要因素。无论感染有无症状,都存在着转成慢性感染的可能性。

(5)医务人员 HBV 感染情况:没有确切的流行病学资料。监测发现,在疫苗诞生前,医务人员中 HBsAg 阳性率是一般人群的 5~10 倍,HBsAb 阳性率为一般人群的 2~4 倍。自推广乙肝疫苗以来,医务人员乙肝发生率比一般人群低 1/5。

2. 传染源

急性和慢性感染者及 HBV 携带者都是传染源,各种体液的传染性同 HIV。

3. 传播途径

同 HIV。其中以母婴传播最为多见。据报道,我国 HBV 携带者 30 %~50 %是母婴传播形成的。不安全输血传播风险最大,高达约 70 %,风险大小取决于输入的血液量和病毒浓度。医院内最主要的传播途径是血液传播,常见的传播方式同 HIV。

4. 易感人群

凡未感染过 HBV 也未进行过 HBV 免疫者对 HBV 均易感。

(三)临床表现

HBV 可引起隐性感染和显性感染,显性感染中各临床类型的肝炎(急性、慢性、重型、淤胆型、肝炎后肝硬变)均可发生。围生期感染多形成慢性 HBV 携带者,至长大时可由急性发作而形成慢性肝炎。成人初次感染常引起急性肝炎而顺利痊愈。

(四)病原学检查

目前我国医疗机构检测最多的是 HBV 感染血清标志物检测,包括 5 项指标,即乙型肝炎表面抗原(HBsAg)、乙型肝炎表面抗体(抗-HBs 或 HBsAb)、乙型肝炎 e 抗原(HBeAg)、乙型肝炎 e 抗体(抗-HBe 或 HBeAb)、乙型肝炎核心抗体(抗-HBc 或 HBcAb),俗称"两对半"。常见乙型肝炎"两对半"检测结果的临床意义及分析见表 2-1 和表 2-2。

表 2-1 　　　　　　　　　常见乙型肝炎"两对半"检测结果临床意义

序号	HBsAg	HBsAb	HBeAg	HBeAb	HBcAb	简　明	临床意义
1	−	+	−	−	−	乙型肝炎"两对半"2阳	①注射过乙型肝炎疫苗有免疫；②既往感染；③假阳性
2	−	+	−	+	+	乙型肝炎"两对半"245阳	急性 HBV 感染后康复
3	+	−	−	−	+	乙型肝炎"两对半"15阳	①急性 HBV 感染；②慢性 HBsAg 携带者；③传染性弱
4	−	+	−	−	+	乙型肝炎"两对半"25阳	既往感染过 HBV，现病毒已基本清除，身体在康复
5	+	−	−	+	+	乙型肝炎"两对半"145阳	①急性 HBV 感染趋向恢复；②慢性 HBsAg 携带者；③传染性弱，即俗称的"小三阳"
6	+	−	+	−	+	乙型肝炎"两对半"135阳	急性或慢性 HBV 感染。提示 HBV 复制，传染性强，即俗称的"大三阳"
7	−	−	−	−	−	乙型肝炎"两对半"全阴	过去和现在未感染过 HBV
8	−	−	−	−	+	乙型肝炎"两对半"5阳	①既往感染未能测出抗-HBs；②恢复期 HBsAg 已消，抗-HBs 尚未出现；③无症状 HBsAg 携带者
9	−	−	−	+	+	乙型肝炎"两对半"45阳	①既往感染过 HBV；②急性 HBV 感染恢复期；③少数标本仍有传染性
10	+	−	−	−	−	乙型肝炎"两对半"1阳	①急性 HBV 感染早期，急性 HBV 感染潜伏期；②慢性 HBV 携带者，传染性弱
11	+	−	−	+	−	乙型肝炎"两对半"14阳	①慢性 HBsAg 携带者易转阴；②急性 HBV 感染趋向恢复
12	+	−	+	−	−	乙型肝炎"两对半"13阳	①急性 HBV 感染早期；②慢性携带者，传染性强
13	+	−	+	+	+	乙型肝炎"两对半"345阳	①急性 HBV 感染趋向恢复；②慢性携带者

续表

序号	HBsAg	HBsAb	HBeAg	HBeAb	HBcAb	简 明	临 床 意 义
14	+	+	−	−	−	乙型肝炎"两对半"12 阳	①亚临床型 HBV 感染早期；②不同亚型 HBV 二次感染
15	+	+	−	−	+	乙型肝炎"两对半"125 阳	①亚临床型 HBV 感染早期；②不同亚型 HBV 二次感染
16	+	+	−	+	−	乙型肝炎"两对半"124 阳	亚临床型或非典型性感染
17	+	+	−	+	+	乙型肝炎"两对半"1245 阳	亚临床型或非典型性感染
18	+	+	+	−	+	乙型肝炎"两对半"1235 阳	亚临床型或非典型性感染早期。HBsAg 免疫复合物，新的不同亚型感染
19	−	−	+	−	−	乙型肝炎"两对半"3 阳	①非典型性急性感染；②见于抗-HBc 出现之前的感染早期

表 2-2 常见乙型肝炎"两对半"检测结果分析

序号	HBsAg	抗-HBs	HBeAg	抗-HBe	抗-HBc	说 明
1	+	−	+	−	+	俗称乙型肝炎"大三阳"，说明患者是慢性乙型肝炎，传染性强
2	+	−	−	+	+	俗称乙型肝炎"小三阳"，乙型肝炎已趋向恢复，属于慢性携带者，传染性弱。长时间持续这种状态有可能转变为肝癌
3	+	−	−	−	+	急性感染早期或者慢性 HBV 携带者，传染性弱
4	+	−	−	+	−	慢性 HBV 携带者，易转阴或者是急性感染趋向恢复
5	+	−	+	−	−	早期乙型肝炎感染或者慢性 HBV 携带者，类似乙型肝炎"大三阳"传染性强
6	+	−	−	−	+	急性乙型肝炎感染阶段或者是慢性 HBV 携带者，传染性弱些
7	+	+	+	−	+	不同亚型 HBV 再感染
8	−	+	−	+	+	急性乙型肝炎恢复期，以前感染过乙型肝炎

续表

序号	HBsAg	抗-HBs	HBeAg	抗-HBe	抗-HBc	说　明
9	-	-	-	+	+	既往有乙型肝炎感染，属于急性感染恢复期，但有少数人仍有传染性
10	-	-	-	-	+	过去有乙型肝炎感染或现在正处于急性感染
11	-	+	-	-	+	既往感染过乙型肝炎，现在仍有免疫力，属于不典型恢复期，也可能为急性乙型肝炎感染期
12	-	+	-	-	-	既往接种过乙型肝炎疫苗或感染过乙型肝炎

(五)防控原则

(1)乙肝疫苗。

①接种目的：全体免疫接种是最有效的预防和减少感染乙肝的做法，包括将乙肝疫苗纳入婴幼儿免疫接种项目、新生儿出生时接种、高危人群接种。所有医务人员上岗前，均应尽早接种乙肝疫苗以避免感染乙肝病毒。

②接种方法：a. 0 日及之后的 1 个月和 6 个月各接种一次，通常成年人的剂量为5 μg 或 10 μg/次(由于不同厂家所生产的疫苗效价不同，建议参照厂家乙肝疫苗说明书提供的剂量进行接种)，接种部位仅可在三角肌肌内注射。b. 第三次接种后的 1~2 个月进行抗体检测，抗-HBs≥10 mU/mL 被认为是对 HBV 有免疫，机体有长期的保护，不需要定期测试评估抗-HBs 水平。c. 对于已完成 3 剂疫苗接种的高危人员，如果抗-HBs<10 mU/mL，应再进行一次完整的 3 剂疫苗注射，如果完成接种后抗-HBs 仍然<10 mU/mL，则应检测 HBsAg 以及抗-HBs 以确定是否感染乙肝。d. 目前没有常规进行加强接种的建议。

(2)严格遵循标准预防的原则。

(3)对因应急用血而临时采集的血液进行 HBV 检测，对临床用血 HBV 检测结果进行核查；对未经 HBV 检测、核查或者 HBV 检测阳性的血液，不得采集或者使用。

(4)采集或者使用人体组织、器官、细胞、骨髓等的，应当进行 HBV 检测；未经 HBV 检测或者 HBV 检测阳性的，不得采集或者使用。但用于 HBV 防治科研、教学的除外。

(5)采取有效措施降低母婴传播风险，包括：①抗病毒治疗；②剖宫产；③只有在替代喂养可接受、可行、可负担、可持续和安全的情况下，才避免母乳喂养。详细措施可参考国家卫计委发布的预防 HBV 母婴传播技术指导方案。

三、丙型肝炎病毒

(一)病原学

(1)丙型肝炎病毒(hepatitis C virus，HCV)，是一种单链 RNA 病毒，属于黄病毒科，是丙型肝炎的病原体。

(2)HCV 是亲脂病毒，对有机溶剂敏感，10 %氯仿可杀灭 HCV。煮沸、紫外线等也可使 HCV 传染性丧失。血清经60 ℃ 10 h 或 1/1000 甲醛溶液 37 ℃ 6 h 可使 HCV 传染性丧失。血制品中的 HCV 可用干热 80 ℃ 72 h 或加变性剂使之灭活。

(二)流行病学

1. 流行情况

(1)全球及我国丙肝病毒(HCV)感染情况：HCV 感染呈全球分布，世界各国抗 HCV 阳性流行率一般为 0.5 %～1.5 %。静脉吸毒、多次输血、血液透析者 HCV 感染率高。

(2)50 %～80 % HCV 感染者将进展为慢性状态，其中 20 %～30 %将发展为肝硬化或肝癌，是终末期肝病的最重要原因之一。

(3)丙肝具有高隐匿、高漏诊、高慢性化的特点，与之相对的是，中国公众对丙型肝炎的认知率低、就诊率低、治疗率低。隐匿性传染源的广泛存在使 HCV 的院内传播成为 HCV 传播的途径之一。

(4)医务人员 HCV 感染情况：没有确切的数据显示有多少医务人员因职业暴露而感染 HCV。我国调查显示，医务人员总体感染率为 2.5 %，远高于普通人群的 0.43 %。

2. 传染源

丙型肝炎患者和 HCV 携带者是传染源。

3. 传播途径

同 HIV。其中以输血传播最多、风险最大，通过输入不安全血液传播的可能性高达约 92 %，这取决于输入的血液量和病毒浓度。大多数免疫功能正常者，其血中 HCV 滴度很低，故不易引起性传播，而免疫功能低下者(包括 AIDS)其血中 HCV 滴度较高，故较易引起性传播。感染 HCV 的孕妇有 5 %～10 %的可能在怀孕、分娩时将 HCV 传染给新生儿。医院内最主要传播途径是血液传播，常见的传播方式同 HIV。

4. 易感人群

凡未感染过 HCV 者均易感。已感染者仍可感染其他亚型和变异株。

(三)病原学检查

1. 检测方法

(1)初筛。使用第 3 或第 4 代酶联免疫或化学发光免疫分析方法检测抗-HCV。

(2)确认。采用敏感的分子生物学(PCR)技术检测 HCV-RNA。

2. 结果判断

(1)初筛呈阴性反应，则作抗-HCV 阴性报告。

(2)初筛呈阳性反应，则进行确认。确认试验如呈阳性，则表明有 HCV 感染，需接受规范治疗。确认试验如呈阴性，数周后再进行确认，若仍呈阴性，表明已痊愈；若呈阳性，则表明有 HCV 感染，需接受规范治疗。

(四)防控原则

(1)执行标准预防。

(2)关于安全、合理用血。HCV 在医疗机构中的传播主要为血源性传播，应保障血制品的安全。

(3)阻断母婴传播。母婴传播是 HCV 传播途径之一，对 HCV 高载量的孕妇，应避免羊膜腔穿刺，不做剧烈运动和防腹部碰撞挤压等高危行为以保护胎盘，减少新生儿暴露于母血的机会；不建议通过剖宫产的方式来避免 HCV 垂直传播。HCV 高载量的产妇，自然分娩时应尽可能保证胎盘的完整性，避免对产妇进行有创检查，避免新生儿皮肤损伤，防止羊水吸入，婴儿出生后没有禁忌应立即流动温水洗浴脱污染，并注意保温。

（4）高 HCV 病毒载量的医务人员应暂时避免进行与有创操作相关的临床工作，直到HCV-RNA 转阴方可恢复。

四、梅毒螺旋体

（一）病原学

梅毒螺旋体（Treponema Pallidum，TP），为螺旋体科密螺旋体属。TP 通常不易着色，故又称苍白螺旋体。是引起慢性性传播疾病——梅毒的病原体。TP 系厌氧微生物，离开人体不易生存。煮沸、干燥、日光、肥皂水和普通消毒剂均可迅速将其杀灭，但其耐寒力强。

（二）流行病学

梅毒呈世界性流行，据 WHO 估计，全球每年约有 1200 万新发病例，主要集中在南亚、东南亚和次撒哈拉非洲。

（1）传染源。梅毒患者是唯一传染源，感染者的皮损分泌物、血液中含大量 TP。

（2）传染途径。同 HIV。

（3）易感人群。人群普遍易感。

（三）临床表现

根据传播途径的不同分为获得性（后天）梅毒和胎传（先天）梅毒。获得性梅毒一期为硬下疳，二期为螺旋体菌血症，三期除皮肤黏膜、骨出现梅毒损害外，还侵犯内脏，特别是心血管和中枢神经系统等重要器官，危及生命。胎传梅毒常在 2 岁内发病，表现为消瘦，皮肤松弛多皱褶，哭声嘶哑，发育迟缓，严重者出现贫血和发热等症状。

（四）实验室检查

1. 暗视野显微镜检查

这是一种检查 TP 的方法，它便于检查苍白螺旋体，对早期梅毒的诊断有十分重要意义。

2. 梅毒血清学检测

（1）非梅毒螺旋体血清试验。可用于临床筛选，并可作定量，用于疗效观察。

（2）梅毒螺旋体血清试验。包括：①荧光螺旋体抗体吸收试验（FTA-ABS）；②梅毒螺旋体血凝试验（梅毒螺旋体 HA）；③梅毒螺旋体制动试验等。

3. 梅毒螺旋体-IgM 抗体检测

IgM 抗体分子较大，母体 IgM 抗体不能通过胎盘，如果婴儿梅毒螺旋体 IgM 阳性则表示已被感染。

（五）防控原则

（1）严格遵循标准预防的原则。

（2）阻断母婴传播，包括：①广泛开展健康教育，预防育龄妇女感染。建议梅毒感染妇女在梅毒治愈后计划怀孕。②提供梅毒检测与咨询服务。③加强感染孕产妇及所生儿童孕产期保健和儿童保健服务。④为梅毒感染孕产妇及所生儿童提供干预措施。⑤为梅毒感染孕产妇提供关怀和支持。

第二节　常见水源性病原体

一、军团菌

(一)病原学

军团菌为需氧革兰阴性杆菌,与人类感染有关的主要为嗜肺军团菌,占 90 % 以上。军团菌广泛存在于自然界的水和环境中,经常会污染制冷系统的水和其他供水系统并可扩散到室内空气中造成人群感染传播。军团菌在空气中可存活 24 h,在环境自然水中可存活 1 年,自来水内存活 400 多天,在冷却水中可长期存活,特别是长时间停用的制冷系统,一旦重新启用很容易发生军团菌暴发流行。但军团菌对化学消毒剂较敏感,如5 mg/L有效氯、10 mg/L 有效碘的碘伏可在 1 min 内将其杀灭,70 % 乙醇也可有效杀灭军团菌。

(二)流行病学

(1)感染源。军团菌是一种水中细菌,广泛存在于各种水体内,如温带雨林、淡水湖、池塘、供水系统、空调循环水和制冷循环水内都可存在。

(2)传播途径。军团菌通过多种途径感染人,但主要通过污染空气经呼吸道传播,气溶胶是一种有效的传播方式。

(3)易感人群。人群对军团菌具有普遍易感性,但以老年体弱和青少年更加敏感。一年四季均可发病,秋季更容易发生流行。

(三)消毒措施

军团菌病尚无特别的预防方法,有效的预防方法是经常保持供水系统的卫生,处理各种可能被污染的水体,注意医院内空气的清洁度,这对于预防军团菌传播流行非常重要。

(1)空气消毒。可用紫外线杀菌灯进行照射或动态循环风消毒器消毒空气。也可用 1000 mg/L 过氧乙酸、15 g/L 过氧化氢或 500 mg/L 二氧化氯气溶胶进行喷雾消毒,每立方米喷雾 20 mL 密闭作用 30 min 以上,可用于预防性消毒。在有明确疫情时,需用 5000 mg/L过氧乙酸或 30 g/L 过氧化氢水溶液,按上述用量进行气溶胶喷雾消毒。

(2)中央空调系统消毒。医院中央空调系统不可使用回风装置和绝热加湿装置;医院隔离区应设单独供风系统,设计安装高效和超高效过滤系统;应定期对通风系统进行全面消毒;更换下来的过滤网和其他配件必须消毒后方可丢弃。

(3)水中污染军团菌处理。常用氯化消毒方法,无论是供水系统还是其他污染水源均可用,首选二氧化氯消毒剂,污染了的水系统加氯量 5~10 mg/L,保持余氯量 4~6 mg/L即可有效杀灭水中军团菌。空调冷却水循环水用 2 mg/L 二氧化氯即可。

二、其他水源性病原体

(一)主要来源

(1)铜绿假单胞菌。非发酵革兰阴性杆菌,为条件致病菌,在外环境中普遍存在,尤其在潮湿环境中，甚至在很多细菌不能耐受的环境中均能生长。可以繁殖生长的特殊环境包括眼药水、肥皂、洗涤槽、麻醉和复苏设备、燃料、加湿器，甚至是储存的蒸馏水等。

（2）非结核分枝杆菌。广泛存在于水、土壤和灰尘等自然环境中。近年来，我国部分医疗机构因手术器械灭菌不合格，注射器具使用不规范等原因，造成多起 NTM 医院感染暴发事件。

（二）供水系统常规预防措施

1. 防止微生物定植于环境和限制微生物生长

（1）控制细菌生长营养水平。选择不提供营养的管道材料，以防止生物膜形成。

（2）管道设计时要求不产生死角，防止死水。

（3）水系统的每个部位都易于清洁和维护，防止生物膜堆积和沉淀；定期清洁、消毒和维护。

2. 防止流速慢或停滞不流动

（1）定期冲洗。上班前，打开医疗水龙头（如口腔科）约 5 min，排尽管路内的死水，再开始诊疗活动。冲洗时应注意避免人暴露于冲洗过程中产生的气溶胶。

（2）如果军团菌局部定植，冲洗可能可以去除管道末梢（如水龙头）的细菌。如果是管路系统定植，密集的水冲洗对于减少军团菌数量无效。

（3）新建大楼水管内的水已停留数月，投入使用前必须进行水的培养或热力消毒。

3. 控制温度：冷水温度<20 ℃，热水温度>55 ℃可以抑制军团菌生长。

4. 消毒和去除微生物

（1）热力消毒。包括持续加热（水温>55 ℃热水持续在管路内流动）和热水冲洗（又称热休克法，采用 71~77 ℃持续 10~20 min，用于管道消毒）。

（2）化学消毒。即整个系统的剩余游离氯浓度达到 2 mg/L，水 pH 保持在 7.0~8.0，维持一整夜，净化后维持适当温度或游离氯浓度，否则水系统易再次定植生物膜。

（3）物理消毒。在出水口安装紫外线灯或安装过滤器。

（三）口腔用水感染预防措施

一般建议：

（1）使用符合饮用水标准（即细菌菌落总数<100 cfu/mL）的水进行牙科治疗。

（2）根据制造商的推荐，选择适当的方法和设备，以保持牙科综合治疗台牙科水的质量。

（3）由制造商提供建议，对治疗单位或水线的水进行水质监测。

（4）进入每个患者口腔的任何设备，应先排出水和空气至少 20~30 s，离开口腔后，这些设备再停止运转。

（5）定期冲洗。每日上班前，打开所有医疗用水龙头约 5 min，排尽管路内的死水，然后再开始诊疗活动。冲洗时应注意避免人暴露于冲洗过程中产生的气溶胶。

（6）每个牙科治疗椅上安装回吸装置。咨询牙科综合治疗台制造商，对防回吸部件定期维护。

【注意事项】

（1）如果使用的水源水不符合自来水标准，需要煮沸后使用。

（2）不要将公共供水系统的水用于牙科设备，对患者进行超声波洁牙和牙科手术。

（3）不要使用公共供水系统的水进行牙科治疗、患者口腔冲洗或洗手。

（4）使用含抗菌剂的产品进行洗手，而不单独使用水洗手。如果手有明显污染时必须洗手。

（5）在使用前冲洗牙科水管路和水龙头 1~5 min，并按照制造商提供说明进行消毒。

第三节　常见空气源性病原体

一、曲霉

(一)流行病学

曲霉为多细胞真菌，有菌丝和孢子，能形成各种形态的菌落如羊毛状、绒毛状、粉状等。对消毒因子有一定的耐受性，使用中水平消毒剂尚可将其杀灭。曲霉为条件致病菌，在医院内主要发生侵袭性肺曲霉病。多见于免疫功能低下的患者，如骨髓移植、实体器官移植、大剂量使用类固醇皮质激素以及抗肿瘤化疗等患者，曲霉病发病率很低，但死亡率很高。近年来由于易感人群的增多，发病率呈持续增多趋势。曲霉在自然环境中广泛存在，如土壤、植物和腐烂的有机物、灰尘和建筑材料等。医院建筑工程导致邻近病房内空气污染，或医院的通风设备吸入了邻近工地或其他来源的污染空气，能导致医院内曲霉感染的暴发流行。曲霉孢子直径为 2~5 μm，易在空气中悬浮，通过吸入含有孢子的空气而致病。

(二)防控原则

1. 加强监测

（1）在医院建筑修缮施工期间，主动监测免疫功能低下患者的曲霉病发病情况。

（2）一旦在建筑修缮施工期间或完工后不久发生医院内曲霉病，应实施适当跟踪观察措施。内容包括：①检查建筑围挡等屏障的完整性，以及相关病房的密封措施等；②检查施工期间保护性环境的压差变化与气流方向改变等监测记录；③及时整改调查中发现的问题并记录备查。

（3）一旦发生医院内曲霉病患者，应实施微生物学和组织病理学诊断，以确诊病例。

（4）开展前瞻性监测，观察是否出现新的病例；同时，对临床与实验室记录进行流行病学分析。

（5）如果流行病学证实传播存在，应采取强化措施；同时，对环境中的真菌孢子进行采样，以明确是环境因素还是工程导致的屏障失效、过滤装置泄漏或压差改变等问题，并及时加以整改。

（6）如果流行病学不支持传播存在，进一步强化相关措施的落实，消除感染隐患。

（7）若有条件，采用分子生物技术鉴定曲霉基因分型；对来自患者与环境的真菌标本进行同源性分析。

2. 室外修缮控制措施

（1）关闭与工地邻近的室内供气的进气阀。如果这个措施不可行，应时常检查初效过滤装置，及时清洁或更换滤网，防止因积尘而阻塞进气。

（2）采用胶带条密封病房窗户的缝隙，以防止外界含尘空气的进入。该技术对于保护性环境中的患者尤其重要。

（3）施工中应避免下水道系统的损害，以防止土壤与尘埃被污水污染。

3. 室内修缮控制措施

（1）工程对应搭建屏障，防止来自建筑区域的尘埃的播散。应确保这个屏障能有效阻挡作业区与外界的空气对流，能防止建筑垃圾中真菌孢子的播散。

（2）当建筑修缮作业区牵涉到回风口，应将其密封与阻塞。

（3）建筑垃圾的转运应采取尘埃控制措施，从作业区域外运时应采取隔离转移。对于暂不外运的建筑碎块与垃圾应覆盖遮布，并固定好，防止扬尘。

（4）如采取硬质屏障材料，并使作业区域处于负压状态，可以更有效防止真菌孢子的扩散。该技术对于保护性环境中的患者尤为重要。

（5）对于室内墙面出现霉斑的建筑修缮，不能采取简单覆盖水泥或石灰了事，应彻底铲除包含"霉根"在内的建筑面。

4. 后勤保障

（1）给施工人员。包括：①指定的入口、走廊和电梯；②提供必要的服务，如用餐的方便；③通过一些限制区域时，提供必要的个人防护用品（衣服、帽子、口罩）；④指定更衣的场所与放置设备工具间。

（2）每日清洁工作场所和进入口处。包括：①施工工具与工具推车在离开施工场所应湿式擦拭；②室内的入口处放置黏性脚垫；③施工场所的建筑碎块在搬运前，应覆盖遮布。

5. 工程结束

（1）重新调整换气次数、湿度、压差梯度，清洁或更换空气过滤器、过滤网。

（2）新的建筑和修缮区域在投入使用前，重新设置空调系统，尤其是保护性环境的通风、换气量等。必要时采用中效消毒剂对环境、物体表面等处进行喷洒或擦拭消毒。

（3）建筑修缮工程竣工验收报告，应涉及有关建筑修缮相关性感染控制的总结。

二、结核分枝杆菌（MTB）

（一）主要来源

传染源主要是肺结核患者，尤其是痰涂片检查结核菌阳性患者。具有传染性的肺结核患者咳嗽、打喷嚏、大声说话等产生的带有病原菌的飞沫核，直径<5 μm，能长时间悬浮在空气中并保持活性。易感者直接吸入这些感染性飞沫核，引起感染。我国结核病疫情具有感染率高、发病率高、病死率高、耐药率高及农村疫情比城市严重等特点。感染结核分枝杆菌的患者或医务人员未及时诊断和隔离是导致医院感染的主要原因。

（二）预防与控制

（1）早发现、早隔离、早治疗。

（2）对确诊或疑有肺结核的患者应尽快转诊至传染病医院，并对合并有其他疾病不能转诊的患者，应在标准预防的基础上，采取空气隔离。

①在新建或改造空气隔离病原体时，工程计划应包含：a. 维持隔离区对走廊区域恒定的负压差(2.5 Pa)；b. 窗户、门和空气进出口安装完整，确保房间密封，若有空气泄漏，应及时找出漏洞并维修；c. 在所有隔离区出口安装自动闭门器；d. 确保改造或新建的隔离病房通风次数≥6 次/时；e. 确保未经处理的排气口远离进气口和人多的区域，或者将房间的气体通过高效过滤器过滤之后重新循环使用。

②当隔离病房的空气净化系统有问题或效果不佳时，应在通风和空调系统的排气管内安装紫外线消毒单元或在墙壁上安装动态循环风消毒器。

②保证有备用的通风装置如便携式风扇或过滤器，并能快速安装和使用。

(3)医疗机构应重视环境控制，利用排气通风装置，使空气从未被污染区域流动到轻度污染区，再到重度污染区，降低感染性气溶胶的浓度及传播。

(4)医务人员应重视空气传播疾病的预防，进行高危操作时，如引发气溶胶的操作应戴呼吸防护器。

(5)疫苗接种：接种卡介苗(BCG)是预防结核病最有效的措施。对于未受感染的人可以接种卡介苗以产生获得性免疫力。

（雷新云）

第三章　医院感染的流行病学

医院感染可分为外源性和内源性两类。外源性医院感染是由病人体外的病原微生物，通过不同传播途径进入易感宿主体内而引起的感染。感染链由感染源、传播途径和易感宿主三个环节组成。内源性医院感染则是自身菌丛中的细菌，在一定条件下，通过菌群定位、定性、定量改变或某种易位途径使生态环境失衡而引起的感染。医院感染流行病学主要研究医院人群中医院感染的发生频率、分布特点、传播过程、危险因素、控制措施的决策与评价等。

第一节　医院感染的流行病学特点

医院感染与社区感染比较，医院感染的发生、发展以及预防与控制，有着其自身的规律与特点，主要表现在下述几方面。

一、医院感染的传播过程

医院感染的传播过程包括三个环节，即感染源、传播途径和易感人群，缺少或中断任一环节将不会发生医院感染。这是指外源性感染，而内源性感染或自身感染则不同，它的传播过程是感染源(自身)、易位途径和易感生态环境，需从微生态角度进行考虑。

(一)感染源

感染源或病原微生物储源是指病原微生物自然生存、繁殖并排出的场所或宿主(人或动物)。医院感染的感染源主要有病人、带菌者或自身感染者、感染的医务人员、污染的医疗器械、污染的血液及血液制品、环境储源和动物感染源，但动物感染源少见。

(1)病人。一般是处于临床症状期的现症病人。大量病原微生物不断从感染部位排出，细菌经过传代，毒力和感染性有增强趋势，因此病人是外源性感染中最重要也是最危险的感染源。

(2)病原携带者。一般指感染病原体的宿主(由于获得免疫力或部分免疫力)，其体内病原体并未清除并仍不断向外排出，但不表现任何临床感染症，有些呈现定植状态，这种病原携带者可以是病后携带者，也可以是健康携带者。由于他们是隐性的，不易被发现，其临床意义较显性感染更大，是医院感染的重要感染源。

(3)自身感染。感染性微生物来自病人体内的储菌库，当储菌库内的细菌在体内发生易位时即可发生感染。另外，感染也可来自存在于身体某局部的潜在病原体的活化，如免疫力功能低下病人发生的单纯疱疹。

（4）环境储源。医院本身就是一个社会上的储菌库，是各种病原微生物高度集中的地方。有些病原微生物兼有腐生菌的特性，能在环境中生存繁殖，这类环境场所称为病原微生物的环境储源。医院环境中常有微生物污染，可通过直接或间接的方式将微生物传播给易感人群。

（5）动物感染源。动物感染源在医院中以鼠类危害最大：①鼠类在医院中密度较高，其本身可传播鼠疫及流行性出血热等传染病，并且是许多病媒（蚤、螨）的宿主；②其粪便可污染食品等，造成感染，如鼠伤寒沙门菌的感染。另外，蟑螂、蚊子、苍蝇等也可造成传染病的流行。因此，医院应定期灭鼠、灭蚊蝇、灭蟑螂等。

（二）传播途径

传播途径是医院感染的病原体从感染源排出，到其在新的易感者体内定植或感染之前在外界环境中所经历的全部过程称为传播途径。传播途径可由单一因素组成如金黄色葡萄球菌可经接触感染，也可由多个因素组成如鼠伤寒沙门菌可经接触、共同媒介或生物媒介感染。医院中被病原体污染的环境物品如仪器设备、病人的日常用品等则称为感染因素。医院感染的传播途径主要有以下几种：

1. 接触传播

接触传播为医院感染最常见也是最重要的传播方式之一，包括直接接触传播和间接接触传播。直接接触传播指病原体从感染源直接传播给接触者如病人之间、医务人员与病人之间、医务人员之间，都可通过手的直接传播而感染病原体；病人的自身感染也可认为是自身直接接触传播，如病原体从已感染的切口传播至身体其他部位，粪便中的 G^- 杆菌传播到鼻咽部等。间接接触传播指病原体从感染源排出后，经过某种或某些感染媒介如医务人员手、医疗仪器设备、病室内的物品等传播给易感者。在间接接触传播中，医务人员的手在传播病原体中起着重要作用，因为手经常接触各种感染性物质及其污染物品，很容易再经接触将病原体传播给其他医务人员、病人或物品。目前由于我国卫生设施差，医务人员手卫生意识与知识不高，因此医务人员的手在接触传播中起着重要作用。国家卫计委已颁布了"医务人员手卫生规范"，并在 2009 年 12 月 1 日正式实施，这必将对加强我国医务人员的手卫生与防控医院感染起到至关重要的作用。

2. 飞沫传播

飞沫传播是指咳嗽、打喷嚏或谈话时排出带病原体的小液滴（直径>5 μm）导致病人发生感染，如 2003 年春夏季流行的传染性非典型肺炎（SARS）即为经飞沫感染。因飞沫（直径在 5~1000 μm，多数为 30~100 μm 的微小液滴）在空气中悬浮时间短，播散距离一般小于 1 m，所以不需空气隔离或消毒。

3. 空气传播

空气传播是以空气为媒介，在空气中带有病原微生物的微粒子（直径≤5 μm），随气流流动，也称微生物气溶胶传播。空气中微生物气溶胶主要来源于飞沫水分蒸发后形成的微小粒子核和物体表面的传染性物质干燥后形成的菌尘。例如，超声雾化治疗、氧气湿化瓶的污染、实验室操作及空调系统等均可产生污染气溶胶，引起感染。空气传播在结核杆菌感染等呼吸道传播疾病的传播中起着重要作用。

4. 医源性传播

凡是通过医院诊疗活动造成的感染传播都属于医源性传播。这是医院感染传播的特点之一，常见的有以下几种。

(1)血液及其制品。如果血液及其制品含有病原体，病人使用后可发生医院感染。经血传播的病原体常见的有肝炎病毒、巨细胞病毒、艾滋病病毒及弓形体等。这类感染危险度高，发病快、严重者可因感染死亡，应引起高度重视。

(2)输液制品。各种输液制品在生产、使用过程中受到病原微生物的污染时，病人使用后可导致医院感染的散发或暴发。这些病原微生物多数能在溶液中生长，且常为条件致病菌及 G⁻杆菌，因消毒不合格而致医院感染。近年来，静脉高能营养液在临床上应用日益广泛。这种液体易受微生物的污染，常导致病人产生菌血症甚至败血症，因此在生产、使用过程中尤应注意防止微生物的污染。

(3)药品及药液。口服液及各种用液易被污染，常可检出铜绿假单胞菌、克雷伯菌、沙雷菌、肠杆菌、不动杆菌等各种条件致病菌，使用这些含有病原微生物的药液，可导致医院感染的发生，如泌尿科氯已定冲洗液中因含有假单胞菌污染，结果导致病人发生尿道感染。眼科眼药水中铜绿假单胞菌的污染也很常见。

(4)诊疗器械和设备。随着医学发展，各种侵入性诊疗器械和设备不断增多，如呼吸治疗装置、各种纤维内镜、血液透析装置、麻醉机以及各种导管等，这些器械、设备因其结构复杂、管道细长、不耐热，难以清洗消毒，或在使用过程中被各种用液污染如冲洗液等，当病人接受这些器械、设备的诊疗操作时，即可发生医院感染。而且这些侵入性的诊疗操作常损伤人体皮肤、黏膜的防御屏障，增加病人的感染机会。有统计显示，器械设备造成的医院感染暴发中，由导尿管引起的占 26%；血液透析引起的占 19%；呼吸治疗装置引起的占 11%；各种静脉导管、检测器械和输液装置引起的占 4%。

(5)一次性使用无菌医疗用品。一次性使用无菌医疗用品在生产、运输、储存和使用过程中，如受到微生物污染，极易导致医院感染的发生，因一次性无菌医疗用品常进入人体无菌组织或接触有创的皮肤、黏膜。

5. 垂直传播

包括以下几种途径：

(1)通过胎盘屏障，从母体传给胎儿，如巨细胞病毒、风疹病毒等。

(2)产程中新生儿通过吸入阴道分泌物或产伤致母婴血液传播。

(3)哺乳。

(三)易感人群

病原体传播到宿主后，是否引起感染取决于病原体的毒力和宿主的易感性。医院感染的易感人群主要集中在以下人群：

(1)机体免疫功能严重受损者，如各种造血系统疾病、恶性肿瘤、糖尿病、慢性肾病及肝病等，这些疾病严重影响人体的体液免疫及细胞吞噬能力等，使患者对病原微生物易感。

(2)接受各种免疫抑制剂治疗者，如抗癌药物、皮质激素、放疗等，均可损伤病人的免疫机能。

（3）婴幼儿及老年人，因婴幼儿的免疫功能尚未发育成熟，而老年人的生理防御功能减退。

（4）长期使用广谱抗菌药物者，长期使用广谱抗菌药物，易产生菌群失调和细菌产生耐药性，从而对病原微生物易感。因此，临床上应加强抗菌药物的合理使用及其管理。

（5）接受各种侵袭性操作的患者，各种侵袭性操作可直接损伤机体皮肤与黏膜的屏障作用，给病原微生物的侵入提供了有利的途径。同时如果无菌操作不严或器械污染，则可直接将病原体带入病人机体内而导致感染。

（6）住院时间长者，住院时间越长，病原微生物在病人体内定植的机会越大，病人发生医院感染的危险性就越大，因此缩短平均住院日，有利于降低医院感染的发生。

（7）手术时间长者，手术时间越长，手术切口感染的危险性越高。因随着手术时间的延长，手术切口组织受损加重，局部及全身抵抗力下降、切口中污染的微生物数量增加以及术者疲劳手术操作致准确性降低等，这些均使病人对病原微生物易感。

（8）营养不良者，病人营养不良，会影响皮肤黏膜的防御功能，抗体生成能力以及粒细胞的吞噬能力，从而使病人易发生医院感染。

二、医院感染的分布

（一）医院感染的人群分布

医院感染的人群指暴露的危险人群。发生医院感染的人群可能因其不同的年龄、性别、基础疾病，有无某种危险因素等，医院感染的发病率有所差别。

（1）医院感染多数与年龄有关。大量的调查表明，婴幼儿和老年人感染率高。例如，心外术后病人 0~10 岁组的医院感染率是 10~20 岁组的 4.7 倍，心瓣膜替换术 50~70 岁组是 20~50 岁组的 2.4 倍，这主要与婴幼儿和老年人抵抗力低有关。

（2）医院感染与基础疾病有关。患有不同基础疾病的病人其发病率不同。全国医院感染监控系统的监测报告以血液造血系统疾病病人发病率最高，达 9.9%，其次为恶性肿瘤、内分泌、营养代谢、免疫疾病类、神经系统和感觉器官类疾病病人；以良性肿瘤、妊娠及产褥期并发症病人、未定性肿瘤及精神病的发病率较低，均在 3.0% 以下。

（3）有危险因素的患者易发生医院感染。有危险因素的患者其医院感染发病率较无危险因素者高，如心外术后行气管插管病人，插管时间大于 4 d 者为小于 4 d 者的 20 倍，手术时间大于 5 h 者为小于 5 h 者的 3.7 倍。

（4）医院感染多数与性别无关。多数调查发现医院感染与性别无关，但某些部位的感染有性别差异，如泌尿道感染女性病人较男性高。

（二）医院感染的地区分布

（1）不同国家、地区、部门因医学技术发展水平的差距，医院感染率明显不同：各国医院感染的发病率波动在 3%~17%，如美国为 5%，英国为 7.5%，日本为 5.8%，比利时为 10.3%，这与当地的经济、医学发展水平有关，也与是否重视医院感染的预防与控制有关。我国的医院感染发病在 5%~10%，高于发达国家，低于发展中国家。

（2）不同级别、性质及床位数的医院感染分布。医院感染发病率在不同级别的医院不同，医院等级越高，床位数越多，医院感染发病率越高。教学医院高于非教学医院，大医院(>1000 张病床)高于小医院(<500 张病床),这主要是由于级别高的医院、教学医院与大医院收治的病人病情重,有较多的危险因素和侵入性操作所致。

(3)医院感染的科室分布。医院感染发病率随科室不同而异,我国医院感染发病率以内科最高,其次为外科与儿科,以五官科发病率最低。1976 年美国堪萨斯大学医学院的调查显示,医院感染发病率的科室分布与我国不同,其以外科最高(5.7%),其次为内科(3.3%)及妇科(2.5%)。

同一科室由于亚专科不同,其医院感染发病率也不相同。例如,在内科中,以血液疾病组和肾病组最高,在外科中以神经外科和胸外科最高,医院感染发病率还随着手术切口类型不同而异,手术切口污染程度越重,医院感染发病率越高。

医院感染的高危科室有各类型的 ICU、新生儿病房、危重病人抢救室、神经外科病房、烧伤科、心胸外科、血液病房等。

(三)医院感染的时间分布

(1)医院感染的季节分布。医院感染发病率的季节变化不明显,但也有调查显示医院感染的发生有季节性。例如,下呼吸道感染在冬春季发病率较高,手术切口部位感染在夏季发病率较高。

(2)医院感染的长期趋势。是指从一个较长时期来考察医院感染的演变情况,包括感染率、病原体及其耐药性等方面的变化趋势。例如,全国医院感染监控网一个较长时期的医院感染监测资料的总结分析,描述了医院感染的长期趋势。

(四)医院感染的主要部位分布

各国发生医院感染的主要部位有所不同,在美国其医院感染部位的顺序为泌尿道感染、外科切口部位感染、肺炎、菌血症和其他部位感染。其中泌尿道感染、外科切口部位感染分别占整个感染部位的 42% 和 24%。而我国医院感染的主要感染部位为下呼吸道感染、泌尿道感染、切口感染和胃肠道感染,这些部位的感染占整个医院感染的 90%;与美国不同,我国泌尿道感染感染占第 2 位,这除了泌尿道感染发病上的差异外,还可能与我国病原体检验水平不同有关,在我国,大部分无症状菌尿因未做病原学检查而被漏诊。

(五)医院感染的病原学特点

医院感染的病原体与社区感染的病原体不同,有其自身的特点,主要体现在以下几方面:

(1)引起医院感染的病原体,主要为 G⁻ 菌,G⁺ 菌次之,真菌感染所占比例有上升趋势。例如,2007 年全国医院感染监控网的监测资料表明,G⁻ 菌占到整个病原菌的近 60%,阳性菌占 20% 多,真菌占 15% 左右。在 G⁺ 菌中主要为金黄色葡萄球菌、表皮葡萄球菌、肠球菌等;在 G⁻ 菌中,主要为大肠埃希菌、克雷伯菌属、铜绿假单胞菌、不动杆菌属和肠杆菌属,泛耐药的鲍曼不动杆菌的感染有上升趋势;真菌以白假丝酵母菌为主。

(2)引起医院感染的病原体多数为条件致病菌。例如,在医院感染病原体中,铜绿假单胞菌、不动杆菌、大肠埃希菌、凝固酶阴性的葡萄球菌等,成为医院感染的主要病原体,致病菌占少数,如金黄色葡萄球菌、鼠伤寒沙门菌等。

(3)多数病原体对抗菌药物呈现高度耐药或多重耐药。例如,耐甲氧西林的金黄色葡萄球菌(MRSA)的比例在经济发达地区，如北京市、上海市已经超过60%，甚至更高；产超广谱β-内酰胺酶的G⁻菌呈现上升趋势，多重耐药的非发酵菌的感染不断增加，耐万古霉素肠球菌的感染在增多，而且国际上已经出现了耐万古霉素的金黄色葡萄球菌的感染，抗菌药物对其已经无可奈何。

(4)一种病原体可引起不同部位的感染。例如，大肠埃希菌可引起病人的肺部感染、血液感染、泌尿道感染、肠道感染和手术切口感染等。

(5)免疫功能低下的病人容易发生病原体的混合感染。例如，放化疗病人、晚期恶性肿瘤病人、糖尿病病人、老年病人等容易发生多种细菌的混合感染。

(6)人体的正常菌群也可成为医院感染的病原体。当抗菌药物使用不当，导致病人机体的微生态失调，即可导致内源性感染，即常称的菌群失调或二重感染，例如，由难辨梭状杆菌引起的假膜性肠炎，或当病人的抵抗力降低，正常菌群易位也可导致医院感染的发生。因此当检验到人体的正常菌群时，应结合临床进行综合判断；同时当病人发生感染时，应按有关要求采集双份以上标本送检，并注意采集时的无菌操作，预防标本的污染。

(7)引起医院感染暴发的病原体可为同一病原体，也可为不同的病原体。例如，2007年冬春在某地区一些医院流行的腹泻，就是由诺如病毒引起的感染，有些医院感染的暴发则由不同的病原体引起，如由于消毒灭菌失败，导致医院的手术切口感染的暴发；其病原体多数情况是不同的病原体，这是与社区感染暴发的区别。

(8)不同部位的感染，其常见病原体不同。这对于临床抗菌药物的经验用药非常重要，全国医院感染监控网的资料表明，在我国引起下呼吸道感染的常见菌依次为铜绿假单胞菌、不动杆菌属、克雷伯菌属、白假丝酵母菌和金黄色葡萄球菌；引起泌尿道感染的常见菌依次为大肠埃希菌、肠球菌属、白假丝酵母菌、肠杆菌属和克雷伯菌属；引起菌血症的常见菌依次为大肠埃希菌、凝固酶阳性葡萄球菌、金黄色葡萄球菌、克雷伯菌属和不动杆菌属；引起手术切口感染的常见病原体依次为大肠埃希菌、金黄色葡萄球菌、肠球菌属、铜绿假单胞菌和克雷伯菌属；引起胃肠道感染的常见菌依次为白假丝酵母菌、柠檬酸杆菌属、克雷伯菌属、肠球菌属和其他真菌等。

(9)引起医院感染的病原体常存在于医院中，包括住院病人、医务人员、探视者等所携带的微生物，医院环境中存在的微生物即所谓的医院定植株，以及未彻底消毒灭菌或污染的医疗器械、血液、血液制品及生物制品等。

(10)引起医院感染的病原体随时间的推移在发生不断变化。包括细菌的种类、毒力、耐药性等，因此当发现一种细菌原来不致病时，不要轻易放弃，应结合病人的临床表现认真对待。

(11)医院感染的病原体有地区差异：不同地区、同一地区的不同医院、同一医院的不同科室，其引起医院感染的常见病原体，以及病原体对抗菌药物的敏感性均不同，有其自身的特点。因此，外地、外院的经验仅可参考，更重要的是应对本院引起医院感染的病原体及其耐药性进行监测，及时分析并反馈临床，为指导临床经验选用抗菌药物和医院感染的控制提供科学依据。

（雷新云）

第二节 医院感染流行病学的调查方法

医院感染流行病学调查研究在我国起步较晚，但发展较快，目前这种研究方兴未艾。

一、按调查方法分类

(一)医院感染暴发流行的调查方法

医院感染通常为散发性，但有时也可以出现暴发流行。实际上流行与暴发不是一回事。例如，流行性感冒在一段时间、在某一地区流行，发生率明显高于上一年同期水平，此称之为流行；暴发又称病例聚集性发生，是短时间同一病原体引起同种医院感染病例的发生。

暴发流行的调查目的一方面是尽快确定是否暴发，找出感染源、传播途径；另一方面又要边调查边采取控制措施，以防止感染的进一步蔓延，所以有其急迫性。此点与现患率调查和发病率调查有区别，但调查步骤又大同小异。暴发率的计算多以周为单位，也可以日或月来计算。

(二)现患率调查方法

现患率调查又称横断面调查，其调查的对象为住院病人。根据调查的时间不同可分为时点现患率，如一日现患率和阶段现患率调查，后者调查时间可为1周、2周或1个月、3个月不等，所以要明确调查的开始时间及观察终点时间。现患率调查一般为调查一家医院或几家医院的全部住院患者，而不是抽查一家医院的几个科室患者。现患率调查是统计住院病人新发生(正在感染中)和感染已治愈的实际感染病例数，所以现患率是准确的，而且应高于发病率。

(三)医院感染的发病率调查方法

1. 前瞻性调查

病人入院后即处在监测之中，不断了解其医院感染危险因素，是否发生医院感染以及感染的流行病学特征等。前瞻性调查是有计划地对监测的特殊部门或全院进行的医院感染调查，对住院患者进行跟踪观察，直到患者出院，也包括出院患者的随访。常被认为是"金标准"，最准确，最有临床实际意义。但前瞻性调查需要大量的人力、物力及时间，一般医疗机构难以承受或不能连续不断地进行，即便是发达的欧美国家，除非专门研究机构，多数医疗机构也很少采用前瞻性调查，而多采用现患率调查。

2. 回顾性调查

回顾性调查是指病人出院之后通过查阅住院病历了解其医院感染危险因素和是否已经发生医院感染。回顾性调查完全依赖于病历记录，虽然也能得到有关资料，其准确性依靠记录者，资料滞后，不能及时发现问题和解决问题。回顾性调查是对过去发生的感染病例进行的调查，适用于对历史事件的调查，也是唯一可用的方法。因回顾性调查方法本身的缺点是应用受到限制，不推荐使用。

为了使医院感染率接近实际，推荐临床上应用现患率调查方法，科研上应用前瞻性调查方法。

二、按调查内容分类

(一)全面的流行病学调查

全面的流行病学调查，又称综合性调查，大致包括以下几方面的内容：

(1)调查一家医院或一个地区的医院感染率，各科室的医院感染率，各部位的医院感染率，以明确预防和控制医院感染的目标和重点，降低医院感染率。国家规定不同等级医院控制医院感染率分别为：三级医院<10%、二级医院<8%、一级医院<7%，达到这一标准必须经过认真努力。由于每家医院的科室设置不同，医院感染发病率也不同。内科系统以血液科、呼吸科、老年病科；外科系统以神经外科、泌尿外科、烧伤科发病率高。国外常见的医院感染部位依次为泌尿道感染、下呼吸道感染、切口感染和血液系统感染。国内常见的医院感染部位依次为下呼吸道感染、泌尿道感染、切口感染和胃肠道感染。医院感染发病率高的科室和部位是预防和控制的重点。

(2)危险因素分析。针对不同人群、不同的就诊部门或医院等不同的变量，分析医院感染的危险因素，明确医院感染需要面对的主要风险与问题，有助于采取针对性的预防控制措施。

(3)医院感染致病菌和细菌耐药性的调查。医院感染致病菌大多数为条件致病菌，近3年来调查的结果是 G^- 杆菌占57.66%，其中以铜绿假单胞菌、肺炎克雷伯菌、大肠杆菌、阴沟肠杆菌为主。G^+ 球菌占26.62%，其中以肠球菌、金黄色葡萄球菌和表皮葡萄球菌为主。真菌类占15.70%，白假丝酵母菌为主。随着抗菌药物的广泛应用，使医院感染的致病菌也不断变化，耐药性也不断增强，因此，调查医院感染致病菌及耐药性变迁对于指导临床治疗和合理应用抗菌药物具有指导性意义。

(4)抗菌药物合理应用的调查。随着抗菌药物的广泛应用，临床上滥用抗菌药物的情况也越来越多。Frieden 等总结，近20年美国各医院应用抗菌药物不合理的占24%~66%。抗菌药物应用是否合理，必须根据病人的具体情况和具体给药方案来判定。我们把判定标准具体分解为以下几条：适应证、预防用药、应用疗程、配伍、剂量及给药途径、药物不良反应。

(5)医院感染的经济损失研究。目前调查主要针对延长住院日和住院费用两个指标。实际上并不止这些指标，还有医院感染病死率，给病人造成痛苦和丧失工作能力所创造的财富和效益，给家庭及医院工作人员所造成的损失及耗损等。

(6)医院感染漏报率调查。医院感染漏报率是指在一定时期内漏报病例占实际发生的感染病例的百分率。漏报率能准确反映一家医院对医院感染的管理、控制和监测的质量水平。

(7)其他。如为卫生行政领导机构制定或修改某种政策条例提供依据的调查；为评价某种感染控制措施和效果而进行的调查等。

(二)目标性调查

目标性调查也称重点调查，每次可以集中人力物力只调查一两个问题。例如，专门调查手术部位感染率；或者专门调查重症监护室的"三管"感染率等。

三、按调查对象分类

(一)全面性调查

调查对象为全体暴露的危险人群，所谓全体暴露的危险人群是指在调查期间的全体病人，而且要注意计算医院感染率或填写"医院感染流行病学登记表"时，要除外入院不到48 h 的病人。

(二)随机抽样调查

1. 按医院感染率高低来区分

从科研设计来讲又可分为两种方法：一种方法是先调查医院感染率高的科室，后调查感染率低的科室。通过这样有计划的安排，最后各科室都能调查到；另一种方法是把医院按科室感染率高、中、低分成几组，每次都有高、中、低感染科室参加，最后得出的结论应该和上述的方法一致。特别应该指出的是，所有抽样调查方法在规定时间内进入观察的对象都不能人为地增加或减少，这样得出的结论和数据才客观和可靠。

2. 按科室自然分布来区分

如内科临床部(点)、外科临床部(点)和其他临床部(点)的科室按 1、4、7 或 2、5、8 或 3、6、9 顺序进行抽样调查，连续进行 3 次就可以把所有科室都调查完。这种方法适合于中小医院的本底调查，调查完一轮就可以明确各科室医院感染发病率的高低。

3. 按危险因素多少来区分

这种选择办法要明确危险因素的多少。危险因素很难量化，所以实际上是按病情危重程度来安排，如 NICU 病房、CCU、血液病房等。这种把有限的力量放在重点科室的办法，可以取得事半功倍的作用，但还应考虑其他科室，否则所取得的结论和数据不客观、不可靠，也达不到监测预测暴发流行的目的。总之，随机抽样调查方法要严格按科研设计要求来进行，这一客观规律是不能违反的。

(雷新云)

第三节　医院感染流行病学调查分析中常用的统计学方法

统计分析是科研工作中的重要组成部分。在医院感染研究中，科研的总体设计、资料采集、资料整理、资料分析直到最后作出结论都与它有密切关系。掌握了它就可以使用较少的人力、物力和时间从繁杂的原始数据中获得比较可靠的结果。如果不能合理运用统计学知识，则可能造成不应有的缺陷或得出错误的结论。因此，医学统计学知识是医院感染工作中一个非常有用的工具，本节主要介绍在医院感染调查分析中常用的统计学基础知识。

一、基本概念

(一)变异

医学研究的对象是有机的生命体，其功能十分复杂，不同的个体在相同的条件下，对外界环境因素可以发生不同的反应。例如，同种族、同年龄、同性别的健康人，在相同的条件下测其脉搏、呼吸、体温等生理指标可以有很大差异。在临床治疗中，用同样的药物治疗病情相同的病人，疗效也不尽相同。即使在实验室里，动物与动物之间也有明显的差异。这种现象称为个体差异或称为变异。变异是由众多的、偶然的、次要的因素造成的。由于医学统计学研究的对象是有变异的事物，因此，用观察1~2例的结果来推论出一般规律是不恰当的。例如，不能用某一病区的医院感染率来代替整个医院的医院感染率。

(二) 总体与样本

总体是同质的个体所构成的全体。医学研究的对象，一般都是数量巨大的群体。例如，要研究某医院某年度住院患者医院感染的情况，那么，该医院该年度全院所有住院患者就是一个总体。按照一定的科学方法从中抽取一部分住院患者进行研究。这种从总体中抽取部分个体的过程称为抽样所抽得的部分称为样本，在一个样本里含有的个体数可以不同，样本包含的个体数目称为样本含量。

(三) 抽样

从整体中抽取样本，一定要遵循科学的原则。一般来说，一个样本应具有代表性、随机性和可靠性，两样本之间应具有可比性。代表性即要求样本能够充分反映总体的特征；随机性即需要保证总体中的每个个体都有相同的几率被抽作样本，重要的是要避免主客观的偏性，且随机化抽样绝不等于随意抽样；可靠性即实验的结果要具有可重复性，也就是由科研课题的样本得出的结果所推测总体的结论有较大的可信度；可比性是指处理组与对照组之间，除处理因素不同外，其他可能影响实验结果的因素要求基本齐同，也称为齐同对比原则。如果进行两个或多个样本之间的比较，则要求各样本之间应具有可比性。

(四) 计量资料与计数资料

医学资料一般可分为计量资料和计数资料两种，不同的统计资料应采用不同的统计学方法。

(1) 计量资料。对每个观察对象的观察指标用定量方法测定其数值大小所得的资料，一般用度量单位表示，如身高(cm)、体重(kg)、年龄(岁)、住院时间(天)、空气菌落计数(cfu/m^3)等。

(2) 计数资料。先将观察对象的观察指标按性质或类别进行分组，然后计数各组的数目所得的资料。例如，手术切口分为清洁、清洁-污染、污染等3类，对应的不同类别手术次数将是计数资料。

(五) 误差

统计上所说的误差与真实值之差，以及样本统计量与总体参数之差，主要有以下3类。

(1) 系统误差。在收集资料的过程中，由于仪器初始状态未调整到零、标准试剂未经校正、医生掌握疗效标准偏高或偏低等原因，可造成观察结果倾向性的偏大或偏小，称为系统误差。系统误差影响原始资料的准确性，必须克服。如果已发生，要尽力查明其原因，予以校正。

(2) 随机误差。在收集原始资料过程中，即使仪器初始状态及标准试剂已经校正，但是，由于各种偶然因素的影响也会造成同一对象多次测定的结果不完全一致。例如，实验操作员操作技术不稳定，不同实验操作员之间的操作差异，电压不稳及环境温度差异等因素造成测量结果的误差。这种误差往往没有固定的倾向，有时高有时低，称为随机误差。对于这种误差应采取措施，尽最大可能来控制，至少应控制在一定的允许范围内。

（3）抽样误差。由抽样不同引起的样本均数（或其他统计量）与总体均数（或其他参数）之间的差异称作抽样误差。即使消除了系统误差，并把随机误差控制在允许范围内，这种误差仍不可避免。抽样误差产生的原因是：①个体之间存在变异；②抽样时只能抽取总体中的一部分作为样本。抽样误差可以用统计方法进行分析。

（六）概率

概率是描写某一事件发生的可能性大小的一个量度，可以用分数、小数或百分数表示。在一定条件下，肯定发生的事件称为必然事件，概率为1；肯定不发生的事件称为不可能事件，概率为0；可能发生也可能不发生的事件称为随机事件或偶然事件，其概率介于0与1之间。在统计学上，习惯将 $P \leqslant 0.05$ 或 $P \leqslant 0.01$ 的事件称为小概率事件，表示该事件发生的可能性很小，常把 $P \leqslant 0.05$ 作为事物差别有统计意义，把 $P \leqslant 0.01$ 作为事物差别有高度统计意义的界限。

二、计量资料的分析

计量资料应用广泛，一般表现为有计量单位的数值大小。对于这些量化的指标，在统计学上可以从统计描述和统计推断2个层面进行分析。统计描述是指用统计指标和适宜的统计表或图描述统计资料的分布规律及其数量特征，统计推断包括总体参数估计和假设检验2个方面的内容。

（一）统计描述

计量资料的统计主要包括统计图表、集中趋势指标和离散趋势指标以及医学参考值范围的估计。

1. 集中趋势的统计描述

集中趋势表示收集的资料中数值变量的中心位置，描述集中趋势的指标是平均数，包含算术均数、几何均数及中位数等。这3个指标有不同的应用条件，应能正确区分。

（1）算术均数，一般简称为均数。在研究中最常应用，可以对正态分布、对称分布或近似正态分布的资料进行平均水平的衡量，在医学研究中人体的许多指标如身高、体重、白细胞数和血红蛋白等都近似正态分布，故常用算术均数计算平均水平。

（2）几何均数，适用对数正态分布资料，即原始数据呈偏态分布，但经过对数变换后呈正态分布或近似正态分布的资料。等比的资料如医学研究中测量的血清抗体滴度和血清凝集效价等，也适宜用几何均数描述其集中趋势。

（3）中位数，是指将一组观察值由小到大顺序排列、位次居中的数值。呈明显偏态分布（正偏态或负偏态）的资料、分布情况不明的资料和分布的末端有不确切数值的资料，均不宜采用算术均数表示其平均水平，而宜用中位数。例如，疾病的潜伏期测量时，潜伏期的分布往往都呈偏态分布，计算平均潜伏期时宜用中位数表示。

2. 离散趋势的统计描述

我们在研究某种医学现象时，除了了解平均水平外，往往需要有离散度的测量来反映个体的变异，如比较两种牙本质黏结剂的强度，除了观察平均黏结面积大小外，还应该有一个离散指标来反映该黏结剂强度的稳定程度。在离散趋势中，有极差（最大值与最小值的差距）、四分位间距（第25百分位与第75百分位数间的距离）和标准差等。其中对于正态或近似正态分布的资料，以标准差描述其个体变异最合适。

标准差在单位一致、均数相近的条件下，可以用来比较不同组数据间离散度的大小，衡量数据的稳定程度。在医学研究中，往往要把均数和标准差结合起来对数据的特征进行描述。

3. 医学参考值范围的测量

在医学指标参考值范围的确定上，往往是通过大规模的人群调查，确定一个95%或者99%的参考值范围，作为评价个体是否正常的参考标准。该方法是根据正态分布曲线下面积的分布规律来计算的，用均数加减1.96个或2.58个标准差得到95%或99%的医学参考值范围。

(二)统计推断

1. 抽样误差与总体均数可信区间

在医学研究中，往往是用样本的水平去推断总体的特征，在此过程中必然会存在抽样误差。抽样误差用标准误来衡量，大小为均数的标准差。例如在某种中草药对宫颈癌阻断作用的动物试验研究中，实验组和对照组分别有一定的动物数量组成样本，得到的数据往往只是样本的信息，而该研究的最终目的是通过样本来推断总体，也就是该中草药是否真正对宫颈癌有阻断作用。样本往往存在抽样误差，所以用样本水平估计总体参数时，不宜用点估计的方法（即直接用样本均数来代替总体均数），而用一个可信区间来估计相对比较合适。

2. 假设检验

在科研设计中，特别是实验设计中，往往涉及实验组与对照组在计量水平上的比较，这时要判断2组或多组均数间是否存在差别时，根据表面上的数据大小往往无法判断，因为比较的是样本得到的水平，存在抽样误差的影响。仍以某种中草药对宫颈癌阻断作用的动物试验研究为例，实验组和对照组分别有一定的动物数量组成样本，假设试验组灌注后平均肿瘤缩小了5 mm^3，对照组灌注后平均肿瘤缩小了1 mm^3，那么究竟两组间是否存在差别呢？我们可以认为该差别可能由抽样误差导致，也可能是真实的差别，要判断究竟哪种可能性更有可接受性，可以用统计学上的假设检验来解决，常见的有u检验、t检验和方差分析。

（1）u检验。

u检验往往用于总体方差已知情况下或者大样本资料的比较（目前较少用该方法）。

（2）t检验。

t检验可以用于小样本资料的均数间比较的假设检验。根据资料设计的不同，t检验可以分为以下3种方法。

①单个样本t检验：适用于1个样本均数与1个已知的总体水平的比较，如某医生用某药治疗35例窦性心动过缓患者，得到某指标均数（样本均数）与已知正常人群中该指标（总体水平）进行比较，来判断该药物的疗效。

②完全随机设计 *t* 检验(成组 *t* 检验):适用于 2 组独立的指标或者成组设计的均数间的比较,如前述的中草药对宫颈癌阻断作用的动物试验研究,实验组和对照组间肿瘤平均缩小体积的比较。该方法应满足数据的正态性和两组数据方差齐性的条件,若不能满足,则用非参数检验的方法比较恰当。

③配对设计 *t* 检验:常用于配对设计的均数间比较,如同一患者治疗前后数据间的比较;同一患者用 2 种不同治疗方法或者同一样品用 2 种方法(仪器等)检验的结果的比较;配对的 2 个受试对象分别接受 2 种处理的数据;同一受试对象 2 个部位的数据。

(3)方差分析。

方差分析又称 *F* 检验,可用于 2 个或 2 个以上样本均数的比较,但通常用于 2 个以上样本均数的比较。应用该方法时,要求各样本是相互独立的随机样本,各样本来自正态总体而且各处理组总体方差要齐。方差分析的用途很广,常用的有多个样本均数比较时的完全随机设计的单因素方差分析和随机区组设计的两因素方差分析。另外还有拉丁方设计的方差分析、协方差分析和重复测量数据的方差分析等。

①完全随机设计的单因素方差分析:两组随机设计的均数比较可以用成组 *t* 检验,若3 组及 3 组以上的完全随机设计的均数比较,不可以两两间做 *t* 检验来回答是否存在显著差别,而应该用方差分析的方法。例如,某研究者将 30 只雄性大鼠随机分成 3 组(每组10 只),给予不同处理后 3 周,测定血清中的超氧化物歧化酶活性后比较有无差别。

②随机区组设计的两因素方差分析:随机区组设计涉及处理因素和区组因素(配伍组因素),故随机区组设计的多个样本均数比较分析又称两因素方差分析。随机区组设计资料与配对设计资料相似,配对设计资料是 2 个观察值组成一个个对子的资料,随机区组设计资料是多个观察值组成一个个区组的资料。例如,上述 30 只大鼠若存在区组因素,即30 只大鼠不是随机分为 3 组,而是每 3 只老鼠从 1 个窝中选择出来的,那就是除了不同处理因素外,尚有第二个因素,即存在 10 个不同窝别这个因素,该设计为配伍设计。

三、计数资料的分析

临床科研收集的资料中,比较常见的有数值变量和分类变量,而数值变量和分类变量往往相互穿插在一起。分类变量往往可以分为有序分类和无序分类,有序分类各项类别之间又有程度上的差别,如临床上观察药物的疗效通常分为治愈、显效、好转和无效 4 级,还有根据患者抗体水平分为-、+、++、+++ 4 个不同水平,然后统计各自的频数这些资料往往被归入等级资料。无序分类的各项类别之间无程度上的差别,如口腔检查可以找到有龋齿和无龋齿 2 类,血型可以分为 A、B、AB、O 型等,该类无序分类资料习惯上称为计数资料。在实际工作中,科研设计收集的资料中分类变量组成的计数资料十分常见,而且也是做临床试验经常会涉及的问题。例如,比较 2 种不同乳腺癌根治手术的效果研究中,获得的变量如患者的性别、手术方式、术后是否生存、有无并发症、有无术后感染、有无化疗等都可以用定性方法测量,表现为频数的多少或者可以计算相对数如生存率、感染率等。

(一)统计描述

计数资料的统计描述主要涉及相对数的计算和注意事项的问题。相对数是一种相对指标，与绝对数对应。

1. 绝对数

绝对数是研究事物现象的基本资料，本身就能说明一定的问题，但是要进一步分析现象间的关系和发展，就要将绝对数换算成相对数。例如，在我国某西北地区每年都有很多氟斑牙的患者，这些是绝对数；但是如果根据患者数除以该地的人口总数计算出一个发病率，那么对于该疾病在该地区的严重性就有了一个更明确的判断指标。

2. 常用的相对数

常用的相对数有率、构成比。

（1）率。

率是在一定条件下某种现象实际发生的例数和可能发生这种现象的总数之比，用于说明事件发生的强度。常见的率有发病率、患病率、死亡率和病死率等。发病率用该年新发的患者例数除以该地区的暴露人口数得到，往往发病率是一个比较长时间内新发病例的强度。而患病率不同，是较短时间内或者某一个时间点上患者的人数除以该地的人口数。病死率和死亡率也是 2 个不同的概念。某地某 病的死亡率反映了该病在人群中的死亡强度，应该用因该病死亡的人数除以该地的人口总数；而病死率反映的是该病对于个体来说导致死亡的可能性大小，在一定程度上也反映了疾病的严重程度和医疗水平的高低，系因该病死亡的人数除以该地患该病的人数。

（2）构成比。

构成比表示事物内部各个组成部分所占的比重，通常又称为百分比。例如，某医院统计医生的学历水平，分为中专、大专、本科、研究生 4 类，每种学历人数除以总人数就可以得到构成比，也就是不同学历的百分比。该指标有 2 个特点：第一，构成部分的相对数之和为 100 %；第二，如果某一部分比重增加，其他部分相应减少，如某医院中医生通过学习获得更高的学历，又如研究生的比例从原来的 10 % 上升到 20 %，那么相应其他学历构成比例就会有所下降。

3. 应用相对数的注意事项

要区分率和构成比，不要犯以比代率的错误，反映事件发生的强度必须用率来说明。计算相对数时要有足够的调查或实验例数，否则误差太大。例如，一个医生治疗了 2 例肺炎患者，结果全部治愈，于是认为该方法治疗肺炎的治愈率为 100 %，显然存在很大误差。相对数比较时要注意资料的可比性以及资料的同期性，采取相应的措施如率的标准化的方法。率和构成比等同样存在抽样误差，需要对样本率或构成比进行假设检验来比较有无差别。

（二）统计推断

1. 抽样误差与总体均数可信区间

在医学研究中，往往是用样本的水平去推断总体的特征，在此过程中必然会存在抽样误差。和计量资料中的均数一样，率同样存在抽样误差。

假设 50 只宫颈癌动物模型用某中草药灌注后 30 只有效，那么样本有效率达到 60 %，只反映了样本信息。如果用该样本率来评价总体有效率时，应该给出一个 95 % 或 99 % 可信区间；如果样本足够大，可以用样本率 P 加减 1.96 个或 2.58 个率标准误。

2. 假设检验

在科研设计中，特别是试验设计中往往涉及试验组与对照组在计数水平上的比较，这时要判断两组或多组有效率是否存在差别，根据表面上的数据大小是无法判断的，因为比较的是样本得到的水平，存在抽样误差的影响。常见的计数资料的假设检验有 u 检验和卡方检验（X^2 检验），以后者最常用。目前卡方检验的计算往往可以通过统计软件来获得结果，下面只对该方法根据不同的应用条件进行总结。

(1) 成组四格表卡方检验。

用于成组设计的两组率或构成比之间的假设检验，四格表的四个格子数字分别表示两组的阴性和阳性绝对数的大小，该检验方法的应用条件是样本含量大于等于 40，没有出现小于 5 的理论数（理论数算法以及卡方计算公式参见相关医学统计书籍）。

(2) 成组四格表校正卡方检验。

当样本含量大于等于 40，但是出现小于 5 大于 1 的理论数时，应该计算校正卡方（校正卡方公式参见相关医学统计书籍）。

(3) 确切概率法。

当样本量小于 40 或者出现小于 1 的理论数时，应该用确切概率法直接计算概率 P 来进行统计推断，该法计算比较复杂，建议使用统计软件计算。

(4) 行列表卡方检验。

当多组的率或构成比做比较时，不可以轻易两两比较做四格表卡方检验，应该用行列表卡方的专用公式（公式参见相关医学统计书籍）进行计算。

(5) 配对四格表卡方检验。

当计数资料呈配对设计时，获得的四格表为配对四格表，配对设计的常见情况及有关统计方法参见相关医学统计书籍。

四、统计表与统计图

统计表和统计图是统计描述的重要工具。在统计工作的整个过程，从实验设计或调查设计开始，直到最后分析总结，为突出数据的说服力，都要用统计表和统计图进行描述，尤其在科研论文中，表达统计结果及进行对比分析时，应用更为广泛。

（一）统计表

统计表是把统计资料和结果用表格的形式来表达，其目的是简洁、清晰、直观，方便对比和阅读。统计表有基本的制作要求，并不是把数据放到表格里就形成统计表。同时也要注意，不是所有的数据都需要制作统计表，应该有选择性地对重点要表达的数据制作统计表。

1. 统计表的编制原则

(1) 重点突出，简单明了。即一张表一般只表达一个中心内容和一个主题。若内容过多，可分别制成若干张表。

(2) 主谓分明，层次清楚。统计表虽然是表格的形式，但其内涵代表的是若干完整的文字语句，因此，主谓语的位置要准确。一般来说，定语部分放在标题内，主语放在表的左边作为横标目，谓语放在右边作为纵标目，横标目与纵标目交叉的格子放置数据，从左向右读，每一行便形成一个完整的句子。标目的安排及分组要层次清楚，符合逻辑，便于分析比较。

(3)数据表达规范、文字和线条尽量从简。

2. 统计表的结构

从外形上看，统计表可由标题、标目(包括横标目、纵标目)、线条、数字和备注5部分构成。

(1)标题。它是统计表的总名称，放在表的上方中间位置，简明扼要地说明表的主要内容，包括时间、地点和研究内容。

(2)标目。横标目位于表的左侧，说明各行数据的含义，纵标目位于表头右侧，说明各列数据的涵义。标目要文字简明，有单位的标目要注明单位。总标目是对横标目和纵标目内容的概括，横标目的总标目位于表的左角，纵标目的总标目在需要时才设置。

(3)线条。目前一般采用三横线表，表的顶线和底线把表的主要内容与标题分隔开，中间一条线把纵标目与数据分隔开，不宜使用竖线和斜线。如果某些标目或数据需要分层表示，可用短横线分隔。

(4)数字。用阿拉伯数字表示，位数对齐，小数位数一致。表内不留空格，无数字用"-"表示，缺失数字用"…"表示，最好以备注的形式说明。若数字是"0"，则填写"0"。

(5)备注。表中数据区一般不插入文字或其他说明，需要说明时可用号标出，将说明文字写在表格的下面。

(二)统计图

统计图是把数据资料以图示的形式表达，使数据对比更加形象、直观，一目了然。统计图利用点的位置、曲线的变化、直条的长短和面积的大小等各种几何图形来表达统计资料和指标，它将研究对象的特征、内部构成、相互关系、对比情况、频数分布等情况形象而生动地表达出来，更直观地反映出事物间的数量关系，更易于比较和理解。

1. 统计图的制作原则

(1)必须根据资料的性质、分析目的选用适当的统计图，由于统计图不能精确地显示数据大小，所以经常需要与统计表一起使用。

(2)一个图通常只表达一个中心内容和一个主题，即一个统计指标。

(3)绘制图形应注意准确、美观，图线粗细应用适当，定点准确，不同事物用不同线条(如实线、虚线、点线)或颜色表示，给人以清晰的印象。

2. 统计图的结构

统计图通常由标题、图域、标目、图例和刻度5部分组成。

(1)标题。其作用是简明扼要地说明资料的内容、时间和地点，一般位于图的下方中央位置并编号，便于引用和说明。

(2)图域。即制图空间，除圆图外，一般用直角坐标系第一象限的位置表示图域，或者用长方形的框架表示。

(3)标目。分为纵标目和横标目，表示纵轴和横轴数字刻度的意义，一般有度量衡单位。

(4)图例。对图中不同颜色或图案代表的指标进行注释。图例通常放在横标目与标题之间，如果图域部分有较大空间，也可以放在图域中。

（5）刻度。即纵轴与横轴上的坐标。刻度数值按从小到大的顺序，纵轴由下向上，横轴由左向右。绘图时按照统计指标数值的大小，适当选择坐标原点和刻度的间隔。

（金正江）

第四章　医院感染暴发的调查与处理

医院感染一般多为散发性,有时可出现暴发流行。医院感染流行占医院感染病人的2%~4%,但其一旦发生将对社会、医院和病人造成巨大的损失和影响。例如,1998年发生在深圳市某妇儿医院的剖宫产手术切口的龟分枝杆菌感染,在298例手术患者中发生了166例感染,罹患率高达56%,社会反响强烈;又如2008年发生在西安某医院的严重医院感染事件,9名新生儿发病,其中8名死亡的悲剧,给患者及其家属造成了毁灭性的伤害,给医疗领域造成了巨大负面影响。为此,原卫生部将此事向全国通报。因此,如何做好医院感染暴发的早期发现与识别、及时报告、及时采取有效的治疗与控制措施,是医院感染防控的核心工作,不仅对提高医疗质量、保障患者安全具有重要意义,同时对医院的信誉和社会的稳定都将产生重要的影响。

第一节　医院感染暴发相关的概念

(1)医院感染暴发:在医疗机构或其科室的患者中,短时间内发生3例以上同种同源感染病例的现象。

(2)疑似医院感染暴发:在医疗机构或其科室的患者中,短时间内出现3例以上临床症候群相似、怀疑有共同感染源的感染病例的现象;或者3例以上怀疑有共同感染源或共同感染途径的感染病例的现象。

(3)医院感染聚集:在医疗机构或其科室的患者中,短时间内发生医院感染病例增多,并超过历年散发发病率水平的现象。

(4)医院感染假暴发:疑似医院感染暴发,但通过调查排除暴发,而是由于标本污染、实验室错误、监测方法改变等因素导致的同类感染或非感染病例短时间内增多的现象。

第二节　医院感染暴发的报告与管理

一、医院感染暴发的报告程序及内容

(一)院内监测

(1)微生物室发现以下情形时,应立即报告医院感染管理部门及临床科室:①检出异常耐药模式；②甲类传染病或依照甲类传染病管理的乙类传染病病原体；③短期内(视疾病潜伏期而定)某部门出现 2 例及以上患者分离出药敏结果相似的同一种病原体；④某类标本检出病原体的数量异常增多；⑤新的或少见病原体。

(2)临床科室发现以下情形时，应立即电话报告医院感染管理部门：①特殊病原体或者新发病原体的医院感染；②聚集性、难治性手术部位或注射部位感染时；③由于医院感染直接导致患者死亡；④由于医院感染导致患者出现人身损害后果；⑤短期内发生临床症状相似并怀疑有共同感染源，或怀疑有共同感染源或感染途径的 2 例及以上医院感染；⑥临床使用的消毒药械和一次性使用医疗器械、器具出现异常；⑦收治甲类传染病或依照甲类传染病管理的乙类传染病患者；⑧发生可能造成重大公共影响或者严重后果的医院感染事件；⑨发生不明原因肺炎病例；⑩发生传染病的医院感染。

(3)手术室短期内发现 2 例及以上手术患者发生与使用的消毒或灭菌器械相关的医院感染，以及手术患者手术部位感染异常增多时，应立即报告医院感染管理部门。

(二)院内确认

(1)医院感染管理部门接到报告后应立即赶赴现场进行确认。对怀疑患者有同种感染的病例进行初步调查，若短时间内发生 3 例以上同种同源感染病例的现象，则初步确认存在暴发。

(2)医院感染管理部门初步证实以后，应立即向分管院领导汇报，根据暴发事件的级别提出是否启动应急处理措施的建议。

(3)分管院领导接到医院感染管理部门汇报后，应迅速组织医院应急领导小组讨论，由医院应急领导小组根据暴发事件情况决定是否成立应急指挥部，以及组成成员名单。

(4)应急指挥部对暴发事件进行评估，根据评估结果督促落实应急处理措施并评估应急处理的效果。

(三)院外报告

经医院应急领导小组批准后，由医院感染管理部门按照暴发事件的分级要求实行分类报告。

(1)医院经调查证实发生以下情形时，应在 2 h 内报告当地卫生行政部门及疾病预防控制机构：①10 例以上的医院感染暴发；②发生特殊病原体或者新发病原体的医院感染；③可能造成重大公共影响或者严重后果的医院感染。

(2)医院经调查证实发生以下情形时，应在 12 h 内报告当地卫生行政部门及疾病预防控制机构：①3 例以上医院感染暴发；②5 例以上疑似医院感染暴发。

(3)省级卫生行政部门接到报告后组织专家进行调查，确认发生以下情形的，应当于 24 h 内上报国家卫计委：① 5 例以上医院感染暴发；②由于医院感染暴发直接导致患者死亡；③由于医院感染暴发导致 3 人以上人身损害后果。

(四)报告的内容

医院感染暴发发生的时间和地点、感染初步诊断、累计感染人数、感染者目前健康状况、感染者主要临床症候群、疑似或者确认病原体、感染源、感染途径及事件原因分析、相关危险因素、主要检测结果、采取的控制措施、事件的初步结果等。

二、医院感染暴发的管理

医院感染暴发的管理非常重要，它能使对暴发的控制得到有力、科学的指导与支持，是暴发控制工作有条不紊地进行的基础与前提。《医院感染管理办法》及《医院感染暴发报告及处置管理规范》对医疗机构和不同部门与人员职责明确规定如下：

（1）医院感染管理委员会应研究并制定本医院发生医院感染暴发及出现不明原因传染性疾病或者特殊病原体感染病例等事件时的控制预案。

（2）医院感染管理部门应对医院感染暴发事件进行报告和调查分析，提出控制措施并协调、组织相关部门进行处理。

（3）医疗机构应当及时发现医院感染病例和医院感染暴发，分析感染源、感染途径，采取有效的处理和控制措施，积极救治患者。

（4）医疗机构发生医院感染暴发时，所在地的 CDC 应协助调查，查找感染源、感染途径、感染因素，采取控制措施，防止感染源的传播和感染范围的扩大。

第三节　医院感染暴发的特点

流行是指一个医院在某一段时间内，该医院感染病例不断发生，其发病率超过平常或前一年同期的 2~3 倍。暴发是指在短时间内在某一病人群体中突然发生数例（3~4 例）同种同源病原体引起的感染，也称病例聚集性发生。暴发是医院感染流行的一种方式。其特点如下：

（1）医院感染暴发必备 3 个基本环节。感染源、感染途径及易感人群，缺少其中任一个环节，医院感染暴发会自动终止。

（2）医院感染暴发的病例数相差较大。不同类型的感染暴发，发生的病例数可相差较大。在大流行时，可出现很多病例，如 2003 年 SARS 暴发，发生了大量的医院感染病例，仅在某市 175 例的 SARS 感染病人中，165 例为医院感染。也可仅有数例，如在某医院的 NICU 出现 4 例鲍曼不动杆菌感染，表明在医院感染暴发或存在暴发趋势时，需积极采取措施开展调查。

（3）流行过程可长可短。当引起暴发的因素消失快时，暴发可仅持续数小时，如由于医院食堂某餐供应的食物不洁导致的感染性腹泻，如果发现控制及时，流行会很快结束；若引起感染的某因素长期存在而又未被及时发现时，暴发可持续较长时间甚至数个月。

（4）暴发波及范围可大可小。医院感染暴发可以是局部性，如局限在某医院的某科室（如某医院 ICU 发生耐甲氧西林金黄色葡萄球菌感染的暴发）；也可以波及整个地区甚至全国，如 2006 年由诺如病毒引起的腹泻在某些大城市多家医院中的暴发。

（5）暴发感染具有多样性的特点。医院感染暴发可为不同部位的感染暴发，如手术切口部位感染暴发、与呼吸机使用有关的呼吸道感染的暴发；也可为单一病因引起的同一感染暴发，还可以是同一病原体引起的不同部位的感染。

（6）感染源。可为病人、病原携带者或环境储源，其确定较传染病暴发困难。

（7）病原体。引起医院感染暴发的病原体多为条件致病菌，如大肠埃希菌，也有传染病病原体引起的医院感染暴发；引起暴发的病原体可为同一病原体，也可为不同病原体所致。

（8）复杂性。由于医源性因素的多样性与复杂性，因此引起医院感染暴发的因素很复杂，在进行调查和分析时要认真仔细，才能真正发现引起暴发的原因。

（9）可预防性。医院感染暴发大多为外源性感染，有明确的传播方式，多数属于可预防性感染。

第四节　医院感染暴发的早期发现与识别

一、医院感染暴发的早期发现

医院感染暴发的早期发现对及时采取措施控制其传播，降低感染发病率具有十分重要的意义。早期发现方法主要有：

（1）临床医护人员的日常诊疗护理工作。医护人员在日常的医疗活动中，发现医院感染病例增多的现象时，应警惕医院感染暴发的可能，需及时向上级医生、科主任或医院感染管理部门报告，以便及时调查、确认感染病例。

（2）微生物实验室的检测资料。当微生物实验室在病原体的培养、分离等工作中发现某种感染的病原体增多或分离到特殊的病原体或新病原体，均应警惕有医院感染聚集病例发生的趋势，并向临床科室和医院感染控制部门报告。

（3）医院感染病例监测。通过医院感染病例监测或院感监测软件系统预警，可及时有效地发现医院感染聚集病例，及时调查，核实诊断。

二、医院感染暴发的识别

医院感染暴发的识别主要依靠临床和微生物实验室的资料，而不是常规监测。同时还应注意识别暴发假象，如送检标本被污染；实验室检验方法的改进或医院感染监测系统的改变等有可能使某一分离的病原体增多，病例数增加，产生一种暴发的假象。

第五节　医院感染暴发的调查与分析

医院感染暴发调查是预防和控制医院感染暴发、及时处理医院内感染性流行的重要环节和手段。在医院感染暴发的流行病学调查中所应用的流行病学原理和方法与一般流行病学调查相同。

医院感染暴发的流行病学调查的主要目的是迅速查明导致暴发的主要原因，提出有针对性地控制措施，以控制流行的传播蔓延和预防类似暴发的再度发生。迅速及时的流行病学调查对控制医院感染蔓延和防止更大规模的暴发具有十分重要的意义。医院感染暴发的流行病学调查步骤如下：

一、核实诊断

对疑似医院感染病例进行确诊，确诊的依据主要是患者的临床表现，实验室检查结果及流行病学信息，应综合分析这些资料，做出正确的判断。在核实诊断时，应明确规定医院感染病例的定义，定义病例的方法如下：

（1）根据感染病人的临床表现确定病例定义，常见于病原体不明时。根据感染症状和体征确定病例的定义，可将不同病原体引起的具有相同临床表现的患者纳入调查范围。

（2）根据病原体确定病例的定义，如果已经知道引起医院感染暴发的病原体，可根据暴发事件的特点，确定不同的感染病例定义。

在制定感染病例的定义时，病例定义宜松一点，以避免漏诊轻症和不典型的真正病例。病例确诊对确定今后的调查方法和处理方法有重要意义。

二、验证暴发

根据确诊病例，在流行范围内计算医院感染的罹患率，若医院感染罹患率显著高于该科室、病房、医院或某一地区历年医院感染一般发病率水平（$P<0.05$），则证实医院感染暴发，应开展调查，并通知相应的部门及人员参与。

三、提出初步假设

对增加的病例必须进行详细检查并搜集临床和微生物学的检验报告，记录患者的详细资料，如时间、地点及感染的详细信息；绘制流行曲线，了解传染形式和初步调查结果，形成初步假设（如充分考虑传染源、传播方式、危险因素等），该假设可为进一步调查指明方向，并指导采取怎样的措施以控制流行。

四、确定调查目标

医院感染暴发调查的目标是查明感染的性质、严重情况及可能的原因。

（1）调查医院感染发生的性质。应选择一个方便的病例样本，迅速调查其临床表现和流行病学特征，及时采取合适标本进行实验室检查，以明确诊断，同时确定医院感染暴发是否真正发生，并估计受累及的病人群体和范围。

（2）估计疾病流行的严重度。仔细调查医院感染发生的病例数、发病时间、空间分布和人群特征等。根据医院感染发生的性质、严重度等，推测暴发的可能原因。

五、现场调查

现场调查一般包括病例调查、采集相关标本进行实验室检查、收集资料进行分析与假设，提出应急的治疗与控制措施等。

（1）病例调查。流行病学调查应通过系统、全面的工作，尽可能发现全部受感染者。制定统一的调查表，逐个调查病人，逐项登记。调查的具体内容应包括：

①病人的一般性资料：包括姓名、年龄、性别、住院科别、病室、床号、入院时间、入院诊断等。②感染发生情况：如感染日期、流程症状、体征、感染部位、病原体培养及其他相关检查结果。③病人的地区分布：如科室、房间号和床号。④手术病人应详细记录手术间号、手术时间、是否为接台手术、手术者及麻醉师、所用手术器械的情况等。⑤病人接受的特殊诊疗操作：如使用的各种导管，动、静脉插管，呼吸机的使用，内镜检查等。⑥病人使用药物的情况：包括局部用药，如使用眼药水、伤口清洗液、膀胱冲洗液等。

在进行感染病例调查时，应同时对相同地区、同时期处于相同条件下那些未发病的病人按照同样的内容进行调查，这对查明感染发生的原因十分重要。

（2）采集标本送检。采集标本包括采集医院感染病例标本、可疑感染源标本和感染媒介物标本。病例标本以感染部位标本为主；可疑感染源标本包括可疑携带者和环境储源标本；感染媒介物标本包括医务人员手、鼻咽部标本，各种诊疗器械，药液，一次性使用无菌医疗用品及各种与病人密切接触的可疑生活用品等。对病人的密切接触者如医护人员和陪护人员，必要时也应进行采样监测。

对分离到的病原体应进行鉴定和药敏试验，有条件的单位应进行进一步分析，如病原体的型别（血清型、基因型）等，这对分析暴发的性质，病人的治疗及感染的控制和预防具有重要意义。

（3）收集其他相关资料。应调查医院感染暴发期间同期的住院病人人数，以便计算罹患率；此类感染既往的发生情况，该感染病原体以往的分离率，本院其他科室类似感染的发生情况，以及暴发期间人员的流动和环境的改变等。

六、调查分析与总结

对调查工作中获得的所有资料，应及时进行整理分析，为判定暴发的性质提供科学依据。但在资料分析前，应对资料进行有效审核，保证资料的质量，以免产生误导。资料的分析一般包括以下几方面：

1. 临床资料的分析

根据病例资料，统计本次暴发病例的主要症状、体征出现的频率，以分析感染暴发的临床类型。一般在同源暴发中，临床类型一致。

2. 流行病学资料的分析

对所得的资料进行初步分析，主要是描述医院感染的三间（时间、空间和人间）分布，通过对三间分布的描述，提出关于暴发的性质和原因的初步假设。

（1）感染的时间分布。以发病时间为横轴，以发病数为纵坐标绘制感染的流行曲线。通过对流行曲线的分析，可判断病原体的感染方式和流行开始的时间。医院感染暴发常见的流行曲线如下：

①一次性同源暴发。在感染的流行过程中，如果全部病例均在该病的最长和最短潜伏

期内出现，则该次流行为一次同源感染。其特点是病例数增加快，迅速达到高峰，然后下降快。

②人与人接触传播。病人或携带者作为感染源，病原体通过直接或间接接触感染疾病，其特点是首例感染病人出现后，病例数缓慢增加，高峰平坦，下降也较缓慢。

③同源暴露后继发人与人接触传播。该种流行曲线的特点是第一峰为"同源暴露"所致，继后发生人与人之间的接触传播，高峰平坦，增加与下降均较缓慢。

(2)感染的空间分布。即疾病的地点(区)分布。将感染病例按发生感染时所在的病室、病区进行发病数统计，或按病例来自不同的手术室或手术因素统计，计算罹患率进行比较；从病例的分布特点，发现感染高发区，根据高发区与普通区之间的差异特点，发现感染流行的因素。

(3)感染的人群分布。将感染病例按年龄、性别、基础疾病、接受某种侵入性操作、手术危险因素、所用药物、某种特殊的治疗措施等进行分组，分别计算各组的罹患率，根据罹患率的高低可以发现高危人群。发现高危人群是形成病因假设及制定感染控制措施的基础。

3. 实验室资料的分析

调查者对可疑感染源进行采样培养，如果检出的病原体与暴发菌株相同，则可证实假设，不需进行流行病学研究，直接对感染源采取措施可终止感染的暴发。但在大多数情况下，原始资料不足以提示感染源的存在，这时则应进行分析流行病学研究如病例对照研究等，以便识别可能的感染源和感染途径，然后再对假设的感染源采集标本进行病原学研究，为证实假设提供有力的证据。

4. 总结报告

在医院感染暴发调查分析中，最终目的是发现引起暴发的因素；总结报告的意义在于总结经验教训，以防止今后类似事件的发生。因此，在调查工作中应认真进行总结并写出报告。报告的内容一般包括感染暴发的程度、范围和结果；调查的进展和感染控制的情况；人力、物力和财力等方面的支持，采取的重大临时措施如关闭病房甚至关闭医院等重大举措；暴发控制措施的效果与事件的结局；经验教训；薄弱环节和不足等。

第六节 医院感染暴发的控制措施及效果评价

一、控制措施

当医院感染暴发时，采取控制措施越早越好，但要注意在采取控制措施前应及时留取各种标本。每次医院感染暴发事件，其感染源、感染途径、感染因素和易感人群都不尽相同，因此，应根据所掌握和推测可能的原因，采取有针对性的措施。医院感染暴发的控制措施一般包括以下几方面：

(1)加强感染源的管理。当引起感染暴发的病原体毒力大、传染性强如 MRSA 感染，或为不明原因的病原体引起的感染如 2003 年初期 SARS 流行时，在采取积极治疗措施的同时，应及时隔离感染病人，以预防其他病人和医务人员发生感染。

（2）切断传播途径。由于医院感染的暴发多数为外源性感染所致，因此可通过加强消毒，包括加强医疗用品的灭菌、环境物品的清洁消毒、医务人员的无菌操作和手卫生、一次性使用无菌医疗用品的管理、消毒药械的管理等措施，控制暴发的发生与蔓延。

（3）保护易感人群。对抵抗力低下的人群可采取保护性的隔离措施，或对密切接触者实行预防接种等。

（4）其他控制措施。包括加强医院感染的监测，及时发现医院感染暴发的趋势、采取控制措施、总结和反馈临床上分离的病原体及其对抗菌药物的敏感性，加强临床上抗菌药物的管理，尤其是某些特殊抗菌药物的应用等。

二、控制措施效果评价

（1）病例停止再发或发病率恢复到流行水平。

（2）病例发生率没有改变：重新进行病例的评估。

（3）利用感染暴发的机会，审查和评估其他可能导致将来感染暴发的医疗行为。

总之，具体情况应具体分析，应根据每次医院感染暴发的特点，采取有针对性措施，并对控制措施的效果进行评价。如果在采取控制措施后，暴发没有得到控制或下降缓慢，说明采取的措施不当或是措施未得到有效的落实或是假设错误，应重新审视。在医院感染暴发终止前，调查者不应停止调查，应继续收集有关资料进行总结分析，直到无继发病例的发生或医院感染罹患率降至散在发病率水平。

第七节　常见医院感染暴发处理

一、消化系统医院感染

（一）流行病学

消化系统感染常为感染性胃肠道疾病或称胃肠炎。可散发或集中暴发，在工作人员和患者中的发生率相当高（>50％）。可出现以下一到数项临床表现：恶心、呕吐、腹泻和（或）腹痛，伴肌痛、头痛、低热和精神萎靡。虽然大多数胃肠炎病例较轻，具有自限性，但是体弱者仍可因呕吐出现严重脱水和（或）吸入性肺炎。

传播途径主要为粪—口或呕吐物—口途径，也包括污染物（物体或环境表面）或飞沫传播。

在医院，疗养院与新生儿重症监护室暴发的腹泻种类繁多，包括难辨梭状芽孢杆菌、弧菌（霍乱）、沙门菌、志贺菌、金黄色葡萄球菌、隐孢子虫、轮状病毒和其他肠道病毒腹泻。以下是常见的细菌和病毒引起的感染性腹泻的临床特征见表4-1。

表 4-1   常见的细菌和病毒性肠胃炎的特点

病原体名称	病情特点	感染暴发情况	潜伏期
沙门菌（沙门病）	发热、恶心、呕吐，继而出现腹泻，常有白色黏液便，血便罕见	儿童中暴发常为接触传播引起，成人中暴发则往往是由被沙门菌污染的食品、饮料或清洗和消毒不当的医疗器械（如内镜等）引起的，一旦患者或医务人员被感染，经接触传播感染的新疑似病例出现速度非常快。 沙门菌是感染性腹泻病常见的病原体，在养老院中明确的腹泻暴发病原体中占 50% 以上。 食品安全操作、对预防至关重要，特别是生的（未煮熟的）蛋或蛋制品（如家中自制的蛋黄酱或塔塔酱）的安全处理。 抗生素治疗可能会延长感染者胃肠道携带病原体的时间，但对于感染性或重症患者，抗生素治疗是必要的	食入被大量污染的食物或饮料后的 72 h（3 d）之内
志贺菌（志贺菌病、细菌性痢疾）	可以迅速导致腹泻，粪便含有黏液，便中带血。感染者症状往往比其他肠道病原感染者严重	感染途径通常是急性感染的患者通过粪—口途径传播的。暴发较沙门杆菌或病毒少见。出现症状后，仅有很短的时间具有传染性	数小时到7 d，一般 1~3 d
难辨梭状芽孢杆菌（艰难梭菌）（抗生素相关性腹泻或假膜性肠炎）	腹泻可以很轻微和自限，但有的会导致严重的假膜性肠炎，后者可能危及生命	日益成为腹泻的一个重要原因，占成人住院患者医源性腹泻原因的一半，因其常定植于婴幼儿和学龄前儿童的大便中，而携带者无临床症状，故携带很常见；随着年龄增长，胃肠道中的难辨梭状芽孢杆菌会减少。 暴发不是通过污染食物传播，而是通过被污染物品或者经医务的手接触传播。 该菌会在物体表面（如灯具、门把手、床栏等）持续生存一段时间，因此建议患者出院后应彻底清洁消毒房间	

续表

病原体名称	病情特点	感染暴发情况	潜伏期
大肠埃希菌	主要有肠致病型大肠埃希菌(黄色蛋黄样便，重者黏液便)、肠产毒型大肠埃希菌(水样便，重者似霍乱)、肠侵袭型大肠埃希菌(似菌痢，里急后重，脓血便)、肠出血型大肠埃希菌(突发痉挛性腹痛；初为水样便，后鲜血便；少数出现急性溶血性尿毒症综合征、血栓性血小板减少性紫癜)、肠集聚型大肠埃希菌(与小儿顽固性腹泻有关，可持续2周以上)	引起急性医源性腹泻感染的案例未见报道，通过未煮熟的污染肉类在餐馆中传播	肠产毒型大肠埃希菌潜伏期为 4～24 h
霍乱弧菌	剧烈腹泻，多数无腹痛；呕吐多为喷射状，呕吐物和腹泻物呈米泔水样，量多，少数患者洗肉水样便；脱水严重者常伴肌肉痉挛性疼痛，皮肤皱瘪，体表温度低于正常	导致急性严重的腹泻性疾病，可局部暴发，大范围流行和个案发作。 霍乱通常与受污染的水源有关。 生活在霍乱流行区或5 d内到过流行区，或5 d内有食生水或海(水)产品或其他不洁饮食，或与霍乱患者或带菌者密切接触、共同暴露，是诊断霍乱的前提	
轮状病毒	突然出现呕吐和腹泻，有一半的病例可以出现发热和上呼吸道症状；症状往往几日内缓解	最常见于5岁以下的儿童，传染性很强，一旦在幼儿园暴发，几乎所有的婴幼儿会感染。 病原体和难辨梭状芽孢杆菌一样，会较长时间存活于物体表面，并可能在医院流行；病毒可以在痰或分泌物中存活数日；大便可能携带病毒长达2周。 冬天能极快地传播并出现季节性感染流行高发	可能在暴露病源48～72 h(2～3 d)内

(二)医院感染病例定义及疑似暴发定义

消化系统感染医院感染病例定义及疑似暴发定义见表4-2。

表4-2　　　　　　　　**消化系统感染医院感染病例定义及疑似暴发定义**

消化系统疾病医院感染病例	消化系统疾病医院感染病例疑似暴发
以诺如病毒引起的消化系统疾病为例： 1. 在缺乏功能性原因的基础上，突然出现不明原因的呕吐或腹泻。 2. 排便次数比平时多2次或者以上，且未使用缓泻剂或者其他肠道刺激药物。 3. 腹泻为液态，其形态随盛纳容器的形状而改变。 注意：如要确诊医院感染病例，患者必须在疾病潜伏期内一直在该医疗机构；否则，应判定为社区获得性感染	在4 d时间内，出现3名或3名以上患者或医务人员具有胃肠炎症状

(三)消化系统感染暴发的具体处理

1. 常规操作及预防措施

(1)所有的消化系统感染均按照诺如病毒感染对待，除非经确认为其他病原体感染。

(2)常规处理适合于所有消化道感染者的护理。

(3)诺如病毒可经接触或者飞沫途径传播，预防飞沫的措施包括：①接触任何患者前后彻底洗手；②穿隔离衣，戴手套；③附加护目镜的外科手术级口罩或面罩；④脱去使用后的防护服装时可能会发生污染，应正确洗手。

注意：如果有喷溅的腹泻和呕吐需穿着防水的隔离衣。

2. 患者管理

提醒患者洗手，并限制患者活动：有胃肠道疾病症状的患者仅在诊疗需要时让其离开病房做检查(有条件时尽量限制在患者房间内完成)，否则应按照飞沫隔离的要求待在病房直到症状消失以后至少2 d(48 h)；限制患者在自己病房用餐，如与无症状者共用一室，需要提供各自独立的便盆或卫生间。转诊时必须事先告知接收的医疗机构所需要采取的预防措施。

注意：诺如病毒可频繁"复发"，即无症状24～48 h后，胃肠炎症状再次出现，这些患者仍应进行隔离，直到症状消失48 h。

3. 医务人员管理

(1)暴发区域医务人员。一旦出现症状，应立即停止相关工作。所有有症状医务人员必须在症状消失至少2 d或更长时间，才能返回工作岗位。一旦返回，必须在接触患者前后加强洗手。若达到返回工作岗位条件，可以为消化系统感染患者提供医疗服务。

(2)非直接接触患者的工作人员。处理食物或饮料的工作人员应在接触或处理前洗手，在暴发区域准备或发放食物的工作人员有症状即应离开工作岗位；暴发期间清理掉临床区域所有工作人员和患者的食具。

（3）医学生。尽量避免不必要的人员进入，如果真的必需，则需接受过关于感染预防防控措施的相关指导后才能进入暴发区域。

4. 访客管理

在规定的探视时间内，每位患者一次限两名访客探视；具体需根据患者的需要以及病情等决定；探视或进入的访客应确保没有任何传染性疾病的症状（如呼吸性疾病、腹泻、呕吐、皮疹等），必须掌握正确的洗手方法，必要时应能正确使用防护用品；探视者不能使用该患者的卫生间。

5. 房间日常清洁消毒

暴发期间，除常规清洁消毒外，必须采取强化清洁消毒强度，应特别注意彻底清洁那些被频繁接触到的区域，尤其是水平台面和洗手间；患者在胃肠道疾病症状完全消失 4 d（96 h）后，工勤人员可进行一次彻底的清洁消毒工作。

6. 粪便标本采集

在暴发期间取相应患者的粪便标本对于明确病因是很有价值的。最好在出现症状的 24~48 h 之内，留取有胃肠道症状患者的粪便标本；持续采集新发病例的患者粪便标本，直到实验室证实感染源。

7. 收集粪便样本的方法

（1）物品准备，包括干燥的便样容器和一个干净的压舌板或塑料勺。

（2）提前为标本盒贴上正确的标签，包括患者的信息和采集日期。

（3）填写申请单。

（4）执行手卫生，并穿上适当的个人防护用具。

（5）用一次性压舌板或塑料勺舀样品放入容器中。

（6）取容器的 1/3 或约一汤匙便样。

（7）保持容器外侧的清洁，拧紧盖子。

（8）正确脱除防护用具和执行手卫生。

（9）将大便样本和申请单一同送实验室。

注意：只检测粪便标本；呕吐物不作为确诊胃肠道疾病样本。

二、艰难梭菌感染

（一）艰难梭菌感染定义

（1）当患者突然出现不明原因的腹泻时应考虑艰难梭菌腹泻（CDAD）。

（2）艰难梭菌感染的定义。在没有其他病因的情况下出现急性腹泻（24 h 内发生 3 次或 3 次以上的稀便，稀便可能呈现为任何形状的液体），并符合以下的一项或多项指标：①实验室确诊（毒素检测阳性）；②乙状结肠镜检查或者结肠镜检查结果为典型的假膜性肠炎或者病理组织学诊断艰难梭菌感染；③诊断为中毒性巨结肠。

注意：①要求送检的粪便是来自 24 h 内至少 3 次发作的患者的稀便；②送检的大便

应该是稀水便并且明确要求做艰难梭菌测试；如果测试结果为"抗原阳性"和"毒素阴性"并且症状持续，应重新送检；③只有在符合复发或再感染的标准(有过无症状期间隔)时才能送检重复标本；复发或再感染的定义是诊断为 30 d 艰难梭菌感染者再次出现同样的症状；④不需要送检来确认治愈与否。

(二) 艰难梭菌医院感染暴发的定义

艰难梭菌感染暴发指在医院的同一科室发现符合上述艰难梭菌感染诊断标准的 3 例及 3 例以上患者(不包括从社区转入、再入院的或不同科室转诊获得的感染患者)。

(三) 暴发干预措施

(1) 医务人员和探视者进入艰难梭菌感染患者房间需穿隔离衣和戴手套。

(2) 接触隔离，单间或将同种确诊患者集中一室。

(3) 强调患者、医务人员和探望者洗手的重要性，鼓励使用中性肥皂和水洗手，含醇类的速干手消毒剂效果欠佳。

(4) 必须对感染的房间采取清洁消毒措施，尤其需要注意的是接触频繁区域以及浴室、厕所的设施，可使用含氯消毒剂或其他杀灭芽孢的消毒剂。

(5) 使用一次性电子肛表，可减少艰难梭菌感染。

(6) 不必对无症状者进行诊断和治疗，不推荐常规检测环境中的艰难梭菌。

三、多重耐药菌医院感染

(一) 导致医院感染暴发的常见多重耐药菌

导致医院感染暴发的常见多重耐药菌包括 MRSA、VRE、MDR-AB、MDR-PA、XDR/PDR-TB 等。

(二) 常见预防和控制方法

预防和控制多重耐药菌医院感染暴发的措施通常包括感染控制措施、行政支持、教育和培训、严格的抗生素管理、MDRO 监测(常规临床样本的监测、MDRO 构成监测、MDRO 感染率监测)等。

(三) 感染预防措施

多重耐药菌感染预防措施包括标准预防、接触预防、环境监测、环境清洁与消毒、主动监测培养(效果尚无定论)、MDRO 定植或者感染患者的单独队列管理、脱定植(decolonization)(效果尚无定论)等。

四、非结核分枝杆菌感染

(一) 非结核分枝杆菌(NTM)感染的诊断

1. 定义

(1) NTM：指结核分枝杆菌复合群(结核分枝杆菌、牛分枝杆菌、非洲分枝杆菌、田鼠分枝干菌)和麻风分枝杆菌以外的其他分枝杆菌。

(2) NTM 感染：感染了 NTM 但未发病。

(3)NTM 病：感染 NTM 并引起相关组织、脏器的病变。

2. NTM 肺病

(1)临床标准(两条均需满足)。包括：①有肺的症状，在胸片上有结节或空洞阴影，或高分辨 CT 扫描显示多灶的支气管扩张伴多个；②小结节。应适当排除其他诊断。

(2)微生物学标准。包括：①至少有 2 次独立的咳痰标本培养结果阳性，如果来自临床标准的结果不能诊断，考虑重复痰抗酸杆菌涂片(AFB)和分枝杆菌培养；②至少有 1 次支气管刷检或灌洗液的培养结果阳性；③经支气管或其他肺活检具有分枝杆菌的组织病理学特征(肉芽肿炎症或 AFB)和 NTM 培养阳性，或活检示具有分枝杆菌的组织病理学特征(肉芽肿炎症或 AFB)和 1 次或多次痰或支气管刷检 NTM 的培养阳性；④当发现不常见的或通常代表环境污染的 NTM 时，应请专家会诊；⑤应该对怀疑 NTM 肺病但没有满足诊断标准的患者进行随诊，直至确定诊断或排除；⑥做出 NTM 肺病的诊断后，并不一定需要治疗，治疗与否要根据患者个体潜在的危险和治疗的益处来决定。

3. 肺外 NTM 病

具有局部和(或)全身性症状，经相关检查发现有肺外组织、器官病变，已排除其他疾病，在确保标本无外源性污染的前提下，病变部位组织 NTM 培养阳性，即可做出肺外 NTM 病的诊断。

无论是 NTM 肺病还是肺外 NTM 病，均需进行 NTM 菌种鉴定。

(二)NTM 感染暴发的定义

NTM 感染暴发指医疗机构或其科室中，短时间内出现 3 例以上怀疑有共同感染源或感染途径的 NTM 感染患者。

(三)NTM 感染预防控制

1. 预防医疗保健相关的 NTM 暴发流行和假暴发流行

(1)静脉内导管：对留置中心导管的患者，特别是骨髓移植接受者，应避免接触病源、导管污染、自来水污染等危险因素。

(2)纤维内镜：自动内镜冲洗仪器以及人工清洗都应避免使用自来水。这种器械最后应用乙醇冲洗。

(3)局部注射：避免用氯化苯甲烷铵(如烷基二甲基苄基氯化铵)作为皮肤消毒剂，因为脓肿分枝杆菌等 NTM 可继续生长。避免药物分装成小瓶使用。

(4)充分认识和避免注射未知或未证实的替代药物带来的风险。

(5)外科：①在手术室不使用自来水或自来水来源的冰块，特别是心脏外科或扩大的乳房成形术期间；②不用自来水冲洗开放伤口或污染开放伤口；③用门诊设备进行整形外科手术，例如抽脂或扩大的乳房成形术，必须仔细遵守推荐的无菌指南。

(6)痰的收集：在收集痰标本前不要让患者饮用自来水或用自来水漱口。

2. 识别暴发流行

熟悉医疗保健相关暴发流行和假暴发流行的情况、最常涉及的菌群(通常是快速生长分枝杆菌)，并尽快干预以阻断其传播。

五、诺如病毒感染性腹泻

(一)诺如病毒感染性腹泻的诊断

(1)流行病学史。诺如病毒(norovirus，NV)是一组杯状病毒属病毒的总称。诺如病毒是美国经食物传播感染暴发常见的病因。在我国的流行主要呈现以下特点：①主要在学校、村落、医院、养老院等人群集中、半封闭的场所；医院内感染老年病区高发。②南方高于北方。③冬春季(1~3月份、11~12月份)高发。④疫情持续时间中位数为10 d。

(2)临床表现。潜伏期多为12~48 h。感染者发病突然，主要症状为恶心、呕吐、发热、腹痛和腹泻。儿童患者呕吐普遍，成人患者腹泻为多，24 h内腹泻4~8次，粪便为稀水便或水样便，无黏液脓血。原发感染患者的呕吐症状明显多于续发感染者，有些感染者仅表现出呕吐症状。此外，也可见头痛、寒战和肌肉痛等症状，严重者可出现脱水症状。

(3)临床诊断标准。在一次腹泻流行中符合以下标准者，可初步诊断为诺如病毒感染：①50 %以上发生呕吐；②平均潜伏期12~48 h；③粪便标准菌培养阴性。

(4)实验室检查。在粪便标本或呕吐物中检测出诺如病毒。

(二)诺如病毒感染性腹泻暴发的定义

诺如病毒感染性腹泻暴发指医疗机构或其科室中，短时间内出现3例以上怀疑有共同感染源或感染途径的诺如病毒感染性腹泻患者。

(三)诺如病毒感染性腹泻的治疗

诺如病毒感染性腹泻目前尚无特效的抗病毒药物，以对症或支持治疗为主，一般不需使用抗生素，预后良好。脱水是诺如病毒感染性腹泻的主要原因，对严重病例尤其是幼儿及体弱者应及时输液或口服补液，以纠正脱水、酸中毒及电解质紊乱。

(四)诺如病毒感染性腹泻预防控制

1. 隔离措施

(1)避免暴露于患者呕吐物和粪便，对有症状的患者进行单间隔离，无法做到单间隔离时，应尽量将其与无症状者隔开。

(2)将患者的活动限制在单间或一个护理单元中。

(3)患者症状消失后，为防止暴露给易感者，应进一步按照接触隔离措施至少隔离48 h。

(4)与暴发相关的疑似感染病例中的康复医务人员，最适合照护有症状的患者。

2. 手卫生

(1)积极提高医务人员、患者、探视者的手卫生依从性。

(2)暴发期间，医务人员为疑似患者或确诊患者提供医疗服务时，应采用肥皂和水洗手。

3. 患者转移和病区关闭

为减弱暴发导致的影响，应考虑转移患者或者关闭病区。

4. 餐饮人员等非医疗直接提供者

(1)为避免食源性诺如病毒感染性腹泻暴发的可能，餐饮人员在准备或接触食物时应严格执行手卫生。

(2)从事与餐饮相关工作的人员，出现急性腹泻相关症状时应该调离该岗位，症状消失至少 48 h 后方可恢复岗位。

（3）暴发期间，医疗区内患者或医务人员的公共食物应该移除。

5. 个人防护用品

（1）疑似感染暴发时，医务人员在进入医疗区时应配备个人防护用品，如隔离衣、手套，以降低暴露于患者呕吐物、粪便的机会。

（2）为患者提供医疗服务时，尤其是患者正在呕吐时，为防止液体喷溅到医务人员的脸上，医务人员应佩戴外科口罩、眼罩或者面罩等。

6. 环境消毒

（1）隔离区的环境或设备表面应常规进行清洁和消毒，对经常接触的物表，如厕所、水龙头、门把手、计算机设备、配餐间等，暴发期间应增加清洁和消毒的频次。

（2）清洁和消毒时，应从诺如病毒污染的低度危险区（如桌面）到高度危险区（如厕所）依次进行。

（3）隔离患者出院或转移之后，应丢弃患者曾经使用的所有一次性医疗用品，窗帘等应进行清洗消毒。

7. 医务人员离岗

（1）对具有与暴发相关症状的医务人员，应采取严格的离岗制度；有症状的医务人员所有症状消失至少 48 h 后，方可回到岗位，并且回到岗位后，医务人员应该加强手卫生，尤其是接触患者前后。

（2）暴发期间，医务人员建立分组制度，照护不同组别患者（如有症状组、无症状暴露组和无症状无暴露组等）的医务人员不能换岗。

（3）暴发期间，医疗区应减少不必要的医务人员、学生以及志愿者的数量。

8. 探访者管理

建立探访者探访制度，限制来自暴发区（如医疗机构、社会机构）探访者的探视。

9. 教育

（1）为医务人员、患者以及探访者提供必要的教育，包括诺如病毒感染的症状、预防措施以及整个暴发期间疾病的传播模式识别。

（2）教育培训应该成为每年的常规培训项目，尤其是出现散发病例时。

10. 发现感染病例

当出现感染性腹泻群发病例时，采用病例定义和名单项目的方法，追踪有症状的医务人员和患者以及暴露的医务人员和患者；收集相关的流行病学、临床、人口特征以及患者分布、转归等资料。

六、流感样病例

（一）概述

（1）流感易感人群：人群致病无选择性，而重症患者和死亡者多见于 65 岁以上的老年人，以及因身体状况而有流感并发症高危因素的任何年龄段人群。多数小流行中，流感病毒 A 型相关的并发症和（或）死亡，多发生于老年人、免疫缺陷者和儿童患者。

（2）流感临床表现：流感与其他呼吸道病毒感染的区别见表 4-3。

表 4-3   流感与其他呼吸道病毒感染的区别

病原体	症　状	传播途径	潜伏期	传染期	限制措施
流感病毒 A 型或 B 型	突发呼吸系统症状,伴发热、咳嗽及以下症状中的一种或多种:咽痛、关节痛、肌肉痛、鼻涕、头痛、衰竭。注意:>65 岁、儿童及免疫功能不全的 5 岁以下患儿发热症状常不突出,胃肠道症状常见	飞沫 直接接触受呼吸道分泌物污染的物体表面	1~4 d	成年人:出现症状前 24 h 至临床发病后 4 d;儿童和免疫功能不全者:出现症状前 24 h 至临床发病后 7 d	预防:飞沫;患者限制:应限制直至度过急性期,且 48 h 无发热(至少急性期开始后 5 d);场所限制:至少最后一例病例出现后 6 d
呼吸道合胞病毒（RSV）	症状类似于普通感冒,常较轻,但可为中度或重度。老年患者可出现严重的下呼吸道感染症状	直接或密切接触受污染的分泌物;病毒可存活于环境表面数小时,手部半小时或更长	2~8 d,平均 4~6 d	通常 3~8 d,儿童和免疫功能不全者更长	成年人:预防飞沫;儿童:出现症状时预防飞沫;患者限制:应限制直至过急性期;场所限制:在儿科环境或病区内,遵照执行感染预防和控制措施
副流感病毒 1、2、3、4 型	症状类似于普通感冒;老年人可出现反复的、严重的下呼吸道感染症状(如肺炎、气管炎和支气管炎);是小儿病毒性支气管炎和义膜性喉炎的最常见病原体	直接接触感染者或受呼吸道分泌物污染的物体表面	2~6 d	因病毒类型而异	成年人:预防飞沫;儿童:出现症状时预防飞沫和接触隔离;患者限制:应限制直至度过急性期;场所限制:在儿科环境或病区内,遵照执行感染预防和控制措施

病原体	症　　状	传播途径	潜伏期	传染期	限制措施
腺病毒	症状类似于普通感冒，常较轻，但可为中度或重度	直接接触感染者或受呼吸道分泌物污染的物体表面	2~14 d	症状期	成年人：预防飞沫；儿童：出现症状时预防飞沫；患者限制：应限制直至度过急性期；场所限制：在儿科环境或病区内，遵照执行感染预防和控制措施
人类偏肺病毒	症状类似于普通感冒，常较轻，但可为中度或重度。注意：患者食欲常正常，此有别于流感	直接接触感染者或受污染物体表面	2~8 d	症状前	成年人：预防飞沫；儿童：出现症状时警惕飞沫和接触；患者限制：应限制直至度过急性期至少5 d；场所限制：在儿科环境或病区内，遵照执行感染预防和控制措施

(二)流感样疾病暴发的病例及疑似病例定义

1. 流感样病例的定义

(1)新发或加重的咳嗽和发热，伴以下症状中的一种或多种：咽痛、关节痛、肌肉痛、流鼻涕、头痛、衰竭。

(2)体温>38 ℃或因人而异的发热。体温<35.6 ℃或>37.4 ℃提示与身体状况或与药物治疗相关(如抗感染治疗、皮质类固醇等的使用)；老年人体温常<38 ℃。某些病例主观发热症状突出。

2. 流感样病例暴发：指在医院的同一科室1周内出现3例或3例以上的流感样病例。

(三)流感样疾病暴发的处理

1. 初步防护措施

包括：①标准预防；②飞沫预防；③接触患者前、后彻底清洁双手；④穿戴工作服、手套；⑤配有面部防护的外科等级面罩；⑥取下防护措施后清洁双手。

2. 病房、科室封闭

感染预防控制小组与临床科室协调以决定暂时封闭的病房或科室。

3. 患者管理

伴有呼吸系统症状的患者必须隔离，飞沫隔离从发病日起至少5 d，或直至症状消失。

4. 医务人员管理

(1)无症状医务人员的工作限制：一旦确定暴发，应立即限制无症状工作者工作。

未经疫苗接种人员不能在暴发区工作，直至宣布暴发结束，除非未接种人员按规定接受抗病毒治疗，且抗病毒治疗持续至暴发结束；在暴发区工作的未接种人员，应时刻关注流感的症状和体征，特别是在接受抗病毒预防的最初2 d，一旦出现症状，立即停止相关工作。经确认的流感暴发期内，未接种人员或暴发开始2周内接种者，如果在暴发区工作必须接受抗病毒治疗。

(2)有症状医疗工作者的工作限制：所有有症状员工必须在发病后停止工作至少5 d甚至更长时间，直至症状消失。

(3)医学生：在暴发区参加医疗工作的医学生，应该接受感染预防和控制的培训和教育；医学生必须和其他医疗工作者一样，接受疫苗接种和(或)抗病毒治疗，以及相同的工作限制。

5. 访客管理

规定探访时间内，每位患者每次限两名探访者。进入暴发区的探访者，必须无流感相关症状，并建议行疫苗接种；但接种的2周内(至少)要做到最大程度的防护；应接受正确的手卫生教育和防护用品使用；不能探访其他患者及病房，不能进入受访单位的公共区(如餐厅、主要入口处的商店及电话亭等)，不能使用病房内的卫生间。

6. 鼻咽拭子标本采集及运输

样本对流感样疾病暴发管理策略具有直接影响作用。对新出现症状者(72 h内)应遵照医嘱进行标本采集。执行采集前，确保无禁忌证(如面部手术或创伤)，对新出现症状的患者，鼻咽拭子的采集时间在出现症状24~72 h内。标本应尽快送往实验室。

七、丙型肝炎感染

(一)丙型肝炎感染

(1)流行病学史：有输血史、应用血液制品史或明确的 HCV 暴露史。

(2)临床表现：全身乏力、食欲减退、恶心和右季肋部疼痛等，少数伴低热，轻度肝肿大，部分可出现脾肿大，少数可出现黄疸。部分患者无明显症状，表现为隐匿性感染。

(3)实验室检查：血清谷丙转氨酶 ALT 多呈轻度和中度升高，抗-HCV 和 HCV-RNA 阳性。HCV-RNA 常在 ALT 恢复正常前转阴，但也有 ALT 恢复正常而 HCV-RNA 持续阳性者。

满足上述(1)(2)(3)或(2)(3)项者可诊断。

(二)丙型肝炎暴发的定义

丙型肝炎暴发指医疗机构或其科室中，短时间内出现3例以上怀疑有共同感染源或感染途径的丙型肝炎患者。

(三) 丙型病毒性肝炎预防控制

(1) 严格执行标准预防。

(2) 关注安全、合理用血：HCV 在医疗机构中的传播主要为血源性传播。患者如有输血或使用血液制品，应保障血制品的安全。

(3) 暴露后应急处理程序：暴露的黏膜应用大量的水冲洗，包括眼结膜。如果有刺伤的伤口，暴露发生后，捏住伤口近心端，阻断血流；然后用流动水冲洗暴露的伤口或非完整的皮肤，但不能用力擦洗，然后用消毒剂 (聚维酮碘或乙醇) 对伤口进行消毒。暴露者应立即报告医院感染或相关主管部门 (应制定紧急联系电话)，并获得进一步的检测及追踪。

(4) 暴露后的预防措施：由于目前尚无 HCV 疫苗，故建议对发生职业暴露者进行密切的跟踪随访。

(5) 阳性暴露物品及器械的处理：丙型病毒性肝炎患者使用后的可复用的物品及器械，应按照《中华人民共和国卫生行业标准》(WS 310.2—2016) 中医院消毒供应中心第 2 部分：清洗消毒及灭菌技术操作规范进行处理。

(6) 丙型肝炎患者血液污染的废弃的物品，应遵循《医疗废物管理条例》及《医疗卫生机构医疗废物管理方法》的要求，进行分类及处理。

(7) 教育培训：针对当前丙型肝炎的流行现状与严重后果，医疗机构中应对丙型病毒性肝炎感染的高危人群、医务人员进行系统的教育培训，这也是医院感染预防控制的重要手段。

①患者教育：对患者进行丙型肝炎防控教育的目的是规范高危人群的筛查、促进抗-HCV 阳性者进行 HCV-RNA 确诊，从而提高丙型肝炎的治疗率，改善丙型肝炎感染者的预后。

公众宣教：医院应充分利用候诊室、病区宣传画廊等空间对就诊患者进行宣传，例如通过海报、宣传彩页、壁挂电视等途径在候诊室定期循环播放 HCV 感染的危害、传播途径、临床特点、科学防控等知识。

面对面宣教：医务人员向抗-HCV 阳性患者介绍丙型肝炎的危害、及时 HCV-RNA 检测的重要性及治疗的必要性等知识。医务人员应向 HCV-RNA 阳性患者介绍丙型肝炎的危害、治疗的必要性等知识。

②医务人员培训：在医务人员的职业伤害中，血源性暴露是主要风险之一。由于丙型肝炎的隐匿性，医务人员发生职业暴露后感染 HCV 的风险显著增加。为了避免患者及医务人员发生 HCV 的医源性感染，对医务人员进行血源性暴露的培训教育尤其重要。

八、疥疮

(一) 暴发定义

疥疮是由疥螨感染皮肤引起的皮肤病。感染者皮肤多有瘙痒，早先起病时并非都会有瘙痒。但一旦发生，夜间为重。临床表现为可见丘疹或水疱样的皮肤以及隧道。发病部位多见于皮肤褶皱处及薄嫩部位，如腋下、手腕、脚踝、乳房、生殖器和腹部的前表面；婴幼儿可能出现在头部、颈部、手掌和脚掌。

（1）临床诊断：患者有上述疥疮感染的临床特征时可作为诊断依据。

（2）病原诊断：可通过对患者行皮刮试验发现螨虫、螨虫卵或螨虫粪便而诊断。

（3）暴发定义：在 2 周内同一医疗机构出现 2 例或更多疥疮患者；或在 2 周内同一医疗机构有 1 名患者和 1 名或多名医务人员同时诊断为疥疮。

（二）暴发控制措施

一旦确认疥疮感染暴发，病区应该限制患者新入院和患者转出，应对医疗机构进行封锁和转移；已经出院患者应进行症状评估，并应告知其治疗和预防的建议。对有症状的患者或皮肤碎屑实验阳性的患者在开始治疗 24 h 内进行接触隔离。所有有症状的病例和接触者（包括隐性感染者、医务工作者、志愿者和探望者）必须在患者发病的 24 h 内接受治疗和预防。

（1）有症状患者的防控措施：患者应勤洗澡并保持皮肤干燥，注意个人卫生如剪指甲、清除甲垢。对患者需单间隔离或床边隔离，物品专人专用，使用后的生活废物及医疗废物应按照传染性疾病的医疗废物放入黄色垃圾袋处理；进行诊疗操作时，医务人员需穿隔离衣及手套；进出不同病房时应更换隔离衣及手套；治疗 8 或 12 h 后根据治疗效果决定是否停止用药。

（2）无症状患者的防控措施：同一病区无症状的患者需进行一次药物预防治疗，随后进行洗浴；床单和衣服需每日更换。

（3）有症状医务人员防控措施：必须联系和评估过去 6 周曾在本医疗机构工作的医务人员和学生；患有疥疮的医务人员应避免直接接触患者，直到开始治疗 24 h 后；通过生活、性及其他密切接触（皮肤对皮肤的接触或共享的衣服或床单）等方式接触到患者的医务人员，也应接受上述相应的 24 h 治疗（若有症状）或预防；对宠物无需进行预防，因为该疥疮并非人畜共患疾病。所有的床单、毛巾和衣物使用的前 4 d 要用热水洗（60 ℃）并加热干燥；不能热水洗的，在清洗前应在塑料袋内密封存放至少 7 d。

（雷新云）

第五章　抗菌药物的合理使用与管理

第一节　抗菌药物使用现状

抗菌药物是临床使用范围广泛、品种繁多的一大类药品，自应用以来，治愈并挽救了无数患者的生命，与此同时，抗菌药物的不合理使用甚至滥用问题也普遍存在，因此导致的细菌耐药已成为全世界面临的共同挑战，并引起了国际社会的高度关注。

WHO 于 2000 年发布了《遏制抗微生物药品耐药性全球战略》，2011 年将世界卫生日的主题确定为"抗菌素耐药：今天不采取行动，明天将无药可用"，呼吁各国采取积极措施，加强对抗菌药物使用的监管。近年来，我国各级卫生行政主管部门和医疗机构都非常重视抗菌药物的监管，并取得了一定成效，但抗菌药物不合理使用的现象依然存在。

一、抗菌药物不合理使用的主要表现

(一)适应证把握不严

无明确治疗目标、无明显临床适应证的情况下应用抗菌药物，如用于病毒性上呼吸道感染的治疗。围手术期预防用药范围过广，如清洁手术通常无需预防应用抗菌药物，但抗菌药物使用率仍居高不下。

(二)品种选择随意或盲目

不重视病原学检查，未遵循安全、有效、价廉的选药原则，往往导致选药不当或起点过高，未首选对致病菌有效的窄谱抗菌药物而青睐广谱抗菌药，盲目选用新的、昂贵的抗菌药物等。

(三)给药方案不合理

给药时间不当、用法用量不正确、溶媒选择不当、用药疗程过长以及更换药物频繁或无依据等。例如，时间依赖型抗菌药物需每日多次给药，而临床一日一次给药的现象仍较普遍。

(四)联合用药无指征或联合用药不当

抗菌药物的合理联用可获得协同作用，并避免耐药菌株的产生，而盲目联用或不合理联用则适得其反，可能导致重复用药，甚至产生拮抗作用，增加不良反应和药源性疾病的发生率。

二、抗菌药物不合理使用的危害

(一)损害人体器官

抗菌药物在杀菌的同时，也会造成人体的损害，轻则影响肝肾功能、出现胃肠道反应，重则造成不可逆的损害甚至致死。例如，喹诺酮类药物可致年幼患者软骨损害，氯霉素应用于新生儿可引起"灰婴综合征"。

(二)导致二重感染

长期应用广谱抗菌药物可使敏感菌被抑制或清除，不敏感菌乘机生长繁殖，导致菌群失调甚至继发新的感染。较易发生的二重感染有：难辨梭状芽孢杆菌肠炎、口腔霉菌感染、白色念珠菌阴道炎等。

(三)浪费医药资源

不合理地使用或滥用抗菌药物是诱发院内感染的重要因素之一，不仅延长了患者的住院天数，加重了患者的经济负担，客观上助长了医疗费用的不合理上涨，甚至增加了患者的死亡风险。

(四)诱发细菌耐药

细菌耐药性的出现反映了细菌的适应性选择，是抗菌药物在临床应用中出现的不可避免的结果，抗菌药物的不合理使用将加速这一进程。抗菌药物的发展史总是伴随着细菌耐药的进展，细菌耐药的不断出现又刺激了新型抗菌药物的发明，然而抗菌药物的研制速度远低于耐药细菌的发展速度，在药物品种不断增加的同时，多种微生物的耐药现象也越来越严重。目前，耐药细菌不仅播散广泛，而且多重耐药菌株的感染也逐渐增多。2014年CHINET中国细菌耐药监测显示肺炎克雷伯菌和鲍曼不动杆菌中广泛耐药株的检出率呈上升趋势。

第二节　临床常用抗菌药物

抗菌药物发展至今，已有数百种应用于临床，了解和掌握各类抗菌药物的适用范围及使用注意事项，是抗菌药物合理应用的基础。

一、青霉素类

(1)主要作用于革兰阳性菌的青霉素，如青霉素G、普鲁卡因青霉素、苄星青霉素、青霉素V。青霉素G适用于A组溶血性链球菌、肺炎链球菌等革兰阳性球菌所致的感染，也可用于治疗草绿色链球菌和肠球菌心内膜炎，以及破伤风、气性坏疽、炭疽、白喉、流行性脑脊髓膜炎、李斯特菌病、鼠咬热、梅毒、淋病、雅司、回归热、钩端螺旋体病、奋森咽峡炎、放线菌病等，尚可用于风湿性心脏病或先天性心脏病患者进行某些操作或手术时，预防心内膜炎发生。普鲁卡因青霉素供肌内注射，适用于敏感细菌所致的轻症感染。苄星青霉素为长效制剂，用于治疗A组溶血性链球菌咽炎及扁桃体炎，预防A组溶血性链球菌感染引起的风湿热，亦可用于治疗梅毒。青霉素V对酸稳定，可口服，抗菌作用较青霉素 G 差，适用于敏感革兰阳性球菌引起的轻症感染。

（2）耐青霉素酶青霉素，如苯唑西林、氯唑西林、氟氯西林等。本类药物抗菌谱与青霉素 G 相近，但抗菌作用较差，对青霉素酶稳定；因产酶而对青霉素耐药的葡萄球菌对本类药物敏感，但甲氧西林耐药葡萄球菌对本类药物耐药。主要适用于产青霉素酶的甲氧西林敏感葡萄球菌感染，肺炎链球菌、A 组溶血性链球菌或青霉素敏感葡萄球菌感染则不宜采用。

（3）广谱青霉素，包括：①对部分肠杆菌科细菌有抗菌活性，如氨苄西林、阿莫西林；抗菌谱较青霉素 G 广，对革兰阳性球菌作用与青霉素 G 相近，对部分革兰阴性杆菌亦具抗菌活性。氨苄西林为肠球菌、李斯特菌感染的首选用药。②对多数革兰阴性杆菌包括铜绿假单胞菌具抗菌活性，如哌拉西林、阿洛西林、美洛西林。对革兰阴性杆菌的抗菌谱较氨苄西林为广，抗菌作用也较强。适用于肠杆菌科细菌及铜绿假单胞菌所致的呼吸道感染、尿路感染、胆道感染、腹腔感染、皮肤及软组织感染等。

【注意事项】青霉素类药物的主要不良反应为过敏反应，常见荨麻疹、药物热、支气管哮喘、血清病样反应、过敏性休克等，其中以过敏性休克最为严重，甚至可危及患者生命。因此无论采用何种给药途径，用青霉素类抗菌药物前必须详细询问患者过敏史，对青霉素 G 或青霉素类抗菌药物过敏者禁用本品。应用前并须先做青霉素皮肤试验。一旦发生过敏性休克，应立即注射肾上腺素抢救。

青霉素可安全地应用于孕妇；少量本品可经乳汁排出，哺乳期妇女应用青霉素时应停止哺乳。老年人肾功能呈轻度减退，本品主要经肾脏排出，故治疗老年患者感染时宜适当减量应用。

二、头孢菌素类

头孢菌素类根据其抗菌谱、抗菌活性、对 β-内酰胺酶的稳定性以及肾毒性的不同，主要分为四代。目前已有第五代头孢菌素在国外上市。

（1）第一代头孢菌素主要作用于需氧革兰阳性球菌，对革兰阳性细菌抗菌作用较二、三代强，仅对少数革兰阴性杆菌有一定抗菌活性，对青霉素酶稳定，可被革兰阴性细菌的β-内酰胺酶所破坏，对肾脏有一定毒性。常用的注射剂有头孢唑啉、头孢拉定等。代表品种头孢唑啉主要适用于甲氧西林敏感葡萄球菌、A 组溶血性链球菌和肺炎链球菌等所致感染；亦可用于流感嗜血杆菌、奇异变形杆菌、大肠埃希菌敏感株所致的尿路感染以及肺炎等。头孢唑啉常作为外科手术预防用药。口服制剂有头孢拉定、头孢氨苄和头孢羟氨苄等，抗菌作用较头孢唑啉差，主要适用于治疗敏感菌所致的轻症病例。

（2）第二代头孢菌素对革兰阳性球菌的活性与第一代相近或略差，对部分革兰阴性杆菌亦具有抗菌活性，对多种 β-内酰胺酶较稳定，肾毒性较第一代有所降低。注射剂有头孢呋辛、头孢替安等，以头孢呋辛为代表，主要用于治疗甲氧西林敏感葡萄球菌、链球菌属、肺炎链球菌等革兰阳性球菌，以及流感嗜血杆菌、大肠埃希菌、奇异变形杆菌等中的敏感株所致感染。用于腹腔感染和盆腔感染时需与抗厌氧菌药合用。头孢呋辛也是常用围手术期预防用药物。口服制剂有头孢克洛、头孢呋辛酯和头孢丙烯等，主要适用于上述感染中的轻症病例。

（3）第三代头孢菌素对革兰阳性细菌有抗菌活性，但不及第一、二代，对肠杆菌科细菌等革兰阴性杆菌具有强大抗菌作用，头孢他啶和头孢哌酮对铜绿假单胞菌亦具较强抗菌活性，对β-内酰胺酶有较高稳定性，对肾脏基本无毒。注射品种有头孢噻肟、头孢曲松、头孢他啶、头孢哌酮等，适用于敏感肠杆菌科细菌等革兰阴性杆菌所致严重感染。治疗腹腔、盆腔感染时需与抗厌氧菌药（如甲硝唑）合用。头孢噻肟、头孢曲松尚可用于 A 组溶血性链球菌、草绿色链球菌、肺炎链球菌、甲氧西林敏感葡萄球菌所致的各种感染。头孢他啶、头孢哌酮尚可用于铜绿假单胞菌所致的各种感染。口服品种有头孢克肟和头孢泊肟酯等，主要用于治疗敏感菌所致轻、中度感染，也可用于经第三代头孢菌素注射剂治疗后的序贯治疗，但口服品种对铜绿假单胞菌均无作用。

（4）第四代头孢菌素常用者为头孢吡肟，对肠杆菌科细菌作用与第三代头孢菌素大致相近，其中对阴沟肠杆菌、产气肠杆菌、柠檬酸菌属等部分菌株作用优于第三代头孢菌素，对铜绿假单胞菌的作用与头孢他啶相仿，对革兰阳性球菌的作用较第三代头孢菌素略强，对某些β-内酰胺酶更为稳定，无肾毒性。可用于对第三代头孢菌素耐药的产气肠杆菌、阴沟肠杆菌、沙雷菌属等细菌所致感染，亦可用于中性粒细胞缺乏伴发热患者的经验治疗。

所有头孢菌素类对甲氧西林耐药葡萄球菌、肠球菌属抗菌作用均差，故不宜选用于治疗上述细菌所致感染。

【注意事项】头孢菌素类抗菌药物的不良反应与青霉素相似，用药前必须详细询问患者过敏史。禁用于对任何一种头孢菌素类抗菌药物有过敏史及有青霉素过敏性休克史的患者。有青霉素类、其他β-内酰胺类及其他药物过敏史的患者，有明确应用指征时应谨慎使用本类药物。在用药过程中一旦发生过敏反应，须立即停药，如发生过敏性休克，须立即就地抢救。

本类药物多数主要经肾脏排泄，中度以上肾功能不全患者应根据肾功能适当调整剂量，氨基糖苷类和第一代头孢菌素注射剂合用可能加重前者的肾毒性，应注意监测肾功能。中度以上肝功能减退时，头孢哌酮、头孢曲松可能需要调整剂量。头孢哌酮可导致低凝血酶原血症或出血，合用维生素 K 可预防出血。在服用头孢菌素类药物期间和用药后 3 天应避免饮酒或摄入含酒精饮料，以免产生双硫仑样反应。

三、其他β-内酰胺类

1. 头霉素类

头霉素类抗菌谱和抗菌作用与第二代头孢菌素相近，但对脆弱拟杆菌等厌氧菌抗菌作用较头孢菌素类强。头霉素类对大多数超广谱β-内酰胺酶（ESBLs）稳定，但其治疗产ESBLs 的细菌所致感染的疗效未经证实。品种包括头孢西丁、头孢美唑、头孢米诺等。适用于肺炎链球菌及其他链球菌属、甲氧西林敏感金黄色葡萄球菌、大肠埃希菌等肠杆菌科细菌、流感嗜血杆菌以及拟杆菌属引起的下呼吸道感染，血流感染，骨、关节感染，以及皮肤及软组织感染，以及大肠埃希菌等肠杆菌科细菌、拟杆菌属等厌氧菌所致的尿路感染、腹腔感染、盆腔感染。可用于胃肠道手术、经阴道子宫切除、经腹腔子宫切除或剖宫产等手术前的预防用药。

【注意事项】禁用于对头霉素类及头孢菌素类抗菌药物有过敏史者。有青霉素类过敏史患者确有应用指征时，必须充分权衡利弊后在严密观察下慎用，以往曾发生青霉素休克的患者，不宜选用。有胃肠道疾病病史的患者，特别是结肠炎患者应慎用本品。不推荐头孢西丁用于小于3个月的婴儿。服药期间应避免饮酒以免发生双硫仑样反应。

2. β-内酰胺类/β-内酰胺酶抑制剂

β-内酰胺酶抑制剂本身没有或只有较弱的抗菌活性，但可与β-内酰胺酶生成不可逆结合物，从而保护β-内酰胺类药物不被破坏。β-内酰胺酶抑制剂与β-内酰胺类药物组成复方制剂，可增强后者疗效，扩大抗菌谱，减少耐药性的发生。目前临床应用的主要品种有阿莫西林/克拉维酸、氨苄西林/舒巴坦、头孢哌酮/舒巴坦、替卡西林/克拉维酸和哌拉西林/他唑巴坦。本类药物适用于因产β-内酰胺酶而对β-内酰胺类药物耐药的细菌感染，但不推荐用于对复方制剂中抗菌药物敏感的细菌感染和非产β-内酰胺酶的耐药菌感染。舒巴坦可与其他药物联合治疗多重耐药不动杆菌属所致感染。

【注意事项】用药前详细询问药物过敏史，对复合制剂中任一成分过敏者禁用该复合制剂。中度以上肾功能不全患者使用本类药物时应根据肾功能减退程度调整剂量。

3. 碳青霉烯类

碳青霉烯类是抗菌谱最广的一类β-内酰胺类抗菌药物，抗菌谱覆盖革兰阳性、革兰阴性需氧菌和厌氧菌，对多数β-内酰胺酶高度稳定，但对甲氧西林耐药葡萄球菌和嗜麦芽窄食单胞菌等抗菌作用差。品种包括亚胺培南/西司他丁、美罗培南、帕尼培南/倍他米隆、比阿培南、多立培南和厄他培南。适用于多重耐药但对本类药物敏感的需氧革兰阴性杆菌所致严重感染，脆弱拟杆菌等厌氧菌与需氧菌混合感染的重症患者，病原菌尚未查明的免疫缺陷患者中重症感染的经验治疗。美罗培南、帕尼培南/倍他米隆可用于年龄在3个月以上的细菌性脑膜炎患者。厄他培南尚被批准用于社区获得性肺炎的治疗。

【注意事项】禁用于对本类药物及其配伍成分过敏的患者。有癫痫等中枢神经系统疾病患者慎用本类药物。中枢神经系统感染患者不宜应用亚胺培南/西司他丁，有指征可应用美罗培南或帕尼培南/倍他米隆时，仍需严密观察抽搐等严重不良反应。肾功能不全者及老年患者应用本类药物时应根据肾功能减退程度减量用药。不推荐碳青霉烯类抗菌药物与丙戊酸或双丙戊酸联合应用，以免降低后者治疗浓度，增加癫痫发作风险。

本类药物不宜用于治疗轻症感染，更不可作为预防用药。近年来非发酵菌尤其是不动杆菌属细菌对碳青霉烯类抗菌药物耐药率迅速上升，肠杆菌科细菌中亦出现部分碳青霉烯类耐药，严重威胁本类药物的临床疗效，必须合理应用，加强对耐药菌传播的防控。

4. 单环β-内酰胺类

单环β-内酰胺类对肠杆菌科细菌、铜绿假单胞菌等需氧革兰阴性菌具有良好抗菌活性，对需氧革兰阳性菌和厌氧菌无效。该类药物肾毒性低、免疫原性弱，与青霉素类、头孢菌素类交叉过敏少。现有品种为氨曲南，适用于敏感需氧革兰阴性菌所致尿路感染、下呼吸道感染、血流感染、腹腔感染、盆腔感染和皮肤、软组织感染。用于治疗腹腔和盆腔感染时需与甲硝唑等抗厌氧菌药物合用，用于病原菌未查明患者的经验治疗时宜联合抗革兰阳性菌药物。可用于替代氨基糖苷类药物与其他抗菌药物联合治疗肾功能损害患者的需氧革兰阴性菌感染；并可在密切观察情况下用于对青霉素类、头孢菌素类过敏的患者。

【注意事项】对氨曲南过敏的患者禁用。

四、氨基糖苷类

氨基糖苷类抗菌药物通过干扰细菌蛋白质合成发挥药效，为速效杀菌剂，杀菌作用为浓度依赖性，具有抗生素后效应。

（1）对肠杆菌科和葡萄球菌属细菌有良好抗菌作用，但对铜绿假单胞菌无作用者，如链霉素、卡那霉素等。其中链霉素对葡萄球菌等革兰阳性球菌作用差，但对结核分枝杆菌有强大作用，可用于结核病联合疗法。

（2）对肠杆菌科细菌和铜绿假单胞菌等革兰阴性杆菌具强大抗菌活性，对葡萄球菌属亦有良好作用者，如庆大霉素、妥布霉素、奈替米星、阿米卡星、异帕米星、小诺米星、依替米星。主要适用于治疗中、重度肠杆菌科细菌等革兰阴性杆菌感染，也可作为治疗中、重度铜绿假单胞菌感染的联合用药，以及治疗严重葡萄球菌属、肠球菌属或鲍曼不动杆菌感染的联合用药（非首选）。

（3）抗菌谱与卡那霉素相似，由于毒性较大，现仅供口服或局部应用者有新霉素与巴龙霉素，前者可用于结肠手术前准备，后者可用于肠道隐孢子虫病。此外尚有大观霉素，用于单纯性淋病的治疗。所有氨基糖苷类药物对肺炎链球菌、A 组溶血性链球菌的抗菌作用均差。

【注意事项】氨基糖苷类的主要不良反应为肾毒性、耳毒性和神经肌肉阻滞作用，用药期间应监测肾功能，严密观察患者听力及前庭功能，注意观察神经肌肉阻滞症状。局部用药时亦有可能发生上述不良反应。不宜与其他肾毒性药物、耳毒性药物、神经肌肉阻滞剂或强利尿剂同用。不宜用于门急诊中常见的上、下呼吸道细菌性感染和单纯性上、下尿路感染初发病例的治疗。不可用于眼内或结膜下给药，因可能引起黄斑坏死。

对氨基糖苷类过敏的患者禁用。肾功能减退患者应减少给药剂量，实现个体化给药。新生儿应尽量避免使用，婴幼儿、老年患者应慎用该类药物，如确有应用指征，应进行血药浓度监测。妊娠期患者应避免使用，哺乳期患者应避免使用或用药期间停止哺乳。

五、四环素类

四环素类抗菌药物具广谱抗菌活性，对葡萄球菌属、链球菌属、肠杆菌科（大肠埃希菌、克雷伯菌属）、不动杆菌属、嗜麦芽窄食单胞菌等具有抗菌活性，且对布鲁菌属具有良好抗菌活性。包括四环素、金霉素、土霉素及半合成四环素类多西环素、美他环素和米诺环素。四环素类可用于立克次体病、支原体感染、衣原体感染等疾病的治疗，还可用于对青霉素类抗菌药物过敏患者的破伤风、气性坏疽、雅司、梅毒、淋病和钩端螺旋体病的治疗。米诺环素可作为治疗多重耐药鲍曼不动杆菌感染的联合用药之一。

【注意事项】禁用于对四环素类过敏的患者。妊娠期和 8 岁以下患者不可使用该类药物，可导致牙齿着色及牙釉质发育不良。哺乳期患者应避免应用或用药期间暂停哺乳。肾功能损害者应避免应用四环素，但多西环素及米诺环素仍可谨慎应用。肝病患者不宜应用，确有指征使用者减少剂量。

六、大环内酯类

大环内酯类药物对革兰阳性菌、厌氧菌、支原体及衣原体等具抗菌活性。

（1）沿用大环内酯类，包括红霉素、麦迪霉素、乙酰麦迪霉素、螺旋霉素、乙酰螺旋霉素、交沙霉素等。可作为青霉素过敏患者的替代药物，用于以下感染：①A 组溶血性链球菌、肺炎链球菌敏感株所致的咽炎，扁桃体炎，鼻窦炎，中耳炎及轻、中度肺炎；②敏感溶血性链球菌引起的猩红热及蜂窝织炎；③白喉及白喉带菌者；④气性坏疽；⑤梅毒、李斯特菌病；⑥心脏病及风湿热患者预防细菌性心内膜炎和风湿热。还可以用于军团菌病，衣原体属、支原体属等所致的呼吸道及泌尿生殖系统感染的治疗。

（2）新大环内酯类，包括阿奇霉素、克拉霉素、罗红霉素等。对流感嗜血杆菌、肺炎支原体或肺炎衣原体等的抗微生物活性增强、口服生物利用度提高、给药剂量减小、不良反应亦较少、临床适应证有所扩大。除以上沿用大环内酯类的适应证外，阿奇霉素、克拉霉素尚可用于流感嗜血杆菌、卡他莫拉菌所致的社区获得性呼吸道感染，与其他抗菌药物联合用于鸟分枝杆菌复合群感染的治疗及预防。克拉霉素与其他药物联用治疗幽门螺杆菌感染。

【注意事项】禁用于对红霉素及其他大环内酯类过敏的患者。大环内酯类药物应避免与能引起 QT 间期延长的药物合用，以免引起心脏不良反应。肝病患者和妊娠期患者不宜应用红霉素酯化物。妊娠期患者有明确指征用克拉霉素时，应充分权衡利弊，哺乳期患者用药期间应暂停哺乳。

七、林可酰胺类

林可酰胺类药物对革兰阳性菌及厌氧菌具良好抗菌活性，但目前肺炎链球菌等细菌对其耐药性高。品种有林可霉素及克林霉素，后者的体外抗菌活性优于前者，临床应用更多。适用于敏感厌氧菌及需氧菌（肺炎链球菌、A 组溶血性链球菌及金黄色葡萄球菌等）所致的下呼吸道感染、皮肤及软组织感染、妇产科感染、腹腔感染等，妇产科及腹腔感染需同时与抗需氧革兰阴性菌药物联合应用，静脉制剂可用于上述感染中的较重症患者，也可用于血流感染及骨髓炎。

【注意事项】禁用于对林可霉素或克林霉素过敏患者。应注意抗生素相关腹泻和假膜性肠炎的发生，如有可疑应及时停药，可用万古霉素或甲硝唑治疗。本类药物有神经肌肉阻滞作用，应避免与其他神经肌肉阻滞剂合用。不推荐用于新生儿。妊娠期患者确有指征时慎用。哺乳期患者用药期间应暂停哺乳。肝功能损害患者尽量避免使用该类药物，确有应用指征时宜减量应用。肾功能损害患者需减量。静脉制剂应缓慢滴注，不可静脉推注。

八、利福霉素类

利福霉素类抗菌谱广，对分枝杆菌属、革兰阳性菌、革兰阴性菌和不典型病原体有效。品种有利福平、利福霉素 SV、利福喷汀及利福布汀。利福平为抗结核治疗的一线药物和抗麻风联合疗法中的主要药物，还可用于脑膜炎奈瑟菌咽部慢性带菌者或与该菌所致脑膜炎患者密切接触者的预防用药，但因细菌可能迅速产生耐药性，不宜用于治疗脑膜炎奈瑟菌感染。利福喷汀为长效利福霉素类衍生物，可替代利福平作为抗结核治疗联合用药之一。利福布汀可用于合并 HIV 患者的抗分枝杆菌感染的预防与治疗。

【注意事项】禁用于对本类药物过敏的患者和曾出现血小板减少性紫癜的患者。妊娠 3 个月内患者应避免用利福平，妊娠 3 个月以上的患者确有指征时，应充分权衡利弊。肝功能不全、胆管梗阻、慢性酒精中毒患者应用利福平时应适当减量。用药期间应监测肝功能、血常规。

九、糖肽类

糖肽类抗菌药物通过阻碍细菌细胞壁合成发挥作用，为时间依赖性杀菌剂，对革兰阳性菌有活性，如甲氧西林耐药葡萄球菌属、JK 棒状杆菌、肠球菌属、李斯特菌属、链球菌属、梭状芽孢杆菌等。品种有万古霉素、去甲万古霉素和替考拉宁等。适用于治疗严重感染、院内感染、耐药菌感染、免疫缺陷者感染，如耐甲氧西林金黄色葡萄球菌(MRSA)或耐甲氧西林凝固酶阴性葡萄球菌(MRCNS)、氨苄西林耐药肠球菌属及青霉素耐药肺炎链球菌所致感染；对青霉素类过敏患者的严重革兰阳性菌感染。粒细胞缺乏症并高度怀疑革兰阳性菌感染的患者。万古霉素尚可用于脑膜炎败血黄杆菌感染治疗。口服万古霉素或去甲万古霉素，可用于重症或经甲硝唑治疗无效的艰难梭菌肠炎患者。替考拉宁难以透入血脑屏障，不用于中枢神经系统感染。

目前国内肠球菌属对万古霉素等糖肽类的耐药率<5 %，尚无对万古霉素耐药葡萄球菌的报道。万古霉素或去甲万古霉素通常不用于手术前预防用药，但在 MRSA 感染发生率高的医疗单位及/或一旦发生感染后果严重的情况，如某些脑部手术、心脏手术、全关节置换术，可考虑(去甲)万古霉素单剂预防用药。

【注意事项】糖肽类抗菌药物具一定肾、耳毒性，用药期间应定期复查尿常规与肾功能，监测血药浓度，注意听力改变，必要时监测听力，避免与各种肾毒性、耳毒性药物合用。

本类药物不宜用于外科手术前、中心或周围静脉导管留置术、持续腹膜透析或血液透析、低体重新生儿感染的预防用药；MRSA 带菌状态的清除和肠道清洁；粒细胞缺乏伴发热患者的经验治疗；单次血培养凝固酶阴性葡萄球菌生长而不能排除污染可能者；以及局部冲洗。不作为治疗假膜性肠炎的首选药物。

对糖肽类过敏的患者禁用。有用药指征的肾功能不全者、老年人、新生儿、早产儿或原有肾、耳疾病患者应根据肾功能减退程度调整剂量，同时监测血药浓度，疗程一般不超过 14 d。妊娠期患者应避免应用；哺乳期患者用药期间应暂停哺乳。

十、多黏菌素类

多黏菌素类属多肽类抗菌药物，对需氧革兰阴性杆菌包括铜绿假单胞菌的作用强。临床使用品种有多黏菌素 B 及多黏菌素 E。多黏菌素类已很少全身用药，主要局部用于创面感染或呼吸道感染气溶吸入。但近年来随着多重耐药及泛耐药革兰阴性菌日益增多，多黏菌素类药物的注射剂临床使用逐渐有所增加，适用于广泛耐药菌所致的严重感染，必要时可与其他抗菌药物联合使用。口服用作结肠手术前准备，或用于中性粒细胞缺乏患者清除肠道细菌，降低细菌感染发生率，还可用于小儿大肠埃希菌的肠炎及其他敏感菌所致肠道感染。

【注意事项】该类药物肾毒性大，可引起不同程度的精神、神经毒性反应，也可引起可逆性神经肌肉阻滞，临床需严格掌握使用指征，一般不作为首选用药。

对多黏菌素类过敏者禁用。孕妇避免应用。肾功能不全者不宜选用。

十一、喹诺酮类

喹诺酮类药物是人工合成的一类抗菌药物，通过抑制细菌 DNA 回旋酶和拓扑异构酶 IV，阻碍细菌 DNA 合成而呈杀菌作用。临床常用的为第三代氟喹诺酮类，品种有诺氟沙星、氧氟沙星、环丙沙星、左氧氟沙星、莫西沙星等。适用于敏感病原菌(如甲氧西林敏感葡萄球菌属、铜绿假单胞菌、肠道革兰阴性杆菌等)所致的泌尿道生殖系统感染、呼吸道感染、胃肠道感染等。与抗厌氧菌药物合用，可用于腹腔、胆道感染及盆腔感染。部分品种可与其他药物联合应用，作为治疗耐药结核分枝杆菌和其他分枝杆菌感染的二线用药。左氧氟沙星、莫西沙星对肺炎链球菌、A 组溶血性链球菌等革兰阳性球菌、衣原体属、支原体属、军团菌等细胞内病原或厌氧菌的作用强。莫西沙星可单药治疗轻症复杂性腹腔感染。

应注意的是，目前国内尿路感染的主要病原菌大肠埃希菌中，本类药物耐药株已达半数以上，应尽量参考药敏试验结果选用。MRSA 对本类药物耐药率高。不推荐用于淋球菌感染。严格限制本类药物作为外科围手术期预防用药。

【注意事项】喹诺酮类药物可能引起皮肤光敏反应、关节病变、肌腱炎、肌腱断裂(包括各种给药途径，有的病例可发生在停药后)等，并偶可引起心电图 QT 间期延长等，在肾功能减退或有中枢神经系统基础疾病的患者中易发生抽搐、癫痫、意识改变、视力损害等严重中枢神经系统不良反应。

对喹诺酮类药物过敏的患者禁用。18 岁以下未成年患者、妊娠期及哺乳期患者避免使用。肾功能减退患者应用本类药物时，需减量用药。不宜用于有癫痫或其他中枢神经系统基础疾病的患者。

十二、磺胺类

磺胺类药物是最早的人工合成抗菌药，抗菌谱广，对革兰阳性菌和革兰阴性菌均有效，但目前耐药现象较为普遍。磺胺类药体外对星形诺卡菌、恶性疟原虫和鼠弓形虫亦具活性。

(1)全身应用的磺胺类药。包括磺胺甲噁唑、磺胺嘧啶、磺胺多辛、复方磺胺甲噁唑(磺胺甲噁唑与甲氧苄啶，SMZ/TMP)、复方磺胺嘧啶(磺胺嘧啶与甲氧苄啶，SD/TMP)等。适用于大肠埃希菌等敏感肠杆菌科细菌引起的急性单纯性尿路感染，敏感大肠埃希菌、克雷伯菌属等肠杆菌科细菌引起的反复发作性、复杂性尿路感染，敏感伤寒和其他沙门菌属感染，肺孢菌肺炎的治疗与预防，小肠结肠炎耶尔森菌、嗜麦芽窄食单胞菌、部分耐甲氧西林金黄色葡萄球菌感染以及星形奴卡菌病等。磺胺多辛与乙胺嘧啶等抗疟药联合可用于氯喹耐药虫株所致疟疾的治疗和预防。

磺胺类药不宜用于 A 组溶血性链球菌所致扁桃体炎或咽炎以及立克次体病、支原体感染的治疗。

(2)局部应用磺胺类药。磺胺嘧啶银主要用于预防或治疗Ⅱ、Ⅲ度烧伤继发创面细菌感染，如肠杆菌科细菌、铜绿假单胞菌、金黄色葡萄球菌、肠球菌属等引起的创面感染。醋酸磺胺米隆适用于烧伤或大面积创伤后的铜绿假单胞菌感染。磺胺醋酰钠则用于治疗结膜炎、沙眼等。柳氮磺吡啶口服不易吸收，主要用于治疗溃疡性结肠炎。

【注意事项】磺胺类药物引起的过敏反应常见，可表现为光敏反应、药物热、血清病样反应等，严重者可发生渗出性多形红斑、中毒性表皮坏死松解型药疹等。可致粒细胞减少、血小板减少及再生障碍性贫血，用药期间应定期监测血象变化。红细胞中缺乏葡萄糖-6-磷酸脱氢酶患者易发生溶血性贫血及血红蛋白尿，在新生儿和儿童中较成人多见。还可致肝、肾损害，用药期间需定期监测肝肾功能。

过敏体质及有药物过敏史的患者尽量避免使用，对磺胺类药物过敏及对呋塞米、砜类(如氨苯砜、醋氨苯砜等)、噻嗪类利尿药、磺脲类、碳酸酐酶抑制剂过敏的患者禁用。2月龄以下婴儿禁用。肝病、肾功能减退、失水、休克、老年患者、妊娠期及哺乳期患者避免使用。

十三、呋喃类

呋喃类属广谱抗菌药物，细菌对之不易产生耐药性，口服吸收差，血药浓度低。品种有呋喃妥因、呋喃唑酮、呋喃西林。呋喃妥因可用于大肠埃希菌、腐生葡萄球菌、肠球菌属及克雷伯菌属等细菌敏感菌株所致的急性单纯性膀胱炎，亦可用于预防尿路感染。呋喃唑酮主要用于治疗志贺菌属、沙门菌属、霍乱弧菌引起的肠道感染。呋喃西林目前仅作外用。

【注意事项】大剂量、长疗程应用及肾功能损害患者可能发生头痛、肌痛、眼球震颤、周围神经炎等不良反应。呋喃妥因服用 6 个月以上偶可引发弥漫性间质性肺炎或肺纤维化，应严密观察及时停药。服用呋喃唑酮期间，禁止饮酒及含酒精饮料。

对呋喃类药物过敏、肾功能减退、妊娠后期(38~42 周)、分娩的患者及新生儿禁用。缺乏葡萄糖-6-磷酸脱氢酶患者不宜应用，因可发生溶血性贫血。哺乳期患者服用本类药物时应停止哺乳。

十四、硝基咪唑类

硝基咪唑类药物对拟杆菌属、梭杆菌属、普雷沃菌属、梭菌属等厌氧菌具有高度抗菌活性，对滴虫、阿米巴和蓝氏贾第鞭毛虫等原虫也有较强的杀灭作用。品种有甲硝唑、替硝唑和奥硝唑等。适用于各种厌氧菌的感染，包括腹腔感染、盆腔感染、肺脓肿、脑脓肿等，治疗混合感染时，常需与抗需氧菌抗菌药物联用。口服可用于艰难梭菌所致的假膜性肠炎、幽门螺杆菌所致的胃窦炎、牙周感染及加德纳菌阴道炎等。还可用于肠道及肠外阿米巴病、阴道滴虫病、贾第虫病、结肠小袋纤毛虫等寄生虫病的治疗。与其他抗菌药物联合，可用于某些盆腔、肠道及腹腔等手术的预防用药。

【注意事项】对硝基咪唑类药物过敏的患者禁用。神经系统基础疾患及血液病患者慎用。肝病患者应减量应用。妊娠早期(3个月内)患者应避免应用。哺乳期患者用药期间应停止哺乳。用药期间禁止饮酒及含酒精饮料,以免产生双硫仑样反应。

十五、其他抗菌药物

1. 磷霉素

磷霉素抗菌谱广,对葡萄球菌属、链球菌属、肠球菌属、肠杆菌科细菌、铜绿假单胞菌等具有抗菌活性。品种有口服剂磷霉素氨丁三醇、磷霉素钙以及注射剂磷霉素钠。磷霉素氨丁三醇可用于大肠埃希菌等肠杆菌科细菌和肠球菌所致急性单纯性膀胱炎的治疗和尿路感染的预防;磷霉素钙主要用于肠道感染;磷霉素钠注射剂可用于敏感菌所致呼吸道感染、尿路感染、皮肤及软组织感染等,治疗严重感染时需加大治疗剂量并常需与其他抗菌药物联合应用。

【注意事项】对磷霉素过敏者禁用。肾功能减退和老年患者应根据肾功能减退程度减量应用。静脉用药时,需控制药物浓度和滴速,警惕静脉炎的发生。

2. 夫西地酸

夫西地酸对革兰阳性细菌有强大的抗菌作用,适用于敏感细菌,尤其是葡萄球菌引起的各种感染,如骨髓炎、败血症、心内膜炎,反复感染的囊性纤维化、肺炎、皮肤及软组织感染,外科及创伤性感染等。与临床使用的其他抗菌药物之间无交叉耐药性。

【注意事项】对夫西地酸过敏者禁用。妊娠初始3个月内禁用。早产儿、黄疸、酸中毒及严重病弱的新生儿使用时需留意有无核黄疸症状。静脉滴注可能导致血栓性静脉炎和静脉痉挛。

3. 利奈唑胺

利奈唑胺通过抑制细菌蛋白质合成发挥抗菌作用,对葡萄球菌属、肠球菌属、链球菌属及其耐药菌株均具有良好抗菌作用。对卡他莫拉菌、流感嗜血杆菌、淋病奈瑟菌、艰难梭菌均具有抗菌作用。对支原体属、衣原体属、分枝杆菌等有一定抑制作用。肠杆菌科细菌、假单胞菌属和不动杆菌属等非发酵菌对该药耐药。临床主要应用于甲氧西林耐药葡萄球菌属、肠球菌属等多重耐药革兰阳性菌感染。

【注意事项】利奈唑胺有引起血压升高、引发惊厥的潜在作用,还可能导致乳酸性酸中毒,长疗程使用可能会导致骨髓、视神经、脑、肾的功能减退。对利奈唑胺及噁唑烷酮类药物过敏者禁用。妊娠期妇女用药前应充分权衡利弊。

十六、抗真菌药

1. 两性霉素B及其含脂制剂

两性霉素B为多烯类抗真菌药,通过与敏感真菌细胞膜上的甾醇相结合,引起细胞膜的通透性改变,从而使细胞内重要物质渗漏而死亡,具有抗菌谱广、抗菌活性强的特点,是治疗深部真菌感染最有效的药物。现有品种为两性霉素B去氧胆酸盐和两性霉素B含脂制剂(两性霉素B脂质复合体、两性霉素B胆固醇复合体和两性霉素B脂质体)。两性霉素B去氧胆酸盐适用于隐球菌病、芽生菌病、播散性念珠菌病、球孢子菌病、组织胞浆菌病,由毛霉属、根霉属、犁头霉属、内孢霉属和蛙粪霉属等所致的毛霉病,由申克孢子丝菌引起的孢子丝菌病，曲霉所致的曲霉病、暗色真菌病等所致的侵袭性真菌感染。两性霉素 B 含脂制剂降低了肾毒性，适用于肾功能不全患者侵袭性曲霉病、不能耐受有效剂量的两性霉素 B 去氧胆酸盐，以及两性霉素 B 去氧胆酸盐治疗无效的侵袭性真菌病患者。两性霉素 B 脂质体还可用于中性粒细胞缺乏伴发热疑为真菌感染患者的经验治疗。

【注意事项】两性霉素 B 毒性大，不良反应多见，肾损害最为常见，少数患者可发生肝毒性、低钾血症、血液系统毒性，用药期间应定期监测肾功能、肝功能、血电解质、周围血象、心电图等，以尽早发现异常，及时处理。避免联合应用其他肾毒性药物。出现肾功能损害时，根据其损害程度减量给药或暂停用药。原有肾功能减退或两性霉素 B 治疗不能耐受者，可考虑选用两性霉素 B 含脂制剂。

对本类药物过敏的患者禁用。原有严重肝病者不宜选用本类药物。孕妇确有应用指征时方可使用。哺乳期患者用药期间应停止哺乳。

2. 氟胞嘧啶

氟胞嘧啶在真菌细胞内代谢为氟尿嘧啶，替代尿嘧啶进入真菌的 RNA，从而抑制 DNA 和 RNA 的合成，导致真菌死亡。对新型隐球菌、念珠菌属具有良好抗菌作用，但非白念珠菌对该药的敏感性较白念珠菌差。适用于念珠菌属所致的心内膜炎、隐球菌属所致的脑膜炎、念珠菌属或隐球菌属所致的败血症、肺部感染和尿路感染等。单独应用易引起真菌耐药，常与两性霉素 B 联用。

【注意事项】用药期间应定期监测血常规、尿常规及肝、肾功能。禁用于严重肾功能不全及对本药过敏的患者。骨髓抑制、血液系统疾病或同时接受骨髓抑制药物的患者，肝、肾功能损害的患者慎用。老年及肾功能减退患者应根据肾功能减退程度调整剂量，并尽可能进行血药浓度监测。孕妇如确有应用指征，仔细权衡利弊后决定是否应用。哺乳期患者用药期间应停止哺乳。不推荐儿童患者应用本药。

3. 吡咯类

吡咯类包括咪唑类和三唑类，具有广谱抗真菌作用。

(1) 咪唑类药物常用者有酮康唑、咪康唑、克霉唑等，以局部应用为主。

(2) 三唑类包括氟康唑、伊曲康唑、伏立康唑和泊沙康唑，主要用于治疗侵袭性真菌病。氟康唑是临床上全身应用抗真菌药最常用品种，对念珠菌病（克柔念珠菌除外）、新型隐球菌病、球孢子菌病、芽生菌病有效，尚可用于骨髓移植受者接受细胞毒类药物或放射治疗时，预防念珠菌感染的发生。伊曲康唑静脉制剂适用于中性粒细胞缺乏怀疑真菌感染患者的经验治疗，肺部及肺外芽生菌病，组织胞浆菌病，以及不能耐受两性霉素 B 或两性霉素 B 治疗无效的曲霉病；胶囊剂口服吸收差，适用于皮肤真菌所致的足趾或/和手指甲癣，注射剂的序贯治疗，以及口咽部和食管念珠菌病的治疗。伏立康唑适用于侵袭性曲霉病，非粒细胞缺乏患者念珠菌血症及念珠菌属所致播散性皮肤感染、腹部、肾脏、膀胱壁及伤口感染；食管念珠菌病，不能耐受其他药物或经其他药物治疗无效的赛多孢菌属和镰孢霉属所致的严重感染。泊沙康唑适用于 13 岁及以上严重免疫功能缺陷患者侵袭性曲霉病和念珠菌病的预防；口咽部念珠菌病的治疗，包括伊曲康唑或氟康唑治疗无效者。

【注意事项】本类药物的主要不良反应为消化系统反应，特别是肝功能损害，以酮康唑较为多见，表现为一过性肝酶升高，偶可出现严重肝毒性，包括肝衰竭和死亡，治疗过程中应严密观察及监测，一旦出现临床症状或肝功能持续异常，须立即停止治疗。本类药物通过细胞色素 P450 同工酶代谢，可与经此酶代谢的药物发生相互作用，应用时应注意。对本类药物及其赋形剂过敏的患者禁用。肝病患者、孕妇、儿童在确有应用指征时，应充分权衡利弊后决定是否用药。

4. 棘白菌素类

棘白菌素类抗真菌药物能抑制许多丝状真菌和念珠菌细胞壁成分 β-(1，3)-D-葡聚糖的合成，使真菌细胞溶解。对烟曲霉、黄曲霉、土曲霉和黑曲霉具良好抗菌活性，对白念珠菌等多数念珠菌属具高度抗真菌活性，但对近平滑念珠菌作用相对较弱。新型隐球菌对本品天然耐药。国内已上市品种有卡泊芬净和米卡芬净，适用于念珠菌属血流感染、腹腔脓肿、腹膜炎和胸腔感染；食管念珠菌病；难治性或不能耐受其他抗真菌药治疗的侵袭性曲霉病；中性粒细胞缺乏伴发热经广谱抗菌药治疗无效疑为真菌感染患者的经验治疗。米卡芬净还可用于造血干细胞移植受者移植前念珠菌病的预防。

【注意事项】对本类药物过敏的患者禁用。孕妇患者确有应用指征时，应充分权衡利弊后决定是否应用。哺乳期患者用药期间应停止哺乳。卡泊芬净不推荐用于 18 岁以下儿童。

5. 特比萘芬

特比萘芬特异性的干扰真菌固醇生物合成的早期步骤，由此引起麦角固醇的缺乏及角鲨烯在细胞内的聚集，从而导致真菌细胞死亡。适用于皮肤癣菌所致的手指及足趾甲癣。

【注意事项】对本药及其赋形剂过敏的患者禁用。本药有肝毒性，在治疗过程中应定期监测肝功能，如出现异常应及时停药。肝硬化或活动性肝病的患者不宜应用本药。肾功能受损的患者剂量应减半。妊娠期患者确有应用指征时，应在充分权衡利弊后慎用。不推荐用于儿童患者。

6. 灰黄霉素

灰黄霉素通过干扰真菌核酸的合成而抑制其生长。适用于治疗皮肤癣菌引起的各种浅部真菌病，包括头癣和手足癣等，为治疗头癣的首选药物。

【注意事项】灰黄霉素可诱发卟啉病、红斑狼疮，偶可致肝毒性，在动物实验中有致癌、致畸作用。卟啉病、肝功能衰竭、孕妇以及对本品过敏者禁用。红斑狼疮患者、肝病或肝功能损害者如有指征应用该药时必须权衡利弊，疗程中需定期监测肝功能、周围血象、尿常规及肾功能。男性患者在治疗期间及治疗结束后至少 6 个月，育龄期妇女患者在服药期间及治疗结束后 1 个月应采取避孕措施。2 岁以下儿童缺乏应用本品的资料。

7. 制霉菌素

制霉菌素亦为多烯类抗真菌药，体外抗菌活性与两性霉素 B 相仿。对念珠菌最敏感，口服后胃肠道不吸收，可治疗肠道或食管念珠菌病；局部用药治疗口腔念珠菌病、阴道念珠菌病和皮肤念珠菌病。

【注意事项】对本品过敏的患者禁用，孕妇及哺乳期妇女慎用。

第三节　抗菌药物临床应用的基本原则

2004 年，国家卫生部联合国家中医药管理局和解放军总后勤部卫生部颁布了《抗菌药物临床应用指导原则》(后简称《指导原则》)，对指导临床抗菌药物合理使用与管理发挥了积极作用。2015 年，该《指导原则》进行了全面修订，融入了更新的抗菌药物合理应用的成果，为医务人员抗菌药物的临床应用提供了规范和依据。

一、抗菌药物治疗性应用的基本原则

(一)抗菌药物应用指征

(1)根据患者的症状、体征、实验室检查或放射、超声等影像学结果，诊断为细菌、真菌感染者。

(2)由结核分枝杆菌、非结核分枝杆菌、支原体、衣原体、螺旋体、立克次体及部分原虫等病原微生物所致的感染。

缺乏细菌及上述病原微生物感染的临床或实验室证据，诊断不能成立者，以及病毒性感染者，均无应用抗菌药物指征。

(二)尽早查明感染病原

抗菌药物品种选用原则上应根据病原菌种类及细菌药物敏感试验的结果而定。临床诊断为细菌性感染的患者应在开始抗菌治疗前，及时留取相应合格标本(尤其血液等无菌部位标本)送病原学检测，以尽早明确病原菌和药敏结果，并据此调整抗菌药物治疗方案。

(三)抗菌药物的经验治疗

对于临床诊断为细菌性感染的患者，在未获知细菌培养及药敏结果前，或无法获取培养标本时，可根据患者的感染部位、基础疾病、发病情况、发病场所、既往抗菌药物用药史及其治疗反应等推测可能的病原体，并结合当地细菌耐药性监测数据，先给予抗菌药物经验治疗。待获知病原学检测及药敏结果后，结合先前的治疗反应调整用药方案；对培养结果阴性的患者，应根据经验治疗的效果和患者情况采取进一步诊疗措施。

(四)按照药物的抗菌作用及其体内过程特点选择用药

各种抗菌药物的药效学和人体药动学特点不同，因此各有不同的临床适应证。临床医师应根据各种抗菌药物的药学特点，按临床适应证正确选用抗菌药物。

(五)抗菌治疗方案制订原则

根据病原菌、感染部位、感染严重程度和患者的生理、病理情况及抗菌药物药效学和药动学证据制订抗菌治疗方案，应遵循下列原则。

1. 品种选择

根据病原菌种类及药敏试验结果尽可能选择针对性强、窄谱、安全、价格适当的抗菌药物。进行经验治疗者可根据可能的病原菌及当地耐药状况选用抗菌药物。

2. 给药剂量

（1）重症感染（如血流感染、感染性心内膜炎等）和抗菌药物不易达到的部位的感染（如中枢神经系统感染等），宜用治疗剂量范围高限。

（2）单纯性下尿路感染，由于多数药物尿药浓度远高于血药浓度，可用治疗剂量范围低限。

3. 给药途径

（1）口服给药，适用于轻、中度感染的大多数患者，应选取口服吸收良好的抗菌药物品种。

（2）注射给药，仅在下列情况下优先予以：①不能口服或不能耐受口服给药的患者；②患者存在明显可能影响口服药物吸收的情况；③所选药物有合适抗菌谱，但无口服剂型；④需在感染组织或体液中迅速达到高药物浓度以达杀菌作用者；⑤感染严重、病情进展迅速，需给予紧急治疗的情况；⑥患者对口服治疗的依从性差。肌内注射给药时难以使用较大剂量，其吸收也受药动学等因素影响，只适用于不能口服给药的轻、中度感染者，不宜用于重症感染者。接受注射用药的感染患者经初始注射治疗病情好转并能口服时，应及早转为口服给药。

（3）局部应用，宜尽量避免。皮肤黏膜局部应用抗菌药物后，很少被吸收，在感染部位不能达到有效浓度，反而易导致耐药菌产生，因此治疗全身性感染或脏器感染时应避免局部应用抗菌药物。只限于少数情况：全身给药后在感染部位难以达到有效治疗浓度时加用局部给药作为辅助治疗；眼部及耳部感染的局部用药等；某些皮肤表层及口腔、阴道等黏膜表面的感染可采用抗菌药物局部应用或外用，但应避免将主要供全身应用的品种作局部用药。局部用药宜采用刺激性小、不易吸收、不易导致耐药性和过敏反应的抗菌药物。青霉素类、头孢菌素类等较易产生过敏反应的药物不可局部应用。氨基糖苷类等耳毒性药不可局部滴耳。

4. 给药次数

根据药动学和药效学相结合的原则给药。

（1）时间依赖性抗菌药，青霉素类、头孢菌素类和其他 β-内酰胺类、红霉素、克林霉素等应一日多次给药。

（2）浓度依赖性抗菌药，氟喹诺酮类和氨基糖苷类等可一日给药一次。

5. 疗程

（1）因感染不同而异，一般宜用至体温正常、症状消退后 72~96 h。

（2）有局部病灶者需用药至感染灶控制或完全消散。

（3）血流感染、感染性心内膜炎、化脓性脑膜炎、伤寒、布鲁菌病、骨髓炎、B 组链球菌咽炎和扁桃体炎、侵袭性真菌病、结核病等需较长的疗程方能彻底治愈，并减少或防止复发。

6. 抗菌药物的联合应用

单一药物可有效治疗的感染不需联合用药，仅在下列情况时有指征联合用药。

(1)病原菌尚未查明的严重感染，包括免疫缺陷者的严重感染。

(2)单一抗菌药物不能控制的严重感染，需氧菌及厌氧菌混合感染，2 种及 2 种以上复数菌感染，以及多重耐药菌或泛耐药菌感染。

(3)需长疗程治疗，但病原菌易对某些抗菌药物产生耐药性的感染，如某些侵袭性真菌病；或病原菌含有不同生长特点的菌群，需要应用不同抗菌机制的药物联合使用，如结核和非结核分枝杆菌。

(4)毒性较大的抗菌药物，联合用药时剂量可适当减少，但需有临床资料证明其同样有效。例如，两性霉素 B 与氟胞嘧啶联合治疗隐球菌脑膜炎时，前者的剂量可适当减少，以减少其毒性反应。

联合用药时宜选用具有协同或相加作用的药物联合，比如青霉素类、头孢菌素类或其他 β-内酰胺类与氨基糖苷类联用。联合用药通常采用 2 种药物联合，3 种及 3 种以上药物联合仅适用于个别情况，如结核病的治疗。此外，必须注意联合用药后药物不良反应亦可能增多。

二、抗菌药物预防性应用的基本原则

(一)非手术患者抗菌药物的预防性应用

1. 基本原则

非手术患者抗菌药物的预防性应用是以预防特定病原菌所致的或特定人群可能发生的感染为目的，有以下基本原则：

(1)用于尚无细菌感染征象但暴露于致病菌感染的高危人群。

(2)预防用药适应证和抗菌药物选择应基于循证医学证据。

(3)应针对一种或两种最可能细菌的感染进行预防用药，不宜盲目地选用广谱抗菌药或多药联合预防多种细菌多部位感染。

(4)应限于针对某一段特定时间内可能发生的感染，而非任何时间可能发生的感染。

(5)应积极纠正导致感染风险增加的原发疾病或基础状况。可以治愈或纠正者，预防用药价值较大；原发疾病不能治愈或纠正者，药物预防效果有限，应权衡利弊决定是否预防用药。

(6)以下情况原则上不应预防使用抗菌药物：普通感冒、麻疹、水痘等病毒性疾病；昏迷、休克、中毒、心力衰竭、肿瘤、应用肾上腺皮质激素等患者；留置导尿管、留置深静脉导管以及建立人工气道(包括气管插管或气管切口)患者。

2. 指征与方案

(1)某些细菌性感染的高危人群，预防对象和推荐预防方案参见表 5-1：抗菌药物在预防非手术患者某些特定感染中的应用。

(2)严重中性粒细胞缺乏($ANC \leqslant 0.1 \times 10^9/L$)持续时间超过 7 d 的高危患者和实体器官移植及造血干细胞移植的患者，在某些情况下也有预防用抗菌药物的指征，但由于涉及患者基础疾病、免疫功能状态、免疫抑制剂等药物治疗史等诸多复杂因素，其预防用药指征及方案需参阅相关专题文献。

表 5-1　　　　　　　　　　抗菌药物在预防非手术患者某些特定感染中的应用[1]

预防感染种类	预防用药对象	抗菌药物选择
风湿热复发	①风湿性心脏病儿童患者；②经常发生链球菌咽峡炎或风湿热的儿童及成人	苄星青霉素；青霉素 V
感染性心内膜炎	心内膜炎高危患者[2]，在接受牙科或口腔操作前	阿莫西林或氨苄西林；青霉素过敏者用克林霉素
流行性脑脊髓膜炎	流脑流行时：①托儿所、部队、学校中的密切接触者；②患者家庭中的儿童	利福平（孕妇不用）；环丙沙星（限成人）；头孢曲松
流感嗜血杆菌脑膜炎	①患者家庭中未经免疫接种的≤4 岁儿童；②有发病者的幼托机构中≤2 岁未经免疫的儿童；③幼托机构在 60 d 内发生 2 例以上患者，且入托对象未接种疫苗时，应对入托对象和全部工作人员预防用药	利福平（孕妇不用）
脾切除后/功能无脾者菌血症	①脾切除后儿童	定期接种肺炎链球菌、B 型流感嗜血杆菌疫苗和四价脑膜炎奈瑟菌疫苗；5 岁以下儿童：每日阿莫西林或青霉素 V 口服，直到满 5 岁；5 岁以上儿童：每日青霉素口服，至少 1 年
	②患镰状细胞贫血和地中海贫血的儿童（属于功能无脾）	根据年龄定期接种上述疫苗；5 岁以下儿童：每日青霉素 V 口服，直到满 5 岁；5 岁以上儿童：每日青霉素口服，有人建议至少用药至 18 岁；出现发热时可予阿莫西林/克拉维酸或头孢呋辛；青霉素过敏者可予磺胺甲噁唑/甲氧苄啶（SMZ/TMP）或克拉霉素
新生儿淋病奈瑟菌或衣原体眼炎	每例新生儿	四环素或红霉素眼药水滴眼

续表

预防感染种类	预防用药对象	抗菌药物选择
肺孢菌病	①艾滋病患者 CD_4 细胞计数<200/mm³者；②造血干细胞移植及实体器官移植受者	SMZ/TMP
百日咳	主要为与百日咳患者密切接触的幼儿和年老体弱者	红霉素
新生儿 B 组溶血性链球菌(GBS)感染	①孕妇有 GBS 菌尿症；②妊娠 35～37 周阴道和肛拭培养筛查有 GBS 寄殖；③孕妇有以下情况之一者：<37 周早产；羊膜早破≥18 h；围产期发热，体温 38 ℃以上者；以往出生的新生儿有该菌感染史者	青霉素 G；氨苄西林；青霉素过敏但发生过敏性休克危险性小者：头孢唑啉；青霉素过敏，有发生过敏性休克危险性者：克林霉素或红霉素
实验室相关感染	实验室工作者不慎暴露于布鲁菌	
	高危者(接触量多)	多西环素+利福平
	低危者(接触量少)	每周 2 次血清试验，转阳时开始用药，方案同上
	妊娠妇女	SMZ/TMP±利福平
	实验室工作者暴露于鼠疫耶尔森菌	多西环素或 SMZ/TMP

注：[1]疟疾、甲型流感、巨细胞病毒感染、对乙型或丙型病毒性肝炎或 HIV 患者血或其他体液组织的职业暴露等寄生虫或病毒感染时亦有预防用药指征，未包括在本表内。

[2]高危患者：进行任何损伤牙龈组织、牙周区域或口腔黏膜操作伴有以下心脏基础疾病的患者：①人工瓣膜；②既往有感染性心内膜炎病史；③心脏移植术后发生的瓣膜病变；④先天性心脏疾病合并以下情况：未纠正的发绀型先心病(包括姑息分流术)，通过导管或手术途径植入异物或装置的先心手术后的前 6 个月，先心缺损修补术植入补片后仍有残留缺损及分流。

(二)围手术期抗菌药物的预防性应用

围手术期抗菌药物的预防性应用主要是预防手术部位感染，包括浅表切口感染、深部切口感染和手术所涉及的器官/腔隙感染，但不包括与手术无直接关系的、术后可能发生的其他部位感染。

1. 基本原则

应根据手术切口类别(表 5-2)、手术创伤程度、可能的污染细菌种类、手术持续时间、感染发生机会和后果严重程度、抗菌药物预防效果的循证医学证据、对细菌耐药性的影响和经济学评估等因素，综合考虑决定是否预防用抗菌药物。但抗菌药物的预防性应用不能代替严格的消毒、灭菌技术，精细的无菌操作，以及术中保温和血糖控制等其他预防措施。

表 5-2   手术切口类别

切口类别	定　　义	是否预防用药
Ⅰ类切口 （清洁手术）	手术不涉及炎症区，不涉及呼吸道、消化道、泌尿生殖道等人体与外界相通的器官	通常不需预防用药 下列情况可考虑预防用药：①手术范围大、时间长；②手术涉及重要脏器；③异物植入手术；④有感染高危因素
Ⅱ类切口 （清洁-污染手术）	上、下呼吸道，上、下消化道，泌尿生殖道手术，或经以上器官的手术，如经口咽部手术、胆道手术、子宫全切除术、经直肠前列腺手术，以及开放性骨折或创伤手术等	通常需预防用药
Ⅲ类切口 （污染手术）	造成手术部位严重污染的手术，包括：手术涉及急性炎症但未化脓区域；胃肠道内容物有明显溢出污染；新鲜开放性创伤但未经及时扩创；无菌技术有明显缺陷如开胸、心脏按压者	需预防用药
Ⅳ类切口 （污秽-感染手术）	有失活组织的陈旧创伤手术；已有临床感染或脏器穿孔的手术	治疗性应用抗菌药物，不属于预防用药范畴

2. 品种选择

（1）根据手术切口类别、可能的污染菌种类及其对抗菌药物敏感性、药物能否在手术部位达到有效浓度等综合考虑。

（2）选用对可能的污染菌针对性强、有充分的预防有效的循证医学证据、安全、使用方便及价格适当的品种。

（3）应尽量选择单一抗菌药物预防用药，避免不必要的联合使用。预防用药应针对手术路径中可能存在的污染菌，如心血管、头颈、胸腹壁、四肢软组织手术和骨科手术等经皮肤的手术，通常选择针对金黄色葡萄球菌的抗菌药物。结肠、直肠和盆腔手术，应选用针对肠道革兰阴性菌和脆弱拟杆菌等厌氧菌的抗菌药物。

（4）头孢菌素过敏者，针对革兰阳性菌可用万古霉素、去甲万古霉素、克林霉素；针对革兰阴性杆菌可用氨曲南、磷霉素或氨基糖苷类。

（5）对某些手术部位感染会引起严重后果者，如心脏人工瓣膜置换术、人工关节置换术等，若术前发现有耐甲氧西林金黄色葡萄球菌（MRSA）定植的可能或者该机构 MRSA 发生率高，可选用万古霉素、去甲万古霉素预防感染，但应严格控制用药持续时间。

（6）不应随意选用广谱抗菌药物作为围手术期预防用药。鉴于国内大肠埃希菌对氟喹诺酮类药物耐药率高，应严格控制氟喹诺酮类药物作为外科围手术期预防用药。

（7）常见围手术期预防用抗菌药物的品种选择（见表5-3）。

表5-3 抗菌药物在围手术期预防应用的品种选择[1,2]

手术名称	切口类别	可能的污染菌	抗菌药物选择
脑外科手术（清洁，无植入物）	I	金黄色葡萄球菌、凝固酶阴性葡萄球菌	第一、二代头孢菌素[3]，MRSA感染高发医疗机构的高危患者可用（去甲）万古霉素
脑外科手术（经鼻窦、鼻腔、口咽部手术）	II	金黄色葡萄球菌、链球菌属、口咽部厌氧菌（如消化链球菌）	第一、二代头孢菌素[3]±[5]甲硝唑，或克林霉素+庆大霉素
脑脊液分流术	I	金黄色葡萄球菌、凝固酶阴性葡萄球菌	第一、二代头孢菌素[3]，MRSA感染高发医疗机构的高危患者可用（去甲）万古霉素
脊髓手术	I	金黄色葡萄球菌、凝固酶阴性葡萄球菌	第一、二代头孢菌素[3]
眼科手术（如白内障、青光眼或角膜移植、泪囊手术、眼穿通伤）	I、II	金黄色葡萄球菌、凝固酶阴性葡萄球菌	局部应用妥布霉素或左氧氟沙星等
头颈部手术（恶性肿瘤，不经口咽部黏膜）	I	金黄色葡萄球菌、凝固酶阴性葡萄球菌	第一、二代头孢菌素[3]
头颈部手术（经口咽部黏膜）	II	金黄色葡萄球菌、链球菌属、口咽部厌氧菌（如消化链球菌）	第一、二代头孢菌素[3]±[5]甲硝唑，或克林霉素+庆大霉素
颌面外科（下颌骨折切开复位或内固定，面部整形术有移植物手术，正颌手术）	I	金黄色葡萄球菌、凝固酶阴性葡萄球菌	第一、二代头孢菌素[3]
耳鼻喉科（复杂性鼻中隔鼻成形术，包括移植）	II	金黄色葡萄球菌、凝固酶阴性葡萄球菌	第一、二代头孢菌素[3]
乳腺手术（乳腺癌、乳房成形术，有植入物如乳房重建术）	I	金黄色葡萄球菌、凝固酶阴性葡萄球菌，链球菌属	第一、二代头孢菌素[3]

续表

手术名称	切口类别	可能的污染菌	抗菌药物选择
胸外科手术(食管、肺)	II	金黄色葡萄球菌、凝固酶阴性葡萄球菌、肺炎链球菌，革兰阴性杆菌	第一、二代头孢菌素[3]
心血管手术(腹主动脉重建、下肢手术切口涉及腹股沟、任何血管手术植入人工假体或异物，心脏手术、安装永久性心脏起搏器)	I	金黄色葡萄球菌、凝固酶阴性葡萄球菌	第一、二代头孢菌素[3]，MRSA感染高发医疗机构的高危患者可用(去甲)万古霉素
肝、胆系统及胰腺手术	II、III	革兰阴性杆菌、厌氧菌(如脆弱拟杆菌)	第一、二代头孢菌素或头孢曲松[3]±[5]甲硝唑，或头霉素类
胃、十二指肠、小肠手术	II、III	革兰阴性杆菌、链球菌属、口咽部厌氧菌(如消化链球菌)	第一、二代头孢菌素[3]，或头霉素类
结肠、直肠、阑尾手术	II、III	革兰阴性杆菌、厌氧菌(如脆弱拟杆菌)	第一、二代头孢菌素[3]±[5]甲硝唑，或头霉素类，或头孢曲松±[5]甲硝唑
经直肠前列腺活检	II	革兰阴性杆菌	氟喹诺酮类[4]
泌尿外科手术：进入泌尿道或经阴道的手术(经尿道膀胱肿瘤或前列腺切除术、异体植入及取出，切开造口、支架的植入及取出)及经皮肾镜手术	II	革兰阴性杆菌	第一、二代头孢菌素[3]，或氟喹诺酮类[4]
泌尿外科手术：涉及肠道的手术	II	革兰阴性杆菌、厌氧菌	第一、二代头孢菌素[3]，或氨基糖苷类+甲硝唑
有假体植入的泌尿系统手术	II	葡萄球菌属、革兰阴性杆菌	第一、二代头孢菌素[3]+氨基糖苷类，或万古霉素
经阴道或经腹腔子宫切除术	II	革兰阴性杆菌、肠球菌属、B组链球菌，厌氧菌	第一、二代头孢菌素(经阴道手术加用甲硝唑)[3]，或头霉素类

续表

手术名称	切口类别	可能的污染菌	抗菌药物选择
腹腔镜子宫肌瘤剥除术(使用举宫器)	II	革兰阴性杆菌、肠球菌属、B组链球菌，厌氧菌	第一、二代头孢菌素[3]±[5]甲硝唑，或头霉素类
羊膜早破或剖宫产术	II	革兰阴性杆菌、肠球菌属、B组链球菌、厌氧菌	第一、二代头孢菌素[3]±[5]甲硝唑
人工流产-刮宫术 引产术	II	革兰阴性杆菌，肠球菌属，链球菌，厌氧菌(如脆弱拟杆菌)	第一、二代头孢菌素[3]±[5]甲硝唑，或多西环素
会阴撕裂修补术	II、III	革兰阴性杆菌，肠球菌属，链球菌属，厌氧菌(如脆弱拟杆菌)	第一、二代头孢菌素[3]±[5]甲硝唑
皮瓣转移术(游离或带蒂)或植皮术	II	金黄色葡萄球菌，凝固酶阴性葡萄球菌，链球菌属，革兰阴性菌	第一、二代头孢菌素[3]
关节置换成形术、截骨、骨内固定术、腔隙植骨术、脊柱术(应用或不用植入物、内固定物)	I	金黄色葡萄球菌，凝固酶阴性葡萄球菌，链球菌属	第一、二代头孢菌素[3]，MRSA感染高发医疗机构的高危患者可用(去甲)万古霉素
外固定架植入术	II	金黄色葡萄球菌，凝固酶阴性葡萄球菌，链球菌属	第一、二代头孢菌素[3]
截肢术	I、II	金黄色葡萄球菌，凝固酶阴性葡萄球菌，链球菌属，革兰阴性菌，厌氧菌	第一、二代头孢菌素[3]±[5]甲硝唑
开放骨折内固定术	II	金黄色葡萄球菌，凝固酶阴性葡萄球菌，链球菌属，革兰阴性菌，厌氧菌	第一、二代头孢菌素[3]±[5]甲硝唑

注：[1]所有清洁手术通常不需要预防用药，仅在有前述特定指征时使用。

[2]胃十二指肠手术、肝胆系统手术、结肠和直肠手术、阑尾手术、II或III类切口的妇产科手术，如果患者对β-内酰胺类抗菌药物过敏，可用克林霉素+氨基糖苷类，或氨基糖苷类+甲硝唑。

[3]有循证医学证据的第一代头孢菌素主要为头孢唑啉，第二代头孢菌素主要为头孢呋辛。

[4]我国大肠埃希菌对氟喹诺酮类耐药率高，预防应用需严加限制。

[5]表中"±"是指两种及两种以上药物可联合应用，或可不联合应用。

3. 给药方案

（1）给药途径：大部分为静脉输注，仅有少数为口服给药。

（2）给药时机：静脉输注应在皮肤、黏膜切开前 0.5~1 h 内或麻醉开始时给药，在输注完毕后开始手术，保证手术部位暴露时局部组织中抗菌药物已达到足以杀灭手术过程中沾染细菌的药物浓度。万古霉素或氟喹诺酮类等由于需输注较长时间，应在手术前 1~2 h 开始给药。

（3）维持时间：抗菌药物的有效覆盖时间应包括整个手术过程。手术时间较短（<2 h）的清洁手术术前给药一次即可。若手术时间超过 3 h 或超过所用药物半衰期的 2 倍以上，或成人出血量超过 1500 mL，术中应追加一次。清洁手术的预防用药时间不超过 24 h，心脏手术可视情况延长至 48 h。清洁-污染手术和污染手术的预防用药时间亦为 24 h，污染手术必要时延长至 48 h。过度延长用药时间并不能进一步提高预防效果，且预防用药时间超过 48 h，耐药菌感染机会增加。

（三）侵入性诊疗操作患者的抗菌药物的预防应用

部分常见特殊诊疗操作的预防用药见表 5-4。

表 5-4　　　　　　　　　　特殊诊疗操作抗菌药物预防应用的建议

诊疗操作名称	预防用药建议	推荐药物
血管（包括冠状动脉）造影术、成形术、支架植入术及导管内溶栓术	不推荐常规预防用药。对于 7 d 内再次行血管介入手术者、需要留置导管或导管鞘超过 24 h 者，则应预防用药	第一代头孢菌素
主动脉内支架植入术高危患者	建议使用 1 次	第一代头孢菌素
下腔静脉滤器植入术	不推荐预防用药	
先天性心脏病封堵术	建议使用 1 次	第一代头孢菌素
心脏射频消融术	建议使用 1 次	第一代头孢菌素
血管畸形、动脉瘤、血管栓塞术	通常不推荐，除非存在皮肤坏死	第一代头孢菌素
脾动脉、肾动脉栓塞术	建议使用，用药时间不超过 24 h	第一代头孢菌素
肝动脉化疗栓塞（TACE）	建议使用，用药时间不超过 24 h	第一、二代头孢菌素±甲硝唑
肾、肺或其他（除肝外）肿瘤化疗栓塞	不推荐预防用药	
子宫肌瘤-子宫动脉栓塞术	不推荐预防用药	
食管静脉曲张硬化治疗	建议使用，用药时间不超过 24 h	第一、二代头孢菌素 头孢菌素过敏患者可考虑氟喹诺酮类

诊疗操作名称	预防用药建议	推荐药物
经颈静脉肝内门腔静脉分流术（TIPS）	建议使用，用药时间不超过 24 h	氨苄西林/舒巴坦或阿莫西林/克拉维酸
肿瘤的物理消融术（包括射频、微波和冷冻等）	不推荐预防用药	
经皮椎间盘摘除术及臭氧、激光消融术	建议使用	第一、二代头孢菌素
经内镜逆行胰胆管造影（ERCP）	建议使用 1 次	第二代头孢菌素或头孢曲松
经皮肝穿刺胆道引流或支架植入术	建议使用	第一、二代头孢菌素，或头霉素类
内镜黏膜下剥离术（ESD）	一般不推荐预防用药；如为感染高危切除（大面积切除，术中穿孔等）建议用药时间不超过 24 h	第一、二代头孢菌素
经皮内镜胃造瘘置管	建议使用，用药时间不超过 24 h	第一、二代头孢菌素
输尿管镜和膀胱镜检查，尿动力学检查；震波碎石术	术前尿液检查无菌者，通常不需预防用药。但对于高龄、免疫缺陷状态、存在解剖异常等高危因素者，可予预防用药	氟喹诺酮类，或 SMZ/TMP，或第一、二代头孢菌素，或氨基糖苷类
腹膜透析管植入术	建议使用 1 次	第一代头孢菌素
隧道式血管导管或药盒置入术	不推荐预防用药	
淋巴管造影术	建议使用 1 次	第一代头孢菌素

注：[1] 操作前半小时静脉给药。

[2] 手术部位感染预防用药有循证医学证据的第一代头孢菌素主要为头孢唑啉，第二代头孢菌素主要为头孢呋辛。

[3] 我国大肠埃希菌对氟喹诺酮类耐药率高，预防应用应严加限制。

三、抗菌药物在特殊人群中应用的基本原则

妇幼保健机构的服务对象为妇女儿童，应特别关注抗菌药物在这些特殊人群中的应用。

（一）新生儿患者抗菌药物的应用

新生儿期肝、肾均未发育成熟，肝代谢酶的产生不足或缺乏，肾清除功能较差，因此新生儿感染时应避免应用毒性大的抗菌药物，包括主要经肾排泄的氨基糖苷类、万古霉

素、去甲万古霉素等，以及主要经肝代谢的氯霉素等，确有应用指征时，需进行血药浓度监测，个体化给药。主要经肾排出的青霉素类、头孢菌素类等β-内酰胺类药物需减量应用，以防止药物在体内蓄积导致严重中枢神经系统毒性反应的发生。随着新生儿的组织器官日益成熟，抗菌药物在新生儿的药动学亦随日龄增长而变化，因此使用抗菌药物时应按日龄调整给药方案。

新生儿期避免应用可能发生严重不良反应的抗菌药物(表5-5)。

表5-5　　　　　　　　　　新生儿应用抗菌药物后可能发生的不良反应

抗菌药物	不良反应	发生机制
氯霉素	灰婴综合征	肝酶不足，氯霉素与其结合减少，肾排泄功能差，使血游离氯霉素浓度升高
磺胺药	脑性核黄疸	磺胺药替代胆红素与蛋白的结合位置
喹诺酮类	软骨损害(动物)	不明
四环素类	齿及骨骼发育不良，牙齿黄染	药物与钙络合沉积在牙齿和骨骼中
氨基糖苷类	肾、耳毒性	肾清除能力差，有遗传因素、药物浓度等个体差异大
万古霉素	肾、耳毒性	同氨基糖苷类
磺胺药及呋喃类	溶血性贫血	新生儿红细胞中缺乏葡萄糖-6-磷酸脱氢酶

(二)小儿患者抗菌药物的应用

小儿患者在应用抗菌药物时应注意以下几类药物。

(1)氨基糖苷类：该类药物有明显耳、肾毒性，小儿患者应避免应用。临床有明确应用指征且又无其他毒性低的抗菌药物可供选用时，方可选用该类药物，并在治疗过程中严密观察不良反应，有条件者应进行血药浓度监测，个体化给药。

(2)糖肽类：该类药有一定肾、耳毒性，小儿患者仅在有明确指征时方可选用。在治疗过程中应严密观察不良反应，有条件者应进行血药浓度监测，个体化给药。

(3)四环素类：可导致牙齿黄染及牙釉质发育不良，不可用于8岁以下小儿。

(4)喹诺酮类：由于对骨骼发育可能产生不良影响，该类药物避免用于18岁以下未成年人。

(三)妊娠期患者抗菌药物的应用

妊娠期抗菌药物的应用需考虑药物对母体和胎儿两方面的影响。

(1)对胎儿有致畸或明显毒性作用者，如利巴韦林妊娠期禁用。

(2)对母体和胎儿均有毒性作用者，如氨基糖苷类、四环素类等，妊娠期避免应用；但在有明确应用指征，经权衡利弊，用药时患者的受益大于可能的风险时，也可在严密观察下慎用。氨基糖苷类等抗菌药物有条件时应进行血药浓度监测。

(3)药物毒性低，对胎儿及母体均无明显影响，也无致畸作用者，妊娠期感染时可选用，如青霉素类、头孢菌素类等 β-内酰胺类抗菌药物。

美国食品和药物管理局按照药物在妊娠期应用时的危险性分为 A、B、C、D 及 X 类，可供选药时参考。

（四）哺乳期患者抗菌药物的应用

哺乳期患者接受抗菌药物后，某些药物可自乳汁分泌。

（1）乳汁中分泌量较高的抗菌药物：氟喹诺酮类、四环素类、大环内酯类、氯霉素、磺胺甲噁唑、甲氧苄啶、甲硝唑等。

（2）乳汁中含量低的抗菌药物：青霉素类、头孢菌素类等 β-内酰胺类和氨基糖苷类等。

无论乳汁中药物浓度如何，均存在对乳儿潜在的影响，并可能出现不良反应，因此治疗哺乳期患者时应避免用氨基糖苷类、喹诺酮类、四环素类、氯霉素、磺胺药等。哺乳期患者应用任何抗菌药物时，均宜暂停哺乳。

第四节　常见耐药菌的抗菌药物选用

随着抗菌药物的广泛使用，耐药菌已成为引发医院感染的重要病原菌，特别是一些多重耐药菌，给临床抗感染治疗带来了严峻挑战，严重威胁着患者生命。因此，需要医务人员给予高度关注并积极应对。

一、耐甲氧西林金黄色葡萄球菌

金黄色葡萄球菌（简称金葡菌）为临床常见病原菌，具有较强的致病力，能产生多种毒素、酶及抗原蛋白，可引起皮肤软组织感染、血流感染及全身各脏器感染。1961 年，耐甲氧西林金葡菌（MRSA）首次被发现，该菌对所有 β-内酰胺类抗生素耐药，并对大环内酯类、氨基糖苷类、氟喹诺酮类等抗菌药物多数耐药。此后该菌的分离率逐年增多，多重耐药现象也日益严重，甚至出现了万古霉素中介株（VISA）和万古霉素耐药株（VRSA）。

2014 年 CHINET 监测资料显示，金葡菌中 MRSA 的平均检出率为 44.6 %，其中 2 所儿童医院分别为 32.5 % 和 34.3 %。MRSA 对 β-内酰胺类、大环内酯类、氨基糖苷类和喹诺酮类等抗菌药物的耐药率均显著高于甲氧西林敏感株，尚未检出万古霉素、替考拉宁、利奈唑胺耐药的菌株。

MRSA 为重要的医院感染病原菌之一，多发生在烧伤、ICU、神经内科、神经外科等病区，大多引起肺部感染、手术部位感染、血流感染等。主要危险因素有：老年、入住 ICU 和护理院、人工机械通气、留置导管、广谱抗生素和激素应用、肠外营养、透析、手术后伤口感染、毒品注射等。

MRSA 感染宜选糖肽类药物（包括万古霉素、去甲万古霉素和替考拉宁）。近年来新的抗 MRSA 感染药物的研发取得不少进展，如利奈唑胺、达托霉素、替加环素、特拉万星、头孢洛林等，在体外药敏试验中有良好的抗菌活性。其他备选药物还有复方磺胺甲噁唑、多西环素和米诺环素、磷霉素、夫西地酸等。各感染部位的药物推荐方案不同。脓肿、疖、痈等局部病灶需注意切开引流。

二、耐万古霉素肠球菌

肠球菌为革兰阳性球菌，可引起泌尿道感染、腹腔感染、盆腔炎和心内膜炎，严重时可导致脓毒症。伴随抗菌药物的广泛应用，原本就对 β-内酰胺类、氨基糖苷类、部分喹诺酮类药物具有内在抗药性的肠球菌耐药性进一步扩大，逐渐形成了多重耐药菌。在我国，耐万古霉素肠球菌(VRE)感染的发生率呈逐年上升趋势，已成为医院感染的重要病原菌之一。

1988 年英国首次报道了耐万古霉素肠球菌的出现，短短十几年内多国均有报道，2014 年中国 CHINET 监测数据显示收集的 6891 株肠球菌属中粪肠球菌和屎肠球菌分别占 45.4 % 和 48.1 %，均有少数对万古霉素和替考拉宁耐药株。

VRE 感染发生相关的危险因素有：严重疾病，长期住 ICU 病房的患者；严重免疫抑制，如肿瘤患者；外科胸腹腔大手术后的患者；侵袭性操作，留置中心静脉导管的患者；长期住院患者、有 VRE 定植的患者；接受广谱抗菌药物治疗，曾口服、静脉接受万古霉素治疗的患者。

VRE 感染患者抗菌药物治疗，应检测细菌对所有可能获得的抗菌药物的敏感度，根据药敏结果选择敏感的抗菌药物。针对不同部位感染 VRE，综合考虑抗菌药物敏感性和抗菌药物在该组织的聚集浓度。VRE 感染的抗菌药物选择见表 5-6。

表 5-6 **VRE 感染的抗菌药物选择**

病原体/耐药性	药物选择	治疗说明
粪肠球菌(对万古霉素、链霉素和庆大霉素耐药)	青霉素 G 或氨苄西林(全身感染)，呋喃妥因，磷霉素(仅用于泌尿系感染)，通常对奎奴普丁-达福普丁耐药	利奈唑胺对 60 %～70 %病例有效，氨苄西林+头孢曲松对氨基糖苷高度耐药的粪肠球菌所致心内膜炎有效
屎肠球菌(对万古霉素、链霉素和庆大霉素高度耐药)	青霉素 G 或氨苄西林(全身感染)，呋喃妥因，磷霉素(仅用于泌尿系感染)	大剂量氨苄西林治疗可能有效，达托霉素及替加环素体外有效
屎肠球菌(对青霉素、氨苄西林和万古霉素耐药，对链霉素及庆大霉素高度耐药)	利奈唑胺 600mg，间隔 12 h，奎奴普丁-达福普丁治疗有效，可联用多西环素，单用氯霉素对有些菌血症有效，呋喃妥因和磷霉素用于治疗泌尿系感染	替考拉宁对部分 VRE 有效，可联用高浓度链霉素或庆大霉素，达托霉素对多数菌在体外有效，单用利奈唑胺治疗可发生耐药

三、产超广谱 β-内酰胺酶肠杆菌科细菌

肠杆菌科细菌是临床细菌感染性疾病中最重要的致病菌，其主要耐药机制是产生超广谱 β-内酰胺酶(ESBLs)。ESBLs 是由质粒介导的能水解青霉素类、氧亚氨基头孢菌素(包括第三、四代头孢菌素)及单环酰胺类氨曲南，且能被 β-内酰胺酶所抑制的一类 β-内酰胺酶。

1982 年在英格兰产 ESBLs 克雷伯菌首先被发现，此后产 ESBLs 肠杆科菌的流行在世界各地报道，以大肠埃希菌和肺炎克雷伯菌最为常见，其他常见细菌有变形杆菌、产酸克雷伯菌等。各个国家和地区产 ESBLs 肠杆菌科细菌的流行情况有很大的差异，我国大陆地区大肠埃希菌和肺炎克雷伯菌 ESBLs 的检出率很高并呈逐年增长趋势。

产 ESBLs 细菌感染的主要危险因素有：反复使用抗菌药物、留置导管、存在结石或梗阻、既往曾有产 ESBLs 细菌感染、反复住院、曾入住重症监护病房、老年人、基础疾病、呼吸机辅助通气等。

产 ESBLs 肠杆菌科细菌感染的抗菌治疗原则有：①早期进行规范的细菌培养及药敏试验；②及时进行经验治疗；③根据感染的严重程度选用抗菌药物；④根据患者的病理生理状况及抗菌药物药动学/药效学(PK/PD)特点，确定抗菌药物的最佳给药方案；⑤必要时联合用药。

碳青霉烯类抗菌药物对产 ESBLs 菌株具有高度抗菌活性，是目前治疗产 ESBLs 细菌所致的各种感染的最为有效和可靠的抗菌药物。β-内酰胺类/β-内酰胺酶抑制剂复合制剂中，头孢哌酮/舒巴坦和哌拉西林/他唑巴坦对产 ESBLs 菌株感染治疗临床疗效好，但主要用于轻中度感染患者，且需适当增加给药剂量和次数。头霉素类对 ESBLs 稳定，但耐药率明显高于碳青霉烯类、头孢哌酮/舒巴坦和哌拉西林/他唑巴坦，可用于产 ESBLs 敏感菌株所致的轻中度感染患者的治疗，主要用于降阶梯治疗。氧头孢烯类体内抗菌活性不如碳青霉烯类、头孢哌酮/舒巴坦和哌拉西林/他唑巴坦，推荐用于轻度感染和降阶梯治疗。喹诺酮类和氨基糖苷类不适于产 ESBLs 菌株的经验性治疗，可作为重症感染的联合治疗；磷霉素可作为非复杂性尿路感染的治疗药物，呋喃妥因可用于轻症尿路感染或尿路感染的序贯治疗或维持治疗。

产 ESBLs 细菌所致重症感染(如血流感染或腹腔、泌尿道等感染继发重度脓毒症或脓毒性休克)的患者宜选用碳青霉烯类抗菌药；轻中度感染(包括尿路感染、肝脓肿、胆道感染、腹膜炎、HAP 等局部感染)可结合当地药敏情况或药敏结果选用头孢哌酮/舒巴坦、哌拉西林/他唑巴坦、头霉素等，疗效不佳时可改为碳青霉烯类抗生素。绝大多数产 ESBLs 细菌感染仅需单药治疗，仅少数严重感染患者尤其是存在合并非发酵菌感染危险因素的患者可联合用药，如碳青霉烯类、头孢哌酮/舒巴坦、哌拉西林/他唑巴坦联合喹诺酮类或氨基糖苷类。

四、鲍曼不动杆菌

鲍曼不动杆菌为革兰阴性球杆菌，具有强大的获得耐药性和克隆传播的能力，多重耐药、广泛耐药、全耐药鲍曼不动杆菌呈世界性流行，已成为我国院内感染最重要的病原菌之一，其分离率、感染率、耐药性均呈上升趋势。多重耐药鲍曼不动杆菌(MDRAB)是指对下列五类抗菌药物中至少三类抗菌药物耐药的菌株，包括：抗假单胞菌头孢菌素、抗假单胞菌碳青霉烯类抗生素、含有 β-内酰胺酶抑制剂的复合制剂(包括哌拉西林/他唑巴坦、头孢哌酮/舒巴坦、氨苄西林/舒巴坦)、氟喹诺酮类抗菌药物、氨基糖苷类抗生素。广泛耐药鲍曼不动杆菌(XDRAB)是指仅对 1~2 种潜在有抗不动杆菌活性的药物(主要指替加环素和/或多黏菌素)敏感的菌株。全耐药鲍曼不动杆菌(PDRAB)则指对目前所能获得的潜在有抗不动杆菌活性的抗菌药物(包括多黏菌素、替加环素)均耐药的菌株。

鲍曼不动杆菌耐药情况日趋严重。2014 年中国 CHINET 监测数据显示不动杆菌属(93
%为鲍曼不动)对亚胺培南和美罗培南的耐药率分别为 62.4 %和 66.7 %,对头孢哌酮/舒
巴坦、阿米卡星和米诺环素耐药率分别为 37.3 %、47.4 %和 49.7 %,其他药物的耐药率
均在 50 %以上。

鲍曼不动杆菌是条件致病菌,广泛分布于医院环境,可引起医院获得性肺炎、血流感
染、腹腔感染、中枢神经系统感染、泌尿系统感染、皮肤软组织感染等,其感染危险因素
包括长时间住院、入住监护室、接受机械通气、侵入性操作、抗菌药物暴露以及严重基础
疾病等,常见于危重患者,常伴有其他细菌和(或)真菌的感染,病死率高。

鲍曼不动杆菌感染的抗菌治疗原则有:①根据药敏试验结果选用抗菌药物;②联合用
药,特别是对于 XDRAB、PDRAB 感染;③通常需用较大剂量;④疗程常需较长;⑤根据
不同感染部位选择组织浓度高的药物,并根据 PK/PD 理论制定合适的给药方案;⑥肝、
肾功能异常者、老年人,抗菌药物的剂量应根据血清肌酐清除率及肝功能情况作适当调
整;⑦混合感染比例高,常需结合临床覆盖其他感染菌;⑧常需结合临床给予支持治疗和
良好的护理。

治疗鲍曼不动杆菌感染的常用抗菌药物有舒巴坦及含舒巴坦的 β-内酰胺类抗生素的
复合制剂、碳青霉烯类抗生素、多黏菌素类抗生素、替加环素、四环素类抗菌药物、氨基
糖苷类抗生素等,抗菌药物选择见表 5-7。

表 5-7   **鲍曼不动杆菌感染的抗菌药物选择**

病原菌		选药方案
非多重耐药鲍曼不动杆菌		根据药敏结果选用 β-内酰胺类抗生素等
MDRAB		根据药敏选用头孢哌酮/舒巴坦、氨苄西林/舒巴坦或碳青霉烯类抗生素,可联合应用氨基糖苷类抗生素或氟喹诺酮类抗菌药物等
XDRAB	两药联合	①以舒巴坦或含舒巴坦的复合制剂为基础联合米诺环素(或多西环素),或多黏菌素 E,或氨基糖苷类,或碳青霉烯类等; ②以多黏菌素 E 为基础联合含舒巴坦的复合制剂(或舒巴坦),或碳青霉烯类; ③以替加环素为基础联合含舒巴坦的复合制剂(或舒巴坦),或碳青霉烯类抗生素,或多黏菌素 E,或喹诺酮类,或氨基糖苷类。 说明:国内目前较多采用①方案,有治疗成功病例,但缺乏大规模临床研究;含碳青霉烯类抗生素的联合方案主要用于同时合并多重耐药肠杆菌科细菌感染者
	三药联合	含舒巴坦的复合制剂(或舒巴坦)+多西环素+碳青霉烯类; 亚胺培南+利福平+多黏菌素或妥布霉素等

病原菌	选药方案
PDRAB	常需通过联合药敏试验筛选有效的抗菌药物联合治疗方案。 说明：多黏菌素+β-内酰胺类抗生素或替加环素是可供选择的方案，但尚缺少大规模临床研究；也可结合抗菌药物 PK/PD 参数，尝试通过增加给药剂量、增加给药次数、延长给药时间等方法设计给药方案

五、铜绿假单胞菌

铜绿假单胞菌(PA)属非发酵糖革兰阴性杆菌，在自然界分布广泛，是医院获得性感染重要的条件致病菌，具有易定植、易变异和多耐药的特点。

铜绿假单胞菌感染的流行病学特点突出表现为院内感染和耐药率高。CHINET 细菌耐药性监测多年的资料显示铜绿假单胞菌的分离率位列前五，对常用抗菌药物的耐药率保持在较高水平，但略呈下降趋势。下呼吸道是院内感染最常见的发病部位，由多重耐药铜绿假单胞菌(MDR-PA)引起的下呼吸道感染病死率高，治疗困难。

铜绿假单胞菌感染患者常见的危险因素有皮肤黏膜屏障发生破坏、免疫功能低下、慢性结构性肺病、长期住院，尤其是长期住 ICU 以及曾经长期使用第三代头孢菌素、碳青霉烯类或者含酶抑制剂青霉素等抗菌药物。

铜绿假单胞菌感染的抗菌治疗原则有：①选择有抗 PA 活性的抗菌药物，通常需要联合治疗；②根据 PK/PD 理论选择正确的给药剂量和用药方式；③充分的疗程；④消除危险因素；⑤重视抗感染外的综合治疗。

治疗铜绿假单胞菌感染的常用抗菌药物有：抗假单胞菌青霉素类及酶抑制剂复合制剂、抗假单胞菌头孢菌素及其酶抑制剂复合制剂、抗假单胞菌碳青霉烯类、单环酰胺类、抗假单胞菌喹诺酮类、氨基苷类、多黏菌素等。哌拉西林/他唑巴坦、头孢他啶、头孢哌酮/舒巴坦、头孢吡肟等对铜绿假单胞菌活性强，常用作敏感菌的首选药物；抗假单胞菌碳青霉烯类(包括美罗培南、亚胺培南等)广谱、抗菌活性强，常用于重症感染或混合感染，但近年来耐药性有所增加；氨曲南、环丙沙星、左氧沙星、阿米卡星等药物主要用作联合用药；多黏菌素 E 主要应用于 XDR-PA 菌株，或联合应用于 PDR-PA 菌株感染。铜绿假单胞菌所致下呼吸道感染的抗菌药物选用见表5-8。

表 5-8　　　　　　　　　　　　铜绿假单胞菌感染的抗菌药物选择

病原菌	选药方案
非 MDR-PA (轻症不伴基础疾病)	单药治疗，常用抗假单胞菌 β-内酰胺类，静脉给药，剂量需充足
非 MDR-PA (有基础疾病或危险因素)	轻症单药治疗，但应避免选择近期内患者曾经使用过的药物；重症常需联合治疗

续表

病原菌	选药方案
MDR-PA	①抗假单胞菌 β-酰胺类+氨基苷类； ②抗假单胞菌 β-内酰胺类+抗假单胞菌喹诺酮类； ③抗假单胞菌喹诺酮类+氨基苷类； ④双 β-内酰胺类治疗，如哌拉西林/他唑巴坦+氨曲南
PDR-PA	推荐上述联合的基础上再加多黏菌素

第五节　抗菌药物临床应用管理

2012 年《抗菌药物临床应用管理办法》的颁布标志着我国抗菌药物临床应用管理逐步迈入法制化、制度化的轨道，为建立抗菌药物临床应用管理长效机制奠定了基础。抗菌药物临床应用管理的宗旨，即根据《抗菌药物临床应用管理办法》的要求，通过科学化、规范化和常态化的管理，促进抗菌药物合理使用，减少和遏制细菌耐药，安全、有效、经济地治疗患者。

一、抗菌药物临床应用管理措施

(一)建立抗菌药物临床应用管理体系
制定抗菌药物临床合理应用的管理制度，确保有效的行政支持。设立多部门、多学科组成的抗菌药物管理工作组，建设抗菌药物临床应用管理专业技术团队。制定供应目录和处方集，供应目录应严格遴选、定期评估调整。此外还需制订感染性疾病诊治指南并定期更新。每月对院、科两级抗菌药物临床应用情况开展调查，定期向全国抗菌药物临床应用监测网报送数据信息。利用信息技术为抗菌药物临床应用的管理提供支持。

(二)实行抗菌药物临床应用分级管理
抗菌药物临床应用的分级管理是抗菌药物管理的核心策略。医疗机构应当根据安全性、疗效、细菌耐药性、价格等因素，将抗菌药物分为"非限制使用级"、"限制使用级"和"特殊使用级"三级管理，明确各级抗菌药物临床应用的指征，对医师和药师进行抗菌药物临床应用知识和规范化管理的培训，按专业技术职称授予相应处方权和调剂资格。各级、各类医疗机构应结合本机构的情况，根据省级卫生计生行政主管部门制定的抗菌药物分级管理目录，制定抗菌药物供应目录，并报上级卫生行政主管部门备案。

(三)重视病原微生物检测
加强病原微生物检测工作，提高病原学诊断水平，以达到更有针对性的治疗目的。对本医疗机构常见病原微生物的耐药性进行动态监测，定期公布监测数据，定期向临床科室发布耐药警示信息，定期报送地区和全国细菌耐药监测网。

（四）注重综合措施，预防医院感染

医院感染是影响抗菌药物过度使用与细菌耐药性增长恶性循环的重要因素。制定各类医院感染的预防制度，纠正过度依赖抗菌药物预防感染的理念和医疗行为。通过加强全院控制感染的环节管理，降低医院感染的发生率，减少抗菌药物过度的预防应用。

（五）培训、评估和督查

加强各级人员抗菌药物临床应用和管理培训，对抗菌药物使用合理性进行评估、反馈和干预，促进抗菌药物临床应用的持续改进。各级卫生计生行政部门加强监督检查。

二、抗菌药物临床应用评价

抗菌药物临床应用的评价指标主要包括：①住院患者抗菌药物使用率、使用强度和特殊使用级抗菌药物使用率、使用强度；②Ⅰ类切口手术抗菌药物预防使用率和品种选择，给药时机和使用疗程合理率；③门、急诊抗菌药物处方比例；④抗菌药物联合应用情况；⑤感染患者微生物标本送检率；⑥抗菌药物品种、剂型、规格、使用量、使用金额，抗菌药物占药品总费用的比例；⑦分级管理制度的执行情况；⑧其他反映抗菌药物使用情况的指标；⑨临床医师抗菌药物使用合理性评价。

国家卫计委和中医药管理局2015年发布的《关于进一步加强抗菌药物临床应用管理工作的通知》中，规定了抗菌药物临床应用管理评价的具体指标及要求。

（一）抗菌药物品种、品规数量要求

（1）抗菌药物品种数（复方磺胺甲噁唑、呋喃妥因、青霉素G、苄星青霉素、5-氟胞嘧啶可不计在品种数内）：三级综合医院、儿童医院≤50种，妇产医院（妇幼保健院）≤40种，二级综合医院≤35种。

（2）同一通用名称抗菌药物的注射剂型和口服剂型分别≤2种，具有相似或相同药理学特征的抗菌药物不得重复采购。

（3）头霉素类抗菌药物品规≤2个。

（4）三代及四代头孢菌素（含复方制剂）类抗菌药物口服剂型≤5个，注射剂型≤8个。

（5）碳青霉烯类抗菌药物注射剂型品规≤3个。

（6）氟喹诺酮类抗菌药物口服剂型和注射剂型品规分别≤4个。

（7）深部抗真菌类药物品种 ≤5个。

（二）抗菌药物使用率

（1）门诊患者抗菌药物使用率：儿童医院≤25％，二级及以上综合医院、妇产医院（妇幼保健院）≤20％。

（2）急诊患者抗菌药物使用率：儿童医院≤50％，二级及以上综合医院≤40％，妇产医院（妇幼保健院）≤20％。

（3）住院患者抗菌药物使用率：二级及以上综合医院、儿童医院、妇产医院（妇幼保健院）均≤60％。

（三）住院患者抗菌药物使用强度

住院患者抗菌药物使用强度：儿童医院≤20DDDs（按照成人规定日剂量标准计算）；二级及以上综合医院、妇产医院（妇幼保健院）≤40DDDs。

（四）Ⅰ类切口手术预防用抗菌药物比例

Ⅰ类切口手术预防用抗菌药物比例不超过 30 %，原则上不联合预防使用抗菌药物。其中，腹股沟疝修补术（包括补片修补术）、甲状腺疾病手术、乳腺疾病手术、关节镜检查手术、颈动脉内膜剥脱手术、颅骨肿物切除手术和经血管途径介入诊断手术患者原则上不预防使用抗菌药物。

（五）Ⅰ类切口手术预防使用抗菌药物合理情况

Ⅰ类切口手术预防用抗菌药物时机合理率应为 100 %。

（六）接受抗菌药物治疗的住院患者抗菌药物使用前微生物送检率

（1）接受抗菌药物治疗的住院患者抗菌药物使用前微生物（合格标本）送检率≥30 %。

（2）使用限制级抗菌药物前送检率≥50 %。

（3）使用特殊级抗菌药物前的送检率≥80 %。

（七）处方点评

（1）每月接受处方点评的医师比例≥25 %。

（2）每位接受处方点评医师被点评处方（医嘱）数量不少于 50。

还有一些指标未设定标准要求，如特殊使用级抗菌药物使用量占比、住院患者抗菌药物静脉输液占比、静脉输液使用率、Ⅰ类切口手术预防用抗菌药物疗程≤24 h 的百分率和Ⅰ类切口手术预防用抗菌药物品种选择合理率等，应当做好相关指标数据的统计、分析工作。

（张莎莎）

第六章　医务人员手卫生

第一节　概　　述

几个世纪以来，用肥皂和水洗手一直被视为是个人卫生的一种方法，但是洗手和疾病传播之间的关系仅在过去的 200 年才被证实，许多流行病学调查证实，手是医院感染相关病原体的重要传播媒介，一项在医院婴儿室实施的前瞻性对照试验和过去 40 年的调查证实：医务人员污染的双手在医疗保健相关病原体的传播中起到至关重要的作用，因此手卫生已经成为目前最重要的医院感染预防与控制措施之一。但卫生部抽样结果显示，医护人员操作前能做到洗手的仅有 54 %；洗手及擦手用毛巾合格率仅为 32 %。大部分医护人员洗手后均在白大褂上擦干。因此洗手是一个既简单又难以很好执行的一项基本措施，应该引起医务人员的高度重视。

一、相关概念

手卫生是一个总称，泛指任何洗手行为。常规照护患者时执行手卫生的目的是去除感染或定植患者及环境中微生物对手的污染，在某些情况下，可去除手上有机物质。在医疗保健服务中可以通过采取包括手卫生在内的多模式干预策略主动有效减少医院感染的发生。手卫生已经成为目前最重要的医院感染预防与控制措施之一。

(1)常居菌：也称固有性细菌，能从大部分人的皮肤上分离出来的微生物。这种微生物是皮肤毛囊和皮脂腺开口处持久的固有寄居者，并随气候、年龄、健康状况、个人卫生习惯、身体的不同部位而异，不易被机械的摩擦清除。例如，凝固酶阴性葡萄球菌、棒状杆菌类、丙酸菌属、不动杆菌属等。

(2)暂居菌：也称污染菌或过客菌丛，寄居在皮肤表层，常规洗手很容易被清除的微生物。接触病人或被污染的物体表面时可获得，而附着在手的皮肤上，其数量差异很大，主要取决于宿主与周围环境的接触范围。其可随时通过手传播。

(3)手卫生：为医务人员洗手、卫生手消毒和外科手消毒的总称。

(4)洗手：是指医务人员用肥皂(皂液)和流动水洗手，去除手部皮肤污垢、碎屑和部分致病菌的过程。

(5)卫生手消毒：是指医务人员用速干手消毒剂揉搓双手，以减少手部暂居菌的过程。

(6)外科手消毒：是指外科手术前医务人员用肥皂(皂液)和流动水洗手，再用外科手消毒剂清除或者杀灭手部暂居菌和减少常居菌的过程。使用的外科手消毒剂具有持续抗菌活性。

（7）手消毒剂：用于手部皮肤消毒以减少手部皮肤细菌的消毒剂，如乙醇、异丙醇、氯己定、碘伏（聚维酮碘）等。

（8）速干手消毒剂：含有醇类和护肤成分的手消毒剂，包括水剂、凝胶和泡沫型。

（9）免冲洗手消毒剂：主要用于外科手消毒，消毒后不需用水冲洗的手消毒剂，包括水剂、凝胶和泡沫型。

（10）手卫生设施：用于洗手与手消毒的设施，包括洗手池、水龙头、流动水、清洁剂、干手用品、手消毒剂等。

（11）有效的手卫生：指医务人员在医疗保健活动中，去除双手暂居菌，以防止潜在病原体交叉传播引起感染。

表 6-1 为几种常用手消毒剂的作用的分类对比。

表 6-1　　　　　　　　　　　　　　　手卫生制剂

消毒剂	革兰阳性菌	革兰阴性菌	分枝杆菌	真菌	有包膜病毒	无包膜病毒	芽孢	起效速度	残留活性	用途
醇	+++	+++	+++	+++	++	+	－	快速	无	HR
氯己定（洗必泰）	+++	++	+	+	++	+	－	中速	有	HR、HW
氯二甲苯酚	+++	+	+	+	+	+/－	－	慢速	待定	HW
六氯酚[a]	+++	+	+	+	?	?	－	慢速	有	HW 但不推荐
聚维酮碘（碘伏）	+++	+++	++	++	++	++	+/－[b]	中速	待定	HW
季铵盐化合物[c]	++	+	+/－	+/－	+	?	－	慢速	无	HR, HW, 少用, 可与醇合用
三氯生[d]	+++	++	+/－	+/－[e]	?	?	－	中速	有	HW, 少用

注：HR，卫生手消毒；HW，洗手。+++表示抗菌活性优良；++表示抗菌活性好，但不包括全部抗菌谱；+表示抗菌活性一般；+/-表示抗菌活性不确定；-表示无抗菌活性；? 表示数据不足。

a. 表示抑菌剂。

b. 表示聚维酮碘在消毒浓度时对芽孢无效。

c. 表示高浓度对细菌、真菌及其他微生物有效。

d. 表示主要是抑菌作用。

e. 表示对念珠菌有效，但对丝状真菌几乎无效。

第二节 洗手的指征和原则

根据科学依据，已建立了一组与手卫生传播模型一致的手卫生指征，这些指征均在最新国际指南里列出，并根据支持证据进行了分类。为便于手卫生指征在医疗保健活动中运用，WHO 在专家建议和科学论证的基础上将洗手指征精简为五个重要时刻，进而引入了一个新概念：五个手卫生指征。这个概念为医务人员、培训人员和观察人员提供了一个统一标准，最大限度缩小个体间差异，利于培训、理解、监控、报告，进而实现手卫生最佳实践。

五个重要时刻是世界卫生组织（WHO）根据循证医学证据，对洗手或卫生手消毒指征的高度概括，极大简化了医务人员对洗手或卫生手消毒指征的判断或回忆，从而有效地提高了医务人员洗手或卫生手消毒的依从性。

一、五个重要时刻

五个重要时刻可以归类为：二前三后。

（1）接触患者前：如握手，搀扶患者，皮肤护理，测脉搏，量血压，听诊及触诊。

（2）清洁/无菌操作前：如口腔/牙齿护理，吸痰，皮肤伤口护理，接触伤口敷料，皮下注射，插管，打开血管通路系统，准备食物、药品和衣被。

（3）体液暴露风险后：如口腔/牙齿护理，吸痰，皮肤伤口护理，接触伤口敷料，皮下注射，抽吸和操作任何体液，打开引流系统，气管插管和拔管，清理大小便、呕吐物，处理废弃物（绷带、尿布、大小便失禁患者的护理垫），清理污染的或有明显污染的物品或区域（卫生间、医疗设备）。

（4）接触患者后：如握手，搀扶患者，皮肤护理，测脉搏，量血压，听诊及触诊。

（5）接触患者周围环境后：如更换床单，调整输液速度，接触监护仪，握床栏杆，清理床旁桌。

根据手传播模型，接触患者前或实施侵入性操作前执行手卫生旨在保护患者。相比之下，操作后、接触患者及其周围环境后执行手卫生可避免医务人员菌群定植或感染，防止病原体播散至周围环境。正如上面所述，医务人员在接触患者后或操作完成后更易于执行手卫生。

在一系列医疗保健活动过程中，同时出现两个或两个以上手卫生指征时仅需要实施一次手卫生。指南也描述了洗手与卫生手消毒的最佳操作时机，将洗手指征具体为当双手有明显可见污染物、强烈怀疑或暴露于孢子时或如厕后。

2002 年颁发的 CDC/HICPAC 指南和世界卫生组织（WHO）手卫生指南明确指出，只要条件许可，速干手消毒剂消毒双手可作为医疗机构中标准手卫生实践，而洗手仅适用于特定情况。《世界卫生组织医疗保健手卫生指南》（2009）中，提及手卫生指征及首选洗手指征如下：

（1）当手有蛋白性、血液或其他体液的可见污染时，强烈怀疑或证实暴露于潜在孢子（IB）或大小便后（Ⅱ）要用肥皂和水洗手。

（2）下列所述情况 a~f 中，如果手无明显可见污染（IA），最好使用速干手消毒剂进行常规卫生手消毒。否则，用肥皂和水洗手（IB）。

手卫生指征：

a. 直接接触患者前后（IB）；

b. 摘手套后（IB）；

c. 侵入性操作前，不管是否套手套（IB）；

d. 接触非完整皮肤、黏膜、伤口、体液或排泄物后（IA）；

e. 护理患者从身体污染部位移至清洁部位时（IB）；

f. 接触患者周围环境（包括医疗设备）后（IB）。

（3）配药或配餐前用普通或抗菌肥皂和水洗手或用速干手消毒剂揉搓双手（IB）。

（4）已用速干手消毒剂揉搓双手时，不必再使用抗菌肥皂（Ⅱ）。

（5）误区：戴手套不能取代手卫生。若符合上述五个重要时刻且戴手套时，则戴手套前或脱下手套后，仍须执行手卫生。

二、基本原则

（一）医务人员手的基本要求

（1）手部指甲长度不应超过指尖。

（2）手部不应戴戒指等装饰物。

（3）手部不应戴人工指甲、涂抹指甲油等装饰物。

（二）选择洗手、卫生手消毒应遵循的原则

（1）手部有可见污染时，应洗手。

（2）手部证实或怀疑被可能形成孢子的微生物污染时，如艰难梭菌、炭疽杆菌等，应洗手。

（3）如厕之后，应洗手。

（4）其他情况应首选卫生手消毒。

（5）洗手和卫生手消毒不宜同时使用，避免对手的皮肤造成伤害，破坏皮肤屏障。

（三）外科手消毒应遵循的原则

（1）先洗手，后外科手消毒。

（2）不同患者之间、手套破损或手被污染时，应重新外科手消毒。

（四）对水的要求

（1）应使用流动水，不可使用非流动水。

（2）水质应符合《生活饮用水卫生标准》（GB 5749—2006）的规定，即微生物指标要求未检出总大肠菌群、耐热大肠菌群、大肠埃希菌，菌落总数<100 cfu/mL。

（3）水温以 20 ℃左右为宜，水温太高会加快皮肤水分流失，增加发生皮炎的风险。

第三节　手卫生方法

一、洗手和卫生手消毒

(一)医务人员的洗手方法

(1)打湿：在流动水下，使双手充分淋湿。

(2)涂抹：取不少于 3 mL 或可打湿双手所有表面的足量洗手液，均匀涂抹至整个手掌、手背、手指和指缝。

(3)揉搓：认真揉搓双手至少 15 s，应注意清洗双手所有皮肤，包括指背、指尖和指缝。整个揉搓步骤可以归纳为"六步洗手法"，具体如下：

①内：掌心相对，手指并拢，相互揉搓。

②外：手心对手背沿指缝相互揉搓，交换进行。

③夹：掌心相对，双手交叉指缝相互揉搓。

④弓：弯曲手指使关节在另一手掌心旋转揉搓，交换进行。

⑤大：右手握住左手拇指旋转揉搓，交换进行。

⑥立：将五个手指尖并拢放在另一手掌心旋转揉搓，交换进行。

必要时增加对手腕的清洗。

(4)冲洗：在流动水下彻底冲净双手。

(5)干燥：使用一次性干手纸巾或其他方法干燥双手。

(6)关水：如为手接触式水龙头，应避免用手直接关闭水龙头，可用避污纸或擦手后的一次性干手纸巾关闭水龙头。

(7)必要时使用护手液护肤。

(二)卫生手消毒方法

(1)取液：取不少于 3 mL 或可打湿双手所有表面的足量速干手消毒剂于掌心。

(2)揉搓：步骤同"六步洗手法"。

(3)干燥：揉搓时确保速干手消毒剂完全覆盖双手所有皮肤表面，直至彻底干燥。

(三)医务人员应洗手或使用速干手消毒剂的情况

(1)直接接触每位患者前后，从同一患者身体的污染部位移动到清洁部位时。

(2)接触患者黏膜、破损皮肤或伤口前后，接触患者的血液、体液、分泌物、排泄物、伤口敷料等之后。

(3)穿脱隔离衣前后，摘手套后。

(4)进行无菌操作，接触清洁、无菌物品之前。

(5)接触患者周围环境及物品后。

(6)处理药物或配餐前。

(四)医务人员应先洗手然后进行卫生手消毒的情况

(1)接触患者的血液、体液和分泌物以及被传染性致病微生物污染的物品后。

(2)直接为传染病患者进行检查、治疗、护理或处理传染病患者污物之后。

二、外科手消毒方法

洗手方法与要求：

第一步：洗手

(1)洗手之前应先摘除手部饰物，并修剪指甲，长度应不超过指尖。

(2)在流动水下，使双手充分淋湿。

(3)取不少于6 mL或可打湿双手、前臂和上臂下1/3的洗手液，认真揉搓。清洁双手时，应注意清洁甲下和手部皮肤皱褶处的污垢。

(4)流动水冲洗双手、前臂和上臂下1/3。

(5)使用干手物品擦干双手、前臂和上臂下1/3。

第二步：外科手消毒

(1)冲洗手消毒方法：取不少于6 mL或可打湿双手每个部位、前臂和上臂下1/3的足量外科手消毒剂，认真揉搓2~6 min，用流动水冲净双手、前臂和上臂下1/3，无菌巾彻底擦干。特殊情况水质达不到《生活饮用水卫生标准》(GB 5749—2006)的规定要求时，手术医生在戴手套前，应用醇类手消毒剂再消毒双手后戴手套。

(2)免冲洗手消毒方法：取适量的免冲洗外科手消毒剂涂抹至双手每个部位、前臂和上臂下1/3，认真揉搓直至消毒剂干燥，手消毒剂的取液量、揉搓时间及使用方法遵循产品的使用说明。

【注意事项】

(1)不应戴假指甲，保持指甲周围组织的清洁。

(2)在整个手消毒过程中应保持双手位于胸前并高于肘部。

(3)洗手与消毒可使用海绵、其他揉搓用品或双手相互揉搓。

(4)术后摘除外科手套后，应用肥皂(皂液)清洁双手。

(5)用后的清洁指甲用具、揉搓用品等，应放到指定的容器中；揉搓用品应每人使用后消毒或者一次性使用；清洁指甲用品应每日清洁与消毒。

第四节　手卫生设施

一、洗手与卫生手消毒设施

(1)洗手池应专用。不得与其他用途的水池共用；洗手池数量应按床位数量(建议1个水池/10张病床)及病区性质(ICU)配备，并设置在便于医务人员进行手卫生的区域内，洗手池上方应悬挂手卫生(六步洗手法)流程，以确保医务人员能正确进行手卫生。

(2)水龙头。重点部门应采用非手触式水龙头，有条件的医院在诊疗区域内均宜配备非手触式水龙头。

(3)应配备合格的清洁剂。

(4)应配备干手物品或者设施，避免配备二次污染。

(5)应配备合格的速干手消毒剂。

(6)应放置在医务人员对患者进行诊疗操作且伸手可及的地方，便于医务人员使用。

(7)卫生手消毒剂应符合下列要求：符合国家有关规定；不得使用非医院指定部门采购供应的速干手消毒剂；宜使用一次性包装；医务人员对选用的手消毒剂应有良好的接受性，手消毒剂无异味、无刺激性等。

二、外科手消毒设施

(1)应配置洗手池，洗手池应专用，设置在手术间附近，水池大小、高矮适宜，防喷溅，池面应光滑无死角，每日清洁与消毒。洗手池上方应悬挂外科手消毒流程并配备计时器，以确保正确进行外科手消毒。

(2)洗手池及水龙头的数量应根据手术间的数量设置，水龙头数量应不少于手术间的数量，水龙头开关应为非手触式(感应式、脚踏式或膝碰式)。洗手池应专用，不得与其他用途的水池共用。

(3)应配备合格的清洁剂。

(4)应配备清洁指甲用品；可配备手卫生的揉搓用品。

(5)外科手消毒剂应取得卫生部卫生许可批件，不得使用非医院指定部门采购供应的外科手消毒剂，有效期内使用；外科手消毒剂宜含有护肤成分，无异味、无刺激性等，医务人员应有良好的接受性。

(6)手消毒剂的出液器应采用非手触式。消毒剂宜采用一次性包装，重复使用的消毒剂容器不应中途添加消毒剂，应每周清洁与消毒。

(7)应配备干手物品。纸巾是首选干手方法，应由医院指定的部门统一购进；干毛巾应每人一用，用后清洁、灭菌；盛装消毒巾的容器应每次清洗、灭菌。

第五节　手卫生效果的监测

一、监测要求

医疗机构应每季度对手术室、产房、层流洁净病房、导管室、ICU、新生儿室、感染性疾病科、血液透析病房、烧伤病房、口腔科等部门工作的医务人员手进行消毒效果的监测；当怀疑医院感染暴发与医务人员手卫生有关时，应及时进行监测，并进行相应致病性微生物的检测。

二、采样时间

在接触患者、进行诊疗活动前采样。

三、采样方法

被检者五指并拢，用浸有含相应中和剂的无菌洗脱水浸湿的棉拭子在双手指曲面从指跟到指端往返涂擦2次，一只手涂擦面积约30 cm²，涂擦过程中同时转动棉拭子；将棉拭子接触操作者的部分剪去，投入10 mL含相应中和剂的无菌洗脱液试管内，及时送检。

四、检测方法

将采样管在混匀器上振荡20 s或用力振打80次，用无菌吸管吸取1.0 mL待检样品接种于灭菌平皿，每一样本接种2个平皿，平皿内加入已溶化的45~48 ℃的营养琼脂15~18 mL，边倾注边摇匀，待琼脂凝固，置36 ℃±1 ℃温箱培养48 h，计数菌落数。

细菌菌落总数计算方法：

细菌菌落总数(cfu/cm²) = 平板上菌落数×稀释倍数/采样面积(cm²)

五、手卫生合格的判断标准

手消毒效果应达到如下相应要求：

(1)卫生手消毒，监测的细菌菌落总数应≤10 cfu/cm²。

(2)外科手消毒，监测的细菌菌落总数应≤5 cfu/cm²。

（高　峡）

第七章 医疗废物的管理

第一节 医疗废物的定义及分类

一、医疗废物的定义

医疗废物指医疗卫生机构在医疗、预防、保健以及其他相关活动中产生的具有直接或者间接感染性、毒性以及其他危害性的废物。世界卫生组织(WHO)编制了全球性综合指导文件《安全管理医疗活动的废物》，该指导文件给出医疗废物的定义包括医疗机构设施内产生的所有废物、研究实验室中心进行有关医疗活动产生的废物及在家庭中进行医疗保健过程中产生的废弃物(如胰岛素的自我给药等)。

医疗废物不同于医院废物，医院废物泛指医院所有需要丢弃、不能再利用的废弃物，它包括医院产生的所有生物性和非生物性的固体废弃物，也包括所有生活垃圾。医疗废物主要包括医疗垃圾和患者生活垃圾两个方面，通常所称的医疗废物是狭义的医疗废物，主要是指医疗垃圾。医疗垃圾是指使用后废弃的一次性使用卫生用品、一次性使用医疗用品、一次性医疗器械以及其他废弃的化学药品、放射性物质等。

(1)一次性使用卫生用品是指使用一次后即丢弃的与人体直接或者间接接触的，并为达到人体生理或者卫生保健目的而使用的各种日常生活用品。

(2)一次性使用医疗用品是指临床用于病人检查、诊断、治疗、护理的指套、手套、吸痰管、阴道窥镜、肛镜、印模托盘、治疗巾、皮肤清洁巾、压舌板等接触完整黏膜、皮肤的各类一次性医疗、护理用品。

(3)一次性医疗器械是指《医疗器械管理条例》及相关配套文件所规定的用于人体的一次性仪器、设备、器具、材料等物品。

二、医疗废物的分类

医疗废物的产生贯穿整个医疗活动全过程，国际上一些国家通常划分为感染性废物、病理性废物、锐器性废物、药物性废物、基因毒性废物、化学制品废物、高重金属废物、压力容器和放射性废物等。我国按照卫生部颁布的《医疗卫生机构医疗废物管理办法》和《医疗废物分类目录》规定标准与原则，按照医疗废物产生的种类，将医疗废物分为感染性、损伤性、病理性、药物性和化学性五类。

(一)感染性废物

感染性废物是指携带病原微生物具有引发感染性疾病传播危险的医疗废物。

(1)被患者血液、体液、排泄物污染的物品,包括棉球、棉签、引流条、纱布及其他各种敷料,一次性使用卫生用品,一次性使用医疗用品及一次性医疗器械,废弃的被服,其他被患者血液、体液、排泄物污染的物品。

(2)医疗机构收治的隔离传染病患者或者疑似传染病患者产生的生活垃圾。

(3)病原体的培养基、标本和菌种、毒种保存液。

(4)各种废弃的医学标本。

(5)废弃的血液、血清。

(6)使用后的一次性使用医疗用品及一次性医疗器械视为感染性废物。

(二)损伤性废物

损伤性废物是指能够刺伤或割伤人体的废弃的医用锐器。特征为能够刺伤或割伤人体的废弃的医用锐器,常见分组或废物名称有:

(1)医用针头、缝合针。

(2)各类医用锐器,包括解剖刀、手术刀、备皮刀和手术锯等。

(3)载玻片、玻璃试管和玻璃安瓿等。

(三)药物性废物

药物性废物是指过期、淘汰、变质或被污染的废弃药品,常见分组或名称有:

(1)废弃的一般性药品,如抗生素、非处方类药品等。

(2)废弃的细胞毒性药物和遗传毒性物,包括致癌性药物,如硫唑嘌呤、环磷酰胺等;可疑致癌性药物,如顺铂、丝裂霉素等免疫抑制剂。

(3)废弃的疫苗、血液制品等。

(四)化学性废物

化学性废物是指具有毒性、腐蚀性、易燃易爆性的废弃化学物品,其特征具有毒性、腐蚀性、易燃易爆性,常见分组或名称有:

(1)医学影像室、实验室废弃的化学试剂。

(2)废弃的过氧乙酸、戊二醛等化学消毒剂。

(3)废弃的汞血压计、汞温度计。

(五)病理性废物

病理性废物是指在诊疗过程中产生的人体废弃物和医学试验动物尸体,常见分组或名称有:

(1)手术及其他诊疗过程中产生的废弃的人体组织、器官。

(2)医学试验动物的组织、尸体。

(3)病理切片后废弃的人体组织、病理蜡块。

根据医疗废物的材质不同,又可分为塑料类、玻璃类、棉纤维类、金属类和其他材质类等。因医疗废物潜在的感染性、毒性及其他危害性特点,应按照《医疗废物分类目录》依据不同废物的危害性、废物的性质与处理方法、收集转运和最终处置方法等进行分类处理,并从源头上尽可能减少医疗废物量。

第二节　医疗废物的危害

据世界卫生组织(WHO)的报告,在医疗机构中产生的废物总量中,75％~90％为医院生活和办公垃圾,其组成与居民生活垃圾极其相似,通常被称为"无危险"或"一般医疗废物",剩余的10％~25％被认为可能具有传染性、毒性或放射性的有害物质,需要特殊处理。医疗废物所占的比例大约为:传染性废物、病理性废物15％;损伤性废物(锐器)1％;化学系废物与药物性注射废物3％;细胞(遗传)毒性废物和放射性废物1％。

感染性废物以传染感染性疾病为主,因其含有大量的细菌、病毒、寄生虫、霉菌等导致易感人群致病的病原体;锐器性废物以损伤性锐器为主,锐器不仅造成伤口和刺孔,而且会由已被污染锐器的媒介感染伤口,传播疾病;有些化学性、药物性、遗传毒性废物可能具有诱导突变、产生畸形、致癌腐蚀性及易燃、易反应、易爆炸、易震等特性,具有极大的危险性;还有放射性废物、持久性有机污染物(POPs)对环境和人类健康都构成了极大威胁。

WHO估计每年在全球范围内进行的注射约达160亿次,但并非所有针头和注射器在用后都得到妥善处理,而是产生了一些针刺伤,注射相关感染。

因医疗废物具有传染性、生物毒性和腐蚀性,混入生活垃圾、排放管理不严或处理不当,会造成对水体、大气、土壤的污染及对人体的直接危害。中国新闻网曾报道南京破获重大医疗废物污染案,随意扔在垃圾收购站里的医用输液袋、输液管、输液瓶等医疗废弃物,掺杂着使用过的一次性输液管、一次性注射器、注射针头危险品,经过违规黑心工厂的加工,制成一次性塑料餐盘和劣质儿童玩具。[①]

此外,由于某些医疗废物的材质,如一次性医疗器械和用品的材料主要是合成或半合成的高分子材料,这些材料中添加了一定成分的添加剂,使其制品可塑性和强度得到改善,满足各种使用性能,同时导致了其水解和光解速率都非常缓慢,属于难降解有机污染物,在焚烧处理中又会产生大量的持久性有机污染物(POP),对公共环境造成污染。

因此,医疗废物处置不当,将对广大人民的身体健康和生命安全构成巨大威胁。医疗废物因其主要成分不同,造成或潜在的危害也不尽一致,概括地讲,主要有以下几个方面:

1. 感染性废物

此类医疗废物被患者血液、体液、具有传染性的排泄物污染,具有高度引发感染性疾病传播的风险。

2. 金属性和玻璃性废物

以损伤性锐器为主,锐器不仅造成皮肤、黏膜完整性的损伤,而且会由以污染锐器的媒介导致血源性传播引发感染性疾病,如HBC、HCV、HIV和梅毒等。

[①]　摘自中国新闻网2016年12月19日社会新闻版。

3. 药物性废物

主要指过期、淘汰、变质或被污染、废弃的药品。主要包括：①废弃的一般性药物如抗生素、非处方类药品，此类药物对环境无明显危害，但要防止被不法再用；②废弃的细胞毒性药物、遗传毒性药物和可疑致癌性药物，其主要危害是在药物的准备过程和处理废弃药物的搬运和处置过程中，通过吸入灰尘或烟雾，皮肤吸收和摄入毒害细胞（抗肿瘤）药物、化学品或废物偶然接触的食品，或接触化疗患者的分泌物和排泄物对处置人员造成严重危害；③废弃的疫苗和血液制品，虽然是无菌的，但要防止该类过期药品不法再利用。

4. 化学性医疗废物

因其具有毒性、腐蚀性和易燃易爆性，故比其他类别医疗废物更具危害性。例如，戊二醛对皮肤、黏膜与呼吸道有刺激性，稳定性强且不易降解，排入水体可造成环境污染；甲醛易气化、易燃、其蒸汽能刺激呼吸系统，液体与皮肤接触能使皮肤硬化甚至局部组织坏死等。

化学性医疗废物的毒性可通过短期或长期暴露，包括灼伤在内的损伤、通过皮肤或黏膜吸收及吸入或摄入化学品和药品、排入污水系统的化学残留物可能毒化生物污水处理设备的运作或水域自然生态体系而造成对人类的健康及环境危害。

5. 病理性废弃物

主要涉及伦理道德观念和国家相关政策的问题，废弃的人体组织、器官、肢体及胎盘应严格管理，妥善处置。

有关胎儿遗体、婴儿遗体的处理问题曾经有过一段规定的空白期，根据人民卫生社《组织胚胎学》的定义，人体胚胎在母体子宫发育为 38 周（266 d、足月儿），分为两个时期，从胚胎外形的建立到 8 周末出具人形，为胚胎期，发育的结果称之为胚胎或胚芽；从第九周至出生，发育的结果称之为胎儿。根据人民卫生出版社《儿科学》，婴儿期是指出生后满一周岁前。对于婴儿，由于其出生时曾经建立过有效的呼吸、循环，因此根据我国法律，其已经具备了自然人的特征，死亡后的尸体，理应按照遗体进行管理。而对于胎儿来讲，由于其离开母体时未曾建立有效的呼吸或循环，因此也就不具备自然人的特征，其尸体是应该按照遗体进行管理，还是按照医疗废弃物进行管理，一直存在争议，在相关管理上也曾有过空白期，针对这一情况，卫生部办公厅在卫办医政发〔2010〕60 号文中，对各级医疗机构进行了统一要求，医疗机构必须将胎儿遗体、婴儿遗体纳入遗体管理，依照《殡葬管理条例》的规定，进行妥善处置。严禁将胎儿遗体、婴儿遗体按医疗废物实施处置。

6. 放射性废物

放射性废物具备独特性，它们造成伤害的途径既包括外部辐射（因接近或搬运），也包括摄入人体内。伤害的程度取决于存在或摄入放射性物质的量及类型，接触所有程度的辐射都会带来某种程度的致癌风险。

第三节　医疗废物管理存在的问题

近年来，虽然我国医疗机构内部普遍重视和加强医疗废物管理工作，但由于种种原因或条件限制，在实际工作中还存在一些问题和薄弱环节，可能因为处置及管理不当，对人民健康和公共环境造成潜在危害。

(1)医疗废物未按要求正确分类、收集。大部分医生和极少部分护士对《医疗废物管理条例》、医疗废物分类处置等相关知识欠缺，造成医疗废物和生活垃圾从源头上分类混乱；后勤人员、医疗废物处理和运输人及废物处置(如填埋堆放场地或集中处置焚化炉)工作人员在主观上存在环保意识不强、认识不足，也导致感染性废物放入生活废物容器内、个别大量药物性废物、化学性废物等处理不当、医疗废物容器不加盖、不扎紧运输等现象，从而造成职业安全和流失、泄漏等意外事故隐患。

(2)收集太满。《医疗卫生机构医疗废物管理办法》中明确规定盛装的医疗废物达到包装物或者容器的3/4时，应当使用有效的封口方式，使包装物或者容器的封口紧实、严密。但在临床很多科室为了降低成本，造成医疗废物盛装过满，不利于封口导致泄漏、遗失。

(3)转运不规范。由于从事医疗废物分类收集、运送、暂时储存、处置等工作人员文化水平受限，人员流动频繁，对工作性质及医疗废物危害认识不足，导致在转运前未认真检查包装物或者容器的标识、标签、重量及封口；转运中未严格按照规定的时间和路线运送医疗废物，将医疗废物随意存放在电梯口、楼梯口、走廊或过道处；转运后，部分医院院内转运工具(转运车/箱)落后或清洗不及时、转运箱无密封盖，导致医院环境被污染。

(4)医疗机构医疗废物暂存设置及建筑不规范。国家关于医疗废物处理的相关法律法规明确规定了医疗废物暂存处的设置及建筑要求，部分医院医疗废物暂存点建设不符合要求，选址不合理，甚至极少部分暂存点有人生活居住，暂存点未做到五防：防渗漏、防鼠、防蚊蝇、防蟑螂、防盗以及预防儿童接触，暂存点墙面和地板未进行防渗漏处理，导致带有致病菌、有害化学、放射物质的渗滤液就可能渗入地下，有的医疗机构下水未连接医院污水处理设施，这些均会对环境造成污染，对人类健康构成重大威胁。

(5)未使用规范的医疗废物包装容器。在日常工作中，有些医院收集和储存医疗废物的容器等，没有达到《医疗废物专用包装物、容器标准和警示标识规定》的要求，收集医疗废物的包装袋质地薄易破损，且无警示标识，锐器盒密封性差，个别医院科室为"节约"成本，甚至未使用或重复使用锐器盒收集锐器。

(6)随着医疗水平的提高，大量一次性医疗用品的使用，非常规医疗用品或器械的使用，2003年《医疗废物分类目录》已不能完全适应目前医疗废物分类的要求，医疗废物分类存在客观概念上不清导致的分类混乱，导致各家医院存在管理上的盲点和难点。

(7)医疗废物处置中心对非市内的医疗机构产生的医疗废物不能在规定时间内收集。

(8)化疗后的医疗废物无相应的处置标准和要求。

(9)化学性废物无有资质的单位进行回收处理。

第四节　医疗废物的管理

随着全球公共利益的兴起和发展，环境问题日益突出，医疗废物作为第一号危险废物，其规范化管理也成为社会广泛关注的话题。为防止由医疗废物引起的再次感染，减少由于处置医疗废物产生的持久性有机污染物（POPs），建立有效、健全的医疗废物管理体系，对于防止疾病传播，保护环境，保障人体健康具有重要意义。

2003 年国务院依据《中华人民共和国传染病防治法》和《中华人民共和国固体废物污染环境防治法》颁布了《医疗废物管理条例》，卫生部颁布了《医疗卫生机构医疗废物管理办法》。从法律的层面明确规定了医疗废物分类管理和集中处置方向，医疗机构和医疗废物集中处置单位应当建立健全医疗废物管理制度和责任制，法定代表人为第一责任人。这是我国医疗废物管理步入法制化的标志。

一、建立健全医疗废物管理组织及其相关制度

《医疗废物管理条例》和《医疗卫生机构医疗废物管理办法》都明确强调，医疗卫生机构应建立、健全医疗废物管理责任制，其法人代表为第一责任人，切实履行职责，防止因医疗废物导致传染病传播和环境污染事故，确保医疗废物安全。

二、成立医疗废物管理领导小组

医疗机构医疗废物的管理涉及面广，包括行政部门、临床科室、医技科室、物业保洁公司、总务后勤部门等，在医疗机构管理的各个流程中，需要各部门共同协调才能做好此项工作。因此必须成立一个医疗废物管理领导小组统一管理。废物管理领导小组包括：

（1）组长：医疗机构的负责人或分管副院长。

（2）组员：一般包括医务部门、总务后勤、医院感染管理科、护理部、保洁公司等部门的负责人。

医疗废物管理领导小组负责健全和完善医疗废物管理规章制度与流程规范；负责对全院医疗废物从产生的初始环节到转运处置的终末阶段处理的领导、协调与管理；负责医疗废物突发事件及重大事件的决策、组织与处理工作。

总务后勤部门主要具体负责医疗废物分类、收集、运送、暂时储存及医疗废物泄漏时的应急处理等各项具体工作。

医院感染部门根据《医院感染管理办法》规定的职责范围，主要负责对全院医疗废物产生、转运到临时储存等环节的监管、检查、培训及给予技术指导。

医务部、护理部及其他部门主要负责监督、指导各有关科室医疗废物的分类收集及培训工作，发生医疗废物泄漏或突发事件时，配合医疗废物管理小组开展调查与处置工作。

各临床科室、医技科室、研究室及实验室等是医疗废物产生的主要部门，应严格按照要求做好医疗废物的分类、暂存及交接登记工作并保存资料备查。

三、医疗废物管理的基本原则

（1）体现全程管理的原则。医疗机构应执行《医疗废物管理条例》及其配套文件，从医疗废物的产生、分类收集、密闭包装到收集、转运、储存、处置的整个流程应当处于严格的监控之下。

（2）突出集中处置的原则。对医疗废物进行处置，可以收取医疗废物处置费，但禁止

任何单位和个人转让、买卖医疗废物。各地区应当利用和改造现有固体废物处置设施和其他设施，让医疗废物集中处置时能达到基本的环境保护和卫生要求，尚无集中处置设施或者处置能力不足的城市，自《医疗废物管理条例》施行之日起，市级以上城市应当在1年内建立医疗废物集中处置设施；县级市应当在2年内建成医疗废物集中处置设施，在尚未建成医疗废物集中处置设施期间内，有关地方人民政府应当组织指定符合环境保护和卫生要求的医疗废物过渡性处置方案，确定医疗废物收集、运送、处置方式和处置单位。

（3）强化监督管理的原则。对医疗废物产生和医疗废物集中处置两个部分强化监督管理，医疗卫生机构作为医疗废物的产生单位，负责医疗废物产生后的分类收集、包装、转运、暂存的管理；医疗废物集中处置单位负责从医疗废物产生单位收集转运到医疗废物集中处置地的存储和处置的管理，其他任何单位和个人不得从事上述活动，这样能够减少中间管理环节和医疗废物流失的机会，有利于监控和管理，责任明确。

四、医疗废物的管理

（1）医疗机构应当建立、健全医疗废物管理责任制，其法定代表人或者主要负责人为第一责任人，切实履行职责，防止因医疗废物导致传染病传播和环境污染事故。

（2）医疗机构应当制定与医疗废物安全处置相关的规章制度、工作流程和要求、有关人员的工作职责及发生意外事故时的应急方案。

（3）医疗机构应当根据《医疗废物分类目录》，对本单位的医疗废物实施分类、收集、暂存和交接等处置管理。

（4）医疗卫生机构应当对本单位从事医疗废物收集、运送、储存、处置等工作的人员和管理人员，进行相关法律和专业技术、安全防护以及紧急处理等知识的培训；应当采取有效的职业卫生防护措施，配备必要的防护用品，定期进行健康检查；必要时，对有关人员进行免疫接种，防止其受到健康损害。

（5）医疗卫生机构应当对医疗废物进行登记，登记内容应包括医疗废物的来源、种类、重量或者数量、交接时间、处置方法、最终去向以及经办人签名等项目。登记资料至少保存3年。

（6）医疗卫生机构应当采取有效措施，防止医疗废物流失、泄漏、扩散。

（7）禁止任何单位和个人转让、买卖医疗废物；禁止在运送过程中丢弃医疗废物；禁止在非储存地点倾倒、堆放医疗废物或者将医疗废物混入其他垃圾和生活垃圾。

（8）医疗卫生机构应当设置负责医疗废物管理的监控部门或者专（兼）职人员（感染管理科），负责检查、督促、落实本单位医疗废物的管理工作，防止违反本条例的行为发生。

（9）发生医疗废物流失、泄漏、扩散时，应在48 h之内向所在地的卫生行政主管部门、环境保护行政主管部门报告；调查处理工作结束后，医疗卫生机构应当将调查处理结果报告。发生因医疗废物管理不当导致1人以上死亡或者3人以上健康损害，需对致病人员提供医疗救护和现场救援的重大事故时，应当在24 h内向所在地的卫生行政主管部门、环境保护行政主管部门报告，采取相应的紧急处理。

五、医疗废物意外情况的应急处置管理

《医疗卫生机构医疗废物管理办法》第二十八条明确要求，医疗卫生机构发生医疗废物流失、泄漏、扩散和意外事故时，应当按照以下要求，及时采取紧急处理措施：

(1)确定流失、泄漏、扩散的医疗废物的类别、数量、发生时间、影响范围及严重程度。

(2)组织有关人员尽快按照应急方案，对发生医疗废物泄漏、扩散的现场进行处理，对被医疗废物污染的区域进行处理时，应尽可能减少对患者、医务人员、现场其他人员及环境的影响。

(3)采取适当的安全处置措施，对泄漏物及受污染的区域、物品进行消毒或其他无害化处置，必要时封锁污染区域，以防污染扩大。对感染性废物污染区域进行消毒时，消毒工作从污染最轻区域向污染最严重区域进行，对可能被污染的所有使用过的工具也应进行消毒。

(4)工作人员在清理时应做好自身防护后再进行工作。

(5)医院在 48 h 内向上级主管部门和卫生局、监督所报告。

(6)处理结束后，应对事件的起因进行调查，写明事情经过书面报告，报告内容包括事故发生的时间，地点，泄漏、散落医疗废物的类别及数量，造成的危害和潜在影响，已采取的应急措施和处理结果，总结教训，由发生事故的部门采取有效的防范措施预防类似事件发生。

第五节　医疗废物处理原则

因为医疗废物处理标准高、花费高，根据环保总局最小量化的原则，医院内产生的生活垃圾可以按照普通生活垃圾来处理，因此生活垃圾和医疗废物在医院内需要进行分类收集。医疗机构应当及时收集本单位产生的医疗废物，并按照类别分置于防渗漏、防锐器穿透的专用包装物或者密闭的容器内。根据《医疗废物专用包装物、容器标准和警示标识规定》，分类收集医疗废物包装袋、利器盒以及周转箱(桶)的规格参数均要符合该规定的一系列具体要求。

一、医疗废物分类收集

(1)按照《医疗废物分类目录》分类原则，结合所在地的处置方法将医疗废物存放于专用容器(袋)内分类收集。感染性医疗废物置于黄色医疗废物专用包装袋；损伤性医疗废物(如针头、刀片、缝合针等)放入专用防刺伤的锐器盒中，运送时不得放入收集袋中，以防运送时造成锐器伤。

(2)在盛装医疗废物前，应当对医疗废物包装物或者容器进行认真检查，确保无破损、渗漏和其他缺陷。

(3)感染性废物、病理性废物、损伤性废物、药物性废物及化学性废物不能混合收

集，少量的药物性废物可以混入感染性废物，但应当在标签上注明。

（4）废弃的麻醉、精神、放射性、毒性等药品及其相关废物的管理，依照有关法律、行政法规和国家有关规定、标准执行。

（5）化学性废物中批量的废化学试剂、废消毒剂应当交由专门机构处置。

（6）批量的含有汞的体温计、血压计等医疗器具报废时，应当交由专门机构处置。

（7）医疗废物中病原体的培养基、标本和菌种、毒种保存液等高危险废物，应当首先在产生地点进行压力蒸汽灭菌或者化学消毒处理，然后按感染性废物收集处理。

（8）隔离的传染病病人或者疑似传染病病人产生的具有传染性的排泄物，应当按照国家规定严格消毒，达到国家规定的排放标准后方可排入污水处理系统。

（9）隔离的传染病病人或者疑似传染病病人产生的医疗废物应当使用双层包装物，并及时密封。

（10）放入包装物或者容器内的感染性废物、病理性废物、损伤性废物不得取出。

在收集医疗废物时，收集人员要做好自身防护，每件医疗废物出科室时需在专用包装袋或容器上标明产生科室、类别、产生日期及需要特别说明的内容。盛装医疗废物时，不得超过包装袋或容器的3/4，并进行紧实严密的封口。包装物或容器的外表面被感染性废物污染时，应当对污染处进行消毒处理或者增加一层包装。

二、医疗废物转运及交接

转运交接管理，是指从医疗废物产生科室移交到医疗垃圾临时储存场所，以及临时储存场所移交到医疗废物集中处置机构之前的运送与交接管理。这是医疗废物管理的重要环节之一，严格转运交接管理，对有效预防医疗废物泄漏、丢失、扩散，避免发生人体损害和环境污染具有重要意义。

（1）医疗科室产生的医疗废物，应由专人每天分类收集，在运送医疗废物之前，应当认真检查包装物或者容器的标识，标签及封口是否符合规范要求，不得将不符合要求的医疗废物运送至暂时储存地点。

（2）运送医疗废物应使用防渗漏、防漏洒、无锐利边角，易于装卸和清洁的专用运送工具。

（3）运送人员在运送医疗废物时，要防止造成包装物或容器破损发生医疗废物流失、泄漏及扩散。

（4）在转运过程中要做好职业防护，穿工作服、戴手套，必要时戴口罩、护目镜或面罩及防护服，避免身体直接接触医疗废物。

（5）运送人员每天从医疗废物产生地点将分类包装的医疗废物按照规定的时间和路线运送至内部指定的暂时储存点。严禁在人流高峰时人与医疗废物同梯运行。

（6）由医院统一采购医疗废物转运设备，转运设备专用，应便于清洗和排水。转运前要确保转运设备加盖密闭。

（7）每天运送工作结束后，应当对运送工具(车)及时进行清洁消毒并做好登记。

（8）科室转运人员与临时储存场所管理人员、临时储存场所管理人员与集中处置机构人员在医疗废物移交过程中，应做好交接登记并签名。登记内容包括：医疗废物产生科室、废物类别、重量或数量、交接时间、废物流向、经办人员签名及需要说明的特殊事项。交接、登记资料保存 3 年。

（9）发生医疗废物泄漏、丢失、扩散时，应按照上级有关规定要求，及时报告医院有关领导及管理部门，并启动医疗废物管理应急处置预案。

（10）医疗废物暂时储存的时间不得超过 2 d。处置时应当将医疗废物交由取得县级以上人民政府环境保护行政主管部门许可的医疗废物集中处置单位处置，签订有效的委托处置合同。批量的化学性、药物性废物也要与有资质的危险废物处置单位签订有效的委托处置合同。

（11）医疗废物暂存点与医疗废物处置单位移交医疗废物，填写《危险废物转移联单》，双方签字并加盖单位公章，联单至少保存 3 年。

三、暂存设施的硬件基本要求

（1）暂时储存设施、设备远离医疗、食品加工区和人员活动密集区以及生活垃圾存放场所，方便医疗废物运送人员及运送工具、车辆的装卸及出入；因条件限制选址靠近生活垃圾存放场所、人员活动区和医疗区的，应当采取相应的隔离措施，设有各自的通道。

（2）暂时储存设施、设备外悬挂明显的带有警示标识的"医疗废物暂存处"和"禁止吸烟、饮食"标识。

（3）根据医疗废物的分类，暂存间内应设置不同的专用收集容器。

（4）有严密的封闭措施，暂存点必须上锁，设专(兼)职人员管理，避免无关人员进入接触医疗废物。

（5）有防鼠、防蚊蝇、防蟑螂、防盗以及预防儿童接触等安全措施。

（6）暂时储存设施内的地面与 1 m 高的墙裙必须防渗处理，地面有良好的排水性能，易于清洁和消毒，污水直接排入医疗机构内的污水处理系统，禁止直接排入外环境。

（7）避免阳光直射。

（8）有良好的照明与通风条件。

（9）有清洁、消毒设施与物品，医疗废物的暂时储存设施、设备应当定期消毒和清洁，运送工具每日进行清洁和消毒。

（10）暂时储存病理性废物，应当具备低温储存或者防腐条件。

（高　峡）

第二篇 临床微生物学基础

第八章 医院感染病原学

第一节 医院感染病原体的特征

几乎所有的病原体都可以导致医院感染。医院感染病原谱随着医疗技术的发展及抗菌药物的使用而发生改变。抗菌药物问世以前，主要是革兰阳性细菌，尤其是化脓性链球菌、金黄色葡萄球菌感染。青霉素类等具有看葡萄球菌活性的抗菌药物使用后，革兰阴性杆菌逐渐成为重要的病原菌，如大肠埃希菌、铜绿假单胞菌等。近年来，广谱抗菌药物的使用、侵入性诊疗措施的日益增多，导致多重耐药菌的分离率不断升高，如表皮葡萄球菌、肠球菌等耐药革兰阳性球菌、MRSA、CRE 等，同时真菌在各类病原体中所占的比例也越来越大。病毒也是医院感染的重要病原体。病毒感染呈季节性，儿科及老年病区易发生相应病毒的医院传播，如流感病毒、呼吸道合胞病毒、轮状病毒等。与社区感染相比，医院感染病原体具有以下特征。

一、大多为条件致病微生物或正常菌群

首先，医院感染中除小部分病原体与社区感染相同如结核杆菌、沙门菌、志贺菌，更多的则是人体体表和体腔寄居的正常菌群，以及环境中的腐生菌。例如，凝固酶阴性葡萄球菌、肠球菌、大肠埃希菌、肺炎克雷伯菌等，这些细菌对社会健康人群不会引起感染，因为毒力很弱或无毒力和侵袭力，但医院感染患者特别是免疫功能低下的患者，是高度易感人群。其次，医院诊疗过程中采取所采取的措施如手术、插管、抗菌药物的使用等，破坏了人体正常防御屏障和打破了正常菌群平衡，如把细菌带入无菌腔道引起机会性感染；或在抗菌药物选择性压力下耐药菌成为人体寄居部位的优势菌，细菌在获得性耐药的过程中往往同事获得侵袭力和毒力，使正常菌群在质和量上发生改变，更易攻击抵抗力低下的病人。最后，由于院内广谱抗菌药物的使用，真菌所致的二重感染也在不断上升。

二、大多具有耐药性

由于在医院环境中长期接触大量抗菌药物，医院内耐药菌的检出率远比社区高，尤其是多重耐药菌株的出现，使许多抗菌药物失效。对于同一种细菌，在医院内和医院外分离的菌株有不同的耐药性，前者耐药性较强和涉及抗菌药物的种类较广。即使有些医院感染是自身感染，但感染的病原体是病人在住院期间从医院环境中获得的。细菌耐药性产生的原因复杂，可分为固有耐药和获得性耐药。固有耐药又称天然耐药，是由细菌染色体基因

决定、代代相传，较为稳定，如链球菌对氨基糖苷类抗菌药物、肠道革兰阴性杆菌对青霉素天然耐药。获得性耐药是由于细菌与抗菌药物接触后，主要由质粒介导，通过改变自身的代谢途径，使其不被抗菌药物杀灭。细菌的获得性耐药可因不再接触抗菌药物而消失，也可由质粒将耐药基因转移给染色体而成为天然耐药。医院感染中耐药菌的出现，多数因为广谱抗菌药物不合理使用过程中筛选而产生。广谱抗菌药物抑制或杀灭了宿主的一些敏感菌群，而相应的筛选出耐药菌株，导致人体菌群失调，使得病人对医院流行的耐药菌株更加易感，从而导致医院感染的发生或暴发流行。因此，合理使用抗菌药物是减少医院感染的有效措施之一。

三、大多具有特殊的适应性

一些细菌在获得耐药性质粒的同时，也可能获得侵袭力及毒素基因，从而增强其毒力和适应性。这一特性常是引起医院感染的重要因素，如表皮葡萄球、铜绿假单胞菌等具有黏附于导管、插管、人工瓣膜等医疗材料表面的能力，可形成生物被膜，增强对抗菌药物、消毒剂和机体免疫细胞及免疫分子的抵抗力。如果医疗材料受到生物被膜污染，可使心脏手术和插静脉导管的患者出现败血症、感染性心内膜炎等。

第二节 医院感染常见的微生物种类及其特性

一、革兰阳性球菌

(一)葡萄球菌属

葡萄球菌隶属于微球菌科，是微球菌科中最重要的菌属，迄今所知，有 35 个种和 17 个亚种，引起人类疾病的重要菌种有金黄色葡萄球菌，表皮葡萄球菌，头状葡萄球菌，人葡萄球菌和腐生葡萄球菌，其余尚有一些能在人体中分离到的葡萄球菌有溶血葡萄球菌、沃氏葡萄球菌、模仿葡萄球菌、里昂葡萄球菌、施氏葡萄球菌、巴氏葡萄球菌、耳葡萄球菌、孔氏葡萄球菌、木糖葡萄球菌、解糖葡萄球菌、山羊葡萄球菌、普氏葡萄球菌、中间葡萄球菌等。凝固酶阳性的金黄色葡萄球菌是人类重要致病菌，可引起社区和医院感染。感染常以急性、化脓性为特征，如果未经治疗，感染可扩散至周围组织或经菌血症转移至其他器官。常见的感染有疖、痈、外科切口、创伤等局部化脓性感染和骨髓炎、化脓性关节炎、肺炎、心内膜炎、脑膜炎等全身性感染。金黄色葡萄球菌的致病性主要与各种侵袭性酶类(如血浆凝固酶、透明质酸酶、磷脂酶、触酶、耐热核酸酶)和多种毒素(溶血毒素、杀白细胞素等)有关。某些菌株产生的肠毒素可引起食物中毒，表现为急性胃肠炎。噬菌体Ⅱ组金黄色葡萄球菌产生的剥脱毒素(或称表皮溶解素)可引起人类烫伤样皮肤综合征，多见于新生儿、幼儿和免疫功能低下的成人。患者皮肤呈弥漫性红斑和水疱形成，继以表皮上层大量脱落。由噬菌体Ⅱ型金黄色葡萄球菌产生的毒性休克综合征素-1(Toxic Shock Syndrome Toxin1，TSST-1)，引起机体发热并增加对内毒素的敏感性，该毒素属超抗原家族，刺激 T 细胞诱发 TNF 和 IL-1，可致机体多个器官系统的功能紊乱或引起毒性休克综合征(TSS)。

凝固酶阴性葡萄球菌是人体皮肤黏膜正常菌群之一，是医院感染的主要病原菌，其中表皮葡萄球菌引起人工瓣膜性心内膜炎、静脉导管感染、腹膜透析性腹膜炎、直管移植物感染和人工关节感染等；腐生葡萄球菌则是女性尿路感染的重要病原菌，其他凝固酶阴性葡萄球菌也已成为重要的条件致病菌和免疫受损患者的感染菌。感染的发生常和细菌产生夹膜多糖或糖萼有关，它增强细菌与外来物质(生物性瓣膜、导管等)表面的黏附或在其表面形成一层生物膜而保护细菌对抗杀菌物质作用。葡萄球菌的耐药性已演变为医院感染和临床治疗的棘手问题。

(二)链球菌属

链球菌属细菌种类多，分布广，是人和某些动物的寄生菌。其中某些菌种为毒力强的致病菌，另一些则是作为正常菌群栖居于宿主的呼吸道、消化道、泌尿生殖道，还有一些是皮肤上的过路菌和黏膜上的定居菌。链球菌属的分类较为复杂，临床分离株的鉴定仍采用传统的分类方法，可分为以下几类：

(1)A、C、G群β溶血性链球菌，包括菌落直径大于0.5 mm的A群化脓性链球菌(*S. pyogenes*)、C群、G群的马链球菌(*S. equi*)和似马链球菌(*S. equisimilis*)；菌落直径小于0.5 mm具A、C、G群抗原，统称米勒链球菌(*S. milleri*)，主要分为3种：咽喉炎链球菌、中间型链球菌和星座链球菌。除此之外，米勒链球菌还分α溶血和不溶血两种。其中，化脓性链球菌是致病力最强的一种链球菌，能产生多种毒素(链球菌溶素O和S、红疹毒素)、M蛋白、脂磷壁酸和酶(链激酶、链道酶、透明质酸酶等)等致病因子，可引起急性咽炎、呼吸道感染、丹毒、脓疱病、软组织感染、心内膜炎和脑膜炎等，产毒株还可引起猩红热。该群细菌可致感染后的变态反应性疾病如急性肾小球肾炎、风湿热等。近年来报道化脓性链球菌引起的毒素休克综合征，其机制可能和葡萄球菌TSSI-T相似，是一种超家族抗原所致。C、G群β溶血性链球菌有与化脓性链球菌相似的毒力因子，引起上述相似的感染。米勒链球菌是人体口腔、上呼吸道、消化道、泌尿生殖道正常菌群，尽管在化脓性感染病灶中能分离到该菌，但大都是手术和创伤引起的内源性感染。

(2)B群β溶血性链球菌，又称无乳链球菌(*S. agalactiae*)。无乳链球菌是新生儿菌血症和脑膜炎的常见菌，该菌定居于妇女生殖道，能导致新生儿感染。早发型新生儿感染多发病于出生后24 h，以肺炎为主。晚发型为产后7 d至3个月内，以脑膜炎和菌血症为主。B群链球菌对成人侵袭力较弱，主要有肾盂肾炎、子宫内膜炎，糖尿病、泌尿生殖道功能失调、肿瘤和免疫机能低下者易受B群链球菌感染。

(3)α溶血性链球菌，包括肺炎链球菌(*S. pneumoniae*)和草绿色链球菌群(Viridans streptococci)。肺炎链球菌是大叶性肺炎、支气管炎的病原菌，还可引起中耳炎、乳突炎、鼻窦炎、脑膜炎和菌血症。肺炎链球菌的荚膜在细菌的侵袭力上起着重要作用，此外肺炎链球菌的溶血素、神经氨酸酶也是其主要致病物质。草绿色链球菌是人体口腔、消化道、女性生殖道的正常菌群，当从血液中分离出该菌群细菌常被认为是污染的细菌。然而它可引起心脏瓣膜异常患者的亚急性细菌性心内膜炎。血液链球菌(*S. sanguis*)、缓症链球菌(*S. mitis*)、格氏链球菌(*S. gordonii*)、口腔链球菌(*S. oralis*)、中间型链球菌(*S. intermedius*)常分离自深部脓肿，特别是肝和脑的脓肿。

(4)不溶血 D 群链球菌，牛链球菌(*S. bovis*)。

(三)肠球菌属

肠球菌属广泛分布在自然界，常栖居在人、动物的肠道和女性生殖道，为医院感染的重要病原菌。肠球菌所致感染最多见于泌尿道感染，多与泌尿道器械操作、留置导尿、泌尿道结构异常有关，是重要的医院感染病原菌。腹腔和盆腔创伤时肠球菌感染也是常见的细菌。近年来不断上升的肠球菌感染率和广泛使用抗菌药物出现的肠球菌耐药性有关。肠球菌引起的菌血症常发生于有严重基础疾患的老年人、长期住院接受抗菌药物治疗的免疫功能低下患者。呼吸道或中枢神经系统的肠球菌感染偶尔可见，在临床诊断前应认真评估分离菌的临床意义。临床标本中分离的肠球菌中最常见的是粪肠球菌，占 80 %~90 %，尿肠球菌约占 5 %~10 %，很少分离到肠球菌属的其他种。

二、革兰阴性杆菌

(一)埃希菌属

埃希菌属包括5个种：大肠埃希菌(*E. coli*)、蟑螂埃希菌(*E. blattae*)、弗格森埃希菌(*E. fergusonii*)、赫尔曼埃希菌(*E. hermannii*)和伤口埃希菌(*E. vulneris*)。其中，大肠埃希菌是最常见的临床分离菌，也是肠道中革兰阴性杆菌的主要成员，常引起各种肠内外的感染，是腹泻和泌尿道感染的主要病原菌，又分为正常和不活泼 2 个亚种。一般对抗菌药物敏感，但易产生超广谱 β-内酰胺酶(ESBL)，而导致对 β-内酰胺类耐药。根据其不同的血清型别、毒力和所致临床症状的不同，可将致腹泻的大肠埃希菌分为 5 类。

(1)肠毒素型大肠埃希菌(enterotoxigenic *E. coli*，ETEC)：在发展中国家引起儿童腹泻和旅行者腹泻，导致恶心、腹痛、低热以及急性发作的类似于轻型霍乱的大量水样腹泻。由 ETEC 引起的旅行者腹泻有时甚为严重，但很少致死。该菌产生两种由质粒介导的肠毒素，即耐热肠毒素(ST)和不耐热肠毒素(LT)。

(2)肠致病性大肠埃希菌(enteropathogenic *E. coli*，EPEC)：主要引起婴幼儿肠道感染，导致发热、呕吐、大量水泻，便中含黏液但无血液，自 1950 年起便发现有一些特定的肠道致病血清型如 O_{55}、O_{111} 等，于 1955 年正式命名为 EPEC，是世界各地婴儿腹泻的重要病原菌。

(3)肠侵袭型大肠埃希菌(enteroinvasive *E. coli*，EIEC)：该菌不像大多数大肠埃希菌引起的肠炎而类似于志贺菌，能直接侵犯肠黏膜，在黏膜上皮细胞内增殖，并破坏上皮细胞。EIEC 还可像志贺菌一样引起肠炎症状如发热、腹痛、水泻或细菌性痢疾的典型症状，出现黏液脓血便。

(4)肠出血型大肠埃希菌(enterohemorrhagic *E. coli*，EHEC)，又称 Vero 毒素大肠埃希菌(vero toxigenic *E. coli*，VTEC)或志贺样毒素大肠埃希菌(Shiga like toxigenic *E. coli*，SLTEC)多为水源性或食源性感染，由加热不充分的牛肉引起，牛肉在屠宰场因接触牛粪而受到污染，人与人之间通过粪—口途径传播。EHEC 的致病因子主要有菌毛和毒素，EHEC 产生二种由溶源性噬菌体编码的 Vero 毒素(VT-1 和 VT-2)，可抑制蛋白质的合成并致 Vero 细胞产生病变，引起临床症状。EHEC 最具代表性的血清型是 O157：H7，但近年分离到的非 O157 的血清型已超过 100 种。在北美的许多地区 O157：H7 占肠道分离病原的第二位或第三位(多于志贺菌和耶尔森菌),是从血便中分离到的最常见的病原菌,分离率占血便的 40 %,6、7、8 三个月 O157:H7 感染的发生率最高。EHEC 感染后潜伏期 3~5 天(1~8 天范围),引起无症状感染、轻度腹泻或腹泻,从无血便发展至血便,并有腹痛(合并出血性结肠炎时),便中白细胞少见,无明显发热。成人患者往往自愈。由 O157:H7 引起的腹泻有 2 %~7 %发展成溶血性尿毒综合征(hemolytic uremic syndrome,HUS),出现溶血性贫血,血小板减少性紫癜和急性肾衰竭。O157:H7 是 4 岁以下儿童急性肾衰竭的主要病原菌。HUS 患者死亡率为 3 %~10 %,出现严重或慢性肾、心、神经系统并发症的发生率是 4 %~30 %。

(5)肠凝聚型大肠埃希菌(enteroaggregative E. coli,EaggEC):代表一群不产生 LT 或 ST,没有侵袭力,不能用 O:H 血清分型,可黏附于 Hep-2 和 HeLa 细胞的大肠埃希菌菌株。该菌与世界各地慢性腹泻有关。可致儿童肠道感染,引起水样腹泻、呕吐和脱水,偶有腹痛、发热和血便。

表 8-1 　　　　　　　　　　致腹泻大肠埃希菌的主要特征

菌株	致病机制	感染类型	主要临床表现	发病年龄	危险因素
ETEC	LT 和 ST	腹泻,旅行者腹泻	大量水样便,腹痛、恶心、脱水	成人、儿童	海外旅行
EPEC	黏附因子	急性腹泻	水样便、发热、呕吐、黏液便	<2 岁婴儿、成人	
EIEC	侵袭结肠黏膜上皮	志贺样脓血便	脓血便,便中含红、白细胞和黏液,发热、腹痛	成人	海外旅行
EHEC	类志贺毒素	腹泻,出血性肠炎	腹泻(无 WBC),腹痛、血便、发热、HUS	儿童、老人	未熟牛肉牛奶
EAggEC	未明	急、慢性腹泻	水样泻、呕吐	所有年龄	

(二)沙门菌属

沙门菌属可从人和世界各地各种动物中分离得到,有许多血清型,其致病性具有种系特异性,例如人是伤寒、副伤寒 A、B、C 沙门菌的天然宿主。有些专对动物致病,也有些对人和动物都能致病。沙门菌属是肠杆菌科中最复杂的菌属。按 Kauffman-White 的分类标准,有 2200 种以上的血清型。可根据沙门菌的菌体抗原(O 抗原)分群(A、B、C 等),再根据其鞭毛抗原(H 抗原)分血清型(1,2 等),例如 Al,A2,B1,B2 等。沙门菌主要通过污染食品和水源经口感染,引起人类和动物的沙门菌病,出现相应的临床症状或亚临床感染,主要有 4 种类型:①胃肠炎。最为常见,引起轻型或暴发型腹泻,伴有低热,恶心和呕吐。②菌血症或败血症。以猪霍乱沙门菌感染为多,无明显的胃肠炎症状,表现为高热、寒战等。常伴有局部病灶如胆囊炎、骨髓炎等。往往出现血培养阳性而粪便培养阴性的结果。③肠热症。即指伤寒和副伤寒。最典型的是由伤寒沙门菌引起的伤寒,表现为发热、血培养或肥达反应阳性。肠热症也可由其他沙门菌引起，常表现为轻度发热和腹泻。④携带者。伤寒沙门菌感染过后约 3 % 患者可成为携带者，在粪便中可持续排菌长达 1 年或 1 年以上。

(三)志贺菌属

志贺菌属与沙门菌属一样，是主要的肠道病原菌之一，引起人类细菌性痢疾。志贺菌属主要包括 4 个血清群(种)：A 群为痢疾志贺菌(*S. dysenteriae*)，B 群为福氏志贺菌(*S. flexneri*)，C 群为鲍特志贺菌(*S. boydii*)，D 群为宋内志贺菌(*S. sonnei*)。志贺菌属引起细菌性痢疾，主要有以下 3 种临床类型：①急性细菌性痢疾。又分为典型、非典型及中毒型 3 种。典型的细菌性痢疾：表现为腹痛、发热、大量水样便，1~2 d 后转为少量腹泻(有里急后重现象)，便中含有多量的血、黏液和白细胞。志贺菌很少穿过黏膜层进入血流，在血液中极少发现该菌。由痢疾志贺菌引起的菌痢特别严重，死亡率可高达 20 %，而其他志贺菌引起的感染则相对较轻，具有自限性并很少致死(老人和婴儿例外)。非典型菌痢：症状不典型，容易造成误诊和漏诊。中毒性菌痢：多见于小儿，常无明显的消化道症状而表现为全身中毒症状，若抢救不及时，往往造成死亡。多数菌痢为散发病例，引起人与人之间的传播。偶可因污染了水和食物而引起暴发流行。任何季节均可发病，但在夏季更为常见。②慢性细菌性痢疾。常因急性菌痢治疗不彻底，造成反复发作、迁延不愈，病程超过 2 个月以上视为慢性菌痢。此外有痢疾病史、但无症状，结肠镜检或大便培养阳性者称为隐匿型菌痢，此型在流行病学中有重要意义。③携带者。有恢复期带菌、慢性带菌和健康带菌 3 种类型，后者是主要的传染源，从事餐饮业和幼教等职业的人员中的志贺菌携带者具有更大的危害性。

(四)耶尔森菌属

耶尔森菌属引起动物源性感染，通常先引起啮齿类、小动物和鸟类感染，人类通过吸血节肢动物叮咬或食用污染食物等途径而受感染。本属细菌包括 11 个菌种，至少有 3 种肯定是人类致病菌：鼠疫耶尔森菌(*Y. pestis*)，小肠结肠炎耶尔森菌(*Y. enterocolitica*)和假结核耶尔森菌(*Y. pseudotuberculosis*)。其他 8 种耶尔森菌均可从临床标本中分离到。

鼠疫耶尔森菌(*Y. pestis*)是甲类传染病鼠疫的病原菌。鼠疫是自然疫源性疾病，人与啮齿类感染动物接触或通过鼠蚤而受到感染。本病严重危害人类健康，曾在世界上造成三次大流行，大批患者死亡。1994 年在印度苏拉特市发生肺鼠疫流行，数千人发病，疫区扩展至 7 个邦并波及其他国家。鼠疫耶尔森菌含两种毒素：内毒素和鼠毒素。内毒素的毒力比其他革兰阴性菌低，但仍可引起典型的内毒素病理生理变化。鼠毒素对鼠类的毒性极高，静脉注射 μg 量级即可致死，主要作用于心血管系统(抑制心肌细胞线粒体的呼吸作用)引起不可逆性休克与死亡，该毒素存在于细胞内，菌细胞裂解或自溶后释放。人对鼠疫耶尔森菌的易感性没有年龄和性别的差异，而取决于被感染的方式。人主要通过带菌鼠蚤的叮咬或与染疫动物(或人)接触感染。细菌侵入机体后出现全身中毒症状并在心血管、淋巴系统和实质器官表现出特有的出血性炎症。鼠疫是我国法定传染病中的甲类传染病。有 3 种常见的临床类型：①腺鼠疫：局部淋巴结(多为腹股沟淋巴结)的肿胀、坏死和脓肿。②败血型鼠疫：由细菌侵入血流大量繁殖所致。此型最为严重，可出现高热(39~40 ℃)，皮肤黏膜出现小出血点，若不及时抢救，可在 2~3 d 内死亡。③肺鼠疫：由腺鼠疫、败血型鼠疫继发而引起，病人出现高热咳嗽、痰中带血 并含有大量鼠疫耶尔森菌，死亡率极高，此型鼠疫可通过呼吸道在人与人之间直接传播，引起原发性肺鼠疫，导致人间鼠疫大流行。此外尚有较为少见的皮肤鼠疫、肠鼠疫、脑膜炎型鼠疫、眼鼠疫等。

(五)枸橼酸杆菌属

枸橼酸杆菌属是人和动物肠道的正常菌群，也是条件致病菌，能引起腹泻和肠道外感染如菌血症、脑膜炎和脑脓肿等。本菌属主要包括 3 个种：弗劳地枸橼酸杆菌(*C. freundii*)，异型枸橼酸杆菌(*C. diversus*)和无丙二酸盐枸橼酸杆菌(*C. amalonaticus*)。弗劳地枸橼酸杆菌引起胃肠道感染，能从粪便标本分离到，也可致菌血症及许多组织感染；无丙二酸盐枸橼酸杆菌偶可分离自粪便，很少在肠道外部位分离到；有时枸橼酸杆菌与革兰阴性无芽孢厌氧菌(产黑色素普雷沃菌等)合并感染。

(六)克雷伯菌属

克雷伯菌属是条件致病菌，临床感染中以肺炎克雷伯菌多见，近年来，本属细菌因能产生 ESBLs 等耐药机制，导致对常用的 β-内酰胺类抗生素耐药，是引起医院感染的重要病原菌。肺炎克雷伯菌肺炎亚种是临床标本中常见的细菌，可引起典型的原发性肺炎。该菌在正常人口咽部的带菌率为 1 %~6 %，在住院病人中可高达 20 %，是酒精中毒者、糖尿病和慢性阻塞性肺部疾病患者并发肺部感染的潜在的危险因素。肺炎克雷伯菌肺炎亚种还能引起各种肺外感染，包括肠炎和脑膜炎(婴儿)，泌尿道感染(儿童和成人)及菌血症。近年来由该菌引起的免疫低下患者感染或医院感染不断增多，本菌对氨苄西林天然耐药。一般对头孢菌素、妥布霉素、阿米卡星和多黏菌素 B 等敏感，易产生 ESBL 而导致对头孢菌素耐药。

本属细菌还包括克雷伯菌属主要包括产酸克雷伯菌(*K. oxytoca*)，肺炎克雷伯菌鼻亚种(*K. pneumoniae subsp. ozaenae*)和肺炎克雷伯菌鼻硬结亚种(*K. pneumoniae subsp. rhinoscleromatis*)，广泛存在于自然界及人和动物的胃肠道内。将近半数的产酸克雷伯菌分离自粪便，其次是血液。臭鼻亚种经常可从萎缩性鼻炎(臭鼻症)和鼻黏膜的化脓性感染中分离到，亦有该菌引起角膜溃疡的个案报道，以及从血、尿和软组织中分离到该菌的报告，其致病范围比以往所认识的更为广泛。鼻硬结亚种引起呼吸道黏膜、口咽部。鼻和鼻窦的感染，导致肉芽肿性病变和硬结形成。

(七)肠杆菌属

肠杆菌属广泛存在于自然环境中，是肠道正常菌群的成员，能引起多种条件致病性感染。在临床标本中最常出现的是阴沟肠杆菌和产气肠杆菌，一般引起肠道外感染，如泌尿道、呼吸道和伤口感染，也可引起菌血症和脑膜炎。此类细菌常具有染色体介导的 Bush Ⅰ(AmpC)型 β-内酰胺酶(又称诱导酶或 C 类头孢菌素酶)，常在抗生素治疗的过程中产生多重耐药性。多重耐药的阴沟肠杆菌引起的败血症有很高的死亡率。诱导酶现象，肠杆菌属、枸橼酸菌属和沙雷菌属在三代头孢的治疗过程中可发展成耐药性，即最初敏感的菌株在开始治疗 3~4 d 内就可变成耐药菌株，因此须反复测试重复分离的菌株。阪崎肠杆菌能引起新生儿脑膜炎和败血症，死亡率高达 75 %，应引起临床实验室的密切注意。日勾维肠杆菌能引起泌尿道感染，亦可从呼吸道和血液中分离到本菌。泰洛肠杆菌可从血液和脑脊液中分离得到，阿氏肠杆菌可从血液、尿液、粪便、伤口和呼吸道中分离得到。河生肠杆菌是水中的细菌，亦可从人类标本中分到，但尚无该菌引起感染的证据。

（八）沙雷菌属

沙雷菌属是肠杆菌科中主要引起医院感染的一个重要的菌属。本菌属曾一度被认为是无害的环境污染菌，但由于该菌具有侵袭性并对许多常用抗菌药物有耐药性，现已成为一种重要的条件病原菌，其中黏质沙雷菌是引起肠道外感染的主要病原菌，与许多医院内感染的暴发流行有关，导致肺炎、败血症、输血和外科术后感染及泌尿道感染等。近来报道气味沙雷菌与医院感染菌血症有关，而普城沙雷菌可致社区感染菌血症。

（九）变形杆菌属

变形杆菌属存在于肠道和医院环境中。奇异变形杆菌和普通变形杆菌引起人的原发性和继发性感染，是泌尿道感染的主要病原菌之一（仅次于大肠埃希菌），并与泌尿道结石的形成（尿液碱化）有一定的关系。可继发于泌尿道感染引起菌血症，还常引起伤口、呼吸道等多种感染，由变形杆菌造成的新生儿脐带感染可导致高度致死性菌血症和脑膜炎。奇异变形杆菌亦是婴儿肠炎的病原菌之一。潘氏变形杆菌偶可从临床标本中分离出来，可引起医院感染。产黏变形杆菌尚未从人类感染中分离出来。变形杆菌能产生脲酶，具有分解尿素的性能，感染后的尿液和分泌物一般呈碱性，有氨臭味。对庆大霉素和羧苄西林可能敏感，但容易产生耐药性。

（十）假单胞菌属

假单胞菌属为需氧、有鞭毛、无芽孢、无荚膜的革兰阴性杆菌，包括200余种菌。多数为腐生菌，少数为植物和动物寄生菌，临床上常表现为条件致病菌。假单胞菌属分布广泛，土壤、水和空气中均有存在，人类非发酵菌感染中，假单胞菌占70%~80%，主要为铜绿假单胞菌，其他较为常见的菌种有嗜麦芽窄食单胞菌、荧光假单胞菌、恶臭假单胞菌、产碱假单胞菌等。这些菌种也是医院感染的主要病原菌。

1. 铜绿假单胞

铜绿假单胞菌是假单胞菌的代表菌种，广泛分布自然界、土壤、水、空气，人体皮肤、肠道、呼吸道均有存在，特别是儿童皮肤分离出该菌达25%为条件致病菌，是医院感染的主要病原菌之一。由于铜绿假单胞菌广泛存在环境中，加之多种传播途径和污染，因此易感染，特别在由各种原因所致的人体抵抗力低下时引起皮肤感染、呼吸道感染、泌尿道感染、烧伤感染等，亦可导致菌血症、心内膜炎、囊性纤维变性（Cystic fibmsis，CF）。该菌引起的慢性肺部感染占有较大的比例；在AIDS病人中，CD4水平较低时，常发生感染。感染眼部的铜绿假单胞菌，可以合成胶原酶，以致引起角膜穿孔而失明。在假单胞菌属的感染中铜绿假单胞菌的感染占70%。铜绿假单胞菌有多种毒力因子，包括结构成分、毒素和酶。黏附素：菌毛的神经氨酸酶分解上皮细胞表面的神经氨酸而促进细菌侵入。细菌表面还有另一种非菌毛样黏附素的黏附作用。多糖荚膜样物质：除抗吞噬细胞的吞噬外，多糖层使细菌锚泊在细胞表面，尤其是囊性纤维化和慢性呼吸道疾病患者的细胞表面，故与呼吸道感染有关。内毒素：即LPS，其中脂质A有多种生物学效应。外毒素：外毒素A类似白喉毒素，能阻止真核细胞蛋白质的合成，主要在烧伤或慢性肺部感染中介导组织损伤；外毒素S干扰吞噬杀菌作用。绿脓菌素（pyocyanin）：是铜绿假单胞菌的RpoS基因编码产生的代谢产物，为绿色色素，具有氧化还原活件的化合物，在铜绿假单胞菌的致病中起重要作用，能催化超氧化物和过氧化氢产生有毒氧基团，引起组织的损伤。弹性蛋白酶（elastase）：有丝氨酸蛋白酶（Las-A）和锌金属蛋白酶（Las-B）两种，均能降解弹性蛋白，引起肺实质损伤和出血，与铜绿假单胞菌的扩散性感染有关；亦能降解补体和白细胞蛋白酶抑制物，加重急性感染的组织损伤；在慢性感染中弹性蛋白酶与相应抗体形成复合物，从而沉积于感染组织中。磷脂酶C：能分解脂质和卵磷脂，损伤组织细胞。

2. 嗜麦芽窄食单胞菌

嗜麦芽窄食单胞菌广泛分布于自然界中，河水、污水及自来水中均可检出，也可以从正常人咽部、痰、粪便中检出。作为条件致病菌常引起抵抗力低下患者呼吸道、泌尿道、伤口等部位感染，严重者出现菌血症及心内膜炎。在非发酵菌引起的感染中，仅次于铜绿假单胞菌和鲍曼不动杆菌，居临床分离阳性率的第三位。该菌含有 β-内酰胺酶，临床治疗首选磺胺类、喹诺酮类或替卡西林/克拉维酸。嗜麦芽窄食单胞菌对亚胺培南天然耐药，临床不应选用。

3. 其他假单胞菌

荧光假单胞菌存在外环境中，可从痰液、血液、尿液及脓肿穿刺液标本中分离出来。也可在冰箱储存的血及血液制品中生长繁殖。故输血科应予以重视，避免该菌污染引起的医源性感染。恶臭假单胞菌可从临床标本中分离出来，但比例较低，常可引起泌尿道感染、皮肤感染及骨髓炎，分泌物有腥臭味。斯氏假单胞菌存在于土壤、水、粪便及人体上呼吸道中，能引起抵抗力低下患者的伤口感染、泌尿道感染、肺炎、心内膜炎。

（十一）不动杆菌属

不动杆菌属为一群不发酵糖类、氧化酶阴性、不能运动的革兰阴性杆菌。临床标本中常能分离到的菌种名称有：醋酸钙不动杆菌、洛菲不动杆菌、溶血不动杆菌、鲍曼不动杆菌、琼氏不动杆菌、约翰逊不动杆菌等。本菌属存在于正常人体的皮肤、呼吸道和泌尿道，也广泛分布于自然界的水及土壤中。是引起医院感染的常见病原菌，常从感染患者的血、尿、脓液及呼吸道分泌物、脑脊液等标本中分离出来。为条件致病菌，在不发酵革兰阴性菌的感染中仅次于假单胞菌，近年呈上升趋势。对于不动杆菌属，首选抗菌药物为头孢他啶、哌拉西林、替卡西林，次选阿米卡星、亚胺培南、环丙沙星。其中鲍曼不动杆菌，对全部氨基青霉素、第一代、第二代头孢菌素和第一代喹诺酮类抗菌药物天然耐药。

（十二）产碱杆菌属

与假单胞菌相同，在自然界分布广泛，以粪产碱杆菌最为常见，可在水、土壤、人体及动物肠道中均能分离出该菌，是人体的正常菌群，在皮肤和黏膜可分离到该菌，是医院感染的病原菌之一，从院内环境中也可分离到该菌。可引起抵抗力低下患者发生菌血症，并可从患者呼吸道、尿液、血液及脑脊液中分离出来。脱硝产碱杆菌曾自尿液、血液及脑脊液中分离出来。木糖氧化产碱杆菌木糖氧化亚种是免疫缺陷患者的常见致病因子，目前在呼吸道插管的患儿和囊性纤维化病人体内已发现因为本菌定植导致病人肺部症状恶化的报道。

(十三)军团菌属

军团菌属较为复杂,时有新种发现,除嗜肺军团菌(*L. pneumophila*)外,常见的与人类疾病有关的军团菌是米克戴德军团菌(*L. micdadei*)、长滩军团菌(*L. longbeachae*)、杜莫夫军团菌(*L. dumoffii*)、波兹曼军团菌(*L. bozemanii*)等。该菌属存在于水和土壤中,常经供水系统、溶洞和雾化吸入而引起肺炎型和非肺炎型感染。肺炎型(重症)主要由嗜肺军团菌(LP),特别是LP1、LP6血清型及米克戴德军团菌引起,潜伏期2~10 d,除呼吸道症状外还有明显的多器官损害,头痛、畏寒、发热、伴消化道及神经系统症状及体征,致死率高。本属细菌可引起病情较轻的自限性疾病:非肺炎型(庞蒂亚克热 Pontiac fever)潜伏期短,症状轻,以乏力、肌痛、发热、干咳常见,发病率高,但无死亡。疾控部门报导该菌引起的医院感染可高达23%,中老年人有慢性心、肺、肾病变、糖尿病、血液病、恶性肿瘤、艾滋病或接受免疫抑制者易发本病,且死亡率高达45%,并易合并其他微生物感染,形成难治性肺炎。值得注意的是,军团菌病的临床表现是多种多样的,高发于夏秋季节,易侵犯患有慢性器质性疾病或免疫功能低下患者,如恶性肿瘤、慢性支气管炎或肺气肿等患者,以及使用激素及免疫抑制剂和器官移植的患者。军团菌在机会感染或医院内感染中的位置也越来越被人们所重视。其发病机理目前认为是该菌通过空气传播,直接进入肺部,在肺泡巨噬细胞内生长,造成肺泡和终末支气管产生炎症反应。发生感染时,宿主的免疫反应较为复杂。在实验动物及人类均产生抗体反应,在动物中抗体具有保护作用,而人类则认为有一定保护作用,但不完善。因此认为军团菌感染时,宿主体液免疫反应在免疫机制中不起主要作用。由于军团菌是胞内菌,能在巨噬细胞内繁殖,所以其免疫主要是细胞免疫。其发病机理可能有多种因素:内毒素和细胞产生的多种酶;裂解红细胞的作用,亦可使豚鼠红细胞裂解;有消化卵黄囊的能力,在含5%卵黄的F-G琼脂上可表现,此种作用可能和外毒素有关。

(十四)嗜血杆菌属

本菌属包括16个菌种,其中与临床有关的有9个:流感嗜血杆菌(*H. influenzae*)、副流感嗜血杆菌(*H. parainfluenzae*)、溶血嗜血杆菌(*H. haemolyticus*)、副溶血嗜血杆菌(*H. parahaemolyticus*)、杜克雷嗜血杆菌(*H. ducreyi*)、埃及嗜血杆菌(*H. aegyptius*)、嗜沫嗜血杆菌(*H. aphrophilus*)、副嗜沫嗜血杆菌(*H. paraphrophilus*)、迟缓嗜血杆菌(*H. segnis*)。嗜血杆菌属存在于正常人上呼吸道,定植率可达人群的50%。其中有荚膜 b 型定植较少,在健康儿童中定植为3%~5%。该菌属可引起上呼吸道、泌尿道感染及脑膜炎、菌血症等感染性疾病。临床常见的嗜血杆菌所引起的感染见表8-2。

表8-2　　　　　　　　　　　　**几种主要嗜血杆菌的常栖部位及所致疾病**

菌种	常栖部位及所致疾病
流感嗜血杆菌	原发化脓性感染及继发性感染,包括脑膜炎、鼻咽炎、关节炎、心包炎、鼻窦炎及中耳炎等
副流感嗜血杆菌	口腔及阴道正常菌群,偶尔可引起心内膜炎、尿道炎
溶血嗜血杆菌	鼻咽部正常菌群,常引起儿童上呼吸道感染

续表

菌种	常栖部位及所致疾病
副溶血嗜血杆菌	口腔、咽部正常菌群，偶可引起咽炎、化脓性口腔炎和心内膜炎
杜克雷嗜血杆菌	软下疳，为性传播病菌。常引起外阴脓疱、溃疡、淋巴结肿大
埃及嗜血杆菌	急性亚急性结膜炎、儿童巴西紫癜热
嗜沫嗜血杆菌	咽部正常菌群、牙菌斑中常见菌、偶致心内膜炎和脑脓肿
副嗜沫嗜血杆菌	咽部及阴道正常菌群，偶可引起亚急性细菌性心内膜炎、菌血症、甲沟炎、脑脓肿、脑膜炎

(十五) 鲍特菌属

鲍特菌属包括百日咳鲍特菌(*B. pertussis*)、副百日咳鲍特菌(*B. parapertussis*)、支气管鲍特菌(*B. bronchiseptica*)、鸟鲍特菌(*B. avium*)、欣氏鲍特菌(*B. hinzii*)、霍氏鲍特菌(*B. holmesii*)，其中前三种是临床常见的致病菌，而后三种临床致病报道较少。百日咳鲍特菌又称百日咳杆菌，是百日咳的致病菌，一年四季均有散发，冬春季发病较多，小儿患者比成人多见，病人是唯一的传染源，可通过飞沫传染。百日咳鲍特菌在首次感染人体后黏附在气管和支气管上皮细胞上并迅速繁殖，干扰纤毛运动，释放毒素。副百日咳鲍特菌也可引起百日咳及急性呼吸道感染，但症状较轻。支气管鲍特菌分别从犬瘟热的狗呼吸道分离出来，也可从豚鼠、家兔、猴子等动物分离到该菌，偶从呼吸道感染及伤口分泌物中分离获得，主要为动物致病菌，对人亦能引起百日咳。感染百日咳鲍特菌后潜伏期为1~2周，病程分3期：①卡他期：1~2周，明显的卡他症状，传染性强，感染标本阳性率高；②痉挛期：1~4周，患者出现阵发性剧烈咳嗽，直至咳出黏稠的痰液为止。③恢复期：1~2周，阵咳开始减轻，渐趋停止。由于从母体获得的百日咳杆菌的保护性抗体量小，所以6个月以内的小儿也可以患本病。隐性感染、病后及预防接种后可产生较持久的免疫力。

(十六) 布鲁菌属

布鲁菌属包括羊布鲁菌(*B. melitensis*，又称马尔他布鲁菌)、牛布鲁菌(*B. abortus*，又称流产布鲁菌)、猪布鲁菌(*B. svis*)、绵羊布鲁菌(*B. ouis*)、狗布鲁菌(*B. canis*)、林鼠布鲁菌(*B. neotomae*)共有6个种。近年来，人兽共患性疾病报道不断增多。布鲁菌为人兽共患性疾病的病原菌，可通过人体的皮肤、呼吸道、消化道进入人体引起感染，以长期发热、多汗、关节痛及全身乏力、疼痛为主要特征。过去多见于牧区，近年来散发于大中城市，发病年龄以青壮年为主，从事兽医、皮毛加工业、屠宰的工人发病率较高，发病季节以夏秋较多。传染源为病兽，常见的为羊、牛、猪，而人间直接传播的机会极少。病菌存在于病兽的组织、尿、乳液、产后阴道分泌物、胎儿及羊水内，引起动物的死胎及流产，饮用未消毒的病兽乳品可获感染。进入人体的病菌侵入血液，主要在淋巴结、脾脏、骨髓等处繁殖，并多次进入血液引起菌血症及引起网状内皮系统上皮样增生，肉芽肿形成。病变可波及心血管、呼吸、神经、运动及生殖系统。该病潜伏期为5~21 d，但也可高达数月。急性期以畏寒、发热多见，可有各种类型发热，常见弛张热、不规则热、持续性低热。慢性期患者仅感觉长期乏力低热。布鲁菌不产生外毒素，但有较强的内毒素，是一种多糖类脂蛋白质复合物，可以引起发热反应。布鲁菌有较强的侵袭力，细菌可以通过完整的皮肤和黏膜进入宿主体内，并在体内有很强的繁殖和扩散能力，这与它能产生透明质酸酶和过氧化氢酶有关。透明质酸酶有利于细菌的扩散，过氧化氢酶不仅保护细菌本身抵抗代谢中形成的过氧化氢的伤害，而且使细菌周围的氧张力维持在一定的水平，有利于细菌的生长和繁殖。布鲁菌的致病性还与迟发性变态反应有关。布鲁菌进入人体后，被中性粒细胞和巨噬细胞吞噬，成为胞内寄生菌，故以细胞免疫为主，但特异性 IgM 和 IgG 可发挥免疫调节作用。布鲁菌各菌种或生物型的抗体有交叉保护作用。其初期的免疫为有菌免疫，但随着免疫力不断增强，可转变为无菌免疫。此外，在羊、牛、猪等动物的乳腺、生殖道、睾丸和怀孕家畜的胎盘、绒毛膜和羊水中都含有大量的赤癣醇(erythritol)，它是布鲁菌的生长因子，所以在这些部位对布鲁菌的感染较为敏感。动物感染后常表现乳腺炎、流产等。布鲁菌对人、兽均有致病性。自然状态下，在羊、牛、猪中流行最广，马、骆驼、骡子、鹿、狗等次之，猫、鸡、野兔、鼠等也可受感染。布鲁菌感染后其各生物种、型、株间毒力差别较大。羊种、牛种和猪种布鲁菌对人有较强的致病作用，尤以羊种菌毒力最强。

(十七)弧菌属

弧菌属共有 36 个种，有 12 个种与人类感染有关。其中以霍乱弧菌和副溶血弧菌最为重要，分别引起霍乱和食物中毒。霍乱弧菌(*V. cholera*)是烈性肠道传染病霍乱的病原体。目前有 155 个血清群。其中 O1 群有古典和埃尔托两种生物型。在自然情况下，人类是霍乱弧菌的易感者。自 1817 年以来，已发生七次世界性的霍乱大流行，均由霍乱弧菌的 O1 群引起，前六次为霍乱弧菌的古典生物，第七次为埃尔托生物型。自 1992 年 10 月起分离到新的血清群 O139，现在世界各地均有其流行或散发病例报告。副溶血性弧菌(*V. parahaemolyticus*)为弧菌属的细菌。具有嗜盐性。存在于近海的海水、海底的沉淀物、鱼虾类和贝壳及盐渍加工的海产品中。主要引起食物中毒和急性腹泻，也可引起伤口感染和菌血症。该菌于 1950 年首次在日本大阪发生食物中毒的暴发流行。是我国沿海地区及海岛食物中毒的最常见病原菌。副溶血性弧菌引起的胃肠炎，临床表现有：恶心、呕吐、腹痛、低热、寒战等。腹泻呈水样便，偶尔血性，恢复较快，病程 2~3 d，通常为自限性。

三、分枝杆菌

(一)结核分枝杆菌

结核分枝杆菌简称结核杆菌，是人和动物结核病的病原菌，包括人结核分枝杆菌(*M. tuberculosis*)，牛分枝杆菌(*M. bovis*)，非洲分枝杆菌(*M. africanum*)和田鼠分枝杆菌(*M. microti*)等，前三种细菌对人类致病，其中人型结核分枝杆菌感染的发病率最高。

目前，全球大约 1/3 的人口已感染结核分枝杆菌，有 2000 万活动性结核病患者，每年新发病例 900 万人，每秒钟就有一人受结核分枝杆菌感染，每年约有 300 万人死于结核病。近年来，由于 AIDS 的发病率呈上升趋势，而 AIDS 患者又极易患结核病，因此，结核病已成为威胁人类健康的一个严重的全球性公共卫生问题。WHO 已把结核病与 AIDS、疟疾一起列为人类的最主要杀手。新中国成立前结核病严重流行，死亡率达 200~300

人/10万，居各种疾病死亡原因之首。新中国成立后随着人民生活水平的提高，卫生条件的改善，特别是积极开展防痨工作，儿童普遍接种卡介苗，使结核病的发病率和死亡率大大降低，但每年仍有12.7万人死于结核病。人型结核分枝杆菌主要通过呼吸道、消化道和损伤的皮肤等多途径感染机体，引起多种脏器组织的结核病，其中以肺结核为多见。含结核分枝杆菌的飞沫或尘埃经呼吸道侵入肺部后，其中大部分细菌可经黏膜纤毛运动而被排出体外，只有少部分细菌进入肺泡引起感染。结核分枝杆菌初次感染在肺内形成病灶，称为原发性感染，包括原发灶、淋巴管炎及所属肺门淋巴结病变。原发感染见于学龄儿童及未感染过结核杆菌的成人。机体免疫力低下时，原发感染灶恶化，结核分枝杆菌经气管淋巴道或血流播散，形成全身性粟粒性结核。当机体抵抗力强时，使感染灶形成结核结节，淋巴结病灶逐渐纤维化和钙化，不治自愈。但病灶内常有一定量的细菌长期潜伏，不断刺激机体产生免疫，也可成为以后内源性感染的来源。继发感染亦称复活感染，已痊愈的原发感染可以复活，成为活动性结核病。约有2/3的活动性结核病是由复活感染所致。继发感染亦可由外界新侵入的结核分枝杆菌引起（外源性感染），其特征为慢性肉芽肿炎症，形成结核结节、干酪化和纤维化，只有少数累及邻近淋巴结。继发感染常见于肺尖部位。

（二）非结核分枝杆菌

非结核分枝杆菌是广泛分布于自然界的腐物寄生菌，它分为四群，即Ⅰ群（如堪萨斯分枝杆菌）、Ⅱ群（如瘰疬分枝杆菌）、Ⅲ群（如鸟-胞内分枝杆菌）、Ⅳ群（如龟分枝杆菌）。前三群生长缓慢，Ⅳ群生长快速。非结核分枝杆菌是医院感染的常见菌，快速生长的非结核分枝杆菌易出现暴发流行。例如，手术、介入治疗、血管内插管、人工透析液或注射用具及气管插管等污染，则可引起医院感染暴发流行。

四、厌氧菌

厌氧菌是指一大群在有氧条件下不能生长，必须在无氧条件下才能生长的细菌。厌氧菌分为两大类，一类是有芽孢的革兰阳性菌，另一类是无芽孢的革兰阳性及革兰阴性的杆菌与球菌。厌氧菌广泛分布于自然界和人体中。除梭状芽孢杆菌能以芽孢的形式在自然界中长期存活外，其他绝大多数无芽孢厌氧菌均存在于人和动物体内。人和动物的口腔、肠道、上呼吸道、泌尿生殖道等处是厌氧菌存在的主要部位，厌氧菌与需氧菌及兼性厌氧菌共同构成机体的正常菌群。在人体正常菌群中，厌氧菌占有绝对优势。正常情况下，厌氧菌同需氧菌及兼性厌氧菌之间保持着微生态的动态平衡，厌氧菌代谢产生的乙酸、乳酸等能抑制病原菌生长，需氧菌及兼性厌氧菌的存在为厌氧菌的生长创造了条件。若长期使用广谱抗生素、激素、免疫抑制剂等，在发生菌群失调、机体免疫力下降或细菌进入非正常寄居部位时，这些厌氧菌即可作为条件致病菌导致内源性感染。无芽孢厌氧菌无论在种类或数量上均多于有芽孢厌氧菌，无芽孢厌氧菌在临床厌氧菌标本检出率中约占90%；厌氧菌分布十分广泛，是体内正常菌群的组成成员，多为条件致病菌；厌氧菌的感染遍及临床各科，且多为混合感染；厌氧菌对常用的氨基糖苷类抗生素耐药，而对甲硝唑普遍敏感。对厌氧菌的感染，常规细菌培养方法不能检出，常用抗菌药物也多无效果，是临床上许多疑难杂症，如"无菌性感染或脓肿"、"原因不明的发热"，以及某些感染性疾病迁延不愈和反复发作的重要原因之一。机体免疫功能下降，易并发厌氧菌感染。如接受免疫抑制剂、抗代谢药物、放射治疗、化学药物治疗的患者，其全身免疫功能受损，厌氧菌感染率相当高。糖尿病患者、慢性肝炎、肾疾患的晚期、开放性骨折、胃肠道手术、生殖道手术、老年人、早产儿等均有因免疫功能受损或不足，而易并发厌氧菌感染。此外长期应用氨基糖苷类抗生素，或长期应用头孢菌素、四环素等无效的患者，均可诱发厌氧菌感染。

五、病毒

能引起医院感染的病毒有乙型肝炎病毒（Hepatitis *B. virus*，HBV）、丙型肝炎病毒（hepatitis *C. virus*，HCV）、人类免疫缺陷病毒（human immunodeficiency virus，HIV）、人巨细胞病毒（human cytomegalovirus，HCMV）、轮状病毒（rotavirus，RV）等较常见。严重急性呼吸综合征（severe acute respiratory syndrome，SARS）相关病毒为新发现的可引起医院感染的病毒。其他病毒，如流感病毒、麻疹病毒、柯萨奇病毒、埃可病毒、水痘-带状疱疹病毒等，也可引起医院感染。它们可经血液-体液传播，也可经器官移植传播。

（一）乙型肝炎病毒

人类乙型肝炎病毒属于肝DNA病毒科，属于正嗜肝病毒属。HBV是乙型病毒性肝炎的病原体。HBV感染呈世界性流行，但不同地区感染的流行强度差异很大。据世界卫生组织报道，全球约20亿人曾感染过HBV，其中3.5亿人为慢性感染者，每年约有100万人死于HBV感染所致的肝衰竭、肝硬化和原发性肝细胞癌。我国属高流行区，一般人群已HBsAg阳性率为9.09%，接种与未接种乙型肝炎疫苗人群HBsAg阳性率分别为4.51%和9.51%。HBV主要经血液和血制品等传播、母婴传播及接触传播，主要有三类：①血液、血制品等传播。HBV可经输血与血制品、注射、外科及牙科手术、针刺等使污染血液进入人体。医院内污染的器械（如牙科、妇产科器械）亦可导致医院内传播。②接触传播。与有HBV传染性患者共用剃须刀、牙刷、漱口杯等均可引起HBV感染。通过唾液也可能传播。性行为，尤其男性同性恋之间也可传播HBV。但尿液、鼻液和汗液传播的可能很小。③母婴传播。包括母体子宫内感染、围生期感染和产后密切接触感染3种，其中主要是围生期感染，即分娩前后15 d及分娩过程中的感染。HBsAg携带者母亲传播给胎儿的机会为5%，通过宫内感染的胎儿存在病毒血症及肝内病毒复制，但不产生抗体。围生期新生儿感染者，由于免疫耐受，85%~90%可能成为无症状HBsAg携带者。人感染后，病毒持续6个月仍未被清除者称为慢性HBV感染。感染时年龄是影响慢性化最主要因素。在围生期和婴幼儿时期感染HBV者中，分别有90%和25%~30%将发展成慢性感染。其感染的自然史一般可分为3个期，即免疫耐受期、免疫清除期和非活动或低（非）复制期。在青少年和成人期感染HBV者中，仅5%~10%发展成慢性，一般无免疫耐受期。

HBV对外界抵抗力相当强，能耐受低温、干燥和紫外线，70%乙醇等一般消毒剂不能灭活。病毒在30~32℃可存活至少6月，在-20℃可存活15年。病毒浓度较高时，60℃加热10 h，或98℃加热1 min，以及乙醚或pH 2.4处理6 h均不能有效灭活乙肝病毒。能够灭活HBV的常用方法和条件包括：121℃高压灭菌20 min，160℃干烤1 h，100℃直接煮沸>2 min，以及0.5%过氧乙酸、3%漂白粉溶液、5%次氯酸钠和环氧乙烷等的直接处理。HBV 的感染性并非与其抗原性和免疫原性相一致，在一些能够灭活 HBV 感染性的条件下，其抗原性和免疫原性仍可较好保留。

（二）丙型肝炎病毒

HCV 病毒科的肝病毒属。HCV 是病型病毒性肝炎的病原体，也是肠道外非甲非乙型肝炎的主要病原体，常引起肝炎慢性化。所致感染呈世界分布，全球至少有 2 亿感染者，但各地人群感染率差异明显。HCV 传染源包括患者和隐性感染者，传播途径多种多样，包括：①血液传播，如注射毒品、输血或血制品、血液透析、器官移植等；②性接触传播；母婴传播；家庭内接触传播，但约近半数 HCV 感染者传播途径不明。目前 HCV 占输血后肝炎的 80 %~90 %。丙型肝炎能引起急性和慢性肝炎，且慢性丙型肝炎与原发性肝癌关系十分密切。

HCV 对各种理化因素的抵抗力较弱，对酸、热均不稳定。用 1：1000 甲醛 37 ℃；作用 4 d、沸水煮 5 min、或加热 60 ℃ 30 min，均可使感染性丧失。血液或血液制品经 60 ℃处理 30 h 后可完全灭活 HCV。氯仿、乙醚等有机溶剂对 HCV 有较强的灭活作用。

（三）人类免疫缺陷病毒

HIV 属慢病毒属中的灵长类免疫缺陷病毒亚属。已经发现人免疫缺陷病毒有 HIV-1 和 HIV-2 两型。两型病毒的核苷酸序列相差超过 40 %。HIV-1 是引起全球艾滋病流行的病原体，HIV-2 主要局限于西部非洲，HIV-1 型包括 3 个不同的病毒组（M、N 和 O）11 个亚型，其中 M 组含 9 个亚型(A~D，F~H，J，K)，N 和 O 组各含一个亚型。而 HIV-2 含 6 个亚型(A~F)。各地流行的亚型不同，我国主要流行的是 B' 和 B'/C 亚型。本亚属的另一个成员是猴免疫缺陷病毒，感染猕猴可导致与人艾滋病相似的疾病。HIV 感染的主要靶细胞为 $CD4^+T$ 细胞，可引起 $CD4^+T$ 细胞数量不断下降，导致感染者细胞免疫功能缺损，并继发体液免疫功能缺损，最终进入 AIDS 期，因各种机会性感染及肿瘤死亡。艾滋病的传染源是 HIV 无症状携带者和艾滋病患者。其传播途径有性接触传播、血液传播及母婴传播。关于 AIDS 的致病机制目前尚不很清楚，主要有以下几种观点：①HIV 直接损伤或间接损伤 $CD4^+T$ 细胞；②HIV 抑制抗原呈递细胞功能；③HIV 诱发自身免疫性疾病及诱导细胞凋亡；④HIV 导致 $CD8^+T$ 细胞丧失抗病毒活性等。

HIV 对理化因素的抵抗力较弱，56 ℃ 30 min 可被灭活，0.1 %漂白粉、70 %乙醇、0.3 %H_2O_2 或 0.5 %来苏等对病毒均有灭活作用。

（四）人巨细胞病毒

HCMV 属于 β 疱疹病毒亚科，巨细胞病毒属成员，人类是 HCMV 的唯一宿主 HCMV 感染者多数为无症状的隐性感染者，而且一旦感染即成为长期的病毒携带者。一些带毒率调查的报告显示：新生儿的带毒率在 0.5 %~2.5 %，学龄前儿童为 10 %~25 %，学龄儿童在 2 %~15 %，成人为 0 %~2 %。我国属于感染率和带毒率偏高的国家。巨细胞病毒虽多数引起无症状的感染，但有时表现为严重的症状。

1. 先天性感染

HCMV 是先天性感染最常见的病原体。母体在妊娠期感染 HCMV 或因妊娠致潜伏的 HCMV 复发感染，均可通过胎盘将病毒传播给胎儿。病毒可侵犯胎儿的神经系统、心血管系统、肺、脾、肝、肾等多种器官，严重者可导致死胎或流产。先天性感染的婴儿中，不到

5%的婴儿在新生儿期出现临床症状,从宫内生长迟缓、黄疸、肝脾肿大、瘀斑以及中枢神经系统异常、脉络膜视网膜炎到一些较为局限的感染,严重程度不等。少数有症状的新生儿可在出生的第1个月死于并发症,大多数能够存活,但伴有神经系统损伤症状。在先天性感染婴儿中,还可表现为出生时无症状,以后逐渐出现听觉障碍或者智力发育迟缓。

2. 围生期

新生儿可在出生时通过母亲产道或接受母乳喂养时发生HCMV感染,产时感染的新生儿在出生后3~12周内会排泄病毒,但通常无临床症状。在围生期感染HCMV的婴儿不会留下神经系统后遗症。

3. 青少年时期

HCMV感染大多数出生后感染HCMV的儿童和成人不表现临床症状。早产新生儿通过输血感染该病毒的发病率很高,可出现肝脾肿大、非典型的淋巴细胞增多症、溶血性贫血等症状。在青少年和成人中,性交会导致HCMV的传播,感染者可出现发热、嗜睡、非典型的淋巴细胞增多症以及传染性单核细胞增多症等症状。

4. 免疫功能缺陷个体的感染

具有先天性或获得性细胞免疫功能缺陷的患者,如艾滋病、恶性肿瘤和器官移植的受者,发生HCMV感染后,症状通常很严重,包括发热、视网膜炎、血小板减少症、白细胞减少症、肺炎、脑炎、肝炎,并且常因细菌或真菌感染引起的并发症而死亡。HCMV感染所致的间质性肺炎是骨髓移植受者的重要死因。艾滋病患者感染HCMV的机会很高,常出现播散性疾病,以肺、中枢神经系统和胃肠道感染最为常见,HCMV感染可加重患者的免疫功能损害,进而加速HIV感染的进程。

HCMV对理化因素的抵抗力较弱,易被脂溶剂如乙醚、氯仿所灭活,对紫外线敏感,不耐酸,pH 5以下很快灭活,不耐热,56 ℃加热30 min即灭活,4 ℃只能存活数天,但可在液氮环境中保存数年。

(五)轮状病毒

轮状病毒属于呼肠病毒科、轮状病毒属,1975年由国际病毒分类委员会(ICTV)正式命名。根据病毒基因结构和抗原性(VP6)将轮状病毒分为7个组(A~G),其中A组RV的感染最为常见,主要引起婴幼儿腹泻;B组RV引起成人腹泻,故也称成人腹泻轮状病毒(ADRV);少数报告C组RV也可致人感染,但D~G等4组RV只引起动物腹泻。轮状病毒引起急性胃肠炎,主要经粪-口途径传播,接触传播也是一种重要的传播途径。A组RV感染见于世界各地,温带地区的秋冬季为主,患者以4月龄至2岁婴幼儿多见,引起婴幼儿急性胃肠炎,占病毒性胃肠炎的80%以上,是婴幼儿死亡的重要原因之一;B组RV的显性感染仅见于我国大陆,无明显季节性,水源污染可造成ADRV感染的暴发流行。患者以20~40岁成年人多见,多为自限性感染。病毒侵入人体后在小肠黏膜绒毛细胞内增殖,致细胞溶解死亡,微绒毛萎缩,变短、变钝、脱落,取而代之的是腺窝细胞增生,分泌增加,导致严重腹泻,水、电解质大量丧失。

1. A组RV感染

引起婴幼儿急性胃肠炎,可从轻微的亚临床感染,轻度腹泻,直到严重的甚至是致死性腹泻不等。潜伏期24~72 h,发病急,80%患儿先发热、呕吐和腹痛,随即频繁腹泻,每日 10~20 次，淡黄色水样便或蛋花汤样酸性便或白色米汤样便，无黏液和脓血，恶臭。病程一般 2~6 d。当婴幼儿的免疫功能低下时，急性胃肠炎可变为慢性，患儿粪便中长期排出病毒，而成为本病的传染源。另外 A 组 RV 感染还可致新生儿坏死性小肠炎、婴幼儿肠套叠、肺炎、脑炎、脑膜炎。严重感染还可伴有突发性婴儿死亡综合征、雷耶（Reye）综合征、溶血性尿毒综合征、川崎（Kavwsaki）病和克罗恩（Crohn）病等。

2. B 组 RV 感染

引起成人腹泻，潜伏期 38~66 h，起病急，黄色水样便，无黏液和脓血，每日腹泻 5~10 次，重者可每日超过 20 次，伴有腹痛、腹胀、恶心、呕吐、脱水、乏力等症状，病程 3~6 d。

RV 抵抗力较强，在粪便中能存活数日到数周，耐乙醚、耐酸碱，在 pH 3.5~10 仍可保持其感染性。56 ℃ 30 min 可被灭活。也可被消毒剂灭活，如酚、甲醛、氯等。

（六）其他病毒

1. SARS 冠状病毒（SARS-CoV）

SARS-CoV 是严重急性呼吸综合征的病原体。SARS 是 2002 年底至 2003 年上半年在世界上流行的一种急性呼吸道传染病，又称传染性非典型肺炎。自 2002 年 11 月 16 日我国广东省佛山市首报病例后，我国乃至世界迅速形成流行趋势。截至 2003 年 8 月 7 日止，全世界有 32 个国家和地区有疫情，发病人数为 8465 人，死亡人数为 916 人。我国内地发病人数 5327 人，死亡人数为 349 人。2003 年 3 月，世界卫生组织（WHO）发出全球警报，组织成立了 10 个国家 13 个实验室的协作研究网络，于 2003 年 4 月 16 日正式宣布 SARS 的病原体是 SARS 冠状病毒，其研究速度前所未有。SARS 的传播途径为近距离呼吸道飞沫吸入传播，其临床表现为发热、乏力、头痛、肌肉关节酸痛等全身症状和干咳、胸闷、呼吸困难等呼吸道症状，部分病人有腹泻等消化道症状。患者外周血白细胞正常或降低，但大多数淋巴细胞降低，以 CD4 降低明显。胸部 X 线可见肺部炎性浸润影。SARS-CoV 在紫外线照射 30 min、加热 60 ℃ 60 min、1∶2000 甲醛（36 %~40 %）在 2~8 ℃ 24 h 及丙酮室温固定 15 min 可被灭活。凡涉及 SARS-CoV 活病毒的操作，均须在 BSL3 生物安全级别实验室进行。另外，包括标本采集在内的其他所有实验室操作，须遵守规定的实验室安全及个人防护措施。

2. 禽流感病毒（avian influenza virus，AIV）

AIV 属于正黏病毒科成员，是引起禽流行性感冒的病原体。根据国际兽疫局（OIE）制定发热标准，AIV 分为低致病性、中致病性和高致病性三种。1997 年之前没有禽流感病毒感染人类的报道，之后，禽流感病毒多次呈爆发性、大范围流行，涉及多个国家和地区，并且频繁感染人类而致死亡。根据禽流感病毒包膜表面刺突（血凝素 H 和神经氨酸 N）抗原性不同，分为 16 个 H 亚型（H1~H16）和 10 个 N 亚型（N1~N10）。目前发现最易感染人类的高致病性禽流感病毒亚型有 H5N1、H9N2、H7N7、H7N2、H7N3、H7N9 等，其中感染 H5N1 亚型的患者病情严重，致病率高。禽流行性感冒简称禽流感，是由甲型流感病毒的一种亚型（也称禽流感病毒）引起的传染性疾病，被国际兽疫局定为甲类传染病，又称真性鸡瘟或欧洲鸡瘟。传染源主要有家禽（主要是鸡、鸭）、病人（有专家认为家庭成员同时患病的几率较大，并且随着高致病性禽流感病毒变异程度加大，不能排除将来人—

人传播的可能性）。呼吸道是人感染高致病性禽流感病毒的主要途径。另外，密切接触感染的禽类及其分泌物、排泄物、受病毒污染的水以及直接接触病毒毒株等均可感染。迄今为止，还没有高致病性禽流感病毒能在人与人之间直接传播的证据。人群普遍易感。禽流感全年均可发生，但多暴发于冬、春季节。临床表现急性发病，早期表现类似普通流感，主要为发热、流涕、鼻塞、咳嗽、咽痛、头痛、全身不适。有些患者可见眼结膜炎。体温大多持续在 39 ℃以上，热程 1~7 d，多数为 2~3 d。部分患者可有恶心、腹痛、腹泻、稀水样便等消化道症状。禽流感病毒抵抗力不强，56 ℃ 30 min、60 ℃ 10 min、70 ℃ 数 min，阳光直射 40~48 h 以及常用消毒剂(苯酚、消毒灵、氢氧化钠、漂白粉、高锰酸钾、二氯异氰尿酸钠、苯扎溴铵、福尔马林、过氧乙酸等)均可使该病毒灭活。

六、真菌

真菌在自然界中分布广泛，如土壤、植被中，特别是在阴暗潮湿发热环境中更多见。近年来，真菌感染在医院感染中占有越来越重要的地位，种类主要包括假丝酵母菌、曲霉菌、新型隐球菌、毛霉菌等，前者占 70 % 以上。卡氏肺孢子菌原称卡氏肺孢子虫，也是与医院感染密切相关的真菌之一。

(一)假丝酵母菌

假丝酵母菌，俗称念珠菌，生物学分类为半知菌亚门、半知菌纲、隐球菌目、假丝酵母菌属。本属菌有 81 个种，其中有 11 种对人有致病性：白假丝酵母菌(C. albicans)、热带假丝酵母菌(C. tropicalis)、克柔假丝酵母菌(C. krusei)、星形假丝酵母菌(C. stellatoidea)、克菲假丝酵母菌(C. kefyr)、近平滑假丝酵母菌 (C. parapsilosis)、吉力蒙假丝酵母菌(C. guilliermondi)，维斯假丝酵母菌 (C. viswanathii)、葡萄牙假丝酵母菌(C. lusitaniae)、光滑假丝酵母菌 (C. glabrata)、都柏林假丝酵母菌(C. dublinniensis)等，其中以白假丝酵母菌为最常见的致病菌。此外，热带假丝酵母菌、克柔假丝酵母菌和光滑假丝酵母菌也较多引起疾病。①白假丝酵母菌。白假丝酵母菌通常存在于人的口腔、上呼吸道、肠道和阴道黏膜上，当机体发生正常菌群失调或抵抗力降低时，可引起各种念珠菌病。白假丝酵母菌可引起女性的假丝酵母菌性阴道炎、外阴炎，表现为外阴及阴道口瘙痒，白带增多，阴道黏膜红肿、糜烂，还可出现外阴红斑、糜烂。可引起男性念珠菌龟头炎、包皮炎。白假丝酵母菌可引起体质虚弱婴儿的鹅口疮；引起假丝酵母菌性肠炎、肺炎、膀胱炎、肾盂肾炎和中枢神经系统白假丝酵母菌病，如脑膜炎、脑膜脑炎、脑脓肿等多由原发病灶转移而来。此外，因心瓣膜手术而引发念珠菌性心内膜炎、长期用静脉内导管而起全身性假丝酵母菌病，病死率极高。②热带假丝酵母菌。热带假丝酵母菌广泛分布于自然界，在人体表和外界相通的腔道中也存在。热带假丝酵母菌可引起皮肤、黏膜和内脏假丝酵母菌病。它除可在黏膜细胞上增殖引起感染外，其产生的毒素可引起过敏反应，产生的水解酶类可引起组织损伤。

(二)新型隐球菌

隐球菌归入半知菌亚门、半知菌纲、隐球菌目、隐球菌属。该菌于 1894 年首先在法国发现，我国于 1964 年在南京首先发现。隐球菌属包括 17 个种和 7 个变种，其中仅新型隐球菌(Cryptococcus Neoformans)及其变种有致病性，新生隐球菌广泛分布于自然界，也可存在于人体体表、口腔和肠道中。新型隐球菌属外源性感染。经呼吸道侵入人体，由肺经血行播散时可侵犯所有脏器组织，主要侵犯肺脏、脑及脑膜，也可侵犯皮肤、骨和关节。新型隐球菌病好发于细胞免疫功能低下者，如 AIDS、恶性肿瘤、糖尿病、器官移植及大剂量使用糖皮质激素者。因此，临床上隐球菌性脑膜炎常在系统性红斑狼疮、白血病、淋巴瘤等病人中发生。近 20 年来，隐球菌的发病率越来越高，在国外已成为 AIDS 最常见的并发症之一，是 AIDS 死亡的首要原因。在国内已将隐球菌病与病毒性肝炎等同列为乙类传染性疾病，是人类面临的一种严重的真菌病。新型隐球菌的致病物质是荚膜。

(三) 曲霉菌

曲霉菌广泛分布于自然界，多存在于土壤、腐败有机物、粮食和饲料等，甚至存在于正常人体的皮肤和黏膜表面。曲霉种类很多，对人致病的曲霉至少有 10 种，其中最常见的约有 8 种。曲霉是条件致病菌，人体对曲霉有极强免疫力，只有在人体免疫功能降低时才能致病，如长期使用广谱抗生素、免疫抑制剂、肾上腺皮质激素，放疗、化疗，各种恶性肿瘤、糖尿病，尤其是 AIDS 等可诱发曲霉病。曲霉可侵犯机体许多部位，尤其是呼吸系统、全身性曲霉病有增高的趋势。呼吸系统曲霉病主要有 3 种：过敏型、曲霉球(又称继发性非侵袭性肺曲霉病)和肺炎型。全身性曲霉病原发病灶主要是肺，多发生败血症，并随血流播散至全身，多发生在重症疾病的晚期，危及患者生命。曲霉除直接感染和变态反应引起曲霉病外，曲霉可产生毒素引起机体食物中毒。此外，现已有动物试验证明曲霉产生的毒素如黄曲霉毒素、杂色曲霉素有致癌作用，黄曲霉毒素可能与人类原发性肝癌发生有关。

(四) 毛霉菌

毛霉菌属于接合菌门、接合菌纲，有 7 个科，主要是毛霉科，毛霉科中的根霉属(*Rhizopus*)、梨头霉属(*Absidia*)、毛霉属(*Mwcor*)、根毛霉属(*Rhizomucor*)是常引起毛霉病的菌，其中以根霉属最为常见，尤其是少根根霉和米根霉两种最多见。毛霉菌病是一种发病急，进展快、病死率极高的系统性条件致病性真菌感染。免疫功能低下者易感染，尤其是慢性消耗性疾病如糖尿病、白血病、长期应用化疗、皮质类固醇激素的患者最易感染。临床上常见的是眼眶及中枢神经系统的毛霉病。该病起初多发于鼻黏膜或鼻窦，继而扩展至眼眶软组织、面腭及脑，也可全身性播散，预后较为严重。此外还可发生于肺部、胃肠道、皮肤等处。由于毛霉病发病急、进展快，疾病的诊断常在病死后尸检才明确。

(五) 卡氏肺孢菌

卡氏肺孢菌(pneumocycstis *carinii*，PC)，曾称为卡氏肺孢子虫。卡氏肺孢菌可寄生于多种动物，也可寄生于健康人体。广泛分布于自然界，如土壤和水等。卡氏肺孢菌病的传播途径主要是空气传播，在健康人体内，多为无症状的隐性感染。当宿主免疫力下降，如长期使用免疫抑制剂、器官移植、肿瘤、艾滋病等，潜伏的卡氏肺孢菌在病人肺内大量繁殖扩散，使肺泡上皮细胞受损，导致间质性浆细胞肺炎，又称卡氏肺孢菌性肺炎(PCP)。此肺炎在临床上分为两种类型。流行型：主要发生于早产儿、营养不良的婴幼儿，肺泡间质内以浆细胞浸润为主；散发型：好发于免疫缺陷的儿童和成人，肺泡间质内以淋巴细胞浸润为主。卡氏肺孢菌病是 AIDS 最常见、最严重的机会感染性疾病，病死率高达 70 % ~ 100 %。

七、其他病原体

(一) 螺旋体

螺旋体(Spirochete)是一类细长、柔软、弯曲呈螺旋状、运动活泼的原核细胞型微生物，生物学上的地位介于细菌与原虫之间。由于螺旋体的基本结构及生物学形状与细菌相似，如有细胞壁、原始核、以二分裂方式繁殖和对抗生素敏感等，因此，分类学上划归广义的细菌学范畴，属于螺旋体目、螺旋体科，含有 8 个属，其中致病性螺旋体主要有 3 个属，包括钩端螺旋体属、密螺旋体属和疏螺旋体属。

1. 钩端螺旋体属

分为问号钩端螺旋体和双曲钩端螺旋体两个种。钩端螺旋体病是一种典型的人畜共患病，全世界至少已发现 200 多种动物问号钩端螺旋体携带者。我国已从 50 多种动物中检出问号钩端螺旋体，其中黑线姬鼠等鼠类和猪是最常见的储存宿主，蛇、鸡、鸭、鹅、蛙、兔等也可是储存宿主。钩端螺旋体在感染动物的肾脏中长期存在，持续随尿不断排出，污染水源和土壤，人类主要感染途径是接触污染了钩端螺旋体的疫水。钩端螺旋体以其一端或两端黏附穿透完整的皮肤、黏膜或从破损处侵入人体，在局部迅速繁殖，并经淋巴系统或直接进入血循环引起钩端螺旋体血症，产生一些致病物质，如内毒素样物质、溶血素、细胞毒性因子和细胞致病作用物质，引起钩端螺旋体病，出现中毒症状如发热、乏力、头痛、肌痛、眼结膜充血、浅表淋巴结肿大等，患者有全身毛细血管损伤和微循环障碍，并引起肝、肾功能损害。由于侵入的钩端螺旋体血清型、毒力和数量不同以及宿主免疫水平差异，临床表现差别很大。轻者似感冒，仅出现轻微的自限性发热；重者可出现黄疸、肺出血、休克、DIC，甚至死亡。临床上常见有流感伤寒型、黄疸出血型、肺出血型、肾功能衰竭等。

2. 疏螺旋体属

可分为伯氏疏螺旋体、回归热疏螺旋体、奋森疏媒旋体等种，其中伯氏疏螺旋体是莱姆病的主要病原体。莱姆病是一种自然疫源性传染病。储存宿主主要是野生或驯养的哺乳动物，其中以啮齿类的白足鼠、浣熊和偶蹄类的鹿较为重要。主要传播媒介是硬蜱，伯氏疏螺旋体可在蜱的中肠生长繁殖，叮咬宿主时，通过蜱的肠内容物反流、唾液或粪便而使宿主感染。伯氏疏螺旋体的致病机制迄今尚无定论，其致病可能是伯氏螺旋体的黏附、侵入和抗吞噬作用，内毒素样物质及病理性免疫反应等多因素作用的结果。人被带菌蜱叮咬后，伯氏疏螺旋体在局部繁殖。经 3~30 d 潜伏期，在叮咬部位可出现一个或数个慢性移行性红斑。开始时为红色斑疹或丘疹，随后逐渐扩大形成一片圆形皮损，外缘有鲜红边界，中央呈退行性变，似一红环；也可在皮损内形成数个环状红圈，似枪靶形。皮损逐渐扩大，直径可达 5~50 cm。一般经 2~3 周，皮损自行消退，偶留有瘢痕与色素沉着。早期症状有乏力、头痛、发热、肌痛等。未经治疗的莱姆病病人，约 80 % 可发展至晚期，主要表现为慢性关节炎、慢性神经系统或皮肤异常，严重者可同时出现皮肤、神经系统、关节、心脏等多脏器损害。

3. 密螺旋体属

包括梅毒螺旋体、雅司螺旋体、品他螺旋体等均对人致病。梅毒螺旋体有很强的侵袭力，但未发现内毒素和外毒素，其致病主要通过荚膜样物质、外膜蛋白、透明质酸酶等物质的作用。有毒株尚能以宿主细胞的纤维粘连蛋白覆盖于其表面，以保护菌体不受宿主吞噬细胞的攻击。梅毒中出现的组织破坏和病灶，主要是该螺旋体感染患者后的免疫损伤所致。梅毒螺旋体引起梅毒(syphilis)。人是梅毒的唯一传染源。梅毒有先天性和获得性两种，前者梅毒通过胎盘由母体传染胎儿；后者主要经性接触传播，也可经输血引起输血后梅毒。获得性梅毒临床上分为三期。Ⅰ期(初期)梅毒：感染后3周左右局部出现无痛性硬下疳。多见于外生殖器，其溃疡渗出液中有大量苍白亚种螺旋体，感染性极强。一般4~8周后，硬下疳常自愈。Ⅱ期(中期)梅毒：发生于硬下疳出现后2~8周。全身皮肤、黏膜常有梅毒疹，全身淋巴结肿大，有时亦累及骨、关节、眼及其他脏器。在梅毒疹和淋巴结中，存在大量苍白亚种螺旋体。初次出现的梅毒疹经过一定时期后会自行消退，但隐伏一段时间后重又出现新的皮疹。Ⅰ、Ⅱ期传染性强，但破坏性较小。Ⅲ期(晚期)梅毒：发生于感染2年后，亦可长达10~15年。病变可波及全身组织和器官。基本损害为慢性肉芽肿，局部因动脉内膜炎所引起的缺血而使组织坏死。Ⅲ期梅毒损害也常出现进展和消退交替进行。皮肤、肝、脾和骨骼常被累及，病损部位螺旋体少但破坏性大。若侵害中枢神经系统和心血管，可危及生命。先天性梅毒又称胎传梅毒，系母体苍白亚种螺旋体通过胎盘进入胎儿所致，多发生于妊娠4个月之后。苍白亚种螺旋体经胎盘进入胎儿血液，并扩散至肝、脾、肾上腺等大量繁殖，引起胎儿的全身性感染，导致流产、早产或死胎；或出生呈现马鞍鼻、锯齿形牙、间质性角膜炎、先天性耳聋等特殊体征。

(二)支原体

支原体在自然界中广泛分布，迄今已分离到150余种，其中寄生性的有90多种，而人体支原体至少有15种。对人致病的主要为肺炎支原体(*M. pneumoniae*)、人型支原体(*M. hominis*)、生殖道支原体(*M. genitalium*)、穿通支原体(*M. penetraus*)和解脲支原体(*U. urealyticum*)。

1. 肺炎支原体(mycoplasma pneumoniae，MP)

MP是引起呼吸道感染的一种病原体，所引起的人类支原体肺炎病理变化以间质性肺炎为主，又称之为原发性非典型性肺炎。肺炎支原体感染呈全球性分布，以温带为主。平时散在发病，3~5年出现一次地区性流行。本病传染源为病人或带菌者，主要经飞沫传染，主要是在学校、家庭和军队流行，长期密切接触才能感染发病，流行特点为间歇性，长时期缓慢播散，可持续数月至1年。肺炎支原体主要侵犯呼吸系统。肺炎支原体借滑行运动穿过黏膜上皮细胞纤毛屏障，隐藏在细胞间隐窝内，以其尖端特殊结构黏附于上皮细胞的表面受体上。其主要黏附因子为一类对胰酶敏感的表面蛋白，称 P_1 蛋白。黏附后吸取宿主细胞的养料赖以生长、繁殖，同时释放有毒代谢产物如过氧化氢、超氧阴离子和核酸酶等使细胞受损。除此，致病也与其引起迟发型变态反应有关。肺炎支原体是青少年急性呼吸道感染的主要病原体之一，临床上大多数表现为上呼吸道感染综合征，发展为肺炎者仅占3%~10%，占非细菌性肺炎的1/3以上。首先引起上呼吸道感染，然后下行引起气管炎、支气管炎、毛细支气管炎和肺炎。X线可见两侧肺部呈羽毛状浸润。过去认为肺炎支原体是温和的病原体，现在认为它也可引起严重的双侧肺炎和其他系统的肺外并发症，如脑膜炎、脑干炎、脊髓炎、心肌炎、心包炎、免疫性溶血性贫血、肾炎等。

2. 解脲支原体(Ureaplasma urealyticum，Uu)

Uu 是人类泌尿生殖道最常见的寄生菌之一，在特定的环境下可以致病。近年来研究发现，它与人类的多种疾病有关，故引起国内外有关学者的广泛重视。Uu 寄居于人泌尿生殖道，偶尔可自呼吸道分离出。主要传播途径为性接触传播和母婴传播。Uu 的致病机制可能与其侵袭性酶和毒性产物有关。Uu 吸附宿主细胞后，可产生磷脂酶分解细胞膜中的磷脂，影响宿主细胞生物合成。尿素酶分解尿素产生氨，对细胞有毒性作用。产生 IgA 蛋白酶，可降解 IgA 形成 Fab 和 Fc，破坏泌尿生殖道黏膜表面的 IgA 的局部抗感染作用，有利于 Uu 黏附于泌尿生殖道黏膜的表面而致病。Uu 所引起的疾病最常见的是非淋菌性尿道炎(NGU)，有 30 %~40 %的非淋球菌尿道炎由 Uu 所致。Uu 有黏附精子的作用，阻碍精子的运动，产生神经氨酸酶样物质干扰精子和卵子的结合，且与人精子膜有共同抗原，对精子可造成免疫损伤而致不育。Uu 多寄生在男性尿道、阴茎包皮和女性阴道。若上行感染，可引起男性前列腺炎或附睾炎；引起女性阴道炎、宫颈炎，并可导致流产。也能引起早产儿及低体重新生儿呼吸道和中枢神经系统感染。淋病患者的 Uu 检出率比非淋菌性尿道炎的 Uu 高 2 倍多，可能因淋病奈瑟菌损伤泌尿生殖道黏膜有利于 Uu 的黏附，也是淋病治愈后有些人仍有症状遗留的原因。

(三)衣原体

衣原体(chlamydia)是一类专性细胞内寄生、有独特发育周期、能通过细菌滤器的原核细胞型微生物。对人致病的主要是沙眼衣原体(*C. trachomatis*)、肺炎衣原体(*C. pneumoniae*)、鹦鹉热衣原体(*C. psittaci*)，其中以沙眼衣原体最多见。

1. 沙眼衣原体

沙眼衣原体不仅可致眼部感染，而且可引起生殖泌尿系统感染、性病淋巴肉芽肿以及其他器官疾病。近年在欧美等国，沙眼衣原体的感染率和危害性已超过淋球菌而居性传播疾病之首，因而日益受到医学界的重视。沙眼生物变种和性病淋巴肉芽肿生物变种的自然宿主都是人，分别感染眼、生殖道和呼吸道以及淋巴结，鼠生物变种为鼠间传播，不侵犯人，与鼠肺炎有关。沙眼亚种主要寄生在人类，无动物储存宿主，主要引起以下疾病：沙眼、包涵体结膜炎、泌尿生殖道感染。性病淋巴肉芽肿亚种主要引起性病淋巴肉芽肿和眼结膜炎。

2. 鹦鹉热衣原体

鹦鹉热衣原体主要使动物感染，除对家禽、家畜(致病外)，对野生动物也曾有感染的报道。鹦鹉热衣原体一般存在于上述动物肠道，由粪便排出污染环境，以气溶胶传播。引起肺炎和毒血症，称为鹦鹉热或鸟疫，亦有引起心内膜炎的报道。

3. 肺炎衣原体

肺炎衣原体寄生于人类，过去认为人类是肺炎衣原体的唯一宿主，但近来从马和考拉树熊体内分离出肺炎衣原体株。一般认为肺炎衣原体的感染是通过人与人之间经飞沫或呼吸道的分泌物传播，在密切接触的家庭或在人群密集的公共场所更易传播。肺炎衣原体的感染具有散发和流行交替出现的周期性，感染扩散速度较为缓慢，在人群中流行持续 6 个月左右。肺炎衣原体主要引起青少年急性呼吸道感染，可引起肺炎、支气管炎、咽炎和鼻窦炎等。起病缓慢，临床常表现有咽痛、声音嘶哑等症状。还可引起心包炎、心肌炎和心内膜炎。肺炎衣原体慢性感染与急性心肌梗死和慢性冠心病的关系，越来越引起人们的注意。慢性肺炎衣原体感染及其形成的免疫复合物，可引发自身免疫应答而损伤内皮细胞，还可诱生许多炎症介质如 TNF、IL-1、IL-2 等，这可能是冠心病发病的一个重要因素，但需进一步证实。

（金正江）

第九章　微生物标本的采集与运送

第一节　环境卫生学监测标本

在某些情况下，环境因素作为传播媒介和储源，引起医院感染的危险是存在的，为此，有目的和有选择地对环境采样进行培养很有必要。

一、空气采样

(一)采样时间

Ⅰ类环境在洁净系统自净后与从事医疗活动前采样；Ⅱ、Ⅲ、Ⅳ类环境在消毒或规定的通风换气后与从事医疗活动前采样。

(二)检测方法

Ⅰ类环境可选择平板暴露法和空气采样器法，参照《医院洁净手术部建筑技术规范》(GB 50333—2013)要求进行检测。空气采样器法可选择六级撞击式空气采样器或其他经验证的空气采样器。检测时将采样器置于室内中央 0.8~1.5 m 高度，按采样器使用说明书操作，每次采样时间不应超过 30 min。房间大于 10 m² 者，每增加 10 m² 增设一个采样点。

Ⅱ、Ⅲ、Ⅳ类环境采用平板暴露法：室内面积≤30 m²，设内、中、外对角线 3 点，内、外点应距墙壁 1 m 处；室内面积>30 m²，设 4 角及中央 5 点，4 角的布点部位应距墙壁 1 m 处。将普通营养琼脂平皿(直径 90 mm)放置各采样点，采样高度为距地面 0.8~1.5 m；采样时将平皿盖打开，扣放于平皿旁，暴露规定时间(Ⅱ类环境暴露 15 min，Ⅲ、Ⅳ类环境暴露 5 min)后盖上平皿盖及时送检。

二、物体表面采样

1. 采样时间

潜在污染区、污染区消毒后采样。清洁区根据现场情况确定。

2. 采样面积

被采表面<100 cm²，取全部表面；被采表面≥100 cm²，取 100 cm²。

3. 采样方法

用 5 cm×5 cm 灭菌规格板放在被检物体表面，用浸有无菌 0.03 mol/L 磷酸盐缓冲液或生理盐水采样液的棉拭子 1 支，在规格板内横竖往返各涂抹 5 次，并随之转动棉拭子，连续采样 1~4 个规格板面积，剪去手接触部分，将棉拭子放入装有 10 mL 采样液的试管中送检。门把手等小型物体则采用棉拭子直接涂抹物体采样。若采样物体表面有消毒剂残留时，采样液应含相应中和剂。

三、医务人员手采样

1. 采样时间

采取手卫生后，在接触病人或从事医疗活动前采样。

2. 采样方法

将浸有无菌 0.03 mol/L 磷酸盐缓冲液或生理盐水采样液的棉拭子一支在双手指曲面从指跟到指端来回涂擦各两次(一只手涂擦面积约 30 cm^2)，并随之转动采样棉拭子，剪去手接触部位，将棉拭子放入装有 10 mL 采样液的试管内送检。采样面积按平方厘米(cm^2)计算。若采样时手上有消毒剂残留，采样液应含相应中和剂。

四、医疗器材采样

(一)采样时间

在消毒或灭菌处理后，存放有效期内采样。

(二)灭菌医疗器材的检查方法

(1)可用破坏性方法取样的，如一次性输液(血)器、注射器和注射针等参照《中华人民共和国药典》《无菌检查法》进行。对不能用破坏性方法取样的医疗器材，应在 100 级洁净实验室，用浸有无菌生理盐水采样液的棉拭子在被检物体表面涂抹，采样取全部表面或不少于 100 cm^2；然后将除去手接触部分的棉拭子进行无菌检查。

(2)牙科手机：在 100 级洁净实验室，将每支手机分别置于含 20~25 mL 采样液的无菌大试管(内径 25 mm)中，液面高度应大于 4.0 cm，于旋涡混合器上洗涤震荡 30 s 以上，取洗脱液进行无菌检查。

(三)消毒医疗器材的检查方法

(1)可整件放入无菌试管的，用洗脱液浸没后震荡 30 s 以上，取洗脱液 1.0 mL 接种平皿，将冷至 40~45 ℃的熔化营养琼脂培养基每皿倾注 15~20 mL，36 ℃±1 ℃恒温箱培养 48 h，计数菌落数(cfu/件)，必要时分离致病性微生物。

(2)可用破坏性方法取样的，在 100 级超净工作台称取 1~10 g 样品，放入装有 10 mL 采样液的试管内进行洗脱，取洗脱液 1.0 mL 接种平皿，计数菌落数(cfu/g)，必要时分离致病性微生物。对不能用破坏性方法取样的医疗器材，在 100 级超净工作台，用浸有无菌生理盐水采样液的棉拭子在被检物体表面涂抹采样，被采表面<100 cm^2，取全部表面，被采表面≥100 cm^2，取 100 cm^2，然后将除去手接触部分的棉拭子进行洗脱，取洗脱液 1.0 mL 接种平皿，将冷至 40~45 ℃的熔化营养琼脂培养基每皿倾注 15~20 mL，36 ℃±1 ℃恒温箱培养 48 h，计数菌落数(cfu/cm^2)，必要时分离致病性微生物。

(3)消毒后内镜：取清洗消毒后内镜，采用无菌注射器抽取 50 mL 含相应中和剂的洗脱液，从活检口注入冲洗内镜管路，并全量收集(可使用蠕动泵)送检。将洗脱液充分混匀，取洗脱液 1.0 mL 接种平皿，将冷至 40~45 ℃的熔化营养琼脂培养基每皿倾注 15~20 mL，36 ℃±1 ℃恒温箱培养 48 h，计数菌落数(cfu/件)。将剩余洗脱液在无菌条件下采用滤膜(0.45 μm)过滤浓缩，将滤膜接种于凝固的营养琼脂平板上(注意不要产生气泡)，置 36 ℃±1 ℃温箱培养 48 h，计数菌落数。

五、使用中消毒剂采样

用无菌吸管按无菌操作方法吸取 1.0 mL 被检消毒液，加入 9 mL 中和剂中混匀。醇类与酚类消毒剂用普通营养肉汤中和，含氯消毒剂、含碘消毒剂和过氧化物消毒剂用含 0.1％硫代硫酸钠中和剂，洗必泰、季铵盐类消毒剂用含 0.3％吐温 80 和 0.3％卵磷脂中和剂，醛类消毒剂用含 0.3％甘氨酸中和剂，含有表面活性剂的各种复方消毒剂可在中和剂中加入吐温 80 至 3％；也可使用该消毒剂消毒效果检测的中和剂鉴定试验确定的中和剂。

第二节　临床微生物标本

一、标本采集一般原则

(一)早期采集

采集时间最好是病程早期、急性期或症状典型时，而且必须在使用抗菌药物之前采集。

(二)无菌采集

采集的标本应无外源性污染。在采集血液、脑脊液、胸腔积液、关节液等无菌标本时，应注意对局部及周围皮肤的消毒，严格进行无菌操作；对于与外界相通的腔道，如窦道标本应由窦道底部取活组织检查，而不应从窦道口取标本，以免受皮肤表面正常菌群的污染，造成混淆和误诊；对于从正常菌群寄生部位(如口腔)采集的标本，应明确检查的目的菌，在进行分离培养时，采用特殊选择培养基。采集的标本均应盛于无菌容器内，盛标本的容器须先经高压灭菌、煮沸、干热等物理方法灭菌或用一次性无菌容器，而不能用消毒剂或酸类处理。

(三)根据目的菌的特性用不同的方法采集

厌氧菌、需氧或兼性厌氧菌，以及 L 型菌采用的方法不同。例如尿液标本，疑为厌氧菌感染时，应以无菌注射器从耻骨上缘行膀胱穿刺术抽取；若怀疑是需氧或兼性厌氧菌的感染，则可通过自然导尿或清洁中段尿获取标本。

(四)采集适量标本

采集量不应过少，而且要有代表性，同时有些标本还要注意在不同时间采集不同部位标本。例如肠热症患者，发病的第 1 周应采集血液，第 2 周应采集粪便，第 3 周应采集尿液。否则影响细菌检出率。

(五)安全采集

采集标本时不仅要防止皮肤和黏膜正常菌群对标本的污染，同时也要注意安全，防止传播和自身感染。

二、各种不同标本的采集指南

细菌和真菌标本的采集指南见表9-1。

表 9-1　　　　　　　　　　　　　　细菌和真菌标本的采集指南

标本类型	采集原则	容器和最小量	转运时间温度	存　储	日采样次数	备　注
脓肿	无菌盐水或70%乙醇拭去表面渗出物；开放性脓肿：尽可能抽吸，或将拭子深入伤口，紧贴伤口前沿取样；封闭性脓肿：用注射器抽吸脓肿壁，将所有物质无菌转入厌氧转运装置	开放性脓肿：拭子送检；封闭性脓肿：厌氧送检系统>1 mL	≤2 h，室温	≤24 h，室温	1次/（天·部位）	组织或液体优于拭子标本。如果必须用拭子，采集2个，1个用于培养，1个革兰染色。置于Stua室温或Amies培养基保存。从脓肿基底部或脓肿壁取样结果最好。取样时可能会带入与感染过程无关的定值菌。封闭脓肿注意厌氧菌
血培养	消毒培养瓶：70%乙醇消毒瓶塞1 min；静脉血：70%乙醇消毒采集部位。碘拭子同心圆由内向外涂抹。也可以用氯己定消毒。碘剂晾干。不要触碰采血点	细菌：成人：10~20 mL/套，量大效果好；婴儿：1~10 mL/套；真菌：二相培养；离心溶解系统	≤2 h，室温	≤24 h，室温	3套/24 h	急性脓毒血症：10 min内不同部位2~3套。急性心内膜炎：1~2 h内不同部位采集3套。亚急性心内膜炎：不同部位采集3套，间隔>15 min。如果24 h内阴性，再采集3套。证据显示：另外加一个需氧瓶或真菌瓶比仅仅使用厌氧瓶的效果好

标本类型	采集原则	容器和最小量	转运时间温度	存　　储	日采样次数	备　　注
骨髓	对穿刺部位准备：同外科伤口	接种血培养瓶或离心溶解系统；可用儿童培养瓶	≤2 h，室温	≤24 h，室温或依说明	1次/天	少量骨髓也可以直接接种培养基
烧伤	采集标本前先清洗伤口，进行清创	将组织置于有螺旋帽容器；用拭子取渗出物	≤2 h，室温	≤24 h，室温	1次/天/部位	如果定量培养，3～4 mm取样量最合适；只进行需氧培养；表面标本可能会误导
血管内导管	乙醇消毒导管周围皮肤；导管末端5 cm置于无菌瓶；直接送至实验室，避免干燥	无菌有螺旋帽容器	≤15 min，室温	≤24 h，室温	无	半定量培养（Maki法）可用中心静脉或外周静脉导管、动脉导管、脐静脉导管等导管可置于1 mL盐水或脑心浸液中用于定量培养
尿路插管						不能培养。拒收
蜂窝组炎	无菌盐水或70 %乙醇擦拭；注射器抽吸发炎区域（一般是中心，不是边缘）；往注射器吸入少量盐水，将标本置于无菌小瓶	无菌有螺旋帽容器（不建议用注射器转运）	≤15 min，室温	≤24 h，室温	无	只有25 %～30 %可分离病原体
脑脊液	2 %碘酒消毒采集部位；用带通管丝的针头，刺入 L3～L4，L4～L5，或 L5～S1；进入蛛网膜下腔后，抽出通管丝，采集1～2 mL液体，分别置于3个小管	无菌有螺旋帽容器。体积：细菌≥1 mL；真菌≥2 mL；抗酸杆菌≥2 mL	细菌≤15 min，室温，不要冷冻	≤24 h，室温	无	珍贵标本，涂片是急查项目；可同时进行血培养；脑脓肿或脑组织活检标本对厌氧菌、寄生虫可能是必需的

标本类型	采集原则	容器和最小量	转运时间温度	存储	日采样次数	备注
褥疮溃疡	不要用拭子；无菌盐水清洗；如果得不到活检，则用拭子用力采集损伤底部；拭子置于适当转运系统	拭子转运系统（需氧，或厌氧）	≤2 h，室温	≤24 h，室温	1次/天/部位	拭子不能提供有价值的临床信息，一般选择组织或抽吸物
牙科培养，包括牙龈、牙周、根尖周等	小心清洗牙龈、龈上牙齿表面，去除唾液、碎屑、斑点；牙周刮器小心获取损伤材料，置于厌氧转运系统	厌氧转运系统	≤2 h，室温	≤24 h，室温	1次/天	对特殊病原体，实验室要有技术储备
内耳	对复杂、反复或慢性顽固性中耳炎做鼓室穿刺；先清洗耳道，再用注射器采集标本；如果鼓室破裂，耳科诊视器下用软杆拭子采集标本	无菌管，拭子转运培养基或厌氧培养基	≤2 h，室温	≤24 h，室温	1次/天/部位	喉和鼻咽部拭子培养不能提供中耳炎病原信息
外耳	湿拭子去除碎屑或痂皮；在外耳道用力旋转拭子取样	拭子转运	≤2 h，室温	≤24 h，室温	1次/天/部位	采样时应用力旋转拭子，否则，会失去分离出导致蜂窝组炎的链球菌的机会
眼结膜	无菌盐水湿润拭子，用拭子绕每一个结膜取样；采集完即种培养基；在2个玻片上涂片染色	直接接种羊血琼脂、巧克力琼脂，或拭子转运	平血：≤15 min，室温；拭子：≤2 h，室温	≤24 h，室温	无	单眼感染时对侧眼也要取样，以之为对照。可结合革兰染色结果

续表

标本类型	采集原则	容器和最小量	转运时间温度	存 储	日采样次数	备 注
角膜刮擦	如上述获得结膜拭子；滴2滴局部麻醉药；无菌刮铲刮擦脓肿或溃疡，直接接种于培养基。剩余材料涂2个玻片进行革兰染色	接种含10%羊红细胞的脑心浸液、巧克力琼脂、可抑制真菌的培养基	≤15 min，室温	≤24 h，室温	无	先采集拭子标本，再麻醉，之后刮擦
眼内液体或抽吸物	备眼，用注射器抽吸液体	无菌容器；量少则直接接种培养基	≤15 min，室温	≤24 h，室温	1次/天	包括真菌培养基，麻醉药对一些病原有抑制作用
粪便常规培养	直接置于清洁容器；拭子置于Stua室温或Amies转运系统	清洁、干燥、广口容器；拭子转运系统≥2 g	容器：≤1 h，室温；拭子转运系统≤2 h，室温	容器≤24 h，4 ℃；拭子转运系统≤48 h，室温或4 ℃	1次/天	住院超过3 d，或入院诊断不是胃肠炎时，不必常规粪便培养。此时应该考虑艰难梭菌检查。除婴儿或活动性腹泻外，不推荐拭子标本常规粪便培养。成形便可以拒收
粪便艰难梭菌	直接置于清洁容器；不可使用拭子	清洁、干燥、广口容器≥1.5 mL	≤1 h，室温；1~24 h，4 ℃；>24 h，~20 ℃	培养：2d，4 ℃；毒素：3d，4 ℃；更久则~70 ℃	1次/2天	应该是24 h内排泄≥5次液体粪便的患者，成形便效果不好，~20 ℃会使毒素活性丢失
粪便大肠埃希菌O157：H7	直接置于清洁容器；液态或血性标本	清洁、干燥、广口容器或拭子转运系统≥2 mL	容器：≤1 h，室温；拭子转运系统≤24 h，室温	容器≤24 h，4 ℃；拭子转运系统≤48 h，室温	1次/天	有腹部痉挛患者发病6 h内采集血性或液态粪便效果最好

标本类型	采集原则	容器和最小量	转运时间温度	存储	日采样次数	备注
直肠拭子	小心插入肛门 2.5 cm；轻轻旋转，在直肠隐窝取样；取出时可见粪便样本	拭子转运	≤2 h，室温	≤24 h，室温	1次/天	用于不能留便的患者，或者淋病奈瑟菌、志贺菌、沙门菌、单纯疱疹病毒、B群链球菌检查
瘘管	见脓肿					
无菌体液：胸腹水、心包液、关节液、羊水、胆汁	2%碘酒消毒采样部位；经皮穿刺或外科方式采集	无菌瓶：细菌≥1 mL；真菌≥10 mL；抗酸杆菌≥10 mL 或注入血培养瓶	≤15 min，室温	≤24 h，室温；无心包液或真菌培养时≤24 h，4℃	无	不要拭子蘸取标本；体积尽可能多一些；羊水和后穹窿穿刺液要关注厌氧菌，革兰染色不必离心。其他体液需要离心
坏疽组织	见脓肿					
女性羊膜	经羊膜穿刺、剖宫产、子宫内导管抽吸；液体置于厌氧转运系统	厌氧转运系统 ≥10 mL	≤15 min，室温	≤24 h，室温	无	不能采集阴道壁标本
宫颈	阴道窥阴器扩张阴道；拭子拭去表面黏液，弃去拭子，新拭子紧贴宫颈内壁轻轻采样	拭子转运	≤2 h，室温	≤24 h，室温	1次/天	渗出液可查淋病奈瑟菌；衣原体可感染特定细胞
后穹窿	送抽吸液	厌氧转运系统 ≥1 mL	≤2 h，室温	≤24 h，室温	1次/天	
子宫内膜	镜下通过导管进入宫颈内采样；全部标本置于厌氧转运系统	厌氧转运系统 ≥1 mL	≤2 h，室温	≤24 h，室温	1次/天	
妊娠产物	组织的一部分进入容器；剖宫产标本立即置于厌氧转运系统	无菌杯厌氧转运系统	≤2 h，室温	≤24 h，室温	1次/天	拒绝恶露标本，该标本结果会误导临床

标本类型	采集原则	容器和最小量	转运时间温度	存储	日采样次数	备注
女性尿道	排尿 1 h 后采集；拭去尿道口分泌物；按摩尿道采集分泌物	拭子转运	≤2 h，室温	≤24 h，室温	1次/天	可将拭子深入尿道 2~4 cm，旋转后停留 2 s
阴道	拭去多余的分泌物；无菌拭子或吸管在阴道穹窿黏膜处采样；可多采集以便涂片	拭子转运	≤2 h，室温	≤24 h，室温	1次/天	推荐革兰染色确诊细菌性阴道病，培养没有意义；宫内装置：整体置于无菌容器，室温送检
前列腺	清洗阴茎头；直肠按摩前列腺；无菌拭子采样，或置于无菌容器	拭子转运	≤2 h，室温	≤24 h，室温	1次/天	按摩后立即采集尿液标本；精液可以培养
男性尿道	拭子深入尿道 2~4cm，旋转后停留 2s	拭子转运	≤2 h，室温	≤24 h，室温	1次/天	
支气管肺泡灌洗液、支气管刷、气管抽吸物	刷出物置于有盐水无菌管；其余置于无菌管	无菌容器 >1 mL	≤2 h，室温	≤24 h，室温	1次/天	定量需要 40~80 mL 液体；刷出物如果定量，则加 0.5 mL 液体
咳痰	直接监视下采集；漱口；咳出深部痰	无菌容器细菌≥1 mL；真菌 3~5 mL；抗酸杆菌 5~10 mL	≤2 h，室温	≤24 h，室温	1次/天	儿科患者可抽吸获得；质量判断：≤10 个鳞状上皮细胞/100 视野
诱导痰	刷牙漱口；喷雾器吸入 25 mL 5 %~10 %无菌盐水；采集诱导痰	无菌容器	≤2 h，室温	≤24 h，室温	1次/天	关注隐球菌和丝状真菌，酵母菌感染罕见

标本类型	采集原则	容器和最小量	转运时间温度	存 储	日采样次数	备 注
上呼吸道	拭子去除表面分泌物、碎屑；第二根拭子用力采集损伤部位，避免接触正常部位	拭子转运	≤2 h，室温	≤24 h，室温	1次/天	细菌学评价时，不能采集浅表组织，应选择组织活检或抽吸物
鼻	无菌盐水湿润鼻孔 2 cm；对鼻黏膜用力旋转	拭子转运	≤2 h，室温	≤24 h，室温	1次/天	用于链球菌检查
喉	压舌板压舌；无菌拭子从咽后、扁桃体发炎处采样	拭子转运	≤2 h，室温	≤24 h，室温	1次/天	不能用于会厌炎患者；淋病奈瑟菌培养时置于相应转运装置，室温转运，采集后12 h 内接种相应培养基
皮肤：真菌病	70 %乙醇消毒；在损伤皮肤边缘轻轻刮擦，避免出血；置于清洁容器	清洁容器；刮擦的量要足够多	≤2 h，室温	≤24 h，室温	1次/天	
女性中段尿	清洗尿道区域；分开阴唇，开始排泄；排出一段，不停止尿流，采集中段尿	无菌、广口容器>1 mL	未防腐：≤2 h，室温；防腐：≤24 h，室温	≤24 h，4 ℃	1次/天	尿液衣原体抗原可能难以检出；不能用于支原体细胞系培养
男性中段尿	清洗龟头；回缩包皮，开始排泄；排出一段，不停止尿流，采集中段尿	无菌、广口容器>1 mL	未防腐：≤2 h，室温；防腐：≤24 h，室温	≤24 h，4 ℃	1次/天	首段尿液科用于衣原体抗原或探针检测
导管尿	直接排出尿液；或注射器刺入吸出	无菌、广口容器>1 mL	未防腐：≤2 h，室温；防腐：≤24 h，室温	≤24 h，4 ℃	1次/天	该程序有导致医源性感染的风险
伤口	见脓肿					

（金正江）

第十章　临床微生物相关结果解读

第一节　常见标本镜检结果解读

临床微生物学诊断的一个重要作用就是通过各种生物学技术对引起人类感染的可疑病原微生物分离、鉴定微生物本身、检测微生物代谢产物和感染后的机体反应等达到明确感染相关病原体的目的。细菌形态学检查是细菌检验重要的检验手段之一，有助于细菌的初步鉴定。有时通过细菌形态学检查可得到初步诊断，如痰液中抗酸杆菌和脑脊液中的脑膜炎奈瑟菌等。

一、不染色标本

不染色标本的检查用于观察标本中各种有形成分，尤其在观察细菌在生活状态下的形态、动力和运动状况等形状时更方便、快捷。

(一)常规湿片检验

常规湿片检验时，标本中出现白细胞是提示侵袭性感染的指征之一。湿片检验是快速、有效、低成本评价白细胞和检测微生物的方法，如酵母菌、弯曲菌和阴道滴虫，对门诊患者来说可快速得到结果。湿片检验方法的敏感性通常约在 60 %，因检验人员的经验而异。当发现有白细胞吞噬菌体现象时提示发生感染。

(二)KOH 湿片检验

KOH 湿片是不染色标本镜检最常用的方法，可快速观察组织、体液中出现的真菌，如皮肤、指甲、活检标本和痰等。

(三)印度墨汁染色

印度墨汁染色是一种负染技术，微生物与印度墨汁或染料苯胺黑混合后在玻片上涂成薄层，由于墨汁的碳颗粒或染料菌不能进入细菌或其荚膜，因而细菌周围在蓝黑色的背景中呈现出一个发亮的区域，光环界限清楚，围绕着每一个荚膜细胞，其大小取决于荚膜和细胞自身大小。用于观察有荚膜的酵母样真菌，也用于检测肺炎链球菌、肺炎克雷伯菌荚膜。脑脊液墨汁染色时，阳性结果为在脑脊液离心沉淀中发现带荚膜的酵母菌，提示有新型隐球菌感染，但需对此酵母菌同时进行培养、鉴定或抗原检测试验确认；而阴性结果则看不到光环。

(四)暗视野显微镜检验

暗视野显微镜检可用于鉴定某些特定的病原微生物，如特别活泼的霍乱弧菌的动力观察、有特定形状的梅毒螺旋体等。在暗视野显微镜观察中，霍乱弧菌运动活泼，呈穿梭状或流星状为动力阳性，可初步可疑是弧菌属细菌，最终用培养方法加以确认。观察梅毒螺旋体时，取溃疡处或早期梅毒皮损愈合前的抽吸物，若见菌体细长、两端尖锐，呈弹簧状螺旋，折光率强，并可沿纵轴旋转，伴有轻度前后运动的密螺旋体，结合临床症状，即可初步判断为梅毒螺旋体。

二、染色标本

染色标本除能观察细菌形态外，还可将细菌按照染色反应加以分类鉴别。如革兰染色法可将细菌分为革兰阳性和革兰阴性。抗酸染色可以鉴别抗酸菌和非抗酸菌。所以染色标本检查法对细菌的鉴定起着非常重要的作用。

(一)革兰染色

本法是细菌学中最经典、最常用的染色方法。除粪便、血液等极少数标本外，绝大多数标本在分离培养之前都要进行革兰染色、镜检。通过革兰染色将所有细菌分为革兰阳性菌和革兰阴性菌两大类，可初步识别细菌，缩小范围，有助于进一步鉴定。甚至有时结合细菌特殊形态结构及排列方式，对病原菌可进行初步鉴定。例如，脑脊髓膜炎患者，取其脑脊液涂片、革兰染色、镜检，若检到革兰阴性、肾形、凹面相对的双球菌，位于细胞内或细胞外，可报告"找到革兰阴性双球菌，形似脑膜炎奈瑟菌"；若检到革兰阳性、菌体周围有明显荚膜的双球菌，可报告"找到革兰阳性双球菌，形似肺炎链球菌"。其结果为临床早期诊断及治疗提供了依据。革兰染色除用以鉴定细菌外，病原菌革兰染色特性可为临床选择用药提供参考，帮助临床制订有针对性的治疗方案。因为革兰阳性菌与革兰阴性菌对一些抗菌药物表现出不同的敏感性，且其致病物质(前者产生外毒素而后者多产生内毒素)及其作用机制不同。

(二)抗酸染色

抗酸染色也可将细菌分为两大类：即抗酸性细菌和非抗酸性细菌。因为临床上绝大多数病原菌为非抗酸性细菌，所以抗酸染色不作为临床上常规的细菌检查项目，只针对性用于结核病、麻风病等的细菌检查。疑似结核分枝杆菌感染的标本，经抗酸染色后以油镜检查，即可作出初步鉴定。将有肺结核症状病人的痰标本，制成涂片后，作抗酸染色镜检，根据所见结果即可报告"找到(未找到)抗酸菌"。再如有肾结核症状的病人，取其尿标本，经离心沉淀后作涂片，行抗酸染色，如两张涂片均查见红色抗酸杆菌，可报告为"找到结核分枝杆菌"。对临床疾病的诊断和治疗具有重要参考价值。

(三)荧光染色

荧光染色法敏感性强，效率高而且容易观察结果，在临床细菌鉴定中有很大的实用价值。主要用于结核分枝杆菌、麻风分枝杆菌、白喉棒状杆菌及痢疾志贺菌等的检测。例如，痰标本涂片、固定，用荧光染料金胺O法(也称金胺O罗丹明B法)染色，以荧光显微镜检查，在暗背景中可观察到呈金黄色荧光的菌体。

第二节　常见标本病原菌检验结果解读

病原菌分离培养时病原学诊断的另一重要手段之一。检验科临床微生物室的主要任务是对临床送检标本的进行分离培养(包括：一般细菌培养、血培养、苛养菌培养、真菌培养、厌氧菌培养等)，并对阳性标本进行体外药物敏感试验(包括：常规药物敏感试验和常见耐药机制的检测)，以对临床用药提供帮助。

一、一般细菌培养

(一)呼吸道标本培养

呼吸道标本主要分为痰和咽拭两大类。痰标本的细菌学检查对于呼吸道感染的诊断有重要意义。下呼吸道的痰是无菌的，而经口腔咳出的痰带有多种上呼吸道的正常菌群(如草绿色链球菌)。若从患者痰标本中检出致病菌或条件致病菌，提示有呼吸道细菌感染。咽拭培养对上呼吸道的细菌感染有一定的诊断意义。正常咽拭有多种上呼吸道正常菌群(如草绿色链球菌)。若从患者咽拭标本中检出致病菌或条件致病菌，提示上呼吸道有细菌感染(如急、慢性扁桃体炎，咽炎、喉炎等)。结果及评价：呼吸道标本培养48 h后仅有草绿色链球菌生长而无致病菌生长，报告"未检出致病菌"。查出的致病菌和条件致病菌，报告菌名和药敏结果。痰标本中常见的病原菌主要有：肺炎链球菌、肠杆菌科细菌、A 群链球菌、金黄色葡萄球菌、卡他莫拉菌、白喉棒状杆菌、结核分枝杆菌、脑膜炎奈瑟菌、流感嗜血杆菌和军团菌等。咽拭标本中常见病原菌主要有：金黄色葡萄球菌、表皮葡萄球菌、化脓性链球菌、微球菌和棒状杆菌等。

(二)大便培养

正常情况下肠道中有多种细菌寄生，包括大量的厌氧菌和大肠埃希菌、肠杆菌、粪产碱杆菌等。引起感染性腹泻的病原微生物有：①细菌性：产毒素型腹泻，包括霍乱弧菌、肠毒素型大肠埃希菌等；侵袭型腹泻，包括志贺菌、肠致病型大肠埃希菌和肠侵袭型大肠埃希菌等；食物中毒，包括沙门菌、金黄色葡萄球菌、副溶血性弧菌、蜡样芽孢杆菌和肉毒梭菌等；伪膜性肠炎，包括艰难梭菌或金黄色葡萄球菌；慢性腹泻，主要由结核杆菌引起。②真菌性：念珠菌、毛霉菌等引起。③病毒性：轮状病毒等。结果及评价：大便标本培养24 h后仅肠杆菌科细菌生长而无致病菌生长，报告"未检出致病菌"。查出的肠道致病菌，报告菌名和药敏结果。常见肠道致病菌有：沙门菌、志贺菌、致病性大肠埃希菌、霍乱弧菌、副溶血性弧菌、小肠结肠炎耶尔森菌、空肠弯曲菌、金黄色葡萄球菌、肉毒梭菌、艰难梭菌、蜡样芽孢杆菌和真菌等。

(三)中段尿培养

尿液的细菌学检查(中段尿培养加计数)对于泌尿道感染的诊断有重要价值。正常尿液是无菌的，而外尿道有正常菌群寄生，标本的采集必须无菌操作。另外，细菌培养必须结合菌落计数辨别是否为病原菌。有致病菌或条件致病菌生长，菌落计数 $>10^5/mL$ 提示感染(膀胱炎、肾盂肾炎、肾或膀胱结核等)。结果及评价：

①培养 48 h 后无菌生长者报告"未检出细菌"；无明确意义的阳性报告结果：报告菌落数、革兰染色形态特征，并注明是培养或是混合菌生长；有意义的阳性结果报告：报告菌落计数、细菌种名及药敏结果。常见病原菌主要有大肠埃希菌、葡萄球菌、链球菌、变形杆菌和伤寒沙门菌等。②菌落计数：将平板菌落数乘以 200(cfu/mL)。一般解释标准：单种细菌菌落数 $>10^5 cfu/mL$ 可能为感染；$<10^4 cfu/mL$ 可能为污染，在两者之间需要根据病人的临床表现进行评估。

（四）生殖道标本培养

生殖道标本的细菌学检查对于诊断性病和其他生殖系统感染具有重要价值。正常的内生殖器是无菌的，而外生殖器（包括男性尿道口和女性阴道）有多种细菌寄生，如尿道口常见葡萄球菌、类白喉棒状杆菌和非结核抗酸杆菌等，阴道常见有乳酸杆菌、双歧杆菌、消化球菌等。查见病原体提示有细菌感染，如急、慢性前列腺炎，睾丸炎，精囊炎，附睾炎，阴道炎，及急、慢性淋病和梅毒。结果及评价：培养 48 h，仍无细菌生长者，报告"未检出细菌"。查见细菌，报告菌名和药敏结果。常见的病原菌主要有淋病奈瑟菌、大肠埃希菌、变形杆菌等。

（五）脑脊液培养

脑脊液的细菌学检查对于细菌性脑膜炎的诊断有重要的诊断价值。正常人的脑脊液是无菌的，检出细菌提示有细菌性（急性化脓性、结核性等）脑膜炎。结果及评价：培养 48 h，仍无细菌生长者，报告"未检出细菌"。查见细菌，报告菌名和药敏结果。

（六）其他无菌体液培养

各个部位的体液（胸水、腹水、心包液、关节液、胃液等）的细菌学检查对于确定该部位是否有细菌感染具有诊断价值。正常的体液是无菌的，若从患者各种无菌体液中查见致病菌或条件致病菌提示该部位有细菌感染。结果及评价：培养 48 h，仍无细菌生长者，报告"未检出细菌"。查见细菌，报告菌名和药敏结果。

二、血及骨髓标本培养

血液标本的细菌培养是诊断菌血症或败血症的基本方法。正常人的血液和骨髓是无菌的，如从患者血液或骨髓中检出细菌，一般应视为病原菌（排除采集标本或其他操作过程的污染），提示有菌血症或败血症，或心内膜炎、心包炎、血源性骨髓炎。结果及评价：培养 5 d，仍无细菌生长者，报告"培养五天无细菌生长"。查见细菌者，报告菌名和药敏结果。血培养常见病原菌有：革兰阴性菌（如大肠埃希菌、肺炎克雷伯菌、阴沟肠杆菌、产气肠杆菌、伤寒沙门菌、铜绿假单胞菌、鲍曼不动杆菌等）、革兰阳性菌（如金黄色葡萄球菌、表皮葡萄球菌、肠球菌等）、真菌（如念珠菌属等）、厌氧菌（如拟杆菌属、梭杆菌属等）。菌血症、败血症的诊断标准：①两次培养均出现同一种细菌（可排除污染）；②发病 2 周后血中抗体滴度上升。常见漏检原因：对成人患者采血量不足或 >10 mL；采血时间不合适；如在患者高热时采血；采血时或采血前正在用抗生素治疗；遗漏因发热门诊就诊的肺炎链球菌与流感嗜血杆菌菌血症患儿等。

三、真菌培养

真菌培养的主要目的在于确定真菌的菌种，以弥补直接镜检的不足。临床真菌标本的采集是确定真菌感染的关键步骤，其采集方法是否适宜对提高诊断真菌的阳性率起着至关重要的作用。结果及评价：培养长出真菌者，根据其菌落形态、涂片镜检结果及生化反应做出最后鉴定报告菌名，并报告药敏结果。

四、厌氧菌培养

厌氧菌广泛存在于外界环境和人体的口腔、肠道和女性生殖道等部位，常引起内源性感染。据文献报道，约 60 %的临床感染有厌氧菌参与，且大多数与需氧菌混合感染，故开展厌氧菌的检验对感染的诊断、治疗都有重要意义。厌氧菌感染的临床及细菌学指征：凡有下列情况者应怀疑有厌氧菌感染：①感染组织局部产生大量气体，造成组织肿胀和坏死，皮下有捻发音，是产气荚膜梭菌所引起的感染；②发生在黏膜附近的感染，口腔、肠道、鼻咽腔、阴道等黏膜，均有大量厌氧菌寄生，这些部位及其附近有破损，极易发生厌氧菌感染；③深部外伤如枪伤后，人或动物咬伤后的继发感染，均可能是厌氧菌感染；④分泌物有恶臭，或为暗红色，并在紫外光下发出红荧光，均可能是厌氧菌感染；⑤分泌物涂片经革兰染色镜检发现有细菌，而培养阴性者，或在液体及半固体培养基深部生长的细菌，均可能为厌氧菌感染；⑥长期应用氨基糖苷类抗菌药物治疗无效的病例，可能是厌氧菌感染；⑦最近有流产史者，以及胃肠道手术后发生的感染，均可能是厌氧菌感染。结果及评价：培养长出厌氧菌者，根据其菌落形态、涂片镜检结果及生化反应做出最后鉴定报告菌名。

五、苛养菌及人畜共患病原菌培养

随着科学的发展及分离鉴定技术的提高，苛养菌这一类难以检出的细菌在临床的检出率越来越高，与此同时人类最早认识的传染病——人畜共患病的病原微生物的新种不断出现(如朊粒)。旧的病原菌依然存在，因此对苛养菌及人畜共患病原微生物的监测得到临床的重视。

(一)苛养菌

苛养菌是指对营养要求苛刻，在普通培养基上不生长或难以生长的一类细菌。体外培养需添加特殊因子或其他营养成分，临床常见的主要包括：肺炎链球菌、卡他莫拉菌、淋病奈瑟氏菌；革兰阴性杆菌：嗜血杆菌、鲍特菌等。

1. 肺炎链球菌

主要采集咽拭标本、痰液、脓液和血液等标本，采集后 2 h 内运送到实验室，立即进行检查和接种。采用羊血琼脂平板，初代分离需用 5 %CO_2环境，35～37 ℃孵育 24 h，观察菌落形态，并进行鉴定和体外药物敏感试验。肺炎链球菌系毒力强的致病菌，无论从何种标本中分离均应及时报告临床。培养 24 h，根据其菌落形态、涂片镜检结果及生化反应做出最后鉴定报告菌名，并报告药敏结果。

2. 卡他莫拉菌

卡他莫拉菌培养标本较多来自于下呼吸道感染的合格痰标本或支气管灌洗液。接种于选择性培养基上常规培养 24～48 h。根据其菌落形态、涂片镜检结果及生化反应做出最后鉴定报告菌名，并报告药敏结果。

3. 淋病奈瑟菌

分离淋病奈瑟菌可用无菌塑料棒涤纶织物拭子，蘸取阴道和宫颈口分泌物，或于排尿后 1h 采集尿道分泌物。尿液标本应离心沉淀，直肠肛拭标本应废弃第一根污染棉签，用第二根棉签蘸取分泌物，皮损标本在接种前应磨碎且保持湿润。所有标本均应采集后立即送往临床实验室，接种于选择性培养基。淋病奈瑟菌初次分离培养需要 5 %~10 % CO_2 环境。淋病奈瑟菌是淋病的病原菌，可引起男性的尿道炎、附睾炎、前列腺炎，女性的尿道炎、阴道炎、子宫炎；新生儿经过产道时被感染，可引起淋球菌结膜炎。培养 24～48 h 后，根据其菌落形态、涂片镜检结果及生化反应做出最后鉴定报告菌名，并报告药敏结果。

4. 嗜血杆菌

根据不同感染分别采取血液、脑脊液、鼻咽分泌物、痰、脓液等标本，采集时应注意：应在疾病早期采取标本，采集后立即送检；在取鼻咽拭子标本时以肉汤湿润，取样后立即送检防止干燥；对心内膜炎及菌血症的患者取血液标本最好在发热期间；痰标本应用灭菌生理盐水洗涤，痰液还可用酶消化后再接种。嗜血杆菌为需氧或兼性厌氧菌，最适生长温度为 35 ℃，对营养有特殊要求，培养时必须供给含有 X、V 因子的新鲜血液，最佳培养基为巧克力琼脂。嗜血杆菌中最常见的为流感嗜血杆菌，该菌常寄居于正常人呼吸道，当机体抵抗力下降时，可引起人类呼吸道感染；也可随血液入侵组织内部，引起脑膜炎、关节脓肿或其他部位的化脓感染。常继发于流感、麻疹、百日咳、肺结核等呼吸道感染，儿童原发呼吸道病毒感染之后可以继发本菌引起的中耳炎、鼻窦炎等。培养 24～48 h 后，根据其菌落形态、涂片镜检结果及生化反应做出最后鉴定报告菌名，并报告药敏结果。

(二)人畜共患病原菌

大多数引起动物感染的微生物，不能引起人类感染。但有少数微生物既能感染动物有人感染人，被称为人畜共患微生物。包括病毒、细菌、螺旋体、立克次体等。人畜共患菌的种类较多，包括布鲁菌属、巴斯德菌属、弗朗西斯菌属等。这里重点介绍常见的布鲁菌属。布鲁菌属：可采集患者血液、骨髓、尿液或流产胎儿的淋巴、肝、脾、肺组织，及流产病畜的子宫分泌物等标本进行检验。布鲁菌属为专性需氧菌，初次分离需 5 %~10 % CO_2 环境，培养基中需加入硫氨、烟碱酸和生物素，生长缓慢，在血琼脂平板上培养 2~3 d，出现菌落。布鲁菌是一类人畜共患的感染性疾病的病原菌，牧区人群因接触患病的家畜或使用病畜肉、乳及乳制品而感染，临床表现为反复发热、关节痛、全身乏力，称为布鲁病。在诊断方面由于培养的营养苛求而且时间长，应以血清学诊断为主，结合流行病学资料、临床表现和特异性实验室检查才能确诊。细菌学检查较为重要，从患者标本中分离出布鲁菌即为确诊的依据。

第三节 常见病毒及螺旋体检验结果解读

病毒感染的确诊依赖于病原体的检出，从病毒分离、培养到血清免疫学检测、抗原检测，直到近年来发展起来的分子生物学检测，为病原感染的确诊以及治疗监测提供了更详实的实验室依据。病毒检测主要有以下四种方法：①病毒分离培养。病毒分离培养被认为是检测病毒感染最准确的方法，是传统意义上的金标准。②抗原检测。应用单克隆抗体与特异性抗原结合的原理，通过酶联免疫、化学发光和流式细胞等技术检出标本中相应的病毒抗原是目前应用较多的检测方法。③抗体检测。人感染病毒后可产生特异性抗体，主要包括抗病毒的 IgG 和 IgM 抗体。抗体最早可在感染后 1~2 周出现，虽无法提供现症感染依据，但由于其操作简便、快速，目前被临床广泛应用，主要感染后的确诊、流行病学调查、术前筛查以及血液制品检测。常用的实验室方法有：酶联免疫吸附试验（enzyme-linked immunosorbent assay，ELISA）；发光免疫分析法；补体结合试验（complement fixation test，CF）；免疫印迹（western blot，WB）；间接血凝试验或乳胶凝集法（HIA）；免疫荧光技术（IFA）或放射免疫测定试验（RIA）。④分子生物学检测。主要包括核酸杂交；PCR；反转录 PCR；芯片技术；测序技术；生物质谱技术。

一、人类免疫缺陷病毒

HIV 为反转录病毒科的 RNA 病毒。病毒颗粒呈球形，直径为 100~120 nm；病毒体外层为脂蛋白包膜，其中嵌有 gp120 和 gp41 两种特异性的糖蛋白，前者为包膜表面刺突，后者为跨膜蛋白。病毒内部为 20 面体对称的核衣壳，病毒核心含有 RNA、反转录酶和核衣壳蛋白。核心为两条相同的单链正股 RNA 在 5' 端通过氢键结合而形成的二聚体 RNA、反转录酶组成，呈棒状或截头圆锥状。HIV 显著特点是具有高度特异性。HIV 感染宿主范围和细胞范围较窄，在体外仅感染表面有 CD4 受体的 T 细胞、巨噬细胞，感染后细胞出现不同程度的病变，培养液中可检测到反转录酶活性，培养细胞中可检测到病毒抗原。

（一）病毒分离培养

HIV 感染者外周血细胞、血浆、全血等均存在病毒。可通过与正常人外周血细胞共培养的方法进行病毒分离，用于 HIV 感染的辅助诊断及 HIV 抗体阳性母亲所生婴儿的早期辅助鉴别诊断。HIV 病毒分离培养阳性表明人体内存在 HIV，阴性仅表示未能分离培养出病毒，不能作为 HIV 未感染的诊断依据。病毒分离培养必须在生物安全三级实验室进行，技术要求高，目前多用于 HIV 相关的科学研究，临床不作为常规诊断项目。

（二）抗体检测

人感染 HIV 后，2~6 周产生抗 HIV 特异性抗体。HIV 抗体检测分为筛查试验和确证试验。筛查试验用 ELISA 检测 HIV 抗体，筛查试验阳性的血清常用 WB 进行确证试验。抗体检测是 HIV 感染诊断的金标准，筛查试验阳性不能判断是否感染，必须经有资质的确证实验室进行确证实验，确证试验阳性才可报告"HIV 抗体阳性（+）"，判断为 HIV 感染。

（三）HIVp24 抗原检测

HIVp24 抗原出现早于 HIV 抗体，有助于进行辅助诊断以缩短窗口期，目前多采用 ELISA 夹心法进行检测。结果阳性仅作为 HIV 感染的辅助诊断依据，不能据此确诊，阳性结果还需经中和试验确认，操作复杂，临床不将其作为常规检验项目。

(四)HIV 病毒载量检测

HIV 病毒载量指感染者体内游离的 HIV 病毒含量，即每毫升血液中含有 HIV RNA 拷贝数。常用检测方法包括反转录 PCR、核酸序列扩增、分子 DNA 杂交和荧光定量 PCR等。灵敏度非常高，在 HIV 感染辅助诊断、患者预后评估及评价抗病毒治疗效果等方面发挥重要作用，但由于有假阳性的可能，阳性结果仅为 HIV 感染的辅助诊断指标，不可据此诊断。

(五)CD4$^+$T 淋巴细胞检测

目前检测 CD4$^+$T 淋巴细胞的标准方法为应用流式细胞仪检测，可得出 CD4$^+$T 淋巴细胞的绝对值及占淋巴细胞的百分率。CD4$^+$T 淋巴细胞绝对值的变化可用于艾滋病的免疫状态分析、疗效观察及预后判断。

二、肝炎病毒

(一)甲型肝炎病毒(Hepatitis A，HAV)

HAV 属于小 RNA 病毒科中的肝 RNA 病毒属，病毒衣壳由 60 个亚单位组成，每个病毒衣壳亚单位含的 4 种多肽，即 VP1、VP2、VP3 和 VP4 是病毒特异性表面抗原，但只有一个血清型。

抗-HAV 检测：可用于诊断既往或现症的 HAV 感染，以及观察接种 HAV 疫苗后的免疫效果。采用免疫学方法测定抗-HAV IgM、IgG 或总抗体，检测的阳性反应有可能不是真正的阳性，尤其是较弱的阳性反应，可能是因为被检测者血液中的一些干扰因素如类风湿因子、补体、异嗜性抗体、较高浓度血红蛋白和胆红素等所致的假阳性。因此，临床上可根据患者特异性 IgM 到特异性 IgG 抗体的转换，和(或)特异性 IgG 浓度或滴度的 4 倍升高变化，结合患者的临床表现及其他生化检测来综合判断患者是否是甲型肝炎。

(二)乙型肝炎病毒(Hepatitis B，HBV)

HBV 属于嗜肝 DNA 病毒科。HBV 感染者血液中有三种形态的颗粒，即完整的病毒颗粒(Dane 颗粒)、球形颗粒及管形颗粒。其中以球形颗粒含量最高。Dane 颗粒有双层脂质外膜与由核壳蛋白包裹双链 DNA 分子的核心。球形和管形颗粒则只含有病毒外壳蛋白即乙肝表面抗原(Hepatitis B surface antigen，HBsAg)，Dane 颗粒还有核心抗原(Hepatitis B core antigen，HBcAg)。

1. HBV 的免疫检测

HBV 的标志物联合检测可诊断 HBsAg 携带者、急性乙型肝炎潜伏期、急性和慢性肝炎患者。HBsAg 阴性不能完全排除 HBV 感染，见表 10-1。

表 10-1　　　　　　　　　HBV 血清学标志物的临床意义

HBsAg	抗 HBs	HBeAg	抗 HBe	抗 HBcIgG	抗 HBeIgM	临床意义
+	–	–	–	–	–	急性乙肝潜伏期后期，携带者
+	–	+	–	–	–	急性乙肝早期或潜伏期

153

续表

血清学标志物						临床意义
HBsAg	抗 HBs	HBeAg	抗 HBe	抗 HBcIgG	抗 HBeIgM	
+	−	+	−	−	+	急性乙肝早期
+	−	+/−	−	+	+	急性乙肝后期
+	−	−	+	+	−	急性 HBV 感染趋向恢复；慢性携带者
+	−	−	−	+	−	急慢性、无或低度 HBV 复制性
−	+	−	−	+	−	急性乙型肝炎恢复期、既往感染
−	+	−	−	+	−	乙型肝炎恢复期、既往感染
−	−	−	+	+	−	既往感染 HBV 或 HBV 急性感染恢复期
−	−	−	−	+	−	恢复后期表明 HBV 既往感染
−	+	−	−	−	−	成功接种疫苗，具有免疫力

2. HBV-DNA 检测

HBV-DNA 阳性是 HBV 感染的确证标志。定量检测用于治疗监测、血筛及母婴传播研究等。

(三) 丙型肝炎病毒(Hepatitis C，HCV)

HCV 病毒体呈球形，为单股正链 RNA 病毒，在核衣壳外包绕含脂质的囊膜，囊膜上有刺突。HCV-RNA 由 9500~10000 bp 组成，两端非编码区含有几个顺向和反向重复序列，可能与基因复制有关。

1. 抗 HCV 检测

目前检测抗-HCV 的方法有 ELISA 和化学发光。包被抗原内含有 HCV core、NS3、NS4 和 NS5 抗原。各抗原组分检出的临床意义，见表 10-2。该方法目前被广泛用于献血员中的 HCV 感染筛查和临床实验室检测，抗-HCV 检测阳性提示感染过病毒，对大部分病例而言，抗-HCV 阳性常伴有(70 %~80 %)病毒核酸 RNA 的存在。因此，抗-HCV 是判断 HCV 感染的一个重要标志。抗-HCV 阳性而血清中没有 HCV RNA 提示既往感染，在血清中检测不到 HCV RNA 并不意味着肝脏没有病毒复制。对于极少数病例，特别是经过免疫抑制剂治疗的患者，免疫功能低下，抗-HCV 阴性仍可检测到 HCV RNA，此类患者适宜采用 HCV 核心抗原或抗原抗体联合检测试剂进行。

表 10-2　　　　　　　　HCV 各片段抗体检出的临床意义

所针对抗原	临床意义
Core	HCV 感染后出现很早，阳性率很高；是抗-HCV 的主要抗体，在重组免疫印迹结果不确定 Core 单独片段阳性的患者中，有很多是既往感染者
NS3	抗原的免疫性很强，相应的抗体滴度也很高，是 HCV 感染后最早出现的抗体，同 Core 区抗体一样，是抗-HCV 的主要抗体

所针对抗原	临床意义
NS4	HCV 感染后抗体出现较迟，持续阳性可能与疾病的慢性化有关
NS5	HCV 感染后抗体出现较早，在某些 NS3 和 NS4 为阴性的 HCV 感染个体中，可能出现针对 NS5 的抗体

2. HCV-RNA 检测

HCV-RNA 阳性是 HCV 感染的确证标志，定量检测用于治疗监测。

（四）丁型肝炎病毒（Hepatitis D，HDV）

HDV 体形细小，核心含单股负链共价闭合的环状 RNA 和 HDV 抗原（HDAg），其外包以 HBV 的 HBsAg。HDV-RNA 的分子量很小，这决定了 HDV 的缺陷性，不能独立复制增值，需依赖 HBV 存在复制。

1. 抗-HDV 检测

抗-HDV IgM 在临床发病的早期即可检测到，于恢复期消失时 HDV 感染中最先检测出的抗体，特别是在重叠感染时，抗-HDV IgM 往往是唯一可以检测出的血清学标志物。抗-HDV IgG出现在 HDV IgM 下降时。慢性 HDV 感染，抗-HDV IgG 保持高滴度并可存在数年。

（五）戊型肝炎病毒（Hepatitis E，HEV）

属于肝炎病毒科肝炎病毒属，目前该属仅有戊型肝炎病毒一个种。

1. 抗-HEV 检测

戊型肝炎的临床症状和流行病学都与甲肝相似。一般认为，戊肝急性期第一份血清抗-HEV 滴度大于 40，以后逐渐下降，或抗-HEV 先阴性后转为阳性，或抗-HEV 滴度逐步增高，均可诊断为急性 HEV 感染。抗-HEV IgG 阳性可作为机体既往感染 HEV 或机体注射戊肝疫苗有效的标志物。注射疫苗后，抗-HEV IgG 阳性即说明机体对 HEV 具有免疫力。

三、梅毒螺旋体检验结果解读

梅毒螺旋体属于密螺旋体属，分为梅毒亚种和雅司亚种，前者是梅毒的病原菌，通过性接触传播，也可通过胎盘血液垂直传播。一期、二期梅毒取溃疡、皮损、下疳分泌物、淋巴结、血液等，潜伏梅毒取血液，三期梅毒和神经梅毒取血液、脑脊液等进行检测。

（一）直接镜检

暗视野显微镜下，典型的梅毒螺旋体呈白色发光，其螺旋较密而均匀。运动规律，运动性较强，其运动方式包括：①旋转式，围绕其长轴旋转；②蛇行式，全身弯曲如蛇行；③伸缩其螺旋间距离而移动。观察其运动形式有助于与其他螺旋体相鉴别。未检出螺旋体不能排除梅毒的诊断，阴性结果可能说明：①螺旋体数量不足（单次暗视野显微镜检查阳性率小于 50％）。②患者已接受抗生素或杀灭梅毒螺旋体的药物治疗。③损害接近自然消退。④损害不是梅毒。

(二)血清学实验

由于梅毒螺旋体培养困难，且潜伏期和晚期梅毒患者发生皮肤黏膜病损较少，难取得镜检标本，故常用血清学试验进行诊断。常见的梅毒血清学试验有非 Tp 抗原试验和 Tp 抗原试验两大类，前者如快速血浆反应素环状卡片试验(rapid plasma regain，RPR)及改良后的甲苯胺红不加热血清试验(toluidine red unheated serum test，TRUST)等，是以牛心磷脂作为抗原，因而实际检测的是抗心磷脂抗体(反应素)，有一定的假阳性率，因此只能用于疗效监测。后者如荧光螺旋体抗体吸收试验(Fluorescent treponemal antibody-absorption，FTA-Abs)、Tp 血凝试验(Treponema Pallidum hemagglutination test，TPHA)和梅毒螺旋体明胶颗粒凝集试验(Treponema Pallidum particle agglutination，TPPA)等，由于使用螺旋体的抗原成分包被固相或致敏红细胞和明胶颗粒，所以具有很好的特异性，主要作为确认试验。ELISA 法测定梅毒螺旋体感染的特异性和灵敏度均在 99 % 左右，化学发光法灵敏度、特异度均优于 ELISA 法，且适合自动化操作。

(三)结果解读

RPR 和 TRUST 阳性反应可见于一期或二期梅毒，生物学假阳性见于多种与梅毒无关的临床状态，如自身免疫性疾病、结缔组织病、高龄、注射毒品等，且梅毒螺旋体感染后心磷脂抗体的出现晚于特异性抗螺旋体抗体，而且梅毒晚期又可能转阴，因此，不适于一期梅毒早期、三期梅毒诊断，也不再适用于作为筛查试验。在梅毒的临床诊断以及筛检献血员中，因使用 ELISA 法取代现仍在广泛应用的 RPR 和 TRUST 等低灵敏的非特异性方法。ELISA、TPPA 敏感性和特异性较好，一般用作确证实验，但这种方法是检测血清中的抗螺旋体抗体 IgG，充分治疗后仍能持续阳性，甚至终生不消失，因此，不能作为疗效观察。假阳性反应见于感染性疾病、自身免疫性疾病和慢性肝病，可用免疫印迹法确认。梅毒血清学试验结果的临床意义，见表 10-3。

表 10-3　　　　　　　　　　　　　　梅毒血清学试验结果的临床意义

试验结果		临床意义
TPPA/ELISA	RPR/TRUST	
+	+	可能为现症梅毒
−	+	非梅毒螺旋体血清试验假阳性
+	−	临床治愈的早期梅毒(既往感染者)或极早期梅毒
−	−	排除梅毒感染或极早期梅毒

(金正江)

第三篇　清洗、消毒、灭菌及隔离技术

第十一章　清洗、消毒与灭菌

医院清洗技术在处理污染医疗器械过程中的作用十分重要，所有器材在消毒灭菌前必须做到彻底清洁，才能确保消毒灭菌效果。消毒、灭菌的作用是杀灭或清除外环境中的病原微生物，切断医院感染传播途径，是预防和控制医院感染的重要措施之一。医院应根据所涉及的具体物品性质及国家法律法规、医院规章制度，合理地选择和应用消毒、灭菌方法。

1. 清洗(cleaning)

去除医疗器械、器具和物品上污物的全过程，流程包括冲洗、洗涤、漂洗和终末漂洗。

2. 消毒(disinfection)

清除或杀灭传播媒介上的病原微生物，使其达到无害化的处理。

(1)消毒剂(disinfectant)：能杀灭传播媒介上的微生物并达到消毒要求的制剂。

(2)低效消毒剂：能杀灭细菌繁殖体和亲脂病毒的消毒制剂。

(3)中效消毒剂：能杀灭分枝杆菌、真菌、病毒及细菌繁殖体等微生物的消毒制剂。

(4)高效消毒剂：能杀灭一切细菌繁殖体(包括分枝杆菌)、病毒、真菌及其孢子等，对细菌芽孢也有一定杀灭作用的消毒制剂。

3. 灭菌(sterilization)

杀灭或清除医疗器械、器具和物品上一切微生物的处理。

(1)灭菌剂：能杀灭一切微生物(包括细菌芽孢)，并达到灭菌要求的制剂。

(2)灭菌水平：杀灭一切微生物包括细菌芽孢，达到无菌保证水平。达到灭菌水平常用的方法包括热力灭菌、辐射灭菌等物理灭菌方法，以及采用环氧乙烷、过氧化氢、甲醛、戊二醛、过氧乙酸等化学灭菌剂，在规定条件下，以合适的浓度和有效的作用时间进行灭菌的方法。

第一节　不同危险性物品的消毒、灭菌

一、斯伯尔丁分类法(E. H. Spaulding classification)

1968 年，E. H. Spaulding 根据医疗器械污染后使用所致感染的危险性大小及在患者使用之间的消毒或灭菌要求，将医疗器械分 3 类，即高度危险性物品、中度危险性物品、低度危险性物品。

(1)高度危险性物品：进入人体无菌组织、器官、脉管系统，或有无菌体液从中流过的物品或接触破损皮肤、破损黏膜的物品，一旦被微生物污染，具有极高感染风险，如手术器械、穿刺针、腹腔镜、活检钳、心脏导管、植入物等。

(2)中度危险性物品：与完整黏膜相接触，而不进入人体无菌组织、器官和血液，也不接触破损皮肤、破损黏膜的物品，如胃肠道内镜、气管镜、喉镜、肛表、口表、呼吸机管道、麻醉机管道、压舌板、肛门直肠压力测量导管等。

(3)低度危险性物品：与完整皮肤接触而不与黏膜接触的器材，如听诊器、血压计袖带等；病床围栏、床面以及床头柜、被褥、墙面、地面、痰盂(杯)和便器等。

(4)高水平消毒：杀灭一切细菌繁殖体，包括分枝杆菌、病毒、真菌及其孢子和绝大多数细菌芽孢。达到高水平消毒常用的方法包括采用含氯制剂、二氧化氯、邻苯二甲醛、过氧乙酸、过氧化氢、臭氧、碘酊等以及能达到灭菌效果的化学消毒剂，在规定的条件下，以合适的浓度和有效的作用时间进行消毒的方法。

(5)中水平消毒：杀灭除细菌芽孢以外的各种病原微生物，包括分枝杆菌。达到中水平消毒常用的方法包括采用碘类消毒剂(碘伏、氯已定碘等)、醇类和氯已定的复方、醇类和季铵盐类化合物的复方、酚类等消毒剂，在规定条件下，以合适的浓度和有效的作用时间进行消毒的方法。

(6)低水平消毒：能灭细菌繁殖体(分枝杆菌除外)和亲脂病毒的化学消毒方法以及通风换气、冲洗等机械除菌法，如采用季铵盐类消毒剂(苯扎溴铵等)、双胍类消毒剂(氯已定)等，在规定的条件下，以合适的浓度和有效的作用时间进行消毒的方法。

二、根据物品污染后导致感染的风险高低选择相应的消毒或灭菌方法

(1)高度危险性物品，应采用灭菌方法处理。

(2)中度危险性物品，应采用达到中水平消毒以上效果的消毒方法。

(3)低度危险性物品，宜采用低水平消毒方法，或做清洁处理；遇有病原微生物污染时，针对所污染病原微生物的种类选择有效的消毒方法。

第二节　不同种类微生物的消毒、灭菌

一、根据物品上污染微生物的种类、数量选择消毒或灭菌方法

(1)对受到致病菌芽孢、真菌孢子、分枝杆菌和经血传播病原体(乙型肝炎病毒、丙型肝炎病毒、艾滋病病毒等)污染的物品，应采用高水平消毒或灭菌。

(2)对受到真菌、亲水病毒、螺旋体、支原体、衣原体等病原微生物污染的物品，应采用中水平以上的消毒方法。

(3)对受到一般细菌和亲脂病毒等污染的物品，应采用达到中水平或低水平的消毒方法。

(4)杀灭被有机物保护的微生物时，应加大消毒药剂的使用剂量和(或)延长消毒

时间。

(5)消毒物品上微生物污染特别严重时，应加大消毒药剂的使用剂量和(或)延长消毒时间。

二、被朊病毒、气性坏疽及突发不明原因的传染病病原体污染的诊疗器械、器具的物品的处理

(一)朊病毒

消毒方法：

(1)感染朊病毒患者或疑似感染朊病毒患者宜选用一次性使用诊疗器械、器具和物品，使用后应进行双层密闭封装焚烧处理。

(2)可重复使用的被感染朊病毒患者或疑似感染朊病毒患者的高度危险组织(大脑、硬脑膜、垂体、眼、脊髓等组织)污染的中度和高度危险性物品，可选以下方法之一进行消毒灭菌，且灭菌的严格程度逐步递增。① 将使用后的物品浸泡于 1 mol/L 氢氧化钠溶液内作用 60 min，然后按 WS 310.2—2016 中的方法进行清洗、消毒与灭菌：压力蒸汽灭菌应采用 134~138 ℃，18 min；或 132 ℃，30 min；或 121 ℃，60 min。② 将使用后的物品采用清洗消毒机(宜选用具有杀朊病毒活性的清洗剂)或其他安全的方法去除可见污染物，然后浸泡于 1 mol/L 氢氧化钠溶液内作用 60 min，并置于压力蒸汽灭菌 121 ℃，30 min；然后清洗，并按照一般程序灭菌；③将使用后的物品浸泡于 1 mol/L 氢氧化钠溶液内作用60 min，去除可见污染物，清水漂洗，置于开口盘内，下排气压力蒸汽灭菌器内 121 ℃灭菌 60 min 或预排气压力蒸汽灭菌器 134 ℃灭菌 60 min，然后清洗，并按照一般程序灭菌。

(3)被感染朊病毒患者或疑似感染朊病毒患者高度危险组织污染的低度危险物品和一般物体表面应用清洁剂清洗，根据待消毒物品的材质采用 10000 mg/L 的含氯消毒剂或 1 mol/L氢氧化钠溶液擦拭或浸泡消毒，至少作用 15 min，并确保所有污染表面均接触到消毒剂。

(4)被朊病毒患者或疑似感染朊病毒患者高度危险组织污染的环境表面应用清洁剂清洗，采用 10000 mg/L 的含氯消毒剂消毒，至少作用 15 min。为防止环境和一般物体表面污染，宜采用一次性塑料薄膜覆盖操作台，操作完成后按特殊医疗废物焚烧处理。

(5)被感染朊病毒患者或疑似感染朊病毒患者低度危险组织(脑脊液、肾、肝、脾、肺、淋巴结、胎盘等组织)污染的中度和高度危险物品，传播朊病毒的风险还不清楚，可参照上述措施处理。

(6)被感染朊病毒患者或疑似朊病毒患者低度危险组织污染的低度危险物品、一般物体表面和环境表面可只采取相应常规消毒方法处理。

(7)被感染朊病毒患者或疑似感染朊病毒患者其他无危险组织污染的中度和高度危险物品，采取以下措施处理：①清洗并按常规高水平消毒和灭菌程序处理；②除接触中枢神经系统的神经外科内镜外，其他内镜按照国家有关内镜清洗消毒技术规范处理；③采用标准消毒方法处理低度危险品和环境表面，可采用 500~1000 mg/L 的含氯消毒剂或相当剂量的其他消毒剂处理。

【注意事项】

(1)当确诊患者感染朊病毒时,应告知医院感染管理及诊疗涉及的相应临床科室。培训相关人员朊病毒相关医院感染、消毒处理等知识。

(2)感染朊病毒患者或疑似感染朊病毒患者高度危险组织污染的中度和高度危险物品,使用后应立即处理,防止干燥;不应使用快速灭菌程序;没有按正确方法消毒灭菌处理的物品应召回重新按规定处理。

(3)感染朊病毒患者或疑似感染朊病毒患者高度危险组织污染的中度和高度危险物品,不能清洗和只能低温灭菌的,宜按特殊医疗废物处理。

(4)使用的清洁剂、消毒剂应每次更换。

(5)每次处理工作结束后,应立即消毒清洗器具,更换个人防护用品,进行手的清洁与消毒。

(二)气性坏疽病原体

消毒方法:

(1)伤口的消毒:采用3%过氧化氢溶液冲洗,伤口周围皮肤可选择碘伏原液擦拭消毒。

(2)诊疗器械的消毒:应先消毒,后清洗,再灭菌。消毒可采用含氯消毒剂1000~2000 mg/L浸泡消毒30~45 min,有明显污染物时应采用含氯消毒剂5000~10000 mg/L浸泡消毒≥60 min,然后按规定清洗,灭菌。

(3)物体表面的消毒:手术部(室)或换药室,每例感染患者之间应及时进行物体表面消毒,采用0.5%过氧乙酸或500 mg/L含氯消毒剂擦拭。

(4)环境表面消毒:手术部(室)、换药室、病房环境表面有明显污染时,随时消毒,采用0.5%过氧乙酸或1000 mg/L含氯消毒剂擦拭。

(5)终末消毒:手术结束、患者出院、转院或死亡后应进行终末消毒。终末消毒可采用3%过氧化氢或过氧乙酸熏蒸,3%过氧化氢按照20 mL/m³气溶胶喷雾,过氧乙酸按照1 g/m³加热熏蒸,温度70%~90%,密闭24 h;5%过氧乙酸溶液按照2.5 mL/m³气溶胶喷雾,温度为20%~40%。

(6)织物:患者用过的床单、被罩、衣物等单独收集,需重复使用时应专包密封,标识清晰,压力蒸汽灭菌后再清洗。

【注意事项】

(1)患者宜使用一次性器械、器具和物品。

(2)医务人员应做好职业防护,防护和隔离应遵循相关要求;接触患者时应戴一次性手套,手卫生应遵循相关要求。

(3)接触患者创口分泌物的纱布、布垫等敷料、一次性医疗用品、切除的组织如坏死肢体等双层封装,按医疗废物处理。医疗废物应遵循《医疗废物管理条例》的要求进行处置。

(三)突发不明原因传染病的病原体

突发不明原因的传染病病原体污染的诊疗器械、器具与物品的处理应符合国家届时发布的规定要求。没有要求时,其消毒的原则为:在传播途径不明时,应按照多种传播途径，确定消毒的范围和物品；按病原体所属微生物类别中抵抗力最强的微生物，确定消毒的剂量(可按杀光芽孢的剂量确定)，医务人员应做好职业防护。

第三节　复用器械、物品的清洗、消毒与灭菌

一、清洗与清洁

1. 适用范围

清洗适用于所有耐湿的诊疗器械、器具和物品；清洁适用于各类物体表面。

2. 清洗与清洁方法

(1)清洗：重复使用的诊疗器械、器具和物品应由消毒供应中心及时回收后，进行分类、清洗、干燥和检查保养。清洗方法有手工清洗和机械清洗。手工清洗适用于复杂器械、有特殊要求的医疗器械、有机物污染较重器械的初步处理以及无机械清洗设备的情况等；机械清洗适用于大部分常规器械的清洗。

(2)清洁：治疗车、诊疗工作台、仪器设备台面、床头柜、新生儿暖箱等物体表面使用清洁布巾或消毒布巾擦拭。擦拭不同患者单元的物品之间应更换布巾。各种擦拭布巾及保洁手套应分区域使用，用后清洗消毒，干燥备用。

二、根据复用器械、物品的性质选择消毒或灭菌方法

(1)重复使用的诊疗器械、器具和物品，使用后应先行清洁，再进行消毒灭菌。

(2)被朊病毒、气性坏疽及突发不明原因的传染病病原体污染的诊疗器械、器具的物品，应执行《医疗机构消毒技术规范》相关规定，见本章第二节。

(3)耐热、耐湿的手术器械，应首选压力蒸汽灭菌，不应采用化学消毒剂浸泡灭菌；耐热的油剂类和干粉类应采用干热灭菌；不耐热、不耐湿的物品，宜采用低温灭菌方法，如环氧乙烷灭菌、过氧化氢低温等离子体灭菌或低温甲醛蒸汽灭菌等。

(4)环境与物体表面，一般情况下先清洁，再消毒；当受到患者的血液、体液等污染时，应先去除污染物，再清洁与消毒。物体表面消毒应考虑表面性质，光滑表面宜选择合适的消毒剂擦拭或紫外线消毒器近距离照射；多孔材料表面宜采用浸泡或喷雾消毒法。

三、外来医疗器械及植入物的处置要求

(1)CSSD应根据手术通知单接收外来医疗器械及植入物；根据器械供应商提供的器械清单，双方共同清点核查、确认、签名，记录应保存备查。

(2)应要求器械供应商送达的外来医疗器械、植入物及盛装容器清洁。

(3)应遵循器械供应商提供的外来医疗器械与植入物的清洗、消毒、包装、灭菌方法和参数。急诊手术器械应及时处理。

(4)使用后的外来医疗器械，应由CSSD清洗消毒后方可交器械供应商。

四、职业防护

(1)应根据不同的消毒与灭菌方法，采取适宜的职业防护措施。

(2)在污染诊疗器械、器具和物品的回收、清洗等过程中，应预防发生医务人员职业暴露。

(3)处理锐利器械和用具，应采取有效防护措施，避免或减少利器伤的发生。

(4)不同消毒、灭菌方法的防护。

① 热力消毒、灭菌：操作人员接触高温物品和设备时应使用防烫的棉手套、着长袖工装；排除压力蒸汽灭菌器蒸汽泄漏故障时应进行防护，防止皮肤灼伤。

② 紫外线消毒：应避免对人体的直接照射，必要时戴防护镜和穿防护服进行保护。

③ 气体化学消毒、灭菌：应预防有毒有害消毒气体对人体的危害，使用环境应通风良好；对环氧乙烷灭菌应严防发生燃烧和爆炸；环氧乙烷、甲醛气体灭菌和臭氧消毒的工作场所，应定期监测空气中的浓度，并达到国家规定的要求。

④ 液体化学消毒、灭菌：应防止过敏及对皮肤、黏膜的损伤。

第四节　清洗、消毒与灭菌的效果监测

一、清洗效果监测

清洗彻底是保证消毒和灭菌成功的关键，医疗器械的清洗质量关系到医疗护理管理安全，因此医疗器械的清洗也越来越多地受到了人们的关注。随着医疗设备的不断更新和医疗条件的不断改善，全自动清洗消毒机被广泛地应用于医疗器械的清洗消毒。但是如何判断医疗器械清洗的质量，成为了各级医院在消毒供应中心中遇到的难题。

1. 诊疗器械、器具和物品清洗效果监测

(1)日常监测：在检查包装时进行，应目测和(或)借助带光源放大镜检查。清洗后的器械表面及其关节、齿牙应光洁，无血渍、污渍、水垢等残留物质和锈斑。

(2)定期抽查：每月应至少随机抽查3~5个待灭菌包内全部物品的清洗质量，检查的方法与内容同日常监测，并记录监测结果。

可采用蛋白残留测定、ATP 生物荧光测定等监测方法，定期测定诊疗器械、器具和物品的蛋白残留或其清洗的效果。

2. 清洗消毒器及其质量的监测

(1)日常监测：应每批次监测清洗消毒器的物理参数及运转情况，并记录。

(2)定期监测：①对清洗消毒器的清洗效果可每年采用清洗效果测试指示物进行监测。当清洗物品或清洗程序发生改变时，也可采用清洗效果测试指示物进行清洗效果的监测。②清洗效果测试物的监测方法应遵循生产厂家的使用说明或指导手册。

【注意事项】清洗消毒器新安装、更新、大修、更换清洗剂、改变消毒参数或装载方法等时，应遵循生产厂家的使用说明或指导手册进行检测，清洗消毒质量检测合格后，清洗消毒器方可使用。

二、消毒效果监测

（1）湿热消毒：应监测、记录每次消毒的温度与时间或 A_0 值。监测结果应符合相关规范的要求。应每年检测清洗消毒器的温度、时间等主要性能参数。结果应符合生产厂家的使用说明指导手册的要求。

（2）化学消毒：应根据消毒剂的种类特点，定期监测消毒剂的浓度、消毒时间和消毒时的温度并记录，结果应符合该消毒剂的规定。

（3）消毒效果监测：消毒后直接使用物品应每季度进行监测，监测方法及监测结果符合相关要求。每次检测 3~5 件有代表性的物品。

三、灭菌效果监测

（一）压力蒸汽灭菌效果的监测

1. 物理监测

（1）日常监测：每次灭菌应连续监测并记录灭菌时的温度、压力和时间等灭菌参数。灭菌温度波动范围在 +3 ℃内，时间满足最低灭菌时间的要求，同时应记录所有临界点的时间、温度与压力值，结果应符合灭菌的要求。

（2）定期监测：应每年用温度压力检测仪监测温度、压力和时间等参数，检测仪探头放置于最难灭菌部位。

2. 化学监测

（1）应进行包外、包内化学指示物监测。具体要求为灭菌包包外应有化学指示物，高度危险性物品包内应放置包内化学指示物，置于最难灭菌的部位。如果透过包装材料可直接观察包内化学指示物的颜色变化，则不必放置包外化学指示物。根据化学指示物颜色或形态等变化，判定是否达到灭菌合格要求。

（2）采用快速程序灭菌时，也应进行化学监测。直接将一片包内化学指示物置于待灭菌物品旁边进行化学监测。

3. 生物监测

（1）应每周监测一次，监测方法遵循相关标准的要求。

（2）紧急情况灭菌植入物时，使用含第 5 类化学指示物的生物 PCD 进行监测，化学指示物合格可提前放行，生物监测的结果应及时通报使用部门。

（3）采用新的包装材料加方法进行灭菌时应进行生物监测。

（4）小型压力蒸汽灭菌器因一般无标准生物监测包，应选择灭菌器常用的、有代表性的灭菌物品制作生物测试包或生物 PCD，置于灭菌器最难灭菌的部位，且灭菌器应处于满载状态。生物测试包或生物 PCD 应侧放，体积大时可平放。

（5）采用快速程序灭菌时，应直接将一支生物指示物置于空载的灭菌器内，经一个灭菌周期后取出，规定条件下培养，观察结果。

（6）生物监测不合格时，应遵循相关规定。

4. B-D 试验

预真空（包括脉动真空）压力蒸汽灭菌器应每日开始灭菌运行前空载进行 B-D 测试，

B-D测试合格后，灭菌器方可使用。B-D测试失败，应及时查找原因进行改进，监测合格后，灭菌器方可使用。小型压力蒸汽灭菌器的B-D试验应参照行业标准要求。

5. 灭菌器新安装、移位和大修后的监测

应进行物理监测、化学监测和生物监测。物理监测、化学监测通过后，生物监测应空载连续监测3次，合格后灭菌器方可使用，监测方法应符合行业标准的有关要求。对于小型压力蒸汽灭菌器，生物监测应满载连续监测3次，合格后灭菌器方可使用。预真空(包括脉动真空)压力蒸汽灭菌器应进行B-D测试并重复3次，连续监测合格后，灭菌器方可使用。

(二)低温灭菌的监测

低温灭菌方法包括环氧乙烷灭菌法、过氧化氢等离子灭菌法和低温甲醛蒸气灭菌法等。

1. 原则

低温灭菌器新安装、移位、大修、灭菌失败、包装材料或被灭菌物品改变，应对灭菌效果进行重新评价，包括采用物理监测法、化学监测法和生物监测法进行监测(重复3次)，监测合格后，灭菌器方可使用。

2. 环氧乙烷灭菌的监测

(1)物理监测法：每次灭菌应连续监测并记录灭菌时的温度、压力和时间等灭菌参数。灭菌参数符合灭菌器的使用说明或操作手册的要求。

(2)化学监测法：每个灭菌物品包外应使用包外化学指示物，作为灭菌过程的标志，每包内最难灭菌位置放置包内化学指示物，通过观察其颜色变化，判定其是否达到灭菌合格要求。

(3)生物监测法：每灭菌批次应进行生物监测。

3. 过氧化氢等离子灭菌的监测

(1)物理监测法：每次灭菌应连续监测并记录每个灭菌周期的临界参数，如舱内压、温度、过氧化氢的浓度、电源输入和灭菌时间等灭菌参数。灭菌参数符合灭菌器的使用说明或操作手册的要求。

(2)可对过氧化氢浓度进行监测。

(3)化学监测法：每个灭菌物品包外应使用包外化学指示物，作为灭菌过程的标志；每包内最难灭菌位置放置包内化学指示物，通过观察其颜色变化，判定其是否达到灭菌合格要求。

(4)生物监测法：每天使用时应至少进行一次灭菌循环的生物监测，监测方法应符合国家的有关规定。

4. 低温甲醛蒸气灭菌的监测

(1)物理监测法，每灭菌批次应进行物理监测。详细记录灭菌过程的参数，包括灭菌温度、湿度、压力与时间。灭菌参数符合灭菌器的使用说明或操作手册的要求。

(2)化学监测法，每个灭菌物品包外应使用包外化学指示物，作为灭菌过程的标志；每包内最难灭菌位置放置包内化学指示物，通过观察其颜色变化，判定其是否达到灭菌合格要求。

(3)生物监测法：应每周监测一次，监测方法应符合国家的有关规定。

5. 其他

其他低温灭菌方法的监测要求及方法应符合国家有关标准的规定。

第五节　常用消毒剂

一、含氯消毒剂

高水平消毒剂；有强烈的刺激性气味，对金属有腐蚀性、对织物有漂白作用；消毒液不稳定。

(一)适用范围

适用于浸泡、物体表面擦拭、分泌物、排泄物、环境等消毒。

(二)使用方法

1. 消毒液配制

根据产品有效氯含量，按稀释定律，用蒸馏水稀释成所需浓度。具体计算方法及配制步骤按相关说明。

2. 消毒方法

(1)将待消毒的物品浸没于装有含氯消毒剂溶液的容器中，加盖。对细菌繁殖体污染物品的消毒，用含有有效氯 500 mg/L 的消毒液浸泡>10 min，对经血传播病原体、分枝杆菌和细菌芽孢污染物品的消毒，用含有有效氯 2000~5000 mg/L 消毒液，浸泡>30 min。

(2)擦拭法：大件物品或其他不能用浸泡消毒的物品用擦拭消毒，消毒所用的浓度和作用时间同浸泡法。

(3)喷洒法：对一般污染的物品表面，用含有有效氯 400~700 mg/L 的消毒液均匀喷洒，作用 10~30 min；对经血传播病原体、结核分枝杆菌等污染表面的消毒，用含有有效氯 2000 mg/L的消毒液均匀喷洒，作用时间>60 min。喷洒后有强烈的刺激性气味，人员应离开现场。

(4)干粉消毒法：对分泌物、排泄物的消毒，用含氯消毒剂干粉加入分泌物、排泄物的消毒，使有效氯含量达到 10000 mg/L，搅拌后作用时间>2 h；对医院污水的消毒，用干粉按有效氯 50 mg/L 用量加入污水中，并搅拌均匀，作用 2 h 后排放。

【注意事项】

(1)粉剂应于阴凉处避光、防潮、密封保存；水剂应于阴凉处避光、密闭保存。使用消毒液应现配现用，使用时限≤24h。

(2)配制漂白粉等粉剂溶液时，应戴口罩、手套。

(3)加防锈剂的含氯消毒剂用于金属器械消毒后，应用无菌蒸馏水冲洗干净，干燥后使用。

(4)对织物有腐蚀和漂白作用，不应用于有色织物的消毒。

二、过氧化物类消毒剂

(一)过氧乙酸

过氧乙酸又叫过醋酸,它是目前所有化学消毒剂中比较突出的一种消毒剂。属高效消毒剂。

1. 作用特点

(1)高效广谱能杀灭一切微生物、杀菌效果可靠;

(2)杀菌快速、彻底;

(3)可用于低温消毒;

(4)毒性低、消毒后物品上无残余毒性,分解产物对人体无害;

(5)合成工艺简单,价格低廉,便于推广应用。

2. 适用范围

适用于耐腐蚀物品、环境、室内空气等的消毒。

3. 使用方法

(1)浸泡法:将待消毒的物品放入过氧乙酸溶液中加盖。细菌繁殖体:用0.1%(1000 mg/L)过氧乙酸浸泡15 min。肝炎病毒、TB菌用:0.5%(1500 mg/L)过氧乙酸浸泡30 min;细菌芽孢:用1%(10000 mg/L)过氧乙酸消毒5 min,灭菌30 min;诊疗用品或器材:用无菌蒸馏水冲洗干净并擦干后使用。

(2)擦拭法:用于大件物品,用法同浸泡法。

(3)喷洒法:用于环境消毒时,用0.2%~0.4%(2000~4000 mg/L)过氧乙酸溶液喷洒,作用30~60 min。肝炎病毒和TB菌的污染用0.5%(5000 mg/L)的过氧乙酸喷洒,作用30~60 min。

(4)喷雾法:采用电动超低容量喷雾器,使用5000 mg/L的过氧乙酸溶液,按照20~30 mL/m³的用量进行喷雾消毒,作用60 min。

(5)熏蒸法:使用15%过氧乙酸(7 mL/m³)加热蒸发,相对湿度60%~80%、室温熏蒸2 h。

【注意事项】

(1)过氧乙酸不稳定,应储存于通风阴凉处,远离可燃物质。用前应测定有效含量,原液浓度低于12%时不可使用。

(2)稀释液应现配现用,使用时限≤24 h。

(3)过氧乙酸对多种金属和织物有很强的腐蚀和漂白作用,金属制品与织物经浸泡消毒后,及时用符合要求的水冲洗干净。

(4)接触过氧乙酸时,应采取防护措施;不慎溅入眼内或皮肤上,应立即用大量清水冲洗。

(5)空气熏蒸消毒时,室内不应有人。

(二)二氧化氯

二氧化氯是一种高效、广谱、快速消毒剂。

1. 适用范围

适用于物品、环境、物体表面及空气的消毒。

2. 使用方法

消毒液配制：二元包装消毒液，使用前需在二氧化氯稳定液中加入活化剂；一元包装的粉剂及片剂，应加入蒸馏水溶解，放置所需时间。根据有效含量按稀释定律，用蒸馏水将二氧化氯稀释成所需浓度。

3. 消毒方法

(1)浸泡法：将待消毒物品浸没于装有二氧化氯溶液的容器中加盖。对细菌繁殖体污染物品的消毒，用 100~250 mg/L 二氧化氯溶液浸泡 30 min；对肝炎病毒和结核分枝杆菌污染物品的消毒，用 500 mg/L 二氧化氯溶液浸泡 30 min；对细菌芽孢污染物品的消毒，用 1000 mg/L 二氧化氯溶液浸泡 30 min。

(2)擦拭法：大件物品或其他不能用浸泡法消毒的物品用擦拭法消毒。消毒使用的浓度和作用时间同浸泡法。

(3)喷洒法：对细菌繁殖体污染的表面，用 500 mg/L 二氧化氯均匀喷洒，作用 30 min；对肝炎病毒和结核分枝杆菌污染的表面，用 1000 mg/L 二氧化氯均匀喷洒，作用 60 min。

(4)室内空气消毒，使用气溶胶喷雾剂，采用 500 mg/L 二氧化氯溶液按照 20~30 mL/m³ 的用量喷雾消毒，作用 30~60 min；或采用二氧化氯溶液按照 10~20 mg/m³ 加热蒸发或加激活剂熏蒸消毒。

【注意事项】

(1)置于干燥、通风处保存。

(2)稀释液应现配现用，使用时限≤24 h。

(3)对碳钢、铝有中度腐蚀性，对铜、不锈钢有轻度腐蚀性。金属制品经二氧化氯消毒后，应及时用符合要求的水冲洗干净、干燥。

三、过氧化氢

过氧化氢又称双氧水，是一种较强的氧化剂，属高效消毒剂。它的优点是杀菌作用快、杀菌能力强、杀菌谱广。

1. 适用范围

适用于外科伤口、皮肤黏膜冲洗的消毒，室内空气的消毒。

2. 消毒方法

(1)伤口、皮肤黏膜消毒，采用 3 %(30g/L)过氧化氢冲洗、擦拭，作用 3~5 min。

(2)室内空气消毒，使用气溶胶喷雾器，采用 3 %(30g/L)过氧化氢溶液，按照 20~30 mL/m³ 的用量喷雾消毒，作用 60 min。

【注意事项】

(1)过氧化氢应避光、避热，室温下储存。

(2)过氧化氢对金属有腐蚀性，对织物有漂白作用。

(3)喷雾时应采取防护措施；谨防溅入眼内或皮肤黏膜上，一旦溅上及时用清水冲洗。

四、酸性氧化电位水

(一)酸性氧化电位水的作用特点

(1)杀菌谱广：可杀灭一切病原微生物(细菌、芽孢、病毒、真菌、螺旋体等)。

(2)作用速度快：数十秒钟完全灭活细菌、使病毒完全失去抗原性。

(3)使用方便：取之即用、无需配制，源自自来水和氯化钠。

(4)无色、无气味、对皮肤无刺激。

(5)无毒、无害、无任何毒副作用，对环境无污染。

(6)价格低廉。

(二)适用范围

(1)内窥镜清洗消毒。

(2)消毒供应中心手工清洗后不锈钢和其他非金属材质器械、器具、呼吸机管道等物品及物体表面消毒。

(3)口腔清洁消毒及口腔牙钻等器械消毒。

(4)复用透析器及透析装置的消毒及其他医疗器械消毒。

(5)医务人员及患者皮肤清洁消毒、空气喷雾消毒、地面清洁消毒、敷料与被服消毒。

(三)使用方法

(1)对环境及物体表面消毒：应用酸性氧化电位水对病区的地面、台面及床单进行清扫、擦拭。

(2)对空气的消毒：用酸性氧化电位水进行空气的喷雾消毒时，由于雾状的颗粒与空气的接触面积增大，易于还原成普通水，降低消毒效果，故而在进行空气消毒时，应做到大量且一日多次，尤其是在流感暴发流行期。

(3)口腔科消毒的应用：采用酸性氧化电位水漱口和消毒牙科器械，是防止牙科交叉感染最有效和是简便的方法，消毒时应做到多次漱洗。

(4)对医疗器械及各种内镜的消毒：手工清洗后的器械、器具和物品，用酸性氧化电位水流动冲洗浸泡消毒 2 min，净水冲洗 30 s，取出干燥，具体方法遵循相关行业标准。

(5)对皮肤的消毒：使用酸性氧化电位水对医护人员的手，采用冲洗洗涤法进行洗手 0.5~1 min，可达到卫生学洗手的标准。

(6)被服的消毒：用酸性氧化电位水浸泡被污染的衣服，30 min 可杀灭包括芽孢在内的所有病原微生物，由于它能大大提高血细胞膜的通透性，并使其迅速溶解，因此很好的祛除血污的功能。

【注意事项】

(1)应彻底清除待消毒物品上的有机物，再进行消毒处理。

(2)酸性氧化电位水对光敏感，有效氯浓度随时间延长而下降，生成后原则上应尽早使用，最好现制备现用。

(3)储存应选用避光、密闭、硬质聚氯乙烯材质制成的容器。室温下储存不超过 3 d。

(4)每次使用前,应在使用现场酸性氧化电位水出水口处,分别检测 pH 值、氧化还原电位和有效氯浓度。检测数值应符合指标要求。

(5)对铜、铝等非不锈钢的金属器械、器具和物品有一定的腐蚀作用,应慎用。

(6)酸性氧化电位水长时间排放可造成排水管路的腐蚀,故应每次排放后再排放少量碱性还原电位水或自来水。

五、醛类消毒剂(戊二醛)

戊二醛属高效消毒剂,具有广谱、高效、快速的消毒灭菌作用,可有效杀灭各种微生物。

(一)适用范围

适用于不耐热诊疗器械、器具与物品的浸泡消毒与灭菌。

(二)使用方法

(1)诊疗器械、器具与物品的消毒与灭菌:将洗净、干燥的诊疗器械、器具与物品放入 2% 碱性戊二醛溶液中完全浸没,并应去除器械表面的气泡,容器加盖,温度 20~25 ℃,消毒作用到产品使用说明的规定时间,灭菌作用 10 h。无菌方式取出后用无菌水反复冲洗干净,再用无菌纱布等擦干后使用。其他戊二醛制剂的用法遵循卫生行政部门或国家相关规定进行。

(2)用于内镜的消毒或灭菌应遵循国家有关要求。

【注意事项】

(1)诊疗器械、器具与物品在消毒前应彻底清洗、干燥。新启用的诊疗器械、器具与物品先除去油污及保护膜,再用清洁剂清洗去除油脂,干燥后及时消毒或灭菌。

(2)戊二醛不应用于物体表面的擦拭或喷雾消毒、室内空气消毒、手和皮肤黏膜的消毒。

(3)强化酸性戊二醛使用前应先加入 pH 调节剂(碳酸氢钠),再加防锈剂(亚硝酸盐)充分混匀。

(4)用于浸泡灭菌的容器,应洁净、密闭,使用前应先经灭菌处理。

(5)在 20~25 ℃温度条件下,加入 pH 调节剂和亚硝酸钠后的戊二醛溶液连续使用时间应≤14 d。

(6)应确保使用中戊二醛浓度符合产品使用说明的要求。

(7)戊二醛应密闭,避光,置于阴凉、干燥、通风的环境中保存。

六、含碘类消毒剂

含碘消毒剂包括碘及以碘为主要杀菌成分的各种制剂,是一类用途广泛的广谱消毒剂。

(一)碘酊

1. 适用范围

适用于注射及手术部位皮肤的消毒。

2. 使用方法

使用碘酊原液直接涂擦注射及手术部位皮肤 2 遍以上，作用时间 1~3 min，待稍干后再用 70 %~80 %(体积比)乙醇脱碘。

【注意事项】

(1)不宜用于破损皮肤、眼及口腔黏膜的消毒。

(2)不应用于碘酊过敏者；过敏体质者慎用。

(3)应置于阴凉处避光、防潮、密封保存。

(二)复方碘伏消毒液

1. 适用范围

主要适用于医务人员的手、皮肤消毒，有些可用于黏膜消毒。应严格遵循卫生部消毒产品卫生许可批件规定的使用范围。

2. 使用方法

(1)含有乙醇或异丙醇的复方碘伏消毒剂，可用于手、皮肤消毒，原液擦拭 1~2 遍，作用 1~2 min，不可用于黏膜消毒。

(2)含有氯已定的复方碘伏消毒剂，用途同普通碘伏消毒剂，应遵循该消毒剂卫生许可批件的使用说明，慎用于腹腔冲洗消毒。

【注意事项】

同碘伏，使用中应注意复方物质的毒副作用。

七、醇类消毒剂

醇类消毒剂属于中效消毒剂，主要用于皮肤消毒。常用的品种主要有乙醇、异丙醇、正丙醇或两种成分的复方制剂。

(一)适用范围

适用于手、皮肤、物体表面及诊疗器具的消毒。

(二)使用方法

(1)手消毒。使用符合国家有关规定的含醇类手消毒剂，手消毒方法遵循相关标准要求。

(2)皮肤消毒。使用 70 %~80 %(体积比)乙醇溶液擦拭皮肤 2 遍，作用 3 min。

(3)物体表面的消毒。使用 70 %~80 %(体积比)乙醇溶液擦拭物体表面 2 遍，作用 3 min。

(4)诊疗器具的消毒。将待消毒的物品浸没于装有 70 %~80 %(体积比)的乙醇溶液中消毒≥30 min，加盖；或进行表面擦拭消毒。

【注意事项】

(1)醇类易燃，不应有明火。

(2)不应用于被血、脓、粪便等有机物严重污染表面的消毒。

(3)用后应盖紧、密闭，置于阴凉处保存。

(4)醇类过敏者慎用。

八、季铵盐类

季铵盐类消毒剂属于低效消毒剂，性质比较稳定，抑菌作用强大。

(一)适用范围

适用于环境、物体表面与黏膜的消毒。

(二)使用方法

(1)环境、物体表面消毒一般用 1000~2000 mg/L 消毒液，浸泡或擦拭消毒，作用时间 15~30 min。

(2)皮肤消毒。复方季铵盐消毒剂原液皮肤擦拭消毒，作用时间 3~5 min。

(3)黏膜消毒。采用 1000~2000 mg/L 季铵盐消毒液，作用时间遵循产品使用说明。

【注意事项】

不应与肥皂、洗衣粉等阴离子表面活性剂混合使用。

九、氯己定

氯己定又名洗必泰，属低效消毒剂，具有速效、对皮肤黏膜无刺激、性质稳定、耐储存等特点。

(一)适用范围

适用于手、皮肤、黏膜的消毒。

(二)使用方法

1. 消毒液的配制

根据有效含量用灭菌蒸馏水或纯化水将消毒液稀释成所需浓度。

2. 消毒方法

(1)擦拭法：手术部位及注射部位皮肤和伤口创面消毒，用有效含量≥2 g/L 氯己定-乙醇(70 %，体积比)溶液局部擦拭 2~3 遍，作用时间遵循产品的使用说明；外科手消毒用有效含量≥2 g/L 氯己定-乙醇(70 %，体积比)溶液，使用方法及作用时间遵循产品的使用说明。

(2)冲洗法：对口腔、阴道或伤口创面的消毒，用有效含量≥2 g/L 氯己定水溶液冲洗，作用时间遵循产品的使用说明。

【注意事项】

不应与肥皂、洗衣粉等阴离子表面活性剂混合使用或前后使用。

(喻玲芳 肖向梅 王静)

第十二章 隔 离 技 术

第一节 概 述

隔离是采用各种方法、技术，防止病原体从患者及携带者传播给他人的措施，其目的是为了切断传染链中传播途径，终止空气、飞沫、接触三个主要传播环节，保护易感人群。隔离技术是提高医疗护理质量，保障患者安全的重要措施之一，更是医院感染管理的重要核心技术。

一、概念

1. 感染源

病原体自然生存、繁殖并排出的宿主或场所。

2. 传播途径

病原体从感染源传播到易感者的途径。

3. 易感人群

对某种疾病或传染病缺乏免疫力的人群。

4. 标准预防

针对医院所有患者和医务人员采取的一组预防感染措施。包括手卫生，根据预期可能的暴露选用手套、隔离衣、口罩、护目镜或防护面屏，以及安全注射，也包括穿戴合适的防护用品处理患者环境中污染的物品与医疗器械。

标准预防基于患者的血液、体液、分泌物(不包括汗液)、非完整皮肤和黏膜均可能含有感染性因子的原则。

5. 空气传播

带有病原微生物的微粒子（≤5 μm）通过空气流动导致的疾病传播。

6. 飞沫传播

带有病原微生物的飞沫核（>5 μm），在空气中短距离(1 m 内)移动到易感人群的口、鼻黏膜或眼结膜等导致的传播。

7. 接触传播

病原体通过手、媒介物直接或间接接触导致的传播。

8. 感染链

感染在医院内传播的三个环节，即感染源、传播途径和易感人群。

9. 个人防护用品

用于保护医务人员避免接触感染性因子的各种屏障用品，包括口罩、手套、护目镜、防护面罩、防水围裙、隔离衣、防护服等。

10. 隔离

采用各种方法、技术，防止病原体从患者及携带者传播给他人的措施。

11. 清洁区

进行呼吸道传染病诊治的病区中不易受到患者血液、体液和病原微生物等物质污染及传染病患者不应进入的区域。包括医务人员的值班室、卫生间、男女更衣室、浴室以及储物间、配餐间等。

12. 潜在污染区

进行呼吸道传染病诊治的病区中位于清洁区与污染区之间，有可能被患者血液、体液和病原微生物等物质污染的区域，包括医务人员的办公室、治疗室、护士站、患者用后的物品、医疗器械等的处理室、内走廊等。

13. 污染区

进行呼吸道传染病诊治的病区中传染病患者和疑似传染病患者接受诊疗的区域，包括被其血液、体液、分泌物、排泄物污染物品暂存和处理的场所。包括病室、处置室、污物间以及患者入院、出院处理室等。

14. 两通道

进行呼吸道传染病诊治的病区中的医务人员通道和患者通道。医务人员通道、出入口设在清洁区一端，患者通道、出入口设在污染区一端。

15. 缓冲间

进行呼吸道传染病诊治的病区中清洁区与潜在污染区之间、潜在污染区与污染区之间设立的两侧均有门的小室，为医务人员的准备间。

16. 负压病区(房)

通过特殊通风装置，使病区(病房)的空气按照由清洁区向污染区流动，使病区(病房)内的压力低于室外压力。负压病区(房)排出的空气需经处理，确保对环境无害。

17. 床单位消毒

对患者住院期间、出院、转院、死亡后所用的床及床周围物体表面进行的清洁与消毒。

18. 终末消毒

传染源离开疫源地后，对疫源地进行的一次彻底的消毒。例如，传染病患者出院、转院或死亡后，对病室进行的最后一次消毒。

二、隔离技术的原则

(1)在标准预防的基础上，医院应根据疾病的传播途径(空气传播、飞沫传播、接触传播和其他传播途径的传播)，结合本院的实际情况，制定相应的隔离与预防措施。

（2）一种疾病可能有多重传播途径时，应在标准预防的基础上，采取相应传播途径的隔离与预防。

（3）隔离病室应有隔离标志，并限制人员的出入，黄色为空气传播的隔离，粉色为飞沫传播的隔离，蓝色为接触传播的隔离。

（4）传染病患者或可疑传染病患者应安置在单人隔离房间。

（5）受条件限制的医院，同种病原体感染的患者可安置于一室。

三、隔离的管理要求

（1）在新建、改建与扩建时，建筑布局应符合医院卫生学要求，并应具备隔离预防的功能，区域划分应明确、标识清楚。

（2）应根据国家的有关法规，结合本医院的实际情况，制定隔离预防制度并实施。

（3）隔离的实施应遵循"标准预防"和"基于疾病传播途径的预防"的原则。

（4）应加强传染病患者的管理，包括隔离患者，严格执行探视制度。

（5）应采取有效措施，管理感染源、切断传播途径和保护易感人群。

（6）应加强医务人员隔离与防护知识的培训，为其提供合适、必要的防护用品，正确掌握常见传染病的传播途径、隔离方式和防护技术，熟练掌握操作规程。

（7）医务人员的手卫生应符合《医务人员手卫生规范》（WS/T 313—2009）。

（8）隔离区域的消毒应符合国家有关规定。

第二节　建筑布局与隔离要求

一、医院建筑分区与隔离要求

（一）医院建筑区域划分

根据患者获得感染危险性的程度，应将医院分为4个区域。

（1）低危险区域。包括行政管理区、教学区、图书馆、生活服务区等。

（2）中等危险区域。包括普通门诊、普通病房等。

（3）高危险区域。包括感染疾病科（门诊、病房）等。

（4）极高危险区域。包括手术室、重症监护病房、器官移植病房等。

（二）隔离要求

（1）应明确服务流程，保证洁、污分开，防止因人员流程、物品流程交叉导致污染。

（2）建筑布局分区的要求，同一等级分区的科室相对集中，高危险区的科室宜相对独立，宜与普通病区和生活区分开。

（3）通风系统应区域化，防止区域间空气交叉污染。

（4）应按照《医务人员手卫生规范》（WS/T 313—2009）的要求，配备合适的手卫生设施。

二、呼吸道传染病病区的建筑布局与隔离要求

(一)适用范围

适用于经呼吸道传播疾病患者的隔离。

(二)建筑布局

应设在医院相对独立的区域,分为清洁区、潜在污染区和污染区,设立两通道和三区之间的缓冲间。缓冲间两侧的门不应同时开启,以减少区域之间空气流通。经空气传播疾病的隔离病区,应设置负压病室,病室的气压宜为-30 Pa,缓冲间的气压宜为-15 Pa。

(三)隔离要求

(1)应严格服务流程和三区的管理。各区之间界线清楚,标识明显。

(2)病室内应有良好的通风设施。

(3)各区应安装适量的非手触式开关的流动水洗手池。

(4)不同种类传染病患者应分室安置。

(5)疑似患者应单独安置。

(6)受条件限制的医院,同种疾病患者可安置于一室,两病床之间距离不少于 1.1 m。

三、负压病室的建筑布局与隔离要求

(一)适用范围

适用于经空气传播疾病患者的隔离。

(二)建筑布局

(1)应设病室及缓冲间,通过缓冲间与病区走廊相连。病室采用负压通风,上送风、下排风;病室内送风口应远离排风口,排风口置于病床床头附近,排风口下缘靠近地面但应高于地面 10 cm,门窗应保持关闭。

(2)病室送风和排风管道上宜设置压力开关型的定风量阀,使病室的送风量、排风量不受风管压力波动的影响。

(3)负压病室内应设置独立卫生间,有流动水洗手和卫浴设施。配备室内对讲设备。

(三)隔离要求

(1)送风应经过初、中效过滤,排风应经过高效过滤处理,每小时换气 6 次以上。

(2)应设置压差传感器,用来检测负压值,或用来自动调节不设定风量阀的通风系统的送、排风量。病室的气压宜为-30 Pa,缓冲间的气压宜为-15 Pa。

(3)应保障通风系统正常运转,做好设备日常保养。

(4)一间负压病室宜安排一个患者,无条件时可安排同种呼吸道感染疾病患者,并限制患者到本病室外活动。

(5)患者出院所带物品应消毒处理。

四、感染性疾病病区的建筑布局与隔离要求

(一)适用范围

适用于主要经接触传播疾病患者的隔离。

(二)建筑布局

(1)应设在医院相对独立的区域，远离儿科病房、重症监护病房和生活区。设单独入、出口和入、出院处理室。

(2)中小型医院可在建筑物的一端设立感染性疾病病区。

(三)隔离要求

(1)应分区明确，标识清楚。

(2)不同种类的感染性疾病患者应分室安置；每间病室不应超过4人，病床间距应不少于 1.1 m。

(3)病房应通风良好，自然通风或安装通风设施，以保证病房内空气清新。

(4)应配备适量非手触式开关的流动水洗手设施。

五、普通病区的建筑布局与隔离要求

(一)建筑布局

在病区的末端，应设一间或多间隔离病室。

(二)隔离要求

(1)感染性疾病患者与非感染性疾病患者宜分室安置。

(2)受条件限制的医院，同种感染性疾病、同种病原体感染患者可安置于一室，病床间距宜大于 0.8 m。

(3)病情较重的患者宜单人间安置。

(4)病室床位数单排不应超过3床；双排不应超过6床。

六、门诊的建筑布局与隔离要求

(一)建筑布局

(1)普通门诊应单独设立出入口，设置问讯、预检分诊、挂号、候诊、诊断、检查、治疗、交费、取药等区域，流程清楚，路径便捷。

(2)儿科门诊应自成一区，出入方便，并设预检分诊、隔离诊查室等。

(3)感染疾病科门诊应符合国家有关规定。

(二)隔离要求

(1)普通门诊、儿科门诊、感染疾病科门诊宜分开挂号、候诊。

(2)诊室应通风良好，应配备适量的流动水洗手设施和/或配备速干手消毒剂。

(3)建立预检分诊制度，发现传染病患者或疑似传染病患者，应到专用隔离诊室或引导至感染疾病科门诊诊治，可能污染的区域应及时消毒。

七、急诊科(室)的建筑布局与隔离要求

(一)建筑布局

(1)应设单独出入口、预检分诊、诊查室、隔离诊查室、抢救室、治疗室、观察室等。

(2)有条件的医院宜设挂号、收费、取药、化验、X 线检查、手术室等。

(3)急诊观察室床间距应不小于 1.2 m。

(二)隔离要求

(1)应严格预检分诊制度，及时发现传染病患者及疑似患者，及时采取隔离措施。

(2)各诊室内应配备非手触式开关的流动水洗手设施和/或配备速干手消毒剂。

(3)急诊观察室应按病房要求进行管理。

第三节　不同传播途径疾病的隔离与预防

一、接触传播的隔离与预防

接触经接触传播疾病如肠道感染、多重耐药菌感染、皮肤感染的患者，在标准预防的基础上，还应采用接触传播的隔离与预防。

(一)患者的隔离

(1)有条件的医院将病人安置在单人隔离间，无条件时可将同种病原体感染的病人安置于一室。

(2)应限制患者的活动范围。

(3)应减少转运，如需要转运时，应采取有效措施，减少对其他患者、医务人员和环境表面的污染。

(二)医务人员的防护

(1)接触隔离患者的血液、体液、分泌物、排泄物等物质时，应戴手套；离开隔离病室前，接触污染物品后应摘除手套，洗手和/或手消毒。手上有伤口时应戴双层手套。

(2)进入隔离病室，从事可能污染工作服的操作时，应穿隔离衣；离开病室前，脱下隔离衣，按要求悬挂，每天更换清洗与消毒，或使用一次性隔离衣，用后按医疗废物管理要求进行处置。接触甲类传染病应按要求穿脱防护服，离开病室前，脱去防护服，防护服按医疗废物管理要求进行处置。

二、空气传播的隔离与预防

接触经空气传播的疾病，如肺结核、水痘等，在标准预防的基础上，还应采用空气传播的隔离与预防。

(一)患者的隔离

(1)应将经空气传播疾病的患者隔离在单人间，有条件的医疗机构或科室还可以将其隔离在负压病房。

(2)无条件收治时，应尽快转送至有条件收治呼吸道传染病的医疗机构进行收治，并注意转运过程中医务人员的防护。

(3)当患者病情容许时，应戴外科口罩，定期更换，并限制其活动范围。

(4)应严格空气消毒。

(二)医务人员的防护

(1)应严格按照区域流程,在不同的区域,穿戴不同的防护用品,离开时按要求摘脱,并正确处理使用后物品。

(2)进入确诊或可疑传染病患者房间时,应戴帽子、医用防护口罩;进行可能产生喷溅的诊疗操作时,应戴护目镜或防护面罩,穿防护服,当接触患者及其血液、体液、分泌物、排泄物等物质时应戴手套。

(3)防护用品使用的具体要求,应遵循本章第四节的规定。

三、飞沫传播的隔离与预防

接触经飞沫传播的疾病,如百日咳、白喉、流行性感冒、病毒性腮腺炎、流行性脑脊髓膜炎等,在标准预防的基础上,还应采用飞沫传播的隔离预防。

(一)患者的隔离

(1)遵循隔离原则的要求,对患者进行隔离与预防。确诊或可疑传染病患者安置在单人隔离间;不同病原体感染的病人应分开安置。

(2)应减少转运,当需要转运时,医务人员应注意防护。

(3)患者病情容许时,应戴外科口罩,并定期更换。应限制患者的活动范围。

(4)患者之间、患者与探视者之间相隔距离在 1 m 以上,探视者应戴外科口罩。

(5)加强通风或进行空气的消毒。

(二)医务人员的防护

(1)应严格按照区域流程,在不同的区域,穿戴不同的防护用品,离开时按要求摘脱,并正确处理使用后物品。

(2)与患者近距离(1 m 以内)接触,应戴帽子、医用防护口罩;进行可能产生喷溅的诊疗操作时,应戴护目镜或防护面罩,穿防护服;当接触患者及其血液、体液、分泌物、排泄物等物质时应戴手套。防护用品使用的具体要求应遵循本章第四节的有关规定。

四、常见多重耐药菌感染患者的隔离

应按照接触传播的隔离与预防采取有效的隔离措施:

(一)患者隔离

(1)同一病区不同病人短时间内出现 3 例同种同源耐药菌时,必须报告医院感染控制办公室,及早实施隔离措施。

(2)按照特殊感染进行床边隔离,有条件的应将多重耐药菌如耐甲氧西林金黄色葡萄球菌(MRSA)、耐万古霉素肠球菌(VRE)、耐万古霉素金黄色葡萄球菌(VRSA)等耐药菌感染或定植的患者隔离在单人间或将同类感染者同室隔离。不能将多重耐药菌感染病人或者定植病人与气管插管、深静脉留置导管、有开放伤口或者免疫功能抑制病人安置在同一间房。

(3)病床或病室外悬挂感染警示标识。

(4)多重耐药菌患者的所有治疗及护理应放在最后或单独执行。

(5)减少患者的活动范围,如需进行其他检查,应做好使用后器械设备的清洁和

消毒。

（6）切实遵守无菌操作规程，特别是实施中心静脉置管、气管切开、气管插管、留置尿管、放置引流管等操作时，应当避免污染，减少感染的因素。

(二)医务人员防护

（1）做好交接班和宣教，所有工作人员、医务人员，探视家属在进入患者房间或床旁时，必须遵守标准预防原则，加强洗手和手消毒。进入隔离病房接触患者时，戴手套，加穿隔离衣；离开隔离房间或患者床旁时脱下个人防护用品，洗手或手消毒。

（2）一般诊疗用品应专用，不能专用的应做好消毒处理。

（3）会诊及床边检查时，要防止交叉感染，每床配备速干手消毒剂，诊疗操作完成后进行洗手或手消毒。

（4）检出耐药菌部位连续两次培养无耐药菌检出或临床症状消除一周以上时，解除耐药菌隔离。

（5）对收治多重耐药菌感染病人和定植病人的病房，应当使用专用的物品进行清洁和消毒，对病人经常接触的物体表面、设备设施表面，应当每天进行清洁和擦拭消毒。出现或在疑似有多重耐药菌感染暴发时，应当增加清洁和消毒频次；患者解除隔离、转床或出院后，应对环境、设备仪器等做好终末消毒。

五、急性传染性非典型肺炎，人感染高致病性禽流感的隔离

(一)患者的隔离

（1）将患者安置于有效通风的隔离病房或隔离区域内，必要时置于负压病房隔离。

（2）严格限制探视者，如需探视，探视者应正确穿戴个人防护用品，并遵守手卫生规定。

（3）限制患者活动范围，离开隔离病房或隔离区域时，应戴外科口罩。

（4）应减少转运，当需要转运时，医务人员应注意防护。

(二)医务人员防护

（1）医务人员应经过专门的培训，掌握正确的防护技术，方可进入隔离病区工作。

（2）应严格按防护规定着装。不同区域应穿不同服装，且服装颜色应有区别或有明显标志。

（3）医务人员防护用品穿脱程序。

①穿戴防护用品应遵循的程序。

a. 清洁区进入潜在污染区：洗手→戴帽子→戴医用防护口罩→穿工作衣裤→换工作鞋后→进入潜在污染区。手部皮肤破损的戴乳胶手套。

b. 潜在污染区进入污染区：穿隔离衣或防护服→戴护目镜/防护面罩→戴手套→穿鞋套→进入污染区。

c. 为患者进行吸痰、气管切开、气管插管等操作，可能被患者的分泌物及体内物质喷溅的诊疗护理工作前，应戴防护面罩或全面型呼吸防护器。

②脱防护用品应遵循的程序。

a. 医务人员离开污染区进入潜在污染区前：摘手套、消毒双手→摘护目镜/防护面屏

→脱隔离衣或防护服→脱鞋套→洗手和/或手消毒→进入潜在污染区，洗手或手消毒。用后物品分别放置于专用污物容器内。

b. 从潜在污染区进入清洁区前：洗手和/或手消毒→脱工作服→摘医用防护口罩→摘帽子→洗手和/或手消毒后，进入清洁区。

c. 离开清洁区：沐浴、更衣→离开清洁区。

(4)穿脱防护用品的注意事项。

①医用防护口罩的效能持续使用 6~8 h，遇污染或潮湿，应及时更换。

②离开隔离区前应对佩戴的眼镜进行消毒。

③医务人员接触多个同类传染病患者时，防护服可连续使用。

④接触疑似患者，防护服应每个患者之间进行更换。

⑤防护服被患者血液、体液、污物污染时，应及时更换。

⑥戴医用防护口罩或全面型呼吸防护器应进行面部密合性试验。

(5)隔离区工作的医务人员应每日监测体温两次，体温超过 37.5 ℃ 及时就诊。

(6)医务人员应严格执行区域划分的流程，按程序做好个人防护，方可进入病区，下班前应沐浴、更衣后，方可离开隔离区。

(7)空气与物体表面的消毒应遵循《消毒技术规范》。

第四节　医务人员防护用品的使用

个人防护用品是指用于保护医务人员避免接触感染性因子的各种屏障用品，包括口罩、手套、护目镜、防护面罩、防水围裙、隔离衣、防护服等。所有防护用品应该由医院指定部门统一购进，符合国家相关标准，并在有效期内使用。

一、口罩的使用

(1)应根据不同的操作要求选用不同种类的口罩。

(2)一般诊疗活动，可佩戴纱布口罩或外科口罩；手术室工作或护理免疫功能低下患者、进行体腔穿刺等操作时应戴外科口罩，接触经空气传播或近距离接触经飞沫传播的呼吸道传染病患者时，应戴医用防护口罩。

(3)纱布口罩应保持清洁，每天更换、清洁与消毒，遇污染时及时更换。

(4)应正确佩戴口罩，具体方法及注意事项见第二十七章第四节。

二、护目镜、防护面罩的使用

(1)下列情况应使用护目镜或防护面罩。

①在进行诊疗、护理操作，可能发生患者血液、体液、分泌物等喷溅时。

②近距离接触经飞沫传播的传染病患者时。

③为呼吸道传染病患者进行气管切开、气管插管等近距离操作，可能发生患者血液、

体液、分泌物喷溅时，应使用全面型防护面罩。

（2）佩戴前应检查有无破损，佩戴装置有无松懈。每次使用后应清洁与消毒。

（3）护目镜、防护面罩的戴摘方法见第二十七章第四节。

三、手套的使用

（1）应根据不同操作的需要，选择合适种类和规格的手套。

①接触患者的血液、体液、分泌物、排泄物、呕吐物及污染物品时，应戴清洁手套。

②进行手术等无菌操作、接触患者破损皮肤、黏膜时，应戴无菌手套。

（2）应正确戴脱无菌手套，具体方法及注意事项见第二十七章第四节。

（3）一次性手套应一次性使用。

四、隔离衣与防护服的使用

（1）应根据诊疗工作的需要，选用隔离衣或防护服。防护服应符合（GB 19082—2009）的规定。隔离衣应后开口，能遮盖住全部衣服和外露的皮肤。

（2）下列情况应穿隔离衣

①接触经接触传播的感染性疾病患者如传染病患者、多重耐药菌感染患者等时。

②对患者实行保护性隔离时，如大面积烧伤患者、骨髓移植患者等患者的诊疗、护理时。

③可能受到患者血液、体液、分泌物、排泄物喷溅时。

（3）下列情况应穿防护服。

①临床医务人员在接触甲类或按甲类传染病管理的传染病患者时。

②接触经空气传播或飞沫传播的传染病患者，可能受到患者血液、体液、分泌物、排泄物喷溅时。

（4）应正确穿脱隔离衣和防护服，具体方法及注意事项见第二十七章第四节。

五、鞋套的使用

（1）鞋套应具有良好的防水性能，并一次性应用。

（2）从潜在污染区进入污染区时和从缓冲间进入负压病室时应穿鞋套。

（3）应在规定区域内穿鞋套，离开该区域时应及时脱掉。发现破损应及时更换。

六、防水围裙的使用

（1）分为重复使用的围裙和一次性使用的围裙。

（2）可能受到患者的血液、体液、分泌物及其他污染物质喷溅、进行复用医疗器械的清洗时，应穿防水围裙。

（3）重复使用的围裙，每班使用后应及时清洗与消毒。遇有破损或渗透时，应及时更换。

（4）一次性使用围裙应一次性使用，受到明显污染时应及时更换。

七、帽子的使用

(1)分为布制帽子和一次性帽子。

(2)进入污染区和洁净环境前、进行无菌操作等时应戴帽子。

(3)被患者血液、体液污染时，应立即更换。

(4)布制帽子应保持清洁，每次或每天更换与清洁。

(5)一次性帽子应一次性使用。

（高　峡）

第四篇　医院感染监测

医院感染监测(healthcare infection surveillance)是指长期、系统、连续地收集、分析医院感染在一定人群中的发生、分布及其影响因素,并将监测结果报送和反馈给有关部门和科室,为医院感染的预防、控制和管理提供科学依据。

第十三章 医院感染监测内容

第一节 医院感染病例监测

在妇幼保健机构，根据对象和目的的不同可将医院感染病例监测分为全院综合性监测（hospital-wide surveillance）和目标性监测（target surveillance）两个基本方法。从湖北省妇幼保健院的发展过程来看，在院感科成立初期采用的是定期到病案室对全院所有出院病历进行查阅，对符合院感病例诊断的填写在《医院感染病例登记表》上，每月总结资料；有了前期的基线资料，在此基础上，医院开始针对高危人群进行目标性监测，并主动参与了全国医院感染培训基地组织的每两年一次的现患率调查工作，通过现患率调查，更客观地在短时间内了解全院医院感染现状；2015年，随着医院感染信息化系统在全院的推行，实现了院感信息实时监测与干预，全面提高了医院感染预防控制和管理水平。

一、全院综合性监测

对于新建医院或未开展医院感染监测的医院首先要开展全院综合性监测。它是连续不断地对全院所有临床科室的住院患者和医务人员进行监测，监测内容为医院感染及其有关危险因素，监测时间不应少于2年。目的是了解全院医院感染的情况。对于妇幼医院，通过监测可以了解各科室，尤其是新生儿重症监护室、儿科血液病区、妇科肿瘤病区等重点人群的感染，同时知晓引起各种感染的易感因素，致病菌及耐药性等。

全院综合性监测具有连续性、全面性，能够系统了解医院感染的基础情况。不足之处在于人力投入大、工作量大、所需时间长，感控专职人员难以深入研究分析资料，易使监测流于形式，不能揭示深层次问题；而且目前采取的多是回顾性监测方法，不利于医院感染的及时控制。

全院综合性监测主要有发病率调查和现患率调查两种。

（一）发病率调查

发病率调查是指在一定时期内，对特定人群中所有患者进行监测，患者在住院期间甚至在出院后（如出院后手术患者的监测）都是被观察和监测的对象，它是一种持续、纵向的调查，需要投入较多的人力、时间和经费。它可提供本底感染率及所有感染部位和部门资料，可采用前瞻性调查和回顾性调查两种方式：前瞻性调查是一种主动的监测方式，由感染控制专职人员定期、持续地对正在住院的患者或手术后出院的患者的医院感染发生情况进行跟踪观察和记录，及时发现感染控制中存在的问题，并定期对监测资料进行总结与反馈。此调查方法能早期发现感染病例的聚集与流行，并能采取积极主动措施加以控制；回顾性调查是一种被动的调查方式，由感染控制专职人员或病历档案管理人员定期对出院病历进行查阅来发现医院感染病例的一种方法。此调查方法也能发现感染病例的聚集与流行，但不能采取积极主动措施加以控制，后者在实际工作中较常用。

1. 调查表的设计

合理、简便、全面的调查表有利于医院感染资料的记录、统计与分析。调查表的内容应结合每家医院实际情况确定，力求简单明了，便于填写，切忌生搬硬套，一份实用的调查表是院感病例调查的基础。妇幼机构的调查表基本内容如下：

(1)患者一般资料：姓名、性别、年龄、住院号，早产儿务必要填写胎龄及体重，产妇填写孕周。这些基本信息可帮助资料查询及复核。

(2)患者的住院资料：科别、病室、床号、出入院日期、入院诊断等，为资料分类、分析比较提供信息。

(3)医院感染特征资料：感染日期、感染部位(可有多个感染部位)、确诊与疑似、预后与转归(有条件的医院可出院后随访追踪)。

(4)引起院感的高危因素：有创呼吸机、血管内留置导管、泌尿道插管、脑性瘫痪患儿、肿瘤患者等。

(5)手术情况：手术日期、手术名称、手术时间、手术室、手术医师、切口类型、麻醉方式等。

(6)病原体检测：送检日期、病原体来源、检测方法、病毒或细菌、药敏结果及耐药情况。

(7)抗菌药物使用情况：通用名、给药途径、使用时间等，根据抗菌药物增减可以帮助评估院感的发生和好转。

2. 感染病例调查

(1)没有院感软件的医院，可在各病区设置1个院感病例报告箱，由各科室根据情况自行领取相应的空白调查表，置于箱内，便于临床医生填写。感染控制专职人员定期到病区查看箱内有无填写好的调查表，若有则根据报告信息查阅病历，主要查看三测单、发热情况、病程记录、实验室阳性检测结果尤其是病原菌的检出、抗菌药物应用情况等，根据医院感染诊断标准判断是否为院内感染；若诊断依据不充分，可与管床医生沟通交流，必要时检查询问患者，如仍不能确诊，可建议完善相关辅助检查，继续关注病情变化；同时院感专职人员对院感病例的发生进行初步分析，查看现场后，对科室的院感防控情况进行评估，并指导防控工作的落实，避免院感病例的聚集。

(2)有院感软件的直接按照预警信息的提示进行确认或排除操作，并根据弹框要求逐一填写完整提交即可。院感专职人员审核已填写好的调查表后，后续工作同上。

(3)发病率。

$$医院感染发病(例次)率 = \frac{同期新发生医院感染病例(例次)数}{观察期间危险人群人数} \times 100\%$$

(二)现患率调查

现患率调查也称现况调查或横断面调查。它利用普查或抽样调查的方法，收集一个特定的时间内，即在某一时间点或时间内，有关实际处于医院感染状态的病例资料，从而描述医院感染及其影响因素的关系。它可以在短时间内完成，节省人力、物力和时间。卫计委全国医院感染监测网自 2001 年以来每 2 年在网内医院开展 1 次现患率调查，各医疗机构可根据自身情况组织参加。妇幼机构可以通过参加全国的现患率调查，借助全国的平台推动医院的院感管理工作，增强临床医护人员院感意识，提高院感工作的透明度，也可了解其他医疗机构的医院感染情况。

1. 现患率调查表的设计

现患率调查主要是用来了解基本情况，故调查表内容不宜繁复，更不能企图用它来解决某项深入细致的专题研究。可以参照发病率调查表的主要内容自行调整设计，也可访问网站 http：//oa. yygr. cn，登录院感网（医院感染网上办公系统），下载本年度"关于开展全国医院感染横断面调查的通知"，并可在历史讲座中观看中南大学湘雅医院任南老师关于现患率调查的专题讲座视频。为方便临床，可以针对妇幼机构的院感管理重难点，根据不同患者人群分别设计个案调查表。例如分为儿科系统（儿外科版和儿内科版）及非儿科系统，分别把各自的重点调查内容突出，简化一般项目。总之，内容要根据需求而改变，力求简洁。

2. 现患率病例调查

现患率调查是一项系统工程，尤其是第一次开展的医疗机构。在调查前应对本院的院感工作有充分的了解，评估完成此项工作的可行性。如果感染控制专职人员严重不足，将会对现场调查及后期的资料录入带来较大阻力。

（1）现患率调查计划书

在进行调查前应进行周密的计划，计划书是对开展现患率调查工作的一个整体安排，内容包括：目的、调查范围对象、组织形式、调查时间、调查前的准备、调查方法、诊断标准、培训安排、表格的设计、汇总表的设计等，具体可访问网站 http：//oa. yygr. cn 登录"院感网（医院感染网上办公系统）"在线下载中找到本年度计划书（内含个案登记表、填写说明及床旁调查表）进行参考。

（2）调查方法

调查对象为调查日 0:00—24:00 在院的全部患者，包括当日出院、转科、死亡患者，但不包括当日新入院的患者。依照全国医院感染监测网制定的调查方案，由感染控制专职人员和各临床科室医师（各病区主治及主治以上医师组成），至少按照每 50 张床位配备 1 名调查人员的比例组建调查小组，每组 3～4 人，并随机分配好负责调查的区域。做好调查前的准备工作，如要求各科室对调查对象完善各项与感染性疾病诊断有关的检查，最大限度、准确地获得病人的相关资料。调查前 1～2 日由专职人员对参加调查的人员进行集中培训，培训的内容有调查目的、方法、调查表的填写要求、诊断标准等。调查采用床旁逐人调查和查阅病历相结合的方法进行，疑难病例由专职人员和其他调查小组人员讨论确定，所有病例填写统一的个案调查表。通过调查，得出医院感染现患率与实查率：

$$医院感染现患率=\frac{同期存在的新旧医院感染病例（例次）数}{观察期间危险人群人数}\times100\%$$

$$实查率 = \frac{某病房实际调查病人数}{某病房住院病人数} \times 100\%$$

二、目标性监测

已经开展 2 年以上全院综合性监测的医院应开展目标性监测。目标性监测是针对高危人群、高发感染部位等开展的医院感染及其危险因素的监测，是医院感染监控工作的一种发展趋势。在对本院的医院感染存在的问题已基本了解的前提下，目标性监测能集中有限的资源用于重点部门和重点环节监测，提出一系列监控措施并实施，在实施过程中不断地对采取的措施进行评价，并及时调整监控策略，不断循环改进以达到减少各种危险因素，降低感染发病率的目的。目前常用的目标性监测内容有儿童重症监护病房医院感染监测、高危新生儿(HRN)监测、外科手术部位医院感染的监测等。

(一) 监测方式

1. 部门监测

针对医院感染高危科室或区域进行监测，如新生儿重症监护病房、血液科、妇科肿瘤病区等。适用于感染控制专职人员不足的医院，监测重点为最危险的部门，有利于对高危人群的监测和控制。

2. 优先监测

优先监测是一种以医院感染的相对重要性确定优先监测内容的方法。

3. 感染部位监测

感染部位监测是集中于特殊感染部位的监测，如下呼吸道、泌尿道、Ⅰ类手术切口等。与优先监测不同，不需要评价感染的相对重要性。

4. 轮转式监测

周期性地、有组织地在一个特殊时期监测一个特殊部门，医院的所有区域在连续的周期性时间间隔内被轮流监测，医院中的每个部门 1 年应被评估 1 次。

5. 暴发监测

需要留意医院工作人员报道的任何不寻常的聚集性医院感染病例线索。

6. 其他监测方法

以下监测可看成是全院综合性监测和目标性监测的不同组合。

(1)有限度的周期性监测。

此监测主张全院综合性监测，每季度监测一次，其他时间采用目标性监测，能减少花费在综合性监测上的时间，有利于减少未发现暴发的可能性，同时感染率也能在不同的机构和地区间进行比较。

(2)选择性监测。

此监测是在高危患者组合某些感染部位采取连续监测，而其他部门和部位采用轮转监测。它包括高流行人群中的普遍研究、前瞻性研究和低流行率中的回顾性研究。

各类医院感染监测方法均有利弊，不同医疗机构常见方法比较见表 13-1。

表 13-1 常见医院感染监测方法的比较

监测方法	优　点	缺　点
全院综合性监测		
发病率	提供全面的资料，包括各科室各部门医院感染部位及相关因素，能及时发现医院感染的聚集性，了解本底感染率，早期发现医院感染的暴发流行，能发现危险因素	涉及面广，花费大量人力、物力及时间，无确定的管理目标，没有时间分析所收集的大量资料，干预力度针对性不足，院内比较存在困难，不易调整危险因素
患病率	可结合医院工作周期性开展，在短时间内完成，节省人力、物力及时间，全院医务人员参与	过高估计发病率，带有一定的片面性，存在偏倚，不能建立因果关系
目标性监测	适于有特殊患者资源和关注对象的医院	无法得到全院的基本感染率，不能及时发现所有部门医院感染聚集性的发生和暴发流行

(二)成人及儿童重症监护病房医院感染监测

成人及儿童重症监护病房(intensive care unit，ICU)是医院感染管理的重点科室，患者多存在严重的基础疾病，加之频繁进行的侵袭性操作，从湖北省妇幼保健院的监测资料来看，儿科 ICU 医院感染发病率较普通儿科病房明显增高，国内有学者报道烧伤 ICU 病人的医院感染发病率是普通病房的 2.8 倍。因此，加强 ICU 的监测势在必行。妇幼专科医院可根据医院发展情况选择某个 ICU 进行监测，一般重点监测儿童综合性 ICU。现以儿童重症监护病房(PICU)为例说明。

1. 监测对象

必须是所有在 PICU 进行病情观察、诊治的患儿；医院感染必须发生在 PICU，即患儿住进 PICU 时无感染存在且不处于院内感染潜伏期内；PICU 患儿转出到普通儿科病房后，48 h 内确诊的新发感染仍属 PICU 感染。

2. 器械相关感染(device-associated infection)

患者在使用某种相关器械期间或在停止使用某种器械(如呼吸机、导尿管、血管导管等)48h 内出现的与该器械相关的感染。如果停止使用相关器械时间超过 48 h 后出现了相关感染，应有证据表明此感染与该器械使用相关，但对器械最短使用时间没有要求。该定义是依据国家卫计委 2016 年 12 月 27 日发布，2017 年 6 月 1 日实施的《重症监护病房医院感染预防与控制规范》的定义而制订的。

(1)中央导管相关血流感染(central line associated-bloodstream infection，CLABSI)

患者在留置中央导管期间或拔除中央导管 48h 内发生的原发性、且与其他部位存在的感染无关的血流感染。

(2)呼吸机相关肺炎(ventilator-associated pneumonia，VAP)

建立人工气道(气管插管或气管切开)并接受机械通气时所发生的肺炎，包括发生肺炎 48 h 内曾经使用人工气道进行机械通气者。

（3）导尿管相关尿路感染（catheter-associated urinary tract infection，CAUTI）

患者留置导尿管期间或拔除导尿管后 48h 内发生的尿路感染。

3. 监测方法

（1）监测对象与时间。

PICU 被选定为监测对象后，监测时间至少要达 1 个月，所有被选择的患儿为在这个月第一天和这个月每天新进入 PICU 的患儿，医院感染部位的监测为全身各部位，患儿发生感染时填写 ICU 医院感染病例调查表。

（2）感染病例发现的方法。

同医院感染发病率调查方法，即持续跟踪每位患儿，全面了解医护记录资料，动态分析所有辅助检查，尤其需关注使用有创呼吸机、留置中央导管及导尿管的患儿，要密切观察痰的颜色性状，插管部位有无红肿及分泌物，尿的颜色、澄明度等，与医护人员充分沟通，根据病情及临床症状体征确定医院感染诊断。

（3）需要收集的资料。

监测时间，每夜 12 时登记每日进入 PICU 的新患儿数；每日 PICU 的患儿数；使用有创呼吸机、留置中央导管及导尿管的患儿数；这个月第 1 日和下个月的第 1 日在 PICU 的患儿数。针对每个被监测的患儿，每日填写"PICU 患儿日志"见表 13-2，对表内所填数据月终进行总结。

表 13-2　　　　　　　　　　　　　　**PICU 患儿日志**

监测时间：　　　年　　　月

日期	新住进患儿数	住院患儿总数	使用呼吸机患儿数	留置中央导管患儿数	留置导尿管患儿数
1					
2					
⋮					
30					
31					
共计					

备注：住院患儿总数指当日住在 PICU 的患儿总数。

（4）PICU 患儿临床病情等级分级。

PICU 患儿临床病情等级分级是基于 PICU 患儿不相同的病情状况对感染的发生有一定影响，因此要对每位患儿进行病情等级分级。方法是"临床病情等级"按每月分 4 次（每周 1 次）进行评估，对当时住在 PICU 的患儿按"PICU 监测患儿临床病情分类标准及分值"进行病情评定。不同级别的患儿分别赋予相对应的分数值，在每次评定后记录各等级（A、B、C、D 及 E 级）的患儿数。在评定时，按当时患儿的病情进行评定，与过去病情和将来可能发生的病情无关。有相同诊断的患儿，经过评定，可能不属于同一临床分类级别。如果在两次评定之间转入和转出 PICU 的患儿就没有机会受到评定，故并非所有患儿均受到评定，为了方便，每月定为 4 周。具体临床病情分类标准及分值见表 13-3。

表 13-3　　　　　　　　　　**PICU 监测患儿临床病情分类标准及分值**

分类级别	分值(分)	分类标准
A	1	只需要常规观察，而不需加强护理和治疗(包括手术后只需观察的患儿)。这类患儿常在 48 h 内从 ICU 中转出
B	2	病情稳定，但需要预防性观察，而不需要加强护理和治疗的患儿，如某些患儿因需要排除心肌炎、梗死及因需要服药而在 PICU 过夜观察
C	3	病情稳定，但需要加强护理和(或)监护的患儿，如昏迷患儿或出现慢性肾衰竭的患儿
D	4	病情不稳定，需要加强护理和治疗，并且还需要经常评价和调整治疗方案的患儿，如心律不齐、糖尿病酮症酸中毒(但还未出现昏迷、休克、DIC)
E	5	病情不稳定，而且处在昏迷或休克状态，需要心肺复苏或需要加强护理治疗，并且需要经常评价护理和治疗效果的患儿

4. 资料分析计算

$$病例(例次)感染率 = \frac{医院感染患儿数(感染例次数)}{同期住在 PICU 的患儿总数} \times 100\%$$

$$导尿管相关尿路感染发病率 = \frac{新发生导尿管相关尿路感染的例次数}{同期住院患儿导尿管使用天数} \times 1000‰$$

$$中央血管导管相关血流感染发病率 = \frac{新发生中央血管导管相关血流感染的例次数}{同期住院患儿中央血管导管使用天数} \times 1000‰$$

$$呼吸机相关肺炎发病率 = \frac{新发生呼吸机相关肺炎的例次数}{同期住院患儿呼吸机使用天数} \times 1000‰$$

$$平均病情严重程度(分) = \frac{每周根据临床病情分类标准评定的患儿总分值}{每周参加评定的 PICU 患儿总数}$$

$$调整患儿日医院感染率 = \frac{PICU 患儿日医院感染发病率}{平均病情严重程度}$$

(三) 高危新生儿监测

高危新生儿(high risk infant，HRN)是指孕母存在高危因素、生产过程中存在高危因素或胎儿和新生儿存在高危因素和可能发生危重情况的新生儿，如极早早产儿、极/超低出生体重儿、严重先天畸形新生儿等。新生儿因其特殊的生理特点，免疫功能发育不完善，易发生医院感染。而对于已发生或有可能发生危重情况而需要特殊监护的 HRN，其医院感染率则更高，据文献报道，通常在 6%~30%。在对 HRN 医院感染监测中，其最重要的危险因素之一是危重新生儿的体重，据估计出生时体重每减少 500g，医院感染的危险性增加 3 %。此外，导致感染的病原体也因出生体重级别组不同而不同。

1. 监测对象与时间

HRN 将新生儿按体重分为 4 组：>2500 g、1501~2500 g、1001~1500 g、≤1000 g。HRN 主要指体重≤1000g 的新生儿。感染必须发生在 HRN 室，即患儿住进 HRN 室时，感染不存在也不处于潜伏期；HRN 患儿转移到其他病房后，48 h 内确定的感染仍属 HRN 室感染。所有患儿从 HRN 室转到其他病房后需进行 48 h 的感染随访。

2. 监测方法

（1）HRN 被选择为监测对象后，被监测的期限至少要达 1 个月，所有被选择的患儿为在这个月第一天和这个月每天新进入 HRN 室的患儿，医院感染部位的监测为全身各部位，患儿发生感染时填写医院感染病例登调查表，需特别注明新生儿体重。

（2）感染病例发现的方法，同医院感染发病率调查方法。

（3）需要收集的资料。

（4）在进行 HRN 病人监测时填写的表格有 HRN 监测月报表见表13-4，HRN 室日志，HRN 患儿医院感染病例调查表。HRN 日志的设计内容与 PICU 患儿日志相同，但需按体重分为 4 组分别进行记录。若病人既置脐导管又置中心血管导管，只记数 1 次。针对每个被监测的患儿，每日填写"HRN 室日志"，对表内所填数据月终进行总结。在每日的相同时间获得新入院人数，住院人数及使用各类器械人数。

表 13-4　　　　　　　　　　　　　**HRN 室监测月报表**

监测时间：　　　年　　　月

体重组别（g）	本月第 1 日患儿数量	本月最后 1 日患儿数量
≤1000		
1000~1500		
1501~2500		
>2500		

3. 资料分析计算

（1）器械使用比率。通过器械使用日数除以住院日总数计算，用来度量高危器械的使用占住院日数的百分比。例如：

$$呼吸机使用率 = \frac{使用呼吸机日数}{患儿住院日数} \times 100\%$$

$$总器械使用率 = \frac{器械（血管导管+呼吸机）应用日数}{患儿住院日数} \times 100\%$$

（2）通过住院日数和器械使用日数计算的比率。住院日数和器械使用日数被用作计算 HRN 感染率所需的最主要的分母。

$$不同出生体重新生儿日感染率 = \frac{不同出生体重感染患儿数}{不同出生体重总住院日数} \times 100\%$$

$$不同出生体重新生儿中央血管相关血流感染发病率 = \frac{不同出生体重中央血管患儿中血流感染人数}{患儿中央血管插管日数} \times 1000‰$$

式中：所得商值乘以 1000 使每种感染率表达为每 1000 个住院日中央血管使用日的感染数。

(3)通过有感染危险因素患儿数目计算的比率。以出生体重类别不同进行分层的感染率可用有感染危险因素的新生儿数目作分母进行计算。

$$一个月内某一出生体重组新生儿总感染率 = \frac{某一出生体重组新生儿感染总人数}{该组有感染危险因素的新生儿数} \times 100\%$$

应注意，这些比率是未经风险调整的，因此不能用于医院间的比较。

(4)平均住院日数。对 HRN 内各出生体重类别新生儿平均住院天数的估计可用以下公式：

$$平均住院天数 = d/(c+a/2-b/2)$$

式中：a 为当月第一天 HRN 内新生儿数；b 为次月第一天 HRN 内 HRN 数；c 为当月内入 HRN 室 HRN 数，也就是新入院人数总和；d 为当月内所有 HRN 住院天数。

(四)手术部位医院感染监测

通过对手术术后患者发生的所有医院感染尤其是手术部位感染的监测，了解各类手术的院感发病率及危险因素，采取有效措施，控制术后感染；还可计算出手术医生感染专率反馈给手术医生，使他们能够知晓感染病例的情况，共同参与寻找导致感染的各种原因并设法解决，降低手术患者医院感染率。

1. 监测对象

为被选定手术类型的所有择期和急诊手术患者的手术部位。

2. 监测方法

(1)手术切口分级。

手术切口分为四级：清洁切口、清洁-污染切口、污染切口、感染切口。

(2)感染病例发现的方法。

首先应确定被监测手术的类别，以湖北省妇幼保健院为例，由于二胎政策的影响，产妇分娩量大，剖宫产手术量较高，一旦发生手术切口感染，不仅对产妇造成极大痛苦，还增加了经济负担，延长了住院时间，故可以作为监测的重点。以产科为例，调查方法是感染控制专职人员每天到产科病房了解产妇实施手术情况，每个被监测剖宫产手术患者均要填写手术患者手术部位调查表；床旁询问患者，了解是否发热>38.0 ℃，切口外观的改变(如发红、有无分泌物、切口敷料的变化等)；每位被监测产妇需建立出院后追踪档案，出院 30 d 内与其电话联系了解手术切口愈合情况，确定出院后是否发生手术部位感染。

3. 资料分析计算

$$手术患者医院感染率 = \frac{观察期间手术患者各部位医院感染患者(例次)数}{观察期间手术患者总数} \times 100\%$$

$$各类手术切口感染率 = \frac{观察期间各类手术切口感染患者数}{观察期间各类手术患者总数} \times 100\%$$

4. 危险因素校正

由于影响术后感染的危险因素多种多样，如与患者有关的年龄、肥胖、基础疾病等，与手术操作有关的备皮方式、手术时间长短等，故不同医生的感染专率不能直接比较，必须进行调整。通常选用有较普遍意义的 4 项危险因素：手术时间、伤口清洁度、麻醉方式、急诊手术。见表 13-5，通过将分数相加就能计算出每台手术的危险指数。

表 13-5   危险因素的评分标准

危险因素	手术时间		伤口清洁度		麻醉方式		急诊手术	
	≤2	>2	清洁	非清洁	全麻	非全麻	是	否
评分标准	0	1	0	1	1	0	1	0

$$危险指数等级外科医生感染专率 = \frac{某医生对某危险指数等级患者手术的感染病例数}{某医生对某危险指数等级患者手术例数} \times 100\%$$

$$平均危险指数等级 = \frac{\sum 危险指数等级 \times 手术例数}{手术例数总和}$$

$$医生调整感染专率 = \frac{某医生感染专率}{某医生平均危险指数等级}$$

第二节 环境卫生学监测及其他监测

目前医疗界主张：某些特殊情况下宜开展有目的、有选择的环境监测，因为环境作为病原体的传播媒介和储源，其引起医院感染的危险仍然存在。特别是当发生医院感染暴发流行时，通过环境微生物检测，可以及时发现传染源及传播途径，成为调查原因的重要环节。另外，环境卫生学监测也可作为某些科研的基础研究。妇幼专科医院应根据医院管理的实际情况和医院感染相关规范，拟定重点部门监测计划。

一、医院洁净手术部(室)空气监测

(一)洁净度基本概念

1. 洁净度 5 级(cleanliness class 5)

环境空气中大于等于 0.5 μm 的微粒数大于 350 粒/m³(0.35 粒/L)到小于等于 3500 粒/m³(3.5 粒/L)；大于等于 5 μm 的微粒数为 0 粒/L。相当于原 100 级。

2. 洁净度 6 级(cleanliness class 6)

环境空气中大于等于 0.5 μm 的微粒数大于 3500 粒/m³(3.5 粒/L)到小于等于 35200 粒/m³(35.2 粒/L)；大于等于 5 μm 的微粒数小于等于 293 粒/m³(0.3 粒/L)。相当于原 1000 级。

3. 洁净度 7 级(cleanliness class 7)

环境空气中大于等于 0.5 μm 的微粒数大于 35200 粒/m³(35.2 粒/L)到小于等于 352000 粒/m³(352 粒/L);大于等于 5 μm 的微粒数大于 293 粒/m³(0.3 粒/L)到小于等于 2930 粒/m³(3 粒/L)。相当于原 10000 级。

4. 洁净度 8 级(cleanliness class 8)

环境空气中大于等于 0.5 μm 的微粒数大于 352000 粒/m³(352 粒/L)到小于等于 3520000 粒/m³(3520 粒/L);大于等于 5 μm 的微粒数大于 2930 粒/m³(3 粒/L)到小于等于 29300 粒/m³(29 粒/L)。相当于原 100000 级。

5. 洁净度 8.5 级(cleanliness class 8.5)

环境空气中大于等于 0.5 μm 的微粒数大于 3520000 粒/m³(3520 粒/L)到小于等于 11120000 粒/m³(11200 粒/L);大于等于 5 μm 的微粒数大于 29300 粒/m³(29 粒/L)到小于等于 92500 粒/m³(92 粒/L)。相当于原 30 万级。

(二)采样方法

(1)细菌浓度宜在其他项目检测完毕,对全室表面进行常规消毒之后进行。不得进行空气消毒。

(2)当送风口集中布置时,应对手术区和周边区分别检测;当送风口分散布置时,全室统一检测。

(3)当采用浮游法测定浮游菌浓度时,细菌浓度测点数应和被测区域的含尘浓度测点点数相同,且宜在同一位置上。每次采样应满足表 13-6 规定的最小采样量的要求,每次采样时间不应超过 30 min。

表 13-6 **浮游菌最小采样量**

被测区域洁净度级别	每点最小采样量 m³(L)
5 级	1(1000)
6 级	0.3(300)
7 级	0.2(200)
8 级	0.1(100)
8.5 级	0.1(100)

(4)当用沉降法测定沉降菌浓度时,细菌浓度测点数应和被测区域含尘浓度测点数相同,同时应满足表 13-7 规定的最少培养皿数的要求。

(5)采样点可布置在地面上或不高于地面 0.8 m 的任意高度上。

(6)细菌浓度检测方法,应有 2 次空白对照。第 1 次对用于检测的培养皿或培养基条做对比试验,每批一个对照皿。第 2 次是在检测时,应每室或每区 1 个对照皿,对操作过程做对照试验:模拟操作过程,但培养皿或培养基条打开后应又立即封盖。两次对照结果都必须为阴性。整个操作应符合无菌操作的要求。采样后的培养基条或培养皿,应置于 37 ℃条件下培养 24 h,然后计数生长的菌落数。菌落数的平均值均四舍五入进位到小数点后 1 位。

表 13-7 **沉降菌最小培养皿数**

被测区域洁净度级别	每区最小培养皿数（φ90，以沉降 30 min 计）
5 级	13
6 级	4
7 级	3
8 级	2
8.5 级	2

注：如沉降时间适当延长，则最少培养皿数可以按比例减少，但不得少于含尘浓度的最少测点数。采样时间略低于或高于 30 min 时，可进行换算。

（7）当某个皿菌落数太大受到质疑时，应重测，当结果仍很大以两次均值为准；如果结果很小可再重测或分析判定。

（8）布皿和收皿的检测人员必须遵守无菌操作的要求。

（9）洁净手术部（室）及其他洁净场所，根据洁净房间总数，合理安排每次监测的房间数量，保证每个洁净房间能每年至少监测一次。

（三）结果判断

根据《医院洁净手术部建筑技术规范》（GB 50333—2013）的要求，我国洁净手术部的分级标准、洁净辅助用房分级标准及主要辅助用房等级分别见表 13-8、表 13-9 及表 13-10。

表 13-8 **洁净手术室用房的分级标准**

洁净用房等级	沉降法（浮游法）细菌最大平均浓度		空气洁净度级别		参考手术
	手术区	周边区	手术区	周边区	
I	0.2 cfu/30 min·φ90 皿（5cfu/m³）	0.4cfu/30 min·φ90 皿（10cfu/m³）	5 级	6 级	假体植入、某些大型器官移植、手术部位感染可直接危及生命及生活质量等手术
II	0.75cfu/30 min·φ90 皿（25cfu/m³）	1.5cfu/30 min·φ90 皿（50cfu/m³）	6 级	7 级	涉及深部组织及生命主要器官的大型手术
III	2cfu/30 min·φ90 皿（75cfu/m³）	4cfu/30 min·φ90 皿（150cfu/m³）	7 级	8 级	其他外科手术
IV	6cfu/30 min·φ90 皿		8.5 级		感染和重度污染手术

注：浮游法的细菌最大平均浓度采用括号内数值。细菌浓度是直接所测的结果，不是沉降法和浮游法相换算的结果。眼科专用手术室周边区比手术区可低 2 级。

表 13-9   **洁净辅助用房的分级标准**

洁净用房等级	沉降法(浮游法)细菌最大平均浓度	空气洁净度级别
I	局部集中送风区域：0.2 个/30 min·ϕ90 皿， 其他区域：0.4 个/30 min·ϕ90 皿	局部 5 级，其他区域 6 级
II	1.5cfu/30 min·ϕ90 皿	7 级
III	4cfu/30 min·ϕ90 皿	8 级
IV	6cfu/30 min·ϕ90 皿	8.5 级

表 13-10   **主要辅助用房**

	用 房 名 称	洁净用房等级
在洁净区内的·洁净辅助用房	需要无菌操作的特殊用房	I ~ II
	体外循环室	II ~ III
	手术室前室	III ~ IV
	刷手间	IV
	术前准备室	
	无菌物品存放室、预麻室	
	精密仪器室	
	护士站	
	洁净区走廊或任何洁净通道	
	恢复(麻醉苏醒)室	
	手术室的邻室	无
在非洁净区内的非洁净辅助用房	用餐室	无
	卫生间、淋浴间、换鞋处、更衣室	
	医护休息室	
	值班室	
	示教室	
	紧急维修间	
	储物间	
	污物暂存处	

二、非洁净区域空气监测

(一)采样时间

在消毒或规定的通风换气后与从事医疗活动前采样。采样前应关好门窗，无人员走动情况下，静止 10 min 进行采样。

(二) 采样方法

日常监测常用平板暴露法，布点方法：室内面积>30 m²，设四角及中央共 5 点，4 角的布点位置距墙壁 1 m 处；室内面积≤30 m²，设内、中、外对角线 3 点，内、外点的布点位置距墙壁 1 m 处。采样高度为距地面 0.8~1.5 m，平皿打开后暴露规定时间(Ⅱ 类环境 15 min，Ⅲ、Ⅳ 类环境 5 min)后及时送检。医院应对感染高风险部门每季度进行监测；遇医院感染暴发怀疑与空气污染有关时随时进行监测，并进行相应致病微生物的检测。

(三) 结果判断

(1)非洁净手术部(室)、非洁净骨髓移植病房、产房、导管室、新生儿室、器官移植病房、烧伤病房、重症监护病房、血液病病区空气中的细菌菌落总数≤4 cfu/(15 min·φ9 cm平皿)。

(2)儿科病房、母婴同室、妇产科检查室、人流室、治疗室、注射室、换药室、输血科、消毒供应中心、血液透析中心(室)、急诊室、化验室、各类普通病室、感染疾病科门诊及其病房空气中的细菌菌落总数≤4cfu/(5 min·φ9 cm 平皿)。

三、物体表面卫生学监测

(一) 采样时间

应根据采样目的选择采样时机，如进行常规物体表面监测，选择消毒处理后进行采样；若是暴发流行时的环境微生物学检测，则尽可能对未处理的现场进行直接采样。

(二) 采样面积

常规监测时被采物体表面<100 cm²，取全部表面；≥100 cm²，取 100 m²。暴发流行时采样不受此限制。

(三) 采样方法

(1)规则物体表面，用 5 cm×5 cm 大小的灭菌规格板放在被检物体表面，用浸有 0.9%氯化钠采样液(常用)或无菌 0.03 mol/L 磷酸盐缓冲液(PBS)的棉拭子 1 支，在规格板内横竖往返各涂抹 5 次，并随之转动棉拭子，连续采样 1~4 个规格板面积，剪去手接触部分，将棉拭子放入装有 10 mL 采样液的试管中送检。

(2)对于门把手、金属、玻璃等曲面的小型物体则采用棉拭子直接在物体表面涂抹采样。

(四) 结果判断

物体表面菌落总数卫生标准见表 13-11。

致病菌检测：常规监测可不进行致病性微生物检测，涉及疑似医院感染暴发、医院感染暴发调查或工作中怀疑微生物污染时，应进行目标微生物的检测。

母婴同室、早产儿室、婴儿室、新生儿室及儿科病房的物体表面不得检出沙门菌。

表 13-11　　　　　　　　　　　　　**物体表面菌落总数卫生标准**

环境类别	范　　围	标准值菌落数 （cfu/cm^2）
Ⅰ类	洁净手术部(室)、其他洁净场所	≤5.0
Ⅱ类	非洁净手术部(室)、产房、导管室、新生儿室、器官移植病房、烧伤病房、重症监护病房、血液病病区等	≤5.0
Ⅲ类	血液透析中心(室)、母婴同室、消毒供应中心的检查包装区和无菌物品存放区、其他普通住院病区等	≤10.0
Ⅳ类	普通门(急)诊及其检查、治疗(注射、换药等)室、感染性疾病科门诊和病区	≤10.0

四、手卫生监测

(一)采样时间
应在接触患者或进行诊疗操作前采样；特殊监测随时采样。

(二)采样方法
采样时被检者五指并拢，用浸有含相应中和剂的无菌洗脱液浸湿的棉拭子在双手指曲面从指根到指端往返涂擦 2 次，1 只手涂擦面积约 30 cm^2，并同时转动采样棉拭子，剪去采样者手接触部位，将棉拭子投入 10 mL 含相应中和剂的无菌洗脱液试管内送检。一般情况下每季度监测 1 次。当怀疑医院感染暴发与医务人员手有关时，应及时进行监测。

(三)结果判断
(1)卫生手消毒后医务人员手表面的菌落总数应≤10 cfu/cm^2。
(2)外科手消毒后医务人员手表面的菌落总数应≤5 cfu/cm^2。

五、化学消毒剂监测

(一)使用中化学消毒剂浓度监测
(1)根据消毒剂的种类，选择相应的浓度测试试纸。例如，检测戊二醛浓度可选择戊二醛测试卡；检测含氯制剂和过氧乙酸采用 G-1 型消毒液浓度试纸，结果按试纸说明操作并判断结果。

(2)当溶液有效成分>1000 mg/L 或对固体消毒剂检测时，为取得较准确的结果，可稀释至 20~500 mg/L 浓度后再检测；测试纸应置阴凉、避光、防潮处保存且在有效期内使用。

(二)细菌染菌量的监测
1. 采样时间
更换前使用中的消毒剂与无菌器械保存液，采样后 1 h 内检测。

2. 采样方法

用无菌吸管按无菌操作方法吸取 1 mL 被检消毒液，加入 9 mL 相应中和剂中混匀。怀疑与医院感染暴发有关时，进行目标微生物的检测。

3. 结果判断

灭菌用消毒剂菌落总数应为 0；皮肤黏膜消毒剂菌落总数应≤10 cfu/mL；其他使用中消毒剂细菌菌落总数应≤100 cfu/mL。

六、医疗用品监测

医疗用品的监测包括一次性医疗用品监测、一次性卫生用品监测和消毒灭菌处理后的其他物品监测。

(一)采样时间

在消毒或灭菌处理后，存放至有效期内采样。

(二)采样方法

一般采用无菌试验法，但因其操作繁琐，监测周期较长及受抽样量大小等因素的限制，一般情况下采用常规监测法评价医疗器械的灭菌效果。

(三)结果判断

(1)进入人体无菌组织、器官或接触破损皮肤、黏膜的医疗用品必须无菌生长。

(2)接触黏膜的医疗用品细菌菌落总数应≤20 cfu/g 或≤20 cfu/100 cm^2，不得检出致病微生物。

(3)接触皮肤的医疗用品细菌菌落总数应≤200 cfu/g 或≤200 cfu/100 cm^2，不得检出致病微生物。

七、内镜清洗消毒监测

(一)采样时间

在消毒或灭菌处理后，使用前采样。

(二)采样方法

监测采样部位为内镜的内腔面。消毒后内镜每季度应监测一次，监测采用轮换抽检的方式，每次按 25 % 的比例抽检。内镜数量≤5 条的，应每次全部监测；>5 条的，每次监测数量应不低于 5 条。灭菌内镜每月监测一次，具体监测方法应遵循《医疗机构消毒技术规范》(WS/T 367—2012)的规定。当怀疑与医院感染暴发有关时，应进行致病性微生物的检测。

(三)结果判断

消毒后的内镜细菌菌落总数≤20 cfu/件，灭菌后内镜无菌生长为合格标准。

八、血液透析相关监测

(一)透析用水监测

(1)细菌培养应每月 1 次，要求细菌数<200 cfu/mL，干预限度为 50 cfu/mL；采样部

位为反渗水输水管路的末端。每台透析机每年至少监测1次。

（2）内毒素检测至少每3月进行1次，内毒素<2 EU/mL；干预限度为1 EU/mL；采样部位同前。每台透析机每年至少监测1次。

（二）透析液监测

透析液细菌培养应每月进行1次，要求细菌数<200 cfu/mL，透析液的内毒素监测至少每3月进行1次，内毒素<2 EU/mL。透析液的细菌、内毒素检测每台透析机每年至少监测1次。

第三节　多重耐药菌监测

抗菌药物耐药性问题已成为全球关注的焦点，我国是世界上滥用抗菌药物最为严重的国家之一。细菌耐药性监测即了解细菌耐药性发生情况，通过对不同时间的耐药菌分离率进行比较，能够了解细菌耐药的发生发展趋势，为制定抗菌药物临床应用策略，指导临床医生合理使用抗菌药物等提供重要资料。

一、资料收集

细菌耐药性监测资料主要来自于临床微生物实验室对临床各类标本的检验结果。微生物室应根据临床需要，规范进行病原学分离及药敏试验；定期进行统计分析，并将分析结果及时反馈给管理部门和临床科室。

二、调查方法

一般可将细菌分为导致社区感染和医院感染的细菌，这样能较好的显示两类细菌耐药性差异。由于不同地区不同医院细菌耐药性存在变迁，因此需要长期监测，对所有感染细菌都应进行监测。2004年复旦大学附属华山医院牵头组建"CHINET中国细菌耐药监测网"，按统一的试验方案，采用统一的材料、统一的方法和判断标准进行细菌耐药性监测，以获得统一、准确、代表性更广的监测数据，指导临床合理用药，并供医疗、制药、卫生保健等部门参考。国内的文献报道少见妇幼医院多中心大样本的细菌耐药监测，多以综合性医院的资料为主，这也是妇幼医院亟待重视的工作。

三、监测内容

监测的主要内容包括感染部位与病原体分布，病原体对抗菌药物的耐药性。在描述病原体对抗菌药物的耐药性时，常用定性和定量指标：定性指标是耐药（R）、中度敏感（I）和敏感（S）；定量指标有最低抑菌浓度（MIC）和最低杀菌浓度（MBC）。2015年版的《医院感染管理质量控制指标》中，多重耐药菌主要包括：耐碳青霉烯类肠杆菌科细菌（CRE）、耐甲氧西林金黄色葡萄球菌（MRSA）、耐万古霉素肠球菌（VRE）、耐碳青霉烯鲍曼不动杆菌（CRABA）、耐碳青霉烯铜绿假单胞菌（CRPAE）。

四、资料分析计算

(1)多重耐药菌感染发现率：是指多重耐药菌感染患者数(例次数)与同期住院患者总数的比例。意义是反映医院内多重耐药菌感染的情况。

$$多重耐药菌感染发现率 = \frac{多重耐药菌感染患者数(例次数)}{同期住院患者总数} \times 100\%$$

(2)多重耐药菌感染检出率：是多重耐药菌检出菌株数与同期该病原体检出菌株总数的比例。意义是反映医院内多重耐药菌感染的总体情况和某种特定菌种多重耐药菌感染情况。

$$多重耐药菌感染检出率 = \frac{多重耐药菌检出菌株数}{同期该病原体检出菌株总数} \times 100\%$$

计算各部位或各标本或所有部位的病原体构成比，了解本单位不同部位的病原体构成，并观察其变迁。每日对培养结果的动态细致观察可以为发现暴发流行提供重要的线索。计算细菌耐药性百分率，通过动态或定期观察，了解本单位医院感染病原体的耐药性及其变化，对医院内不同区域细菌耐药性的细致分析也可以为发现耐药细菌在医院内的流行提供重要信息。了解医院感染病原体的构成和耐药性，对于临床医生也非常重要，让临床医生分享这些信息也是这项监测的目的之一，所以上述监测结果要定期公布，向临床医生反馈。

五、监测要求

(1)应建立多重耐药菌感染(定植)病例监测与报告制度。微生物室在检测到异常耐药菌时应迅速通知临床科室主任或感染控制专职人员；有条件的医院可保存所选择的多重耐药菌以便进行分子生物学分型，从而可以验证是否存在医院内传播等。

(2)结合自身情况，至少每年向临床公布临床常见分离菌株的药敏情况。

(3)各临床科室应加强对多重耐药菌医院感染(定植)病例的监测，并按照医院感染病例报告时限的要求上报。

(4)预防和控制多重耐药菌的传播，同时做好各项工作的实时记录。

第四节　医院感染预防与控制依从性监测

一、SSI Bundle 依从性

SSI Bundle 依从性监测项目见表13-12。

(1)与联合会(JC)国家医院质量监测方法中 SCIP 的核心监测方法相匹配。

(2)与 CMS 的 SCIP 监测方法相匹配。

(3)与 SCIP 的监测方法相匹配。

(4)这个监测方法由 NQF 审核批准。

表 13-12   **SSI Bundle 依从性监测项目**

监测项目名称	JC	CMS	SCIP	NQF	CDC
手术切开前 1 h 内预防性使用抗菌药物手术患者人数百分比-总率	$\sqrt{1}$	$\sqrt{2}$	$\sqrt{3}$	$\sqrt{4}$	
合理选择预防性抗菌药物的手术患者人数百分比-总率	$\sqrt{1}$	$\sqrt{2}$	$\sqrt{3}$	$\sqrt{4}$	
停止合理预防性使用抗菌药物的手术患者人数百分比-总率	$\sqrt{1}$	$\sqrt{2}$	$\sqrt{3}$	$\sqrt{4}$	
重要心脏外科手术患者术后控制血糖人数百分比	$\sqrt{1}$	$\sqrt{2}$	$\sqrt{3}$		
选择合理去毛方式的手术患者人数百分比-总率	$\sqrt{1}$	$\sqrt{2}$	$\sqrt{3}$		
麻醉后 ICU 内体温正常直结肠手术患者人数百分比	$\sqrt{1}$	$\sqrt{2}$	$\sqrt{3}$		
清洁手术患者手术部位感染的人数百分比					$\sqrt{5}$
入院前已接受过 β 阻滞治疗，在围术期也接受了 β 阻滞治疗的手术患者人数	$\sqrt{1}$	$\sqrt{2}$	$\sqrt{3}$		
已下达了所推荐预防静脉血栓医嘱的手术患者人数	$\sqrt{1}$	$\sqrt{2}$	$\sqrt{3}$		
在手术前 24 h 至手术后 24 h 接受过预防静脉血栓治疗的手术患者人数	$\sqrt{1}$	$\sqrt{2}$	$\sqrt{3}$		

（5）此监测方法中的"清洁手术患者"和"手术部位感染"的定义与 CDC 国家医疗安全网络（NHSN）的"手术部位感染事件"定义相同。

（6）手术改进计划方法（SCIP）。

SCIP 方法 1：切口前 1 h 或 2 h 内，如果使用万古霉素或喹诺酮类抗菌药物。

SCIP 方法 2：根据推荐选择预防性药物。

SCIP 方法 3：手术结束时间 24 h 内停止使用预防性抗菌药物或心脏手术后 48 h 内。

SCIP 方法 4：心脏手术患者术后早晨 6 点血糖。

SCIP 方法 5：选择合适的备皮方式。

二、VAP Bundle 依从性

(一) 监测对象

所有的使用有创呼吸机的诊疗场所，一般包括以下三种情况：

（1）在开展 VAP 监测的场所同时进行。

（2）在未开展 VAP 监测的场所单独进行。

（3）在不能开展 VAP 监测的场所单独进行，如手术室、急诊科。

(二) 监测时间

可以是 1 个月、1 个季度、半年、1 年，以及其他时间段。主要依据监测目的、呼吸机使用人数等决定。

(三) 监测方法

根据监测项目，由感染控制专职人员或者经过培训的医务人员在患者使用呼吸机期间观察和记录《VAP 预防实践依从性监测表》，见表 13-13，该表引自美国 IHI（Institute for

Healthcare Improvement，医疗改进学院）。

表 13-13　　　　　　　　　　　　VAP 预防实践依从性监测表

日期	床号/姓名	床头抬高	每日停用镇静剂	每日评估	每日自主呼吸试验	预防消化性溃疡	预防深静脉血栓

通过查看病程记录填写上表，仅限于在日常安全核查表中常规记录 VAP 预防实践项目的监测场所。

（四）监测内容

（1）收集分母数据：在开展监测的场所收集使用呼吸机的患者人数。

（2）收集分子数据：记录所有基于循证证据的实践项目的依从性情况；或者干预组合如连续评估床头抬高、每日口腔护理、每日拔管和镇静程度评估的依从情况。

（五）资料分析计算

（1）单个实践项目依从性百分率。

$$单个实践项目依从性百分率 = \frac{使用呼吸机的患者中某种项目依从人数}{使用呼吸机的患者人数} \times 100\%$$

（2）干预组合依从性百分率。

$$干预组合依从性百分率 = \frac{使用呼吸机的患者中干预组合依从人数}{使用呼吸机的患者人数} \times 100\%$$

（六）监测反馈

评价监测科室单个实践项目和干预组合的依从性，必要时结合 VAP 发病率进行综合分析，及时向监测科室反馈并采取针对性措施。

三、CLABSI Bundle 依从性

（一）监测对象

进行中央导管插管的诊疗场所，一般包括以下三种情况：

（1）在开展中央导管相关血流感染监测的场所同时进行。

（2）在未开展中央导管相关血流感染监测的场所单独进行。

（3）在不能开展中央导管相关血流感染监测的场所单独进行，如手术室、急诊科。

（二）监测时间

可以是 1 个月、1 个季度、半年、1 年，以及其他时间段。主要依据监测目的、插管人数等决定。

（三）监测方法

（1）由经过培训的插管人员或在场的观察者（如协助插管的护士），在插管时或插管后不久填写《中央导管实践依从性监测表》。

（2）通过查看病程记录填写"中央导管实践依从性监测表"，仅限于日常安全核查表中

常规记录中央导管插管实践项目的监测场所。

（四）监测内容

（1）收集分母数据：在开展监测的场所收集进行中央导管插管的患者人数。

（2）收集分子数据：记录所有基于循证证据的实践项目的依从性情况，如最大无菌屏障预防、插管理由、皮肤消毒、插管前手卫生、导管类型、插管部位以及导丝的使用；或者干预组合如手卫生、插管时最大无菌屏障预防、最佳插管部位、每日拔管评估的依从情况。

（五）资料分析计算

（1）单个实践项目依从性百分率。

$$单个实践项目依从性百分率 = \frac{中央导管插管患者中单个实践项目依从人数}{中央插管患者人数} \times 100\%$$

（2）干预组合依从性百分率。

$$干预组合依从性百分比 = \frac{中央导管插管患者中干预组合项目依从人数}{中央插管患者人数} \times 100\%$$

（六）监测反馈

评价监测科室单个实践项目和干预组合的依从性，必要时结合 CLABSI 发病率进行综合分析，及时向监测科室反馈并采取针对性措施。

四、CA-UTI Bundle 依从性

测量以循证为基础的 CA-UTI 护理要素的依从性，可采用过程监测的方法，具体如下：

（1）不必要的导尿管留置（即没有符合合适的插管指征）。

$$不必要的导尿管留置率 = \frac{在置导尿管时没有记录合适插管指征的新置导尿管人数}{所有新置导尿管人数} \times 100\%$$

监测频率：至少每月，在持续改进时每周报告监测结果更有效果。

（2）置导尿管时采用无菌技术率。

$$置导尿管时采用无菌技术率 = \frac{在置导尿管时有记录采取无菌技术的患者人数}{所有新置导尿管人数} \times 100\%$$

监测频率：至少每月，在持续改进时每周报告监测结果更有效果。

（3）根据推荐的指南导尿管维护率。

$$根据推荐的指南导尿管维护率 = \frac{每日记录采取推荐措施维护导尿管的人数}{所有留置导尿管人数} \times 100\%$$

监测频率：至少每月，在持续改进时每周报告监测结果更有效果。

（4）每日审视是否有留置导尿管必要性的执行率。

$$每日审视是否有留置导尿管必要性的执行率 = \frac{每日记录继续留置导尿管必要性的人数}{所有留置导尿管人数} \times 100\%$$

监测频率：至少每月，在持续改进时每周报告监测结果更有效果。

第五节 医务人员医院感染监测

一、基本概念

医务人员在工作中最主要的职业暴露是经血液传播病原体的职业暴露，尤其是被污染的锐器刺伤。医务人员职业暴露是指易感医务人员在未实施相应有效的预防控制措施的情况下接触传染源。常见的有经血液传播病原体 HIV、HBV、HCV、梅毒职业暴露，狂犬病暴露等。

医务人员感染也属于医院感染的范畴，其内涵不仅局限于经血液传播疾病的感染，还包括其他的职业暴露类型，如呼吸道疾病的发生，目前国家尚未强制要求对其进行监测，但从医务人员自身安全出发，应积极采用与锐器伤患病率监测相似的方法加以研究及关注。

二、监测对象

在医院工作的所有人员都有可能发生职业暴露，故各级各类人员都是监测对象，根据文献及我院监测的资料显示，护理人员尤其需要特别关注，她们是发生锐器伤的主要群体。有调查显示，手术缝合和拔针为职业暴露发生的主要环节。

三、监测方法

首先要建立全院统一执行的医务人员职业暴露的登记报告制度。凡在工作中发生职业暴露者，应在立即对暴露局部处理后尽快与本机构技术支持部门联系，进行暴露危险程度评估和进一步预防处理指导，并在规定时间内到相关部门领取并填写登记表。院感科多负责对职业暴露的报告资料进行收集、统计、分析和反馈，指导医务人员职业暴露的预防控制。按照《血源性病原体职业接触防护导则》的要求，秉承以人为本和工伤处理原则，职业暴露后的处理、检查及预防用药等相关费用由医疗机构承担。

四、监测内容表

包括暴露程度的评估、暴露日期和详细时间、暴露源和被暴露人员的资料、暴露情况、是否有保护性措施，以及暴露后的血清学检测和处理等。资料分析内容包括职业暴露的人群、暴露原因、初步处理的技能、后续处理时效。

五、资料分析计算

资料分析计算包括：锐器伤患病率、不同人群锐器伤比例、锐器伤部位比例、锐器伤原因构成比例和医务人员 HIV/HBVI/HCV/梅毒发病率。

$$锐器伤患病率=\frac{同期存在的锐器伤暴露病例数}{观察期间处于危险的医务人员人数}\times100\%$$

$$不同人群锐器伤比例 = \frac{不同人群锐器伤暴露病例数}{观察期间不同人群医务人员人数} \times 100\%$$

$$锐器伤部位比例 = \frac{不同部位锐器伤暴露病例数}{观察期间锐器伤暴露总病例数} \times 100\%$$

$$锐器伤原因构成比例 = \frac{不同原因的锐器伤暴露病例数}{观察期间锐器伤暴露总病例数} \times 100\%$$

$$医务人员 HIV/HBV/HCV/梅毒发病率 = \frac{同期新发 HIV/HBV/HCV/梅毒病例数}{观察期间处于危险的医务人员人数} \times 100\%$$

锐器伤的原因与医务人员操作不规范或不遵守操作流程、熟练程度不够、注意力不集中等因素有关。所以，必须加强医护人员职业安全防护培训，特别是医院感染预防与控制教育，提高医务人员职业安全意识。只有不断提高消毒隔离意识，规范无菌操作技术，特别是严格掌握侵入性操作，才能有效减少和降低发生率。

第六节　抗菌药物使用监测

抗菌药物包括抗生素和化学合成的抗微生物药物。抗菌药物临床应用监测的主要目的在于了解抗菌药物临床应用资料，通过分析反馈和制定管理策略促进抗菌药物的临床合理应用。

一、全面的抗菌药物使用监测

(一)监测对象
为住院患者和门诊患者中抗菌药物使用情况，不包括抗病毒药物。

(二)监测方法
1. 调查出院病历

通过查阅出院病历，调查出院患者的抗菌药物使用情况。可以调查全院或医院部分科室(病区)的出院病历，如从每个科室上月出院病历中随机抽取 10 份病历登记，汇总资料作为全院的数据。调查抗菌药物使用率和发现抗菌药物使用中存在的问题等。

2. 调查运行病历

与出院病历调查相同，但病历取自正在住院的运行病历。现场调查可以边调查边将调查结果反馈给管床医生，对住院部抗菌药物的合理使用起积极的促进作用。调查时既可追溯患者从入院到调查日之间的所有用药情况，也可以采用横断面调查的方法，仅调查 1 日中使用抗菌药物的比率、药物的选择、合理使用情况等。

3. 调查门诊病历

通过调查门诊病历，了解门诊病人抗菌药物使用情况，也是以调查抗菌药物使用率和发现抗菌药物使用中存在的问题等为主要目标。

4. 调查门诊处方

通过查阅门诊处方，了解门诊处方中含有抗菌药物的处方比率等。

(三)监测内容

1. 抗菌药物使用率

在一定时间内单位患者数中全身性使用抗菌药物的比率。通常在抗菌药物调查时不包括抗寄生虫药物、抗病毒药物、抗结核药物,也不包括局部使用抗菌药物等。

2. 抗菌药物联合使用

在一定时间段(一般指同一日)内患者使用的抗菌药物的种数,不包括非一定时间段先后使用抗菌药物的情况。

3. 抗菌药物使用途径、病原学检查、抗菌药物给药方案、抗菌药物利用度等

4. 抗菌药物预防性应用与治疗性使用抗菌药物

指患者并不存在感染,为预防某种感染使用抗菌药物。后者指根据患者的症状、体征及血、尿常规等实验室检查结果,初步诊断为细菌性感染者以及经病原检查确诊为细菌性感染者应用抗菌药物;以及由真菌、结核分枝杆菌、非结核分枝杆菌、支原体、衣原体、螺旋体、立克次体及部分原虫等病原微生物所致的感染者应用抗菌药物者。

5. 抗菌药物使用的合理性

抗菌药物使用是否合理包括诸多方面,在调查前应首先确定合理性的标准,然后再依据标准进行调查。各医院可根据《抗菌药物临床应用指导原则》制定符合自身实际情况的标准。

(四)资料分析计算

资料分析计算包括:出(住)院患者抗菌药物使用率、预防(治疗)使用抗菌药物构成比、门诊处方抗菌药物使用率、特殊级限制级抗菌药物使用率、清洁手术预防用抗菌药物百分率和清洁手术预防用抗菌药物人均用药天数。

$$出(住)院患者抗菌药物使用率 = \frac{使用抗菌药物患者数}{调查患者数} \times 100\%$$

$$预防(治疗)使用抗菌药物构成比 = \frac{预防(治疗)使用抗菌药物患者数}{总的使用抗菌药物患者数} \times 100\%$$

$$门诊处方抗菌药物使用率 = \frac{使用抗菌药物处方数}{调查处方数} \times 100\%$$

$$特殊级/限制级抗菌药物使用率 = \frac{特殊级/限制级抗菌药物使用患者数}{同期使用抗菌药物患者数} \times 100\%$$

$$清洁手术预防用抗菌药物百分率 = \frac{清洁手术预防用抗菌药物例数}{同期清洁手术总例数} \times 100\%$$

$$清洁手术预防用抗菌药物人均用药天数 = \frac{清洁手术预防用抗菌药物总天数}{同期清洁手术预防用抗菌药物总例数}$$

(五)总结反馈

抗菌药物调查资料应及时进行总结和反馈,总结资料可以用于科室内、医院内、医院间不同时间抗菌药物使用指标的比较,为医疗机构和卫生行政部门制定抗菌药物临床应用管理和指导政策提供依据;也可对抗菌药物临床应用中存在的问题,提出解决办法,实施后再进行评价。

二、围术期预防性使用抗菌药物的监测

手术后感染是患者伤害、死亡率和治疗费用增加的一个主要原因。研究表明适当的术前抗菌药物管理对预防感染是有效的。

(一)监测对象

外科围术期监测的对象既可以是全部外科手术患者，也可结合医院情况选择一部分目标人群进行监测。

(二)监测方法

通常在监测时要关注资料的可比性，因此常常只选择某些外科操作进行监测，能起到比较好的效果，如表 13-14 所列出的几种妇幼医院常见的外科操作。在对资料进行评价时，如果有其他原因使用了抗菌药物会导致结果出现偏倚。需要排除一些术前就存在感染的情况，因此，有下列情况之一的患者将排除在研究之外。

(1)患者在住院期间使用抗菌药物，但患者接受结肠手术口服抗菌药物除外。

(2)患者在第 1 次手术操作之前治疗某种感染。

(3)患者住院期间所有给予抗菌药物的开始日期缺失。

(4)患者在外科手术前给予抗菌药物超过 24 h，但患者接受结肠手术口服抗菌药物除外。

表 13-14   **常见可进入研究的外科操作及代码**

手术名称	内　　容	ICD-9-CM 代码
结肠手术	大肠切开、切除或吻合术，包括大肠小肠吻合术、小肠大肠吻合术	45.00，45.03，45.41，45.49，45.50，45.52，45.7 ~ 45.90，45.92 ~ 45.95，46.0，46.03，46.04，46.1 ~ 46.14，46.43，46.52，46.75，46.76，46.91，46.92，46.94，48.5，48.6 ~ 48.69
人工髋关节手术	髋关节成形术	85.51，81.52
膝关节成形术	膝关节成形术	81.54
经腹子宫切除术	经腹的子宫切除，伴或不伴输卵管或卵巢切除	68.3，68.4，68.6
经阴道子宫切除术	经阴道或经会阴的子宫或(和)子宫颈、输卵管、或卵巢切除	68.5 ~ 68.59，68.7

(三)监测内容

对于所有进入监测的患者都需要填写个案调查表或一览表。内容包括：编号、姓名、操作、手术日期、术前抗菌药物使用时间、是否按建议使用、术后抗菌药物使用时间、是否存在医院感染。

(四)总结分析

结合《医院感染监测基本数据集及质量控制指标集实施指南 2016 版》的详细指标说明,制定适合医院实际的监测指标,做好围术期预防性使用抗菌药物的监测。

(程　颖　郜朝霞)

第十四章　信息化建设在医院感染监测中的应用

第一节　概　述

第十三章介绍了医院感染常见的监测内容，妇幼医院感染控制专职人员在人员紧张的情况下要完成医院感染病例筛查、环境卫生学采样、数据登记、各类指标的统计分析等繁杂的常规工作；面对海量数据，采用传统手工方法监测和统计效率低下，统计数据存在较大偏倚，不能客观及时反映全院情况，如何才能既得到精准数据，全面掌控医院的感染情况，又能充分利用数据将更多精力投入到对院感管理重点环节和人群的感控干预中，切实起到预防和控制医院感染的作用，降低院感发病率（或使发病率保持在较低水平），避免医院感染暴发，也是每一位感染控制专职人员需要不断探索的问题。

随着计算机及网络技术作为信息处理重要技术的深入发展，已被广泛应用到各个领域，利用其对医院感染信息进行储存、加工、科学分析处理势在必行，也是医院感染管理走向现代化的必由之路。走在前列的是欧美发达国家，美国疾病控制预防中心于1974年开发了国家医院感染监测系统（NNIS），制定了统一的医院感染病例收集和统计方法，建立全国医院感染数据库，为全球树立了医院感染监测网建设的典范。随后，德国、荷兰、英国等发达国家陆续建立了各自的医院感染监测系统，积极有效地推动了医院感染防控工作。自20世纪90年代后期开始，国内也相继开发了自己的监测软件。从最初的单记录入辅助统计分析，到近年来利用局域网技术进行感染相关数据的采集与分析，依托医院信息系统建立医院感染实时监测系统，显著提高了监测的效率和效果。

比较国内外监测系统，从根本上讲，同类系统应用效果的差异主要体现在筛查结果的敏感度和特异度两方面。系统本身的核心在于疑似感染病例的自动筛查。只有所有的具体感染病例得到确认，之后的统计、分析及预警才有具体实际意义。由此可见，专业策略的制定和实现尤为重要，也是目前工作者的难点。感染控制专职人员对专业知识的理解可以帮助软件工程师不断地完善系统功能，两者的互动沟通可以更好地解决预警信息可能存在的漏洞。交互平台的使用，方便了感染控制专职人员与临床医生实时交流，促使临床医生积极参与感染控制工作。同时。必须清醒地认识到，信息系统再先进也只是有力的工具，计算机系统不能完全代替感染控制专职人员的工作。如果完全依靠信息系统，而忽视专职人员的工作，也是不科学的。

目前区域协同医疗已经成为提升和发展医疗服务的主要手段之一。国内拟搭建"基于区域协同的医院感染管理信息平台"，参加区域协同的医院每日通过互联网，将其医院感染综合信息数据上传至该信息平台，实现监测数据共享。同时也可以通过该信息平台下载更新数据库，及时看到参加区域协同的医院感染患者信息，实现资源共享。

第二节 信息化建设在医院感染监测中的应用

以我院使用的"医院感染实时监控系统(real time-nosocomial infection surveillance system，RT-NISS)"为例，介绍信息系统在医院感染监测中的应用。

一、软件简介

(一)基本功能

包括医院感染病例监测、ICU 医院感染监测、高危新生儿医院感染监测、手术部位医院感染监测、环境卫生学监测、医院感染现患率调查、抗菌药物监测、职业暴露监测及学习平台等功能模块，可依据医院需要自行增减，制定个性化的功能模块。

(二)网络功能

支持多客户端同时录入数据，实现多台计算机联网，可以实现远程办公、在线咨询服务、远程数据备份与恢复，可以从服务器上下载最新的医院感染标准数据。支持医院其他系统，如 HIS 系统、LIS 系统、PACS 系统、手术麻醉信息系统等的数据接口和数据整合。

二、感染病例的处理

系统通过医院感染专职人员制定的专业筛查策略(系统自带基本筛查策略，可根据使用中发现的问题，结合医院特点与工程师沟通后不断修订)，每天在某一时间自动对所有感染相关数据进行多参数综合分析、智能化识别，对达到预警标准的病例给予提示，并以个案预警的方式顺序展示。系统同时提供感染要素时序图和阳性检验结果汇总，同时展示所有病程记录以供查询，并提供感染关键词以便对复杂病例快速判别。

(一)筛查策略

根据《医院感染诊断标准》和《医院感染监测规范》规定的感染诊断条件和危险因素，参考既往手工查阅病例的诊断经验，实时提取医嘱、病程记录、检验结果等各类资料，按某感染部位诊断条件进行筛查策略的设定。例如，"腹泻"的筛查策略为：大便常规白细胞异常升高(除去入院 48 h 内送检第一次大便常规)；或排便>3 次/天，连续 2 天或排便>5 次/天(除去入院 48 h 内)。妇幼医院儿科患儿，尤其是新生儿大便次数较多，故可以根据情况调整策略，或在腹泻病发生高峰时间段启用该策略。

(二)疑似病例确认或排除

专职人员每天对系统预警病例进行确认或排除操作，平台同时将疑似感染病例情况实时推送至临床医生工作站。软件工程师为帮助我院临床医生及时处理预警信息，设置一旦某医生管床患者出现疑似感染病例，在临床医生进入医生工作站时系统就会自动弹框提醒某医生要对疑似感染病例做出确认或排除操作，而不用让医生正式进入"医院感染实时监控系统"后才知晓是否存在需要处理的疑似病例。

对于难以诊断的病例，医生和专职人员可通过实时对话方式反复讨论，直至问题解决。还可以通过平台主动上报系统无法通过常规诊断策略识别的、未推送的个别感染病例，如儿科常见的在入院时不存在，而在使用抗菌药物数日后才出现的鹅口疮，减少了漏报问题。专职人员还可以利用平台将诊断建议、感染防控要点、标准操作规程（standard operation procedure，SOP）等内容及时推送给医生进行干预，或通过学习平台把最新的感控知识传递给临床一线人员，供其有选择性地在线学习参考。已有医院在此基础上进行改进，提供感染防控知识模块给临床医生学习的同时，酌情授予继续教育学分，使得学习平台的利用率大为提高，进一步普及了感控知识。

三、全院综合性监测

在所有感染病例得到确认或排除操作后，系统自动给出医院/社区感染发病率、例次发病率、日发病率、患病率、器械使用率、感染部位、致病菌种类及构成比等统计指标。还可根据需要设置任意时间，展示感染指标的统计分析，并以图表的方式集中展现，如任意选择一天，每天都可以得出计算机统计分析的患病率，方便直观。

四、目标性监测

根据要求，系统设置了必需的目标性监测模块，也可根据医院个性需求增设相关项目。在第十三章第一节介绍的各种医院感染监测，系统都能自动生成相应表格，提供感染指标，从而最大限度地解决了大量数据登记、统计和分析问题，便于深入开展目标性监测，为现场干预提供有力的数据支持，体现了精准导航的理念。

五、耐药菌监测

通过数据访问 LIS 系统，从而智能分析所有住院患者的微生物检验结果，并可自动识别细菌对各类抗菌药物的耐药情况及细菌的耐药级别；能够自动标识提醒重点监测的多重耐药菌（MRSA、VRE 等）。专职人员每周定时对多重耐药菌病例进行床旁督导，现场查看隔离、消毒、手卫生等防控措施的执行情况。如果出现多重耐药菌的聚集，专职人员可根据系统提供的感染信息，综合分析后初步判断耐药菌时空分布及交叉传播的可能性。如果存在可能暴发流行，则迅速下临床科室督导，立即启动耐药菌防控措施或暴发流行控制方案。专职人员对科室进行跟班作业，寻找感染传播的危险因素，提出科室迅速控制感染和持续改进措施。

六、统计分析与数据查询

根据预设条件、标准的监测流程和统计分析方法，系统自动产生全面的统计结果，并可直接导出 Excel、Word 等格式的报表，方便专职人员使用，并为上报至上一级医院感染管理部门预留数据上传接口。借助系统已有的大量数据，通过对历年感染监测资料的深入分析，可针对不同科室制定医院感染发病率的"预警基线"。

七、其他系统

(一)消毒灭菌效果监测系统

包括空气、物体表面、医务人员手等的消毒效果监测，医疗器械消毒灭菌效果监测等内容。但需要自行录入，这对于感染控制专职人员相对紧张的医院实施较为困难。

(二)职业接触防护管理系统

根据职业防护要求，录入针刺伤等相关情况，并对后续检查治疗进行追踪提醒和统计分析。

在使用"医院感染实时监控系统"的过程中，我们确实感受到信息化带给医院感染专职人员的全新体验，取代传统的手工登记、统计分析监测方式带来的便利，但同时，我们看到信息化监测作为一项新兴的技术方式，也存在不足，这需要我们去不断发现问题并解决问题，使系统更加完善，更好地为专职人员和临床医生所用。

（程　颖　郜朝霞）

第五篇　重点科室医院感染防控

第十五章　手术室医院感染控制与预防

第一节　洁净手术部建筑布局

一、环境要求

(1)洁净手术部应位于医院中环境幽静、大气含尘浓度较低的地方，应避免有严重空气感染、交通频繁、人流集中的环境，以利于满足室内空气洁净的要求，同时要与血库、病理科、外科系统、消毒供应室 PICU 等手术科室临近。

(2)洁净手术部不宜设在顶层或首层，且必须进行防水、防震、隔音处理。高级别的手术室应设在手术部的尽端或干扰最小的区域。

二、平面设计

手术部(室)的平面设计要求做到分区明确、供应方便、洁污分流、无交叉感染、使用合理。手术间、刷手间及无菌物品存放间等布置在内走廊(洁净走廊)的周围，手术部(室)内走廊供工作人员和无菌器械和敷料进出，手术部(室)外围设清洁走廊，供手术患者及污染器械、敷料进出。

三、洁净手术室分区

洁净手术部分三区四通道，具体分区如下：

(一)洁净手术部三区

(1)洁净区。包括手术间、洗手间、手术间内走廊、无菌物品间、药品室、麻醉预备室等。

(2)准洁净区。包括器械室、敷料室、洗涤室、消毒室、护士站、手术间外走廊、恢复室、石膏室等。

(3)非洁净区。包括办公室、会议室、实验室、标本室、污物室、资料室、电视教学室、值班室、更衣室、更鞋室、医护人员休息室等。

(二)洁净手术室四通道

(1)医务人员通道。供参与手术的医务人员使用，与手术部洁净走廊相连。

(2)手术患者通道。供手术患者使用，与手术部准洁净区相连。

(3)无菌物品通道。无菌物品专用通道，与手术部无菌室相连。

(4)污染物品通道。手术后污物存放通道，与非洁净区相连。

四、洁净手术部建筑布局的基本类型

(1)单通道型。手术部中间是一条洁净通道，两侧布置手术室和辅助用房。

(2)中心岛型。一个无菌物品供应通道，由专门护士将无菌物品分配、存放在通道内的各储物柜。储物柜的一侧通手术室，另一侧通无菌物品供应室。

(3)洁、污双通道型。手术部中央为一条洁净通道，所有手术室的大门朝向洁净通道，所有手术室的小门朝向污物通道，医护人员、患者及无菌物品都通过洁净通道进入，手术后的污染物品经污染通道运出。

(4)单元型。每个手术室一般带三个前室，形成一个单元，是一个独立的控制体。

第二节　手术室人员的管理

进出手术室的人员有较多跟手术直接相关工作人员：手术医生、麻醉医生、手术护士；有间接有关人员：参观人员、保洁员、仪器设备安装维修人员、洁净设备维护人员，还有手术病人等。

一、工作人员的管理

(1)由工作人员通道进入，先更鞋→进入清洁区→更衣→戴口罩帽子→进入手术区域。帽子应将头发全部盖住，口罩应覆盖整个口鼻部，手术衣裤以不脱纤维、不落尘的材料为宜，外出接送病人应更换外出衣及外出鞋。

(2)人员的频繁流动会将大量的细菌带入手术间，因而手术间应严格控制人员流量，非手术者禁止入内。根据手术间的大小决定手术间的人数。

(3)禁止患病工作人员参与手术。患有呼吸道感染、疖肿或手部有破溃的医务人员不得参与手术和进入手术室。

(4)认真按外科刷手程序刷手，严格遵守消毒灭菌制度和无菌技术操作规程。接台手术人员在两台之间要严格实行刷手、消毒手臂，更换无菌手术衣、手套。

(5)工作人员在手术过程中尽量减少活动，手术前准备好手术用物，避免频繁开启手术间阀门；发放手术间参观准入牌，禁止参观人员窜手术间，避免大声说话、交谈、打喷嚏等，保持室内肃静和整洁。

(6)每月对医务人员手进行微生物监测，结果要符合卫生学标准。

二、手术病人的管理

(1)术前一天访视病人，嘱病人做好身体的清洁卫生。

(2)进入手术室前应脱去鞋、袜，换穿清洁的手术衣裤。

(3)尽量减少病人在手术台上的翻动，需要翻动的应动作轻柔，以免带菌漂浮物沉降在手术区域。

(4)手术前护士应仔细检查病人术野皮肤是否清洁,有无红肿及皮肤损伤,一旦发现,及时与手术医师研究补救措施,必要时延期手术,以防术后感染扩散。

(5)术中做好病人体温管理,必要时采取保温措施,使患者体温维持在正常范围内。

(6)维持充足的血容量,保持血压稳定。

(7)遵医嘱围手术期给予抗生素防止感染。

第三节 手术室着装要求

手术服装是指手术区域穿着的专用工作服,包括刷手服、手术衣、外科口罩、帽子、个人防护用品、外出衣等。

一、着装原则

(1)工作人员由专用通道进入手术室,在指定的区域内更换消毒的手术服装及拖鞋。

(2)保持刷手服清洁干燥,一旦污染应及时更换。

(3)刷手服上衣应扎入裤子内。

(4)内穿衣物不能外露于刷手服或参观衣外,如衣领、衣袖、裤腿等。

(5)不应佩戴不能被刷手服遮盖的首饰(戒指、手表、手镯、耳环、珠状项链),不应化妆、美甲。

(6)进入手术室洁净区的非手术人员(检查人员、家居、工程师等)可穿着隔离衣,完全遮盖个人着装,更换手术室拖鞋并规范佩戴口罩、帽子。

(7)手术过程如果可能产生血液、体液或其他感染物飞溅、雾化、喷出等情况,应正确佩戴防护物品,如防护眼镜、防护面罩等。

(8)工作人员出手术室时(送患者回病房等)应更换外出服和鞋。

二、手术服装基本要求

(1)刷手服所使用的面料应具备紧密编织、落絮少、耐磨性强等特点,刷手服也可使用抗菌面料制作。

(2)面料应符合舒适、透气、防水、薄厚适中、纤维不易脱落、不起静电等要求。

(3)手术室内应穿防护拖鞋,防止足部被患者的体液、血液污染,或被锐器损伤,拖鞋应具备低跟、防滑、易清洗消毒的特点。

(4)刷手服在每天使用后或污染时,应统一回收并送至医院认证洗涤机构洗涤。

(5)洗涤后的刷手服应使用定期清洁、消毒的密闭车或容器进行存放、运转。

(6)无菌手术衣应完好、无破损,且系带完整,术中穿着应将后背完全覆盖并系好系带。

【注意事项】

(1)刷手服及外科口罩一旦被污染物污染或可疑污染时，需立即更换。

(2)外科口罩摘下后应及时丢弃，摘除口罩后应洗手，如需再次使用时，应将口罩内面对折后放在相对清洁的刷手服口袋内。外科口罩连续使用不要超过4 h。

(3)如工作人员的身体被血液、体液大范围的污染时，应淋浴或洗澡后更换清洁刷手服。

第四节　手术室的无菌技术

一、物品的管理

(1)无菌物品与非无菌物品严格分开放置，并注有醒目标志以免混淆。

(2)无菌物品必须存放于无菌敷料间，按消毒日期先后顺序排列在密闭柜内，按先后日期取用，专人负责。储存的有效期：压力蒸汽灭菌棉布类包装的物品在温度25 ℃以下10~14 d，炎热潮湿季节应缩短天数，其他包装材料和灭菌方式的物品应根据使用说明确定有效期。超过灭菌有效期的物品必须重新灭菌后方可使用。

(3)一次性无菌物品存放于阴凉干燥、通风良好的物架上，距地面20 cm以上，距墙壁5 cm以上。外包装不应进入无菌间。

(4)无菌持物钳(罐)采用压力蒸汽灭菌，每台手术用一套经灭菌的干燥持物钳及罐，如手术时间超过4h，应重新更换。

(5)新的手术器械首次灭菌前应先进行清洗；外来手术器械及物品，应重新清洗和常规灭菌，并进行登记备案。

(6)对植入性器械应有生物监测合格结果方可使用，紧急情况灭菌植入性器械时，可在生物PCD中加用5类化学指示物，合格后先使用，并追踪生物监测结果。

(7)每月对灭菌器材、灭菌物品及使用中的消毒剂进行微生物学监测，并符合卫生学标准。

(8)一次性无菌物品与供应室消毒的手术包应分开放置在不同的房间。

二、外科手消毒

(一)原则

(1)先洗手，后消毒。

(2)不同患者之间，手套破损或手被污染时，应重新进行外科手消毒。

(二)洗手方法与要求

(1)洗手前应先摘除手部饰物，并修剪指甲，长度不超过质监。

(2)取3~5 mL清洁剂清洗指尖、指缝、掌心、大拇指、手背、手腕、前臂、上臂下1/3，仔细揉搓。

(3)流动水冲洗双手、前臂和上臂下1/3，水顺手、上臂向肘部流下，不可倒流。

（4）使用干手物品擦干双手、前臂和下臂下1/3。

（5）消毒双手。

① 取2 mL洗手消毒液于左手掌心。

② 右手指尖在左手掌心揉搓。

③ 左手掌将剩余的洗手消毒液涂抹于右手的手背→手腕→手臂→肘上10 cm。

④ 同法取2 mL洗手消毒液于右手掌心按上述顺序进行揉擦。

⑤ 最后再取2 mL洗手消毒液按六步洗手法进行揉搓。

⑥ 不断揉搓直至消毒液干燥，双手悬空置于胸前。

⑦ 整个过程不得少于7 min。

三、手术室的无菌操作

无菌台的设立和应用必须遵循以下原则：

（1）打开无菌包前先检查无菌包的灭菌标识、有效期及包装是否完整，一次性灭菌物品使用之前应检查小包装有无破损、失效及产品有无不洁净。

（2）铺在台上的夹层包布向四周下垂，下垂部分30 cm以内视为相对无菌区。无菌台面铺有四层以上的无菌单，刷手护士移动无菌台时不可手握边栏，巡回护士移动无菌台时不可手握下垂台布。

（3）手术开始后，无菌台上的一切物品不得再用于另一手术或作他用。已铺好的无菌台若4h未用，应重新做灭菌处理。

（4）无菌台上摆放无菌器具、敷料等不可伸出台缘外。湿纱布、敷料应放在无菌弯盘内，不可直接放在无菌台上。当手术服或铺单的无菌环境或屏障被破坏时，应尽快更换或覆盖。

【注意事项】

（1）手术进行中，所有工作人员均要严格执行无菌技术操作常规。手术人员的脐平面以下、肩部以上、背部均视为有菌区，手术器械触碰以上位置后即视为污染，必须立即更换。手术间内不得做与本次手术无关的任何活动。

（2）手术人员有必要调换位置时，应稍离开手术台，背对背地进行呼唤，并注意不得污染手臂及无菌区域。

（3）凡已打开放在无菌台上的备用物品，不论使用与否，均不得重新放回无菌容器里，必须重新灭菌后才能再使用。

（4）手术中用过的器械要及时擦净血迹，以减少细菌污染。无菌台上备用的器械覆盖以无菌巾(特别是时间较长的大手术)，以减少灰尘污染。手术中应用的切开胃肠腔等的刀剪应视为已污染，必须与其他器械分开，单独放置和处理。

（5）手术开始后通向室外的正门不再开启。手术间的人员应避免不必要的活动，手术的参观者要与手术区保持30~40 cm以上的距离。给手术者擦汗时，术者的头部应转向侧面并用湿毛巾擦。

（6）手套破损时应立即重新进行外科手消毒后进行更换，凡怀疑物品器械被污染时，应立即更换。

（7）为缩短手术时间，手术器械和用具应是术者得心应手的。在仔细操作的基础上，手术完成得越快越好，因为手术后的感染发生率与手术暴露的时间密切相关。

（8）器械护士不得从术者身后传递器械，巡回护士不可用手超过无菌台传递器械。

（9）手术过程中由污染操作变无菌操作时，应重新更换无菌器械，消毒皮肤，加盖无菌巾单；在原消毒范围内切开另一切口前应重新消毒。

第五节　手术感染风险评估

手术部位感染是指发生在手术切口的感染，包括手术期病原菌进入临近组织而形成的深部感染。手术部位感染分浅手术感染、深部手术感染和器官(或腔隙)感染。

一、切口分类

（1）清洁切口：指手术中未进入呼吸、消化、泌尿、生殖道等，但无炎症病灶及感染和其内容物无溢出的手术切口。

（2）清洁污染切口：是指进入呼吸、消化、泌尿、生殖道等，但无炎症病灶及感染和其内容物无溢出的手术切口。

（3）污染切口：是指手术中有消化道内容物外溢、尿路感染的泌尿道外溢、胆道感染手术，新鲜开放性创伤的扩创缝合手术，以及手术中违反无菌操作原则的手术切口。

（4）污秽切口：亦有人称为感染切口，是指有急性感染病灶的手术切口，消化道等空腔脏器穿孔的手术切口以及脓肿切开引流的伤口，创伤中有异物、粪便等严重污染伤口。

二、危险因素

(一)手术前的危险因素

（1）患者因素：肥胖、营养不良。慢性疾病如糖尿病、粒细胞减少或功能低下，严重嗜酒、酗酒，有远离伤口感染灶、术前住院时间长，年龄(高龄>75岁或新生儿)等。

（2）需手术疾病的种类和部位：同样的手术，不同的部位的皮肤切开，其感染发生率不同，择期手术中，当手术涉及或切除有腔器官时，术后手术部位感染发生率增加3~5倍。

（3）治疗因素：是否围手术期规范抗生素的使用增加术后手术部位感染率。

(二)手术中的危险因素

（1）无菌技术：手术人员手部消毒不彻底，术中忽视无菌操作或使用污染的手术器械及用品等，均可导致手术部位的感染。

（2）环境：手术室环境的洁净程度与手术部位的感染有一定关系，如空气中的含菌量与切口感染发生率呈正相关。除超净的手术间外，在普通手术间手术时，空气中流动的细菌随手术时间的延长而加重污染，直接或间接污染手术部位。

（3）手术类型：手术类型不同感染率不同，随着切口污染程度的增加，感染率增加，结肠手术较胃手术更易发生感染；手术创伤越大，手术部位感染发生率越高；手术延长

1h，感染率可增加 1 倍，手术超过 2 h，就可以作为独立的危险因素。

（4）外科技术：术中忽视无菌操作，组织处理不当，止血不彻底，切口冲洗不够，切口缝合时张力过高，缝合部位缺血，引流管放置不当或局部存在无效腔等，均可增加术后手术部位感染的机会。

（三）手术后的危险因素

术后营养不良及代谢紊乱不能有效矫正、切口引流不畅均增加手术部位感染机会；术后病室环境处理不当亦可促使感染发生。

三、手术部位感染的预防和控制

（一）手术前的预防

（1）尽可能在门诊完成各项有关检查，以缩短住院时间。同时积极治疗各种潜在疾病和感染，纠正各种增加切口感染的危险因素。加强营养，提高机体防御能力。

（2）认真做好病人术前清洁和皮肤准备，术前进行淋浴洗澡，皮肤消毒前最好用消毒肥皂彻底清洗切口及其周围部位，然后再涂以消毒剂。

（3）如果毛发不影响手术，可不去除毛发，如果手术须去除毛发，则应在手术前 2h 进行，并选择剪毛法。

（4）对污染手术，结肠手术、全身情况较差者、接受激素或免疫抑制药者，进行人造物留置的手术、心脏瓣膜病或置入人造心脏瓣膜而再行手术者、严重创伤病人，可于围术期预防应用抗菌药物。静脉给予抗菌药物的时间应在切开皮肤前 30 min 内，使抗菌药物在切皮时，在血液和组织中的浓度达到最高，手术超过 3h 术中再给予抗菌药物。

（5）对于肠道手术，术前口服抗菌药物可使结肠中病原菌显著减少，有利于防止术后感染。同时应做好清洁肠道准备，如无渣饮食、肠道灌洗等。

（二）手术中的预防

（1）手术人员的准备：进入手术室应严格按规定更换鞋、帽、衣裤、口罩，并按规定方法洗手。严禁患有疖肿、湿疹、皮肤感染、感冒、鼻咽部或肠道中带有耐药的葡萄球菌、化脓性链球菌等医务人员进入手术室。

（2）严格按照要求铺无菌单，无菌单要求干燥。有报道切口周围贴附聚乙烯手术薄膜可降低手术部位感染。

（3）手术技巧：熟练的手术操作、缩短手术时间、正确放置引流管等是减少术后切口感染的重要环节。术中要尽量减少组织损伤，减少切口内结扎线等异物，手术结束前切口用生理盐水反复冲洗，正确选择引流方式、引流管类型。

（4）切口需要冲洗时，冲洗液的温度应与体温相当。

（5）手术室管理：严格控制室内人员，尽量避免走动和说话，及时收集处理污染物品，保持术中手术室的清洁，做好手术环境和手术器械的消毒和灭菌管理，并执行严格的监控措施。

（三）手术后的预防

（1）切口缝合后应覆盖吸附能力较好的敷料，渗湿后立即更换。

（2）接触伤口前后应洗手，拆线是露在皮肤外面的锋线不应经过皮下组织而抽出；换药时严格遵守无菌操作规定，换药顺序为先拆线，再换清洁伤口，后换污染伤口，每次换药前后洗手。

（3）及时反馈手术切口感染监控情况。对患者及家属进行正确的伤口护理指导。

第六节　手术室的清洁、消毒

一、洁净手术部的管理

(一)净化设备运行管理

（1）手术前 1h 运行净化空调系统，手术间用消毒液擦拭后，启动排风机排除气味，净化空调系统同时运行。

（2）进化空调系统运行时保持各门关闭，进出手术间使用自动门。当自动门发生故障时，应随手关门。

（3）每天对手术部温、湿度监测 3 次（8am，2pm，8pm），每半年监测一次送风量、气流、噪音和静压差，并保留监测报告。

（4）定期对净化系统的设备、设施进行维护和保养。初、中效过滤器每半年更换 1 次，高效过滤器每半年监测阻力 1 次，若阻力值达到终阻力 90 % 以上时，则应及时更换。每周对回风滤网清洗 1 次，每半年对净化空调内部清扫 1 次。设备有故障时应及时修复。

(二)环境清洁的管理

（1）手术人员严格遵守无菌技术操作规程和手术部的有关规定，手术台上的废弃物（如残余线等），一律不得随意丢弃，应及时收集，手术后布类敷料一律弃入相应黄色塑料袋内，尽可能减少地面污染。

（2）清洁工作应在每天手术后进行。连台手术时，对患者体液、血液污染的地方用 2000 mg/L 的含氯消毒液擦拭即可。

（3）清洁工作应在净化空调系统运行中进行。清洁工作完成后，手术时净化空调系统应继续运行，直至恢复规定的洁净度级别，一般不少于该手术间的自净时间（5~20 min）。

（4）清洁工具一般应选用不掉纤维织物的材料制作，应采用湿式清洁，为防止交叉感染，不同级别手术部的清洁用具应严格分类，并以颜色标识区分。清洁用具的清洗与消毒处置设施也应分开。垃圾应装入防尘袋后再拿出手术部，清洁工具使用后要用消毒液浸泡、拧干、悬挂。

（5）每周对手术部进行搬家式大清洁一次，对所有物品表面包括吊顶、墙壁、地面等进行擦拭。

（6）有外包装的物品搬进手术部时，应先在一般环境中拆掉外包装，然后在准洁净室做进一步擦拭消毒后，才能搬入。在洁净系统停止运行期间，禁止把大件物品搬入。一般小件物品搬入也应擦拭消毒。

（7）洁净区不得开窗作自然通风。

(三)物品和环境表面消毒

(1)地面。当地面无明显污染情况下，通常采用湿式清扫，清除地面的污秽和部分病原微生物。当地面受到病原微生物污染时，通常采用二溴海因消毒剂200~500 mg/L消毒，作用30 min，致病性芽孢污染用1000~2000 mg/L消毒，作用30 min或用有效氯或有效溴500 mg/L的消毒液拖地或喷洒地面。对结核病人污染的表面，可用0.2%过氧乙酸或含氯消毒剂或二溴海因消毒剂擦拭，对烈性传染病病原体污染的表面，有用有效溴或有效氯1000~2000 mg/L作用30 min消毒。

(2)墙面。手术室墙面一般情况下污染情况低于地面，不需要进行常规消毒。当受到病原菌污染时，可采用化学消毒剂喷雾或擦洗。对细菌繁殖体、肝炎病毒和芽孢污染者，分别用含有效氯或有效溴250~500 mg/L、2000 mg/L与2000~3000 mg/L的消毒液喷雾和擦洗处理，有较好的杀灭效果。

(3)各类物品表面。一般情况下，室内用品表面只进行日常的清洁卫生工作，每日擦拭各种用品的表面，可去除大部分微生物。当室内用品表面受到病原菌的污染时必须采取严格的消毒处理，可用100~200 mg/L二溴海因或含有有效氯200~500 mg/L的消毒液擦拭物品表面，亦可行紫外线灯照射，消毒照射时，离污染表面不宜超过1 m，消毒有效区为灯管周围1.5~2m，照射时间根据灯管强度及所要杀灭病原微生物而定，一般不得少于30 min。

二、手术器械的管理

(1)手术结束后，清点器械装密闭箱经手术间小门、外走道至器械交接室。

(2)感染手术器械放入5%含氯消毒液中浸泡30 min，无感染手术器械经初步清洗后喷上保湿剂。

(3)消毒供应中心每日定时回收手术器械进行清洗消毒。

(4)手术室无菌间管理人员根据第二天的手术安排通过信息系统提交手术器械的申请单，消毒供应中心根据申请单将无菌包通过清洁电梯传送至手术室无菌间。

(5)每个无菌包上都有一个二维码，使用后将二维码贴在手术护理记录单上，通过二维码可以追溯到无菌包的所有信息。

三、感染手术间的管理

(一)特殊病原体分类

对传染性疾病及特殊病原体感染患者的手术，应在隔离手术间进行。特殊病原体感染目前在临床上通常有以下几类。

(1)多重耐药病原体：如耐甲氧西林金黄色葡萄球菌(MRSA)、泛耐药鲍曼不动杆菌(PRAB)、耐万古霉素肠球菌(VRE)等。

(2)血源传播性病原体：如经血传播肝炎病毒(TTV)、乙肝病毒(HBV)、人类免疫缺陷病毒(HIV)、梅毒螺旋体等。

(3)空气飞沫传播性病原体：如SARS、冠状病毒、结核杆菌等。

(4)外科特异性感染病原体：产气荚膜梭状芽孢杆菌、破伤风芽孢杆菌。

(5)朊毒体。

(二)感染手术间的管理

(1)凡须进入隔离手术间的手术,手术通知单应注明隔离种类和感染诊断。

(2)隔离手术间的设置应远离其他手术间,距手术间入口较近处。室内设备力求简洁实用,并挂有隔离标志。

(3)隔离手术间专人配合,禁止参观和学习。

(4)手术间内外分别设置护理人员,参加手术人员要有明确分工,避免混乱。严格执行标准预防的原则。室内配合人员须穿隔离衣、戴手套等。手术人员须戴双层手套。

(5)手术用具如手术衣、手术单、注射用具等尽可能使用一次性物品或耐高压用品。

(6)手术间备有浸泡消毒物品的消毒液。手术完毕后工作人员离开手术间前要进行手消毒,脱去污染衣物,在门口换清洁鞋方能外出。

(7)术后器械和物品双消毒,手术后将一切污染物品分别泡于消毒液内进行初消,或置于室内密闭熏蒸消毒后,再依据病原体的不同按《消毒技术规范》的要求分类消毒或灭菌处理。

(8)手术间地面及 1 m 以下墙壁、手术台、器械车等物品均用消毒液擦洗,手术间内所有物品及环境严格终末消毒。负压手术间应按要求更换过滤网。

(9)医疗废物应单独密闭回收,双层垃圾袋包装,并标明感染种类,集中焚烧。

第七节　空气净化与管理监测

手术室的空气净化技术:通过初效、中效、高效三级过滤以控制室内尘埃含量。净化空调系统主要由空气处理器,初效、中效、高效过滤,加压风机,空气加温器,回风吸送机组成。

一、洁净手术部常见术语及定义

(1)洁净手术部。以数间洁净手术室为核心,包括各类辅助用房,自成体系的功能区域。

(2)空气洁净技术。通过科学设计的多级空气过滤系统,最大限度地清除空气中的悬浮微粒及微生物,是创造洁净环境的有效手段。

(3)空气洁净度。标识空气洁净的程度,以含有的微粒(无生命微粒和有生命微粒)浓度衡量,浓度高则洁净度低,反之则高,无量纲。

(4)空气洁净度级别。一数字标识的空气洁净度等级,数字越小,级别越高,洁净度越高;反之则洁净度越低。

(5)洁净度 100 级。≥0.5 微克的尘粒数>350 粒/m^3(0.35 粒/L)到≤3500 粒/m^3(3.5 粒/L)。

(6)洁净度 1000 级。≥0.5 微克的尘粒数>3500 粒/m^3(3.5 粒/L)到≤35000 粒/m^3(35 粒/L)。

(7)洁净度 10000 级。≥0.5 微克的尘粒数>35000 粒/m³(35 粒/L)到≤350000 粒/m³(350 粒/L)。

(8)洁净度 100000 级。≥0.5 微克的尘粒数>350000 粒/m³(350 粒/L)到≤3500000 粒/m³(3500 粒/L)。

(9)洁净度 1000000 级。≥0.5 微克的尘粒数>3500000 粒/m³(3500 粒/L)到≤35000000 粒/m³(35000 粒/L)。

(10)浮游菌浓度。利用采样培养基培养得出的单位体积空气中的浮游菌数。

(11)沉降菌浓度。用直径为 90 mm 的培养皿静置于室内 30 min,然后培养得出的每一皿的沉降菌落数。

(12)表面染菌密度。用特定方法擦拭表面并按要求后得出的菌落数。

(13)手术区。需要特别保护的手术台及其周围区域。Ⅰ级手术室的手术区是指手术台两侧边各外推 0.9m、两端各外推至少 0.4m 后(包括手术台)的区域。Ⅱ级手术室的手术区是指手术台两边各外推至少 0.6m、两端各外推至少 0.4m 后(包括手术台)的区域。Ⅲ级手术室的手术区是指手术台四边各外推至少 0.4m 后(包括手术台)的区域。Ⅳ级手术室不分手术区和周边区。Ⅰ级眼科专用手术室手术区每边不小于 1.2m。

(14)手术间。进行各类手术操作的场所。

(15)洁净手术间。设置空调净化系统,达到《医院洁净手术部建筑技术规范》GB 50333—2013 标准的区域。

(16)负压手术间。设独立空调系统,排风入口安装高效过滤器,室内空气静压低于相邻相通环境空气静压,实施污染手术区域。

(17)粗效空气过滤器。按《空气过滤器》(GB/T 14295—2008)规定的方法检验,对粒径≥2 μm 微粒一次通过的计数效率≥50 %,初阻力≤50 Pa 的过滤器为Ⅰ型粗效过滤器、20 %≤计数效率<20 %的为Ⅱ型粗效过滤器、标准人工尘记重效率≥20 %过滤器为Ⅲ型粗效过滤器、<50 %的过滤器是Ⅳ型粗效过滤器。

(18)中效空气过滤器。按《空气过滤器》(GB/T 14295—2008)规定的方法检验,对粒径≥0.5 μm 微粒一次通过的计数效率<70 %的过滤器为中效过滤器。其中,60 %≤计数效率<70 %的过滤器为中效Ⅰ型过滤器,计数效率<60 %而≥40 %的过滤器为中效Ⅱ型过滤器,计数效率<40 %而≥20 %的过滤器为中效Ⅲ型过滤器。

(19)高中效空气过滤器。按《空气过滤器》(GB/T 14295—2008)规定的方法检验,对粒径≥0.5 μm 的微粒,70 %≤计数效率<90 %的过滤器。

(20)亚高效空气过滤器。按《空气过滤器》(GB/T 14295—2008)规定的方法检验,对粒径≥0.5 μm 的微粒,95 %≤计数效率<99.9 %的过滤器。

(21)高效空气过滤器。在额定通过风量下,钠焰法效率在 99.9 %~99.999 %,初阻力在 195~250 Pa 的过滤器。

(22)洁净区。空气洁净度达到规定等级的室内区域。

(23)洁净度。洁净环境内单位体积空气中含大于或等于某一粒经的悬浮粒子的允许统计数。

二、净化技术

(一)净化空气的气流组织形式

一般分为 4 种形式,即乱流型、层流型、辅流型、混流型。

(1)乱流型。流线不平行、流速不均匀、方向不单一且时有交叉回旋的气流流过工作区整个截面。

(2)层流型。流线平行、流速均匀、方向单一的气流流过房间工作区整个截面的洁净室,又分为垂直层流和水平层流:①垂直层流。将高效过滤器装在手术室的顶棚内,垂直向下送风,两侧墙下部回风。②水平层流。在一个墙上布满过滤器,空气经高效过滤平行至室内。垂直层流和水平层流手术室又称为单向流洁净室。

(3)辅流型。气流流线似向一个方向流动,性能接近水平单向流。

(4)混流型。又称局部单向流。

(二)手术部用房技术指标

(1)相互联通的不同洁净度级别的洁净室之间,洁净度高的用房应对洁净度低的用房保持相对正压。最大静压差不应大于 30 Pa,不应因压差而产生啸音。

(2)相互连通的相同洁净度级别的洁净室之间,应按要求或按保持由内向外的气流方向,在两室之间保持略大于 0 的压差。

(3)为防止有害气体外溢,预麻醉室或有严重污染的房间对相同的相邻房间应保持负压。洁净区对与其相同的非洁净区应保持不小于 10 Pa 的正压。

(4)洁净区对室外或对与室外直接相同的区域应保持不小于 15 Pa 的正压。

(5)洁净手术室手术区(含 I 级洁净辅助用房局部 100 级区)工作面高度截面平均风速和洁净手术室换气次数,是保证要求的洁净度并在运行中不超过规定的自净时间所必须满足的指标。

(6)眼科手术室的工作面高度截面平均风速比其他手术室宜降低 1/3。

(7)与手术室直接连通的房间的温湿度与手术室的要求相同。

(8)对技术指标的项目、数值、精度等有特殊要求的房间,应按实际要求设计。但不应低于 GB 50333—2013 中的要求见表 15-1。

表 15-1　　洁净手术部用房主要技术指标

名称	最小静压差(Pa)		换气次数(次/h)	手术区手术台(或局部100级工作面高度截面平均风速(m/s)	自净时间(min)	温度(℃)	相对湿度(%)	最小新风量		噪声dB(A)	最低照度(lx)
	程度	对相邻低级别洁净室						(m³/h·人)	(次/h)		
特别洁净手术室、特殊实验室	++	+8	—	0.25~0.30	≤15	22~25	40~60	60	6	≤52	≥350

名称	最小静压差（Pa）		换气次数（次/h）	手术区手术台(或局部100级工作面高度截面)平均风速（m/s）	自净时间（min）	温度（℃）	相对湿度（%）	最小新风量		噪声dB(A)	最低照度（lx）
	程度	对相邻低级别洁净室						（m³/h·人）	（次/h）		
标准洁净手术室	++	+8	30~36	—	≤25	22~25	40~60	60	6	≤50	≥350
一般洁净手术室	+	+5	18~22	—	≤30	22~25	35~60	60	4	≤50	≥350
准洁净手术室	+	+5	12~15	—	≤40	22~25	35~60	60	4	≤50	≥350
体外循环灌注专用准备室	+	+5	17~20	—	—	21~27	≤60	—	3	≤60	≥150
无菌敷料、器械、一次性物品室和精密仪器存放室	+	+5	10~13	—	—	21~27	≤60	—	3	≤60	≥150
护士站	+	+5	10~13	—	—	21~27	≤60	60	3	≤60	≥150
准备室（消毒处理）	+	+5	10~13	—	—	21~27	≤60	30	3	≤60	≥200
预麻醉室	--	-8	10~13	—	—	21~27	30~60	60	4	≤55	≥150
刷手间	0~+	>0	10~13	—	—	21~27	≤65	—	3	≤55	≥150
洁净走廊	0~+	>0	10~13	—	—	21~27	≤65	—	3	≤52	≥150
更衣室	0~+	—	8~10	—	—	21~27	30~60	—	3	≤60	≥200
恢复室	0~+	0	8~10	—	—	22~25	30~60	—	4	≤50	≥200
清洁走廊	0~+	0~+5	8~10	—	—	21~27	≤65	—	3	≤55	≥150

注："0~+5"，表示该范围内除"0"外任一数字均可。

三、分类与用途

（1）洁净手术间的分类与用途见表 15-2。

表 15-2 　　　　　　　　　　洁净手术间的分类与用途

洁净等级	手术室名称	适用手术种类
I 级	特别洁净	关节置换，器官移植，脑、心脏及眼科手术中的无菌技术
II 级	标准洁净	胸外、整形外科、泌尿外科、肝胆胰外科、骨外和普外科中的一类无菌手术
III 级	一般洁净	普外科(除 I 类手术)，妇产科等 II 类手术
IV	准洁净	肛肠外科及污染类等手术

(2)洁净手术室辅助用房分类与用途见表 15-3。

表 15-3 　　　　　　　　　　洁净手术部辅助用房分类与用途

等级	洁净辅助用房名称
I 级	需要无菌操作的特殊实验室
II 级	体外循环灌注准备室
III	护士站、刷手间、消毒准备室、预麻室、无菌敷料室、精密仪器室、洁净走廊、ICU 病房
IV	恢复室、更衣室、清洁走廊(污物走廊)

四、洁净手术室的维护

正确的维护管理和使用是保证洁净室洁净度的关键环节，须建立严格的规章制度，空气净化系统应按规定清洁、维修、保养并做记录。

(1)设层流专职维护操作人员，操作人员应熟悉并遵守设备规定的保养标准，负责完成洁净手术间的日常管理和维护。

(2)指定运行手册，在运行开始前、启动时、运行中和停止后，都应有检查和记录。

(3)净化空调系统主要装置的日常检查维护内容如下。

① 空气处理机组：每月检查 1 次，清扫内部，尤其是对热交换器要用高压水枪冲洗。

② 新风机组：每日检查一次，保持内部干净。初效过滤每 2 周清洗 1 次。初效过滤器每 3~6 个月更换；中效过滤器每周检查 1 次，6~12 个月更换；亚高效过滤器 1 年以上更换；高效过滤器 1 年检查 1 次，当阻力超过设计阻力 160 Pa 或已经 3 年以上时应予以更换。

③ 排风机组中的中效、高效过滤器，每年更换。例如，实施特殊污染手术，每做 1 例手术必须更换，换下的过滤器必须密封运出，焚烧处理。

④ 吊顶送风天花板应每月检查 1 次，并清洁内部表面(阻漏式天花板除外)。

⑤ 回风口过滤器要定期检查，每年更换 1 次。例如，实施特殊污染手术，每做 1 例手术必须更换，密封取出焚烧，并用消毒液擦拭回风口内外表面。若做一般污染手术，每做一例手术必须立即使用消毒液消毒并进行彻底清洗。

⑥ 回风口栅栏每日用消毒液清洗表面，每周将过滤网清洗 1 次。

⑦ 每日术前、术中及术后检查和记录洁净手术间静压差、风速、温度、湿度。

⑧ 每天手术后应对手术台及周边至少 1~1.5 m 范围的物体表面进行清洁消毒，全天手术后应对手术间暴露的地面和物体表面进行清洁消毒。感染性疾病手术后，应按照《传染病疫源地消毒卫生标准》进行终末消毒，洁净手术间自净时间不少于 30 min。

五、洁净手术室空气监测

(一)物理监测

(1)每半年请专业机构进行静态检测一次，检测的项目包括：尘埃粒子、温湿度、风速风量、静压差、照明度、噪音。检测的结果应不低于 GB 50333—2013 的要求(见本节洁净手术室部用房主要技术要求)。

(2)每日有专业的维保工程师通过净化自控系统进行机组监控，手术间的温湿度可以通过手术间的面板显示。

(二)微生物检测

(1)每月对每个手术间在空态或静态下进行沉降菌的检测一次。空态或静态：医疗活动后，无人员走动，达到相应级别手术间自净时间后进行的检测。90mm 的细菌培养皿在空气中暴露 30 min，每个手术间细菌培养皿放置：

① Ⅰ级层流手术间中央区 5 个，周边区 8 个，一个空白对照。

② Ⅱ级层流手术间中央区 5 个，周边区 4 个，一个空白对照。

③ Ⅲ级层流手术间中央区 5 个，周边区 2 个，一个空白对照。

④ Ⅳ级层流手术间中央区 3 个，周边区 2 个，一个空白对照。

空气培养皿的放置方法：离墙 80 cm，离地 80 cm，操作时要戴无菌手套，戴口罩、帽子，正确地打开培养皿和合上皿盖。

(2)医院感染办不定期进行动态(正在进行医疗活动)的浮游菌检测。

(3)每年专业机构(疾控中心)抽查一个手术间来检测沉降菌菌落数。

(4)沉降菌菌落数正常值见表 15-4。

表 15-4　　　　　　　沉降菌菌落数(单位：个/30 minϕ90 mm)

级　别	手术区	周边区
Ⅰ级	0.2	0.4
Ⅱ级	0.75	1.5
Ⅲ级	2	4
Ⅳ级	5	

(陈松澍)

第十六章　儿童重症监护病房

第一节　概　　述

儿童重症医学的定义(pediatric critical care medicine，PCCM)：是专门研究从出生后满四周到青春期儿童各年龄阶段危重病症即器官功能障碍的基础、预防和临床的医学理论和实践方法，以进行及时有效的救治的医学科学。PCCM 是儿科学的分支，是儿科学范围内按病情严重程度度划分出的一部分，而与其他按系统疾病划分的儿科学分支或亚专科不同，与成人重病医学在研究内容、技术方法和管理实践诸方面都有更多的相通之处，故同时它也是重症医学(critical care medicine，CCM)的分支，是重症医学范围内按年龄阶段划分出的一部分。

儿童重症监护医学出现在 20 世纪 60 年代，并蓬勃发展。该领域在急性肺损伤、脓毒症、创伤性脑损伤、术后护理管理等领域已取得重大进展。我们来回顾一下现代儿科危重医学的演变。

许多因素促使了小儿重症医学专科的发展。1992 年，John Downes 的发现，导致小儿急救医学出现五个关键领域：成人呼吸重症监护、新生儿科和新生儿重症监护、小儿外科、小儿心脏外科、小儿麻醉科。从 20 世纪 30 年代至 50 年代，为了与"铁肺"呼吸机的脊髓灰质炎流行"战斗"促使成人呼吸重症监护病房的建立。同时出于必要医疗机构也需要收治小儿麻痹症。从 20 世纪 60 年代早期开始逐渐出现需要长时间气管插管的婴幼儿。聚氯乙烯(PVC)呼吸管路的出现避免患儿气管切开，越来越多的患儿可以进行长时间机械通气。到了 20 世纪 60 年代，许多婴儿呼吸窘迫综合征，延长机械通气，产生持续性肺疾病，称为支气管肺发育不良。这就产生了对慢性肺部疾病的患儿进行长期护理的需要。除此之外呼吸机管理、外科、儿科麻醉学这些新领域已发展迅速。麻醉科可提供的儿科医生危重患儿专业知识技能的训练。许多儿科麻醉医师承担建立或指导儿科 ICU 的领导角色。第一个儿科 ICU 于 1955 年在欧洲成立，由 Goran Haglund 在瑞典哥德堡港儿童医院建立称为"儿科急救病房"，这就是 PICU 的前身。John Downes 于 1967 在费城儿童医院开展儿科重症监护室。在接下来的 40 年，在北美洲和欧洲有数百家 PICU 数百将在儿童医院、社区医院建立。

儿童监护病房是医院中危重病儿集中管理的单位，它注重疾病演变的过程和诊疗的整体性，应用先进的诊断和监护技术，对病情进行连续、动态和定量的观察，通过有效的干预措施，对小儿危重病进行积极的治疗。

　　PCCM 的任务是研究小儿时期危重病症的基础、预防和临床的理论与实践的医学科学，目的是救治危及小儿生命的危险和重大疾病，争取最大限度地降低小儿危重病的发生率、死亡率和致残率。

　　PCCM 所服务的对象是所有患有直接危及器官功能和(或)内环境平衡进而威胁生命安全的病症的患儿，所研究的疾病范围是危及小儿生命的器官功能衰竭和内环境紊乱，涉及全身各个系统疾病以及儿科各专业。

第二节　布局与流程

　　1. 位置

　　应设在住院楼比较清洁、安静的区域。远离人流量大的通道，与其他部门的分界处应有缓冲地带，形成相对独立的单元，与手术室、急诊科、儿科病区相毗邻，以利于与血库、放射科、检验科等部门有便捷路线相通。有条件的医院可附设化验室和床旁照片等设施。

　　2. 总体布局

　　采用环形结构，设有外走廊和内走廊。护士站采用面对患儿的扇形安排，病室为大玻璃门窗以便于观察，为了增加床位周转，减少医疗费用和资源消耗，又保证病情趋于稳定但有突变可能的患儿的安全，应设过渡型的中间监护病房。辅助用房的安排应设治疗室、处置室、仪器设备存放间、医生办公室、配餐间、配奶间、料理间、杂物间、污物间、卫生间、更衣室(设在 ICU 入口处，并配备完善的洗手设施)、医护值班室、家属接待处等。整个病区清洁区、半清洁区、污染区要明确划分，应按工作程序尤其是污物处理程序循一个方向进行，不得交叉和逆行。最好安装层流空调装置，空气通过过滤，净化要求达 10 万级，室温维持在 20~25 ℃，相对湿度 50 %左右。仪器设备存放和器械设备消毒处应分别有专门房间，且处置室应较宽敞。污物收集间远离治疗区。病区内设置一定消毒设备，如熏箱、高温干燥箱、蒸汽箱等。

　　3. 建筑设计及设施

　　室内墙壁及天花板应无缝隙，表面光滑，不易落尘，地面防滑。房间和墙壁转角处宜取半圆形设计，采用无吸附性、光洁、便于清洁、消毒的装饰材料。洗手设施应充足完善，水龙头配备感应式、脚踏式或肘式开关，使用一次性纸巾，有条件的医院应配烘手器。器械、用物等处理的洗涤池应有洁污之分，位置适当。有条件的医院应配备空气、净化装置。

　　4. 病室设计

　　一般设 2~4 人一间。需设一定数量的单人病室，用于收治特殊感染患儿或高度耐药菌感染患儿。PICU 每床使用面积不小于 9.5 m²，病房的间墙用玻璃隔开，病床四周留有空间，床间距≥1.5 m，以便于抢救和避免交叉感染。室内陈设尽量简化，减少非移动性设施，在床头可设墙壁柜，以便于清洁、消毒。每个床位应备有盖污物收集桶。机体抵抗力低或有耐药菌株感染者应行隔离，或将感染和非感染的患儿分室管理。

图 16-1 为重症监护病房医院感染管理流程图。

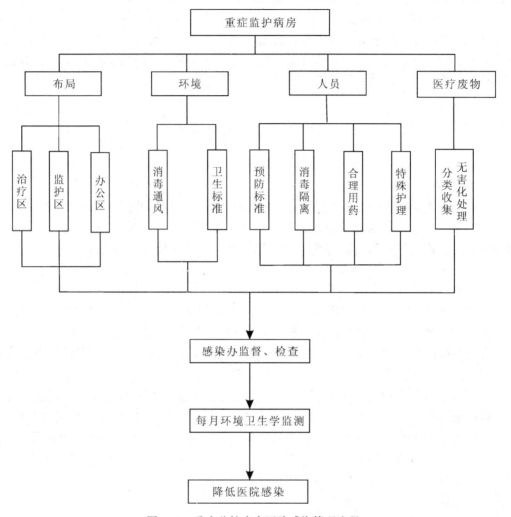

图 16-1 重症监护病房医院感染管理流程

第三节 人 员 管 理

一、人员编制

需要配备足够数量、受过专门训练、掌握重症医学基本理念、基础知识、基本操作技术，具备独立工作能力的医护人员。

(1)医生配置：原则上 PICU 医生与床位比为 0.8 : 1 以上。

(2)护理人员配置：护士总人数与床位比要达到 1.5~1.8 : 1。

PICU 可以根据需要配置适当数量的医疗辅助人员，有条件的医院可配备相关的技术维修人员。

二、人员要求

(1)医生要求：PICU 医师必须具备重症医学相关理论知识，掌握重要脏器和系统的相关生理病理及病理生理学知识，PICU 相关的临床药理学知识和伦理学概念，掌握重症患者重要器官系统功能监测和支持的理论与技能。专业技术方便需掌握：心肺复苏术；人工气道建立与管理机械通气技术；纤维支气管镜技术；深静脉及动脉置管技术血流动力学监测技术；胸穿心包穿刺术及胸腔闭式引流术；电复律与心脏除颤属床旁临时心脏起搏技术；持续血液净化技术；疾病危重程度评估。职业素质好，具备敏锐的观察力和快速反应能力，能够胜任 ICU 高强度的工作。

(2)护理人员要求：熟悉重要脏器和系统的相关生理病理，及病理生理学知识，PICU 相关的临床药理学知识和伦理学概念。熟悉重症患者重要器官系统功能监测和支持的理论知识，掌握重要脏器和系统疾病的护理理论，考核合格。专业技术需掌握输液泵，外科各类导管的护理，给氧治疗，气道管理呼吸机监护技术，心电监测，心肺复苏，血液净化技术，水电解质酸碱平衡的监测技术，胸部物理治疗，为重患者抢救配合等。职业素质好，具备敏锐的观察力和快速反应能力，身体健康胜任 PICU 高强度的工作。

三、人员管理

在岗人员定期体检，并接受预防接种等职业保护措施。还应定期采样检查 MRSA、MRSE、VRE 等耐药菌，及早发现携带者并隔离治疗。当患传染病或感染性疾病时，应停止工作或调离，经检查合格后方可恢复工作。进入 PICU 工作应穿专用工作服、鞋、帽、口罩，且不得穿出本病区。严格坚持执行洗手制度，养成良好的洗手习惯。入室更衣后，按外科手术要求洗手，而后进入病房开始工作。按规定合理使用手套，不得为了保护自己戴着手套接触不同的患儿和物品。严格控制入室人员，限制人员出入，以尽量减少人员流动。患有感染性疾病者不得进入，不宜举行人数较多的大查房活动。

第四节　PICU 医院感染的常见类型及高危因素

一、PICU 院感常见类型

包括：下呼吸道感染、泌尿系感染、血流感染、VAP、CR-BSI、CR-UTI。

据美国医院感染控制中心 1986—1992 年收集的资料，ICU 中不同部位感染占医院感染的主要部分。而国内有研究发现，从感染部位来看 ICU 的感染中呼吸道占 77.5%，泌尿道占 10.5%，外科伤口占 8.7%，导管相关感染占 1.2%。此研究表明呼吸道感染在 ICU 获得性感染中占重要地位，可能与 ICU 收治机械通气患者多，痰标本送检率高有关。

当前导致 ICU 患者发生医院感染的病原菌中以革兰阴性菌为主，革兰阳性菌及真菌较前有上升趋势，各种耐药菌占多数，在普通病房中尿路感染是最常见的，但在 ICU 最常见的医院感染为下呼吸道感染。

二、高危因素

研究发现医院感染的危险因素多种多样，并且这些因素彼此之间又相互影响，因此医院感染危险因素越多，医院感染率就越高。了解医院感染危险因素可以针对性地制定医院感染预防控制措施。

(一)宿主因素

(1)年龄、遗传结构、营养状况、使用免疫抑制药物的情况。

(2)免疫功能低下，婴幼儿，尤其是 3 岁以下儿童由于免疫功能尚未发育成熟易发生感染。PICU 的患者由于年龄较小，可能没有通过感染、免疫暴露或完成全程常规儿童免疫接种等，存在无成熟免疫系统，因此更易发生感染。

(3)皮肤完整性的缺失，如血管内置管等。

(4)呼吸道防御的缺失，如 PICU 较多昏迷、半昏迷或镇静患儿或气管插管等致咳嗽反射缺失、纤毛运动减弱等。

(5)胃肠道防御缺陷，如 pH 低值、胃动力减弱等。

(6)解剖缺陷，如手术创伤等。

(二)环境特征

(1)PICU 通常采用大间布置方式，但病室内因危重患儿居多，发生交叉感染的机会也相应增加。

(2)未根据患儿的年龄、病种、病情合理划分监护区域。

(3)医患比例不足(较多患者人数/较少医务人员数)等导致医务人员感染防控时间不足。

(4)共用玩具都可能增加医院感染的机会。

(三)侵入性诊疗方法

随着新技术、新疗法的开展，PICU 的医疗护理侵入性操作和机械设备使用较多，所致的皮肤屏障破坏和长期住院等因素，较易发生医院获得性细菌性感染。尤其 PICU 较多使用气管插管、人工机械辅助通气、大血管插管、留置尿管、血液净化等侵入性诊疗方法为疾病的诊疗创造更有利的条件，但同时也可能损伤患者的防御系统，是患者成为医院感染的易感人群。

(四)药物的使用

临床上免疫抑制剂和激素的大量使用使细菌的耐药趋势日益严重，甚至社区环境中的与正常人体共生的无害或有益的某些微生物在 PICU 中通常都有致病性，甚至可能成为危及患儿生命的病原体，或因为广谱抗生素的使用或频繁更换，破坏人体的自然防御体系和正常的微生态环境，导致致病细菌和真菌的生长、医务人员对比的预防重视不够。

(五)其他因素

(1)PICU 医务人员自身健康状况、是否患感染性疾病、疫苗接种情况等。

(2)有无访客探视制度及其执行情况。

(3)医疗废物的收集、暂存与转运。

第五节 PICU 医院感染病原学

一、病原菌

医院感染病原菌分布既是危急重症经验性使用抗菌药物的重要参考，也是医院感染监测的重要内容。医院感染的病原菌种类随着治疗方法、药物种类和诊断技术的发展而变化。细菌、真菌和病毒都可成为 PICU 感染的病原菌。美国 NNIS 调查发现，PICU 最主要的致病菌为铜绿假单胞菌（13 %）。金黄色葡萄球菌（12 %），凝固酶阴性的葡萄球菌（10 %），肠球菌（9 %），肠杆菌（8 %）和假丝酵母菌（10 %）。而且在 PICU 中，凝固酶阴性的葡萄球菌、金黄色葡萄球菌、假丝酵母菌、屎肠球菌、粪肠球菌、阴沟肠杆菌等的感染率有增加的趋势。

感染的细菌可来自外界环境，也可来自患者本身口、咽部、胃肠道等存在的细菌。感染进一步发展的先决条件为定植。这一过程包括微生物对上皮细胞或黏膜细胞的黏附、增殖及在黏附部位的存留。尽管促使定植菌进一步感染的因素上很不明确，但 50 % 的 PICU 感染均为定植菌的进一步感染。细菌定植相关的因素和进一步发展为感染的因素是相似的，主要有住院时间、PICU 中治疗时间、有创伤的检查及治疗措施、抗菌药物治疗时间以及应用广谱抗菌药物对于咽喉部及肠道正常菌群的清除等。

二、病原菌的耐药性

由于频繁、大量地使用广谱抗菌药物，使得 PICU 的环境中存在许多耐药菌。现今，耐药菌的感染已经成为 PICU 感染的一个突出特点。常见菌株对临床常用抗菌药物均有不同程度的耐药性，革兰阴性菌耐药情况有所改变，革兰阴性菌对第二、三代头孢菌素的耐药性居高不下，对氨基糖苷类、碳青霉烯类和喹诺酮类抗生素仍有较好的敏感性，但氨基糖苷类和喹诺酮类禁用或慎用于新生儿。多重耐药菌呈增加趋势，约 80 % 的分离菌株都有多重耐药。

第六节 清洁、消毒与隔离

(1)监护室应严格管理，遵守探视制度，限制探视人数。原则上不准家属入室探视，可在外走廊隔窗探视。必要时，每次只允许一个人入室且应更衣、换鞋、戴帽子和口罩，与患儿接触前要洗手。凡有传染病或感冒、咽炎等疾病者禁止入内。感染流行期间严禁探视。

(2)进入监护室工作人员必须更换拖鞋，衣帽整洁，严格无菌操作。患感冒及其他传染病者，不能参与特护工作，非工作人员不准进入监护室。

（3）PICU 需有流水洗手及手消毒设备，进入病房前按六步洗手法洗手，每个床单位提供手消装置，操作前后使用快速手消消毒双手后再进行操作。下列情况必须洗手：

① 在接触每一患儿后。

② 在同一患儿身上当从污染转清洁操作时。

③ 在进行无菌操作前。

④ 进入和离开监护室。

⑤ 接触血液、体液和被污染的物品后。

⑥ 戴口罩和穿隔离衣前后。

⑦ 脱去手套后。

凡预定在操作时可能有血液体液溅出，操作者要戴防护眼镜，防止交叉感染。

（4）每日用 500 mg/L 有效氯消毒液擦拭地面，特别要加强洗手池、门把手的消毒。固定抹布、拖把清扫病房，使用后用 1000 mg/L 有效氯溶液浸泡 30 min 后再清洗备用。用动态消毒机进行空气消毒。

（5）有菌物品与无菌物品分开放置，标记明显，定期检查各类灭菌包的有效期，过期物品重新灭菌。

（6）在保留穿刺管期间，各类穿刺导管穿刺处皮肤应根据情况及时消毒更换无菌贴膜并注明时间、责任人。

（7）听诊器一人一用一消毒。止血带应一人一用一丢弃。呼吸机管道、雾化管道，面罩、氧气湿化瓶，一人一用。

（8）持续使用呼吸机的病人，呼吸及管道应一人一管，每周更换。持续吸氧的病人，使用一次性给氧装置。吸痰用物、吸痰管应一人一用一更换。

（9）有专用的卫生清洁工具，标记明确。按区分类使用并放置，不可混用，污物桶应及时倾倒，每日消毒。

（10）患者的床单位做到用含氯消毒液每日不少于 4 次的擦拭，做到一人一巾。

（11）病人转出、死亡后做好终末处理，清扫床头柜内杂物，用含氯消毒液擦拭床架，床头柜，墙壁地面，整理床单元。

（12）单位隔离措施。

① 隔离患者必须单间隔离，床头或床尾粘贴隔离标识。

② 隔离单位须备一次性医用手套、速干手消毒剂，加强手卫生。

③ 隔离患者专人专用体温表、血压计、听诊器，不能专用的器具，用后用 500 mg/L 含氯消毒液擦拭消毒。

④ 隔离患者使用一次性药杯、餐具和便器，使用后集中回收处理。

⑥ 对转出、出院或死亡的传染病患者进行床单位终末消毒。

（13）医用垃圾处理规定。

① 医用垃圾必须放在黄色垃圾桶、袋内。

② 废弃的注射器针头、各种穿刺针、采血针、玻片、安剖瓶及带血的注射器等均放入锐器盒内。

③ 使用后的输液(血)器管道、注射器、尿袋、一次性引流袋、引流管、一次性吸痰管、手套、肛袋、窥具、绷带、棉球、纱条、压舌板等，均放入黄色垃圾袋内统一回收处理。

④ 隔离的传染病患者或者疑似传染病患者以及耐万古霉素肠球菌患者产生的医疗废弃物，放入双层黄色垃圾袋后结扎开口处，袋外标注"隔离"二字，统一回收处理。

第七节　监　测

医院感染监测是指长期、系统、连续性地收集和分析医院感染在一定人群中的发生、分布及其影响因素，并将监测结果报送和反馈给有关部门和科室，为医院感染的预防、控制和管理提供科学依据。

一、医院感染监测的目的

(1)掌握医院感染的本底率，建立医院感染率的基线。

(2)降低医院感染率，减少获得医院感染的危险因素。

(3)对医院感染发病趋势进行预测和预报，鉴别医院感染暴发。

(4)利用调查资料说服医务人员遵守感染控制规范与指南。

(5)评价控制措施。

(6)为医院管理者提供制定政策的依据，调整和修改感染控制规范。

(7)为医院受到医院感染方面指控时提供辩护证据。

(8)比较医院内部或医院之间的医院感染率。

二、儿童重症监护病房感染监测的方法

(1)建立医院感染监测系统，专人专职，分工明确，明确相关人员在感染监测中的职责，对专职人员进行培训，熟练掌握医院感染的监控知识。

(2)建立有效的医院感染监测与通报制度，医院感染报告制度，及时诊断医院感染的病例，分析医院感染发生的危险因素，采取针对性的预防与控制措施，及时发现、报告和处置。

(3)目标性监测

2009 年卫生部发布的医院感染监测规范中明确指出，目标性监测是针对高危人群、高发感染部位等开展的医院感染及其危险因素的监测。

(1)呼吸机相关性肺炎的监测。每日记录带呼吸机患者人数，凡是带有创呼吸机均应进行记录，但患者脱机超过 24 h 应记录脱机时间。若患者再次应用呼吸机应重新记录上机时间。

(2)导管相关性血行感染的监测。每日记录带中心静脉导管患者人数。凡有中心静脉导管患者应详细记录，置管方位(左、右)、置管部位(锁骨下静脉、颈内静脉、股静脉)、

置管腔数(单腔、粗双腔、细三腔)、置管类型(抗感染导管、非抗感染导管)、导管用途(循环监测、泵入血管活性药物、血液净化治疗)、导管置入日期、导管拔除日期及导管拔除原因、置管地点、置管医生。

(3)尿管相关性泌尿系感染的监测。每日记录带尿管患者人数。凡是有尿管患者应记录插管日期、拔管日期、引流袋类型(抗反流、非抗反流)。

(4)多重耐药菌。当细菌室收到细菌标本并培养出多重耐药菌时将录入医院信息系统,临床兼职院感监控护士科在系统中查询每个在院患者的多重耐药菌细菌名称,检出日期等。发现有多重耐药菌的患者时医院院感办专职院感监控人员将与科室兼职院感监控护士沟通,要求临床对于多重耐药菌患者采取相应的隔离措施。临床兼职院感监控护士接到通知后,与主管医生及科室兼职院感监测医生充分沟通,制定并执行针对患者的有效的个体化隔离措施。

(5)兼职院感监控护士针对科室情况每月向科室领导提供关于院内感染发生率的详细数据。包括 CRBSI 发生率、VAP 发生率、CAUTI 发生率,并针对每一例发生患者进行详细的原因分析机提供改进建议。

第八节　医院感染的预防与措施

一、团队参与的感染预防与控制

医院感染的预防控制是所有医护人员的责任,团队成员包括医疗护理管理人员、医院感染管理人员、PICU 医生与护士、临床检验人员、临床药师等。医院感染管理专业人士提供必要的专业知识,重要的是团队建立持续的多学科合作,并进行医院感染目标监测,根据监测数据制定或实施调整医疗护理持续改进的防控措施。

二、建筑与设施设备要求

重症医学科宜设于医院最清洁的区内,最好远离人流量大的区域。PICU 的整体布局应设置病床的医疗区域、医疗辅助用房区域、污物处理区域和医务人员生活辅助用房区域,并具有相对的独立性,以减少彼此之间的干扰和控制医院感染。有合理的人员流动、物流在内的医疗流向,有条件的医院可以设置不同的进出通道。医疗区域内应具备良好的通风、采光条件温度维持在($24\ ℃\pm1.5\ ℃$)。进入 PICU 前应有缓冲间,备有更衣柜、手消毒设备、洗手池和非接触式开水关水龙头。

三、提高医务人员手卫生依从性

许多研究表明手污染是医疗相关病原体传播的重要方式,由医护人员手传播细菌而造成的医院感染约 30%。提高手卫生依从性是控制医院感染最简单、有效、方便、经济的方法、世界卫生组织提倡手卫生五时刻(两前三后):接触患者前、洁净/无菌操作前、体液暴露/风险后、接触患者后、接触患者周围环境后。

四、规范侵入性操作

严格掌握侵入性诊疗操作适应证，减少不必要的侵入性操作，规范医务人员侵入性操作行为，强化无菌技术操作观念。安全注射室减少医务人员和患者之间感染性传播风险的无菌技术基本原理，包括优先使用单次剂量瓶和使用一次性无菌针头(无针注射器接入设备)。

五、环境清洁

通常情况下，由于保洁员文化素质不高和频繁更换，难以保证对其培训和管理到位，并且 PICU 探视家长多和出入频繁等原因，导致环境清洁难以保持。而单独保证环境视觉上的干净，可能不足以保证医院感染的控制，因为床单、物体表面和仪器设备都可能存在感染的危险，所以强调在必要时使用消毒剂进行更彻底的去污，紧急情况下可以关闭医疗单元，对可能受污染的医疗仪器设备进行严格消毒。

六、探视制度

(1)家庭成员的探视对患儿疾病的康复尤为重要，所以 PICU 探视制度的建立尤为重要。例如，尽量减少不必要的访客探视建议；访客穿鞋套或更换 PICU 专用鞋，穿专用的清洁探视衣；进入病室前和结束探视离开病室时，洗手或用速干酒精洗手液消毒双手；探视期间，探视者应尽量避免触摸患者周围物体表面；疑似或证实呼吸道感染症状或患感染性疾病患者不能进入病室探视；婴、幼儿童不建议进入 PICU 探视。

(2)相关探视制度或规定可以通过宣传小册、海报、视频或电话信息等告知家属，以获得家属参与院感控制的依从性。

(舒小兰)

第十七章　　新生儿重症监护病区

第一节　概　　述

一、新生儿重症监护病区 NICU

按照《中国新生儿病房分级建设与管理指南(建议案)》(2013)新生儿病房依据新生儿病情复杂程度、危险程度对诊疗护理水平的需求,以及与之相适应的资源配置、组织管理、诊疗技术等方面的条件和能力水平,新生儿病房分为Ⅰ级、Ⅱ级和Ⅲ级。Ⅲ级为NICU,即新生儿重症监护病区。

二、Ⅲ级新生儿重症监护病房(NICU)本级分为三等

(一)基本要求
具备普通新生儿病房的能力和条件,以及下列特殊能力和条件:
(1)呼吸、心率、血压、凝血、电解质、血气等重要生理功能持续监测。
(2)长时间辅助通气。
(3)主要病原学诊断。
(4)超声心动图检查。
Ⅲ级新生儿重症监护病房(NICU)基本要求:
具备Ⅰ、Ⅱ级新生儿病房的能力和条件,以及下列特殊能力和条件:①呼吸、心率、血压、凝血、电解质、血气等重要生理功能持续监测;②长时间辅助通气;③主要病原学诊断;④超声心动图检查。

(二)a 等
具备下列特殊能力和条件:
(1)出生体重≥1000 g 的低出生体重新生儿或胎龄≥28 周的早产儿的医疗护理。
(2)严重脓毒症和各种脏器功能衰竭内科医疗护理。
(3)持久提供常规机械通气。
(4)计算机 X 线断层扫描术(CT)。
(5)实施脐动、静脉置管和血液置换术等特殊诊疗护理技术。

(三)b 等
具备Ⅲ级 a 等新生儿病房的能力和条件,以及下列特殊能力和条件:

(1)出生体重<1000 g 的低出生体重新生儿或胎龄<28 周的早产儿的全面医疗护理。

(2)磁共振成像(MRI)检查。

(3)高频通气和 NO 吸入治疗。

(4)儿科各亚专业的诊断治疗,包括:脑功能监护、支气管镜、胃镜、连续血液净化、早产儿视网膜病治疗、亚低温治疗等。

(5)实施中、大型外科手术。

(四)c 等

具备Ⅲ级 a、b 等新生儿病房的能力和条件,以及下列特殊能力和条件:

(1)实施有创循环监护。

(2)实施体外循环支持的严重先天性心脏病修补术。

(3)实施体外膜氧合(ECMO)治疗。

原则上,设产科的医疗机构均应设有新生儿病房,县(市、旗)区域内至少应有 1 家医疗机构设有不低于Ⅱb 的新生儿病房;地(市、州、盟)区域内至少应有 1 家医疗机构设有不低于Ⅲa 的新生儿病房;省(市、自治区)区域内至少应有 1 家医疗机构设有不低于Ⅲb 的新生儿病房;国家级各区域中心城市至少应有 1 家医疗机构设有Ⅲc 级的新生儿病房。

第二节 布局和流程

NICU 选址应是,接近产房、产科病房、手术室、医学影像科、化验室和血库等,方便患儿转运、检查和治疗的区域。无法实现横向"接近"时,应当考虑楼上楼下的纵向"接近"。

一、NICU 布局

(1)NICU 整体布局包括工作区域和辅助区域。工作区域可分为医疗区、接待区、配奶区、新生儿洗澡区等,医疗区包括早产儿病室、普通病室和隔离病室。辅助区域包括污物处理区域和医务人员生活辅助用房区域等。医疗辅助用房区包括库房、设备间、放射检查室、听力筛查室、眼底检查室、B 超间、检验室、采奶室等等。各区相对的独立,以减少彼此之间的互相干扰并有利于感染的控制。

(2)建设布局符合环境卫生学、医院感染预防与控制的原则,做到布局合理、分区明确、人物分流,标识清晰,以最大限度减少各种干扰和交叉感染,同时满足医护人员便于随时接触和观察患儿的要求。

(3)严格划分"三区":清洁区、潜在污染区和污染区;遵循"三通道":NICU 内设置医护人员通道、病人通道和污物通道;NICU 家属接待室设置尽量方便家属快捷地与医务人员联系。探视通道不能直视到的区域,设置视频监控系统,保证家长可观察到患儿。

（4）NICU 床单位每床净使用面积不少于 6 m^2，间距不小于 1 m。

二、流 程

（1）人流、物流分开。人流路线与污物、垃圾、尸体运输路线绝对分开。工作人员走医护人员通道，进入病房区域要严格洗手、更换工作衣和工作鞋，外来人员进入病房必须穿隔离衣和鞋套。患儿走病人通道，病房入口处设缓冲区，内设洗手设施和更衣室。

（2）污染的物品与洁净物品在物流线路上严禁交叉和共用；一次性医用物品需拆除外包装经清洁物流通道进入病房；使用后的被服、医疗垃圾和尸体经污物电梯送往规定放置区域。

（3）探视家长由病人通道进入探视走廊进行探视。

第三节　人 员 管 理

一、人员配备

NICU 内患儿病情多变，需要严密的观察，使用的仪器设备多，要配备足够数量的医师、护士、适当数量呼吸治疗师、心理咨询师、临床药师、临床营养师和辅助诊断技师、设备维修工程师等类人员。NICU 医师与床位之比为 1：（2~3），护士与床位比为 1.5~1.8：1。

二、管理要求

（一）医务人员采取的标准预防、防护措施

医务人员在工作中采取的标准预防、防护措施应符合 WS/T 311—2009 要求，NICU 要配备足量、方便取用的个人防护用品，如医用口罩、帽子、手套、隔离衣等，医务人员掌握防护用品的正确使用方法。护理多重耐药菌感染或定植患儿时，人员相对固定。医务人员在诊疗护理操作时，按照先早产儿后足月儿、先非感染性患儿后感染性患儿的原则进行。

（二）患儿的安置与隔离

将感染、疑似感染与非感染患儿分区安置；早产儿与足月儿分区安置；在标准预防的基础上，根据疾病的传播途径，采取相应的隔离与预防措施；多重耐药菌、泛耐药菌感染或定植患儿，行单间隔离；如隔离房间不足，可同类菌感染或定植患儿集中安置，并设醒目标识。

（三）探视者的管理

明示探视时间，限制探视人数；探视者经病人通道由探视通道进行隔窗探视，不宜进入 NICU 内进行探视。

第四节　清洗、消毒与隔离

一、NICU 病房环境消毒

(1)地面。干燥、清洁无污迹，每天至少用 500 mg/L 含氯消毒液拖两次。病房和隔离室、治疗室以及办公区域的拖把不得混用。

(2)台面、物表每天用 500 mg/L 含氯消毒液擦拭两遍。

(3)空气。NICU 尽量采用空气洁净技术。洁净 NICU 空气流最大限度地减少涡流，气流的方向与尘埃重力沉降方向一致，使回流的气流有效地将室内灰尘排出室外。

层流设备定期维护，清洁初级滤网，及时更换中、高级滤网。病房定期做空气培养及回风口清洁后的表面培养，从而监测层流效果。病房的回风口前不得放置患者及任何物品，以免影响层流效果。没有采用层流洁净技术注意开窗通风。在保暖的前提下，每天通风不少于 2 次，每次 15~30 min，保持室内空气新鲜。

二、NICU 器械、器具及物品的清洗消毒

(1)接触患儿皮肤、黏膜的器械、器具及物品应当一人一用一消毒，如雾化吸入器、面罩、氧气管、体温表、气管插管、吸痰管、浴巾、浴垫等，一次性用物，一用一弃。

(2)呼吸机消毒。呼吸机表面保持清洁，有污染时用 1000 mg/L 含氯消毒液擦拭消毒；使用中呼吸机滤网每天冲洗，甩干备用；呼吸机管道每周更换一次；复用性呼吸机管道每 7 d 更换一次，送中心供应室高压灭菌；使用未超过 7 d，每个病人更换一次。呼吸机湿化罐处理同呼吸机管道。呼吸机传感器使用后立即用清水冲洗，放入洁酶浸泡 30 min，后再清水冲洗后，放入 75 % 酒精浸泡 1 h，晾干备用。

(3)监护仪消毒。每天用 500 mg/L 含氯消毒液擦拭消毒两次监护仪及电缆线，专人专用，电缆线进入暖箱前用 75 % 酒精反复擦拭 3 min，每班用 75 % 酒精擦拭一次。袖带专人专用，使用前后用 75 % 酒精反复擦拭 3 min。

(4)输液泵消毒。每天用 500 mg/L 含氯消毒液擦拭消毒两次输液泵及电源线，专人专用。

(5)吸痰器消毒。每天用 1000 mg/L 含氯消毒液擦拭两次吸引架及开关，专人专用，每天更换吸引瓶及引流管，操作时注意遵守无菌操作规范。

(6)雾化器消毒。雾化装置专人专用，每次用后浸入 1000 mg/L 含氯消毒液中 30 min，清水冲洗，晾干备用。

(7)听诊器和其他诊断用具，每次用前应用 75 % 酒精擦拭 3 min。

(8)喉镜消毒。喉镜手柄用后以 75 % 酒精擦拭 3 min，叶片送中心供应室高压灭菌。一用一消毒。

(9)苏生囊消毒。专人专用，用后送供应室消毒。

三、NICU 隔离病区

（1）进入隔离病房应洗手、戴帽子、口罩、穿隔离衣。

（2）尽量使用一次性用物，使用后装入双层黄色垃圾袋进行集中处理；复用物品专人专用，出院后行终末处理。

（3）使用后的被服经臭氧消毒后医院统一消毒。

（4）使用后的床或暖箱先在隔离室进行表面的清洁消毒，然后再进行终末消毒。

第五节　新生儿医院感染流行病学特点

新生儿重症监护病房是医院感染的高危地带，感染来源广，易感因素多，尤其是早产儿是发生院内感染的高危人群。由于 NICU 诊疗技术不断提高，极低出生体重儿及超未成熟儿的不断增多，常常需要经皮穿刺的有创诊断、治疗技术，使早产儿发生医院感染的危险增加。

一、流行病学

NICU 患儿的基本情况不同如出生体重、胎龄、疾病的严重程度以及医护人员的配置不同，各医院 NICU 的院内感染发生率也各不相同。有研究显示在 NICU 住院时间超过48 h的患儿中 6 %~22 %发生医院感染。早产儿感染以及并发症是导致半数新生儿死亡的直接原因，尤其是极低体重儿（<1500 g）。美国 CDC 国家医院内感染监测系统（National Nosocomial Infection Surveillance，NNIS）采用标准化的监测方法对多个中心的 NICU 医院内感染进行监测，使用标准化定义，NNIS 报道在 1986—1994 年，99 个 NICU 的医院内感染病例中，导管相关性血流感染最为常见，在 ELBW（超低出生体重儿）为 10/1000 个导管日。印爱珍等研究显示，在我国儿童医院医院感染横断面调查中，排在第一位的是下呼吸道感染，其次是上呼吸道和胃肠道，在检出的医院感染病原菌构成中排在首位的是肺炎克雷伯菌，其次为鲍曼不动杆菌和大肠埃希菌、铜绿假单胞菌。

二、感染途径

分三种：接触传播、飞沫传播和空气传播。医务人员的手是最主要的传播媒介和途径，手卫生是最能达到预防院内感染的有效途径。

经飞沫传播是呼吸道病毒感染、百日咳等重要传播途径。水痘、麻疹和肺结核等也是经飞沫、空气传播。

三、高危因素

新生儿内在因素为免疫功能低下、黏膜屏障完整性易破坏；外在因素有侵入性操作、留置尿管、气管插管、药物的使用等，还有一些危险因素如低出生体重、静脉营养、有创血压监测、中心静脉置管等。

四、常见病原微生物

(一) 常见细菌

(1)肺炎克雷伯菌又称肺炎杆菌,属革兰阴性杆菌,广泛存在于自然界的土壤中,也可定植在人和动物的肠道与呼吸道中,是引起呼吸道感染最常见的条件致病菌。病原体往往从上呼吸道吸入,或通过污染的人工呼吸器、雾化器或各种导管侵入人体,医务人员的双手在交叉感染中亦起重要作用。

(2)金黄色葡萄球菌属革兰阳性球菌,广泛存在于自然界、人体的皮肤表面,人体与外界相通的腔道中,以新生儿和外科系统的感染多见。金黄色葡萄球菌主要通过被污染的手在人与人之间传播,从破损的皮肤黏膜侵入人体,或直接食用被金黄色葡萄球菌污染的食物及吸入菌尘导致感染。

(3)铜绿假单胞菌亦称绿脓杆菌,属革兰阳性杆菌,在自然界分布极其广泛,为土壤中存在的最常见的细菌之一,可定植在水、空气、正常人的皮肤、呼吸道和肠道等潮湿的地方。铜绿假单胞菌对外界环境的抵抗力较其他细菌更强,可引起泌尿道、伤口创面、皮肤与软组织等部位的感染,其中在外科系统的创面感染中,铜绿假单胞菌的检出率最高。其传播途径主要来自环境感染、医务人员的手以及患者之间的交叉感染。

(4)大肠埃希菌属革兰阴性杆菌,在人体及动物的肠道中大量定居,是体内正常菌群。但某些菌株能引起感染性腹泻甚至致死性并发症,是常见的条件致病菌。大肠埃希菌主要通过各种侵入性诊疗活动患者之间的交叉感染以及医务人员与患者的接触进行传播,可以引起肠道感染及肠道外感染,如泌尿道感染、胆道感染等。

(5)鲍曼不动杆菌属革兰阴性杆菌,是医院感染重要的病原体之一。鲍曼不动杆菌广泛分布在水体和土壤中,易在潮湿环境中生存,主要引起呼吸道感染、泌尿系感染以及继发性脑膜炎等,尤其对危重新生儿的威胁更大。感染源可以是患者自身(内源性感染),也可以是不动杆菌感染者或带菌者,尤其是双手带菌的医务人员。传播途径有接触性传播和空气传播。在医院里,污染的医疗器械及鲍曼不动杆菌工作人员的手是重要的传播媒介。易感者为早产儿和新生儿,手术创伤、严重烧伤、气管切开或插管、使用人工呼吸、行静脉导管和腹膜透析者、广谱抗菌药物或免疫抑制剂应用者等。

(二) 常见病毒

常见病毒包括:轮状病毒、呼吸道合胞病毒、肠道病毒、巨细胞病毒、单纯疱疹病毒、水痘-带状疱疹病毒,均可引起院内感染。

(三) 真菌

NICU 发生真菌院内感染也在增多,白假丝酵母菌、近平滑假丝酵母菌、白色念珠菌等是引起真菌血症的常见的病原菌。真菌感染的部位以肺部多见,其次为肠道和泌尿道。

第六节 监 测

一、采用信息系统进行监测

常规监测 ICU 患者医院感染发病率、感染部位构成比，病原微生物等，作好医院感染监测相关信息记录；监测内容和方法遵循 WS/T 312—2009 要求。

积极开展目标性监测，包括呼吸机相关性肺炎（VAP）、血管导管相关性血流感染（CLBSL）、导尿管相关尿路感染（CAUTI）、多重耐药菌株监测，对于疑似感染患者，应采集相应标本做微生物检验和药敏试验。

二、早期识别医院感染暴发，实施有效的干预措施

建立医院感染暴发的报告制度，医院感染暴发或疑似暴发时，及时报告相关部门；通过手机病例资料、流行病学调查、微生物学检验，分析确定感染途径，制定并采取相应的控制措施；对疑似某种微生物感染集聚发生时，做菌种同源性鉴定。

三、做好微生物的监测

院内感染监测是院内感染控制的先行。强化监控力度、确保消毒效果，是预防院内感染的有力措施。每周必须对包括室内空气、物体表面、工作人员的手、使用中的消毒液、无菌物品的灭菌效果等进行微生物监测，采样方法和判断标准符合 GB 15982—2012。

对监测资料进行汇总分析，预测医院感染发生趋势、危险因素和防控工作存在问题，以积极采取预防和控制措施。

第七节 医院感染预防控制措施

一、建立健全各项医院感染防控制度

（1）新生儿病房应当加强医院感染管理，建立并落实医院感染预防与控制相关规章制度和工作规范，并按照医院感染控制原则设置工作流程，降低医院感染危险。

（2）成立科室医院感染控制小组，组长为科室主任，成员由护士长、医疗组负责人、住院总、各级医生代表和各层护士代表组成，并指定专人负责科室院感工作。

（3）完善各项院感规章制度：建立新生儿科医院感染监控与报告制度，每周进行环境卫生学监测和医院感染目标性监测，针对监测结果，进行分析并整改。存在严重医院感染隐患时，立即停止接收新患儿，并将在院患儿转出。

（4）对有感染高危因素的新生儿进行相关病原学检测，采取针对性措施，避免造成医院感染；对患具有传播可能的感染性疾病、多重耐药菌感染的新生儿应当采取隔离措施并

作标识。

(5)医护人员在进行诊疗护理过程中应当严格实施预防和控制感染的措施，确保医疗安全。

二、医院感染的预防措施

(一)落实手卫生行为

手卫生(hand hygiene)是预防、控制和降低医院感染最有效、最经济、最简便、最容易执行的方法，是降低医院感染最重要的措施。加强医务人员的手卫生是预防医院感染的主要措施。接触患儿床单位周围前后要洗手，以切断传播途径。手消毒的要求标准以菌落总数≤5 cfu/cm²，不得检出沙门菌、大肠杆菌、溶血性链球菌、金黄色葡萄球菌为消毒合格。

(二)人员管理

控制院感是 NICU 所有人员应该关心和参与的事情，团队合作是医院感染零容忍的基础。定期对所有医护人员进行消毒隔离、医院感染、手卫生等相关知识的培训，同时加强对新进人员培训与考核，提高医护人员对预防医院感染重要性的认识，加大对消毒工作监督的力度，及时发现薄弱环节，采取相应的措施，降低新生儿医院感染的发生，确保新生儿的安全。

(三)病房环境管理

保持病房环境舒适，病室安静、整洁、空气清新，温湿度适宜。地面、物体表面等按要求进行清洁消毒。

(四)设备、仪器消毒

暖箱、各类监护仪、输液泵、呼吸机等仪器表面每天由专人用含氯消毒液(500 mg/L)擦拭一次，并将所有的电缆线擦拭一次，各类仪器专人专用。每月由院感专员对各类仪器表面进行细菌培养，培养结果<5 cfu/cm²为合格。例如，表面检出有致病菌的仪器予以重新消毒，再次进行细菌培养，阴性后方可再次使用。

(五)预防和监测"三管"感染

1. 导管相关性血流感染

建立 PICC 小组并对导管进行严格按规范进行管理。每天对 PICC 置管部位及敷料进行检查，评估 PICC 置管穿刺点有无红、肿、热、痛、渗血、渗液等表现，评估敷料有无卷边、污染，评估患儿是否需要继续使用中心静脉导管，尽可能缩短静脉营养时间等。

2. 呼吸机相关性肺炎

按照降低呼吸机相关性肺炎的集束化管理措施进行管理。集束化管理措施包括：①采用一次性呼吸机回路，一人一用一丢弃，长期使用者每 7 d 更换 1 次；②抬高头颈肩部即将床头抬高 30°；③对痰培养阳性的患儿使用过的呼吸机充分消毒后，在通风场所放置 1 周后再次使用；④按需吸痰，根据气管插管深度预测吸痰深度，吸痰管不可插入过深，以免损伤气管黏膜；⑤口腔护理：对患儿每 4 h 进行 1 次口腔护理。

3. 尿管相关性泌尿道感染

根据病情留置尿管，注意无菌操作，每日清洁消毒尿道口及周围，注意臀部护理；每日评估病情，尽早拔除尿管，减少感染发生率。

（六）合理使用抗菌药物

加强医务人员合理使用抗生素的培训，根据药敏试验和本科室现阶段的细菌流行趋势及敏感性，合理选用抗菌药物。

（七）做好筛查隔离工作

主动地、客观地、前瞻性地观察每位患儿的疾病情况及其临床表现，特别是母亲产前有发热、胎膜早破等病史患儿，及时筛查，及早采取隔离措施，做到早发现、早隔离，以免引起交叉感染。

（八）加强营养供给

尽早经肠道喂养，静脉营养时间越长，越容易发生院内感染。特别是超未成熟儿，当生命体征稳定时，应尽早肠道喂养，提倡母乳喂养，母乳能够为患儿提供特殊的健康保护，这种保护作用可以降低 72 % 的呼吸道感染和 64 % 的消化道感染，以及降低医院获得性感染的发生率和严重程度，母乳还能给患儿做口腔护理。指导母亲学会收集、储存和运送母乳的方法，母亲应注意室内及个人清洁卫生，每日洗澡、更衣，每次哺乳或吸入前应洗手和清洁乳房，保持母乳收集过程的清洁卫生。开展家庭式护理，鼓励母亲进入 NICU 进行亲哺母乳，医护人员向婴儿父母做好卫生宣教。

（李　华）

第十八章　新生儿病房

第一节　常见医院感染

一、新生儿感染性肺炎

新生儿感染性肺炎为新生儿常见病，是新生儿死亡的主要原因，可发生在宫内、分娩过程中或出生后，由细菌、病毒、支原体、弓形体和真菌引起。产前感染多见于 3 d 内，发病症状不典型，产时或生后感染多于出生 3 d 后发病，症状典型。表现有呼吸暂停、肺部湿罗音、呻吟、呼吸困难等，严重可出现呼吸衰竭，可伴有败血症或中枢神经系统感染。生后感染性肺炎可经过接触传播、血性传播和医源性传播。

二、消化道感染

常见感染性腹泻和坏死性小肠结肠炎；由细菌、病毒和真菌引起。大便次数增多，伴有低热、吃奶差、呕吐、精神萎靡、腹胀，可出现轻度脱水、电解质紊乱和酸中毒，重型可出现面色苍白、皮肤花斑、四肢发凉甚至休克。加强手卫生、饮食卫生和胃肠道隔离，防止感染播散。

三、败血症

病原体进入血液循环后生长繁殖，产生毒素造成全身性感染，是新生儿尤其是早产儿常见的疾病，病原体多见于 G^+ 球菌和 G^- 杆菌及真菌。患儿表现为不吃不哭不动反应差，面色差，重者可引起感染性休克而死亡。有早发性和晚发性败血症，可见于母婴垂直传播、工作人员水平传播、饮食传播，与侵入性治疗和监测、中心静脉置管和全肠外营养等因素相关。

四、中枢神经系统感染

一般新生儿败血症中 25 % 会并发中枢神经系统感染，临床表现不典型，细菌、真菌和病毒均可引起。反应低下、面色差、哭声弱，与败血症临床表现相似，并出现神志异常，嗜睡、易激惹、惊厥、突然尖叫等。传播途径同败血症。

五、常见病原体

(一)细菌

1. 大肠埃希菌

通过胃液、呼吸道分泌物或血培养、脑脊液培养等，可分离出大肠埃希菌菌株，有定植和感染。大肠埃希菌主要通过各种侵入性诊疗活动在患者之间的交叉感染以及医务人员与患者的接触进行传播，可以引起肠道感染及肠道外感染等。

2. 肺炎克雷伯杆菌

对一般的抗生素有一定的耐药性。克雷伯杆菌属(Klebsiella)定植于正常人的肠道和呼吸道，亦存在于水和谷物中。在免疫低下以及侵袭性医源性操作的人群易罹患本属细菌感染，是NICU获得性肺炎的常见病原体。可以通过患者间、工作人员和患者间的接触、人工呼吸器等医疗用具传播。患者全身或局部防御免疫功能减退是发生医院感染的重要诱因。医护人员带菌的手是传播的重要途径。近年有多种耐药菌株出现，一旦发生，要注意隔离，使用一次性纸隔离衣和手套，严格遵守洗手规定。

3. 金黄色葡萄球菌

该菌可引起新生儿剥脱性皮炎、脐带感染，败血症和脑膜炎，通过手接触传播，从破损的皮肤黏膜侵入人体，或直接食用被污染的食物及吸入菌尘导致感染的发生，凝固酶阳性的金黄色葡萄球菌是人感染的主要致病菌。若为MRS菌株可选用万古霉素、替考拉宁(teicoplanin)或利奈唑胺(linezolid)。

4. 铜绿假单胞菌

定植在潮湿的地方如水、空气、正常人的皮肤、呼吸道和肠道等。条件致病菌，可引起泌尿道、伤口创面、皮肤与软组织等部位的感染，传播途径主要来自环境感染、医务人员的手以及患者之间的交叉感染。

5. B组溶血性链球菌

可通过母亲垂直传播感染，也可在院内交叉传播。通过治疗带菌的母亲、工作人员和新生儿控制；多见于早发性败血症的患儿。对于母亲产前发热者，主动筛查。

6. 鲍曼不动杆菌

鲍曼不动杆菌是医院感染重要的病原体之一。鲍曼不动杆菌广泛分布在水体和土壤中，在潮湿环境中生存，主要引起呼吸道感染、泌尿系感染以及继发性脑膜炎等，在医院里，污染的医疗器械及鲍曼不动杆菌工作人员的手是重要的传播媒介。易感者为早产儿和新生儿，手术创伤、严重烧伤、气管切开或插管、使用人工呼吸、行静脉导管和腹膜透析者、广谱抗菌药物或免疫抑制剂应用者等。

7. 李斯特菌

新生儿感染该菌是胎内获得感染，分娩后发病。常表现发生败血症，后期为足月产后两周发生新生儿脑膜炎。孕妇感染后通过胎盘或产道感染胎儿或新生儿，栖居于阴道、子宫颈的该菌也引起感染，性接触也是本病传播的可能途径，且有上升趋势。患儿可出现呼吸或循环衰竭，病死率高达33%~100%。

(二)病毒

常见轮状病毒、呼吸道合胞病毒、腺病毒等。

(三)真菌

病房院内真菌感染已不容忽视。新生儿特别是早产儿和低出生体重儿，由于免疫系统发育未成熟，抗菌药物暴露，需要长时间静脉营养以及接受各种有创操作多，容易真菌感染。多见于白假丝酵母菌、近平滑假丝酵母菌。

第二节 布局与流程

根据《新生儿病房分级建设与管理指南(建议案)》新生儿病房按照功能任务要求系统化配置设备，此处的新生儿病房为Ⅱ级，即新生儿普通病房。

新生儿病房的整体布局应该设置医疗区域、医疗辅助用房区域、污物处理区域和医务人员生活辅助用房区域等有相对的独立性，以减少彼此之间的互相干扰并有利于感染的控制。

一、恢复期病房或新生儿室

主要接收生命体征相对稳定，不符合NICU收治指征的新生儿，进行观察和治疗。

二、母婴同室

让家长参与患儿的护理，医护人员为出院后的居家照护提供指导。

三、隔离病房

收治呼吸道感染、消化道感染、耐药菌感染等需要隔离的患儿，以避免交叉感染。

四、辅助病房

医师办公室、护士工作台、治疗室、配奶室、小型实验室、清洗消毒室、仪器室、储藏室、工作人员(更衣室、休息室、盥洗室、卫生间)、家属接待室等。

五、病房要求

(1)新生儿病房床位空间应当满足患儿医疗救治的需要，无陪护病室抢救单元每床净使用面积不少于 6 m²，间距不小于 1 m；其他床位每床净使用面积不少于 3 m²，间距不小于 0.8 m。有条件的医疗机构，可以设立单间或家庭式新生儿重症监护病房。有陪护病室每床净使用面积不低于 12 m²。

(2)新生儿病房医疗用电和生活照明用电线路分开，应当采用双路供电或备用的不间断电力系统，保证应急情况下的供电。每个床位的电源应是独立的反馈电路供应。有条件的可以配备功能设备吊塔。

(3)新生儿病房地面覆盖物、墙壁和天花板应当符合环保要求，有条件的可以采用高吸音建筑材料。除了患儿监护仪器的报警声外，电话铃声、打印机等仪器发出的声音等应当降到最低水平。原则上，白天噪音不要超过 45 dB，傍晚不超过 40 dB，夜间不超过 20 dB。

（4）新生儿病房建筑装饰必须遵循不产尘、不积尘、耐腐蚀、防潮防霉、防静电、易清洁和符合防火要求的原则。具备良好的通风、采光条件。

第三节 人员管理

各级新生儿病房应当根据其功能任务，配备资历、能力和数量适宜的医护人员。新生儿病房按照医院质量管理要求床护比应为 1：0.6 以上，医师人数与床位数比是 0.3：1 以上，医护要相对固定。医生有 1 年以上的儿科工作经验，并经过 6 个月以上新生儿专业培训，掌握新生儿窒息复苏及新生儿病室医院感染控制技术，具备独立诊治新生儿常见疾病的能力；新生儿科护理人员经过新生儿专业知识培训并考核通过，具有爱心、细心、耐心和精心的护理人文素质和慎独精神。新生儿病室严格限制非工作人员进入，患感染性疾病者严禁入室。新生儿病室工作人员进入工作区要换室内工作服、工作鞋，在进行诊疗护理过程中应当标准预防，并严格执行无菌操作技术和手卫生规范，接触患儿前后应当严格手卫生，接触患儿的血液、体液、分泌物、排泄物时戴手套，操作结束后脱掉手套并洗手。新生儿病室还可根据需要配置相应的辅助人员。

第四节 清洗、消毒

新生儿使用的器械、器具及物品，应当遵循以下原则：

（1）手术使用的医疗器械、器具及物品应当灭菌。

（2）一次性使用的医疗器械、器具应当符合国家有关规定，不得重复使用。

（3）氧气湿化瓶、吸痰瓶应当每日更换清洗消毒，呼吸机管路的清洗消毒按照有关规定执行。

（4）蓝光箱和暖箱应当每日清洁并更换湿化液，一人一用，用后清洁消毒。同一患儿需要长期连续使用暖箱，应当每周更换一次。暖箱箱内温度控制精度目标值 ±0.8 ℃以内。

（5）接触患儿皮肤、黏膜的器械、器具及物品应当一人一用一消毒，如雾化吸入器、面罩、氧气管、体温表、吸痰管、浴巾、浴垫等。

（6）患儿使用后的奶瓶、奶嘴一用一洗一消毒；盛放奶瓶、奶嘴的容器、保存奶制品的冰箱应当每日清洁与消毒。

（7）新生儿使用的被褥、衣物等应当保持清洁，潮湿、污染后应当及时更换。患儿出院后应当对床单位进行终末消毒。

（8）新生儿配奶间应当由专门人员管理，并保持清洁、干净，定期消毒。配奶工作应当由经过培训的工作人员负责，并严格手卫生，认真执行配奶流程、奶瓶奶嘴清洗消毒流程等。配奶应当现配现用，剩余奶液不得再用。

第五节　监　测

新生儿病房应当建立有效的医院感染监测与报告制度，严格按照《医院感染监测规范》的要求，开展环境卫生学监测，每月对(病房、治疗室、配奶间、沐浴间等)空气、物体表面、工作人员的手、使用中的消毒液等环境卫生进行抽样监测，并对结果进行分析总结，有预见性的发现问题，采取防控措施，避免院感发生。

（李　华）

第十九章　产房及母婴同室医院感染的预防与控制

第一节　产房医院感染的预防与控制

医院获得性感染(HAI)一直是发病率、死亡率和超额医疗支出增高的一个主要原因。首先描述医院获得性感染者之一是 Semmel Welss，他于 1847 年发现在维也纳大学医院妇产科的医院获得性产褥热发病率高的原因与医生手的污染有关，用漂白粉洗手后，医院产褥热的发病率大为下降。特殊科室的医院感染管理是医院感染管理工作的重中之重。

一、孕产妇的易感性

产房感染有它本身的特点，即容易发生自身感染，也就是内源性感染。原因有：
(1)阴道内存在细菌。
(2)胎膜早破，羊水使酸性的阴道碱性化。
(3)分娩时造成会阴、阴道及子宫颈等损伤。
(4)胎盘剥离造成的创面，剖宫产的创伤等。

二、产房的感染源及传播途径

产房感染源包括孕产妇、新生儿及工作人员的感染。产房感染的病原微生物种类较多，主要有厌氧性链球菌、溶血性链球菌、葡萄球菌、大肠杆菌、淋病奈瑟菌及乙型肝炎病毒、丙型肝炎病毒、柯萨奇病毒、人类免疫缺陷病毒等。这些病原微生物即可来自己感染或带菌产妇和医务人员、未消毒或灭菌不充分的医疗器具、血及血制品等外环境；也可来自孕产妇自身的正常菌群。

病原微生物可通过直接或间接接触、飞沫、空气中的浮游菌尘，输液及血液制品等途径而传播。尤其是医务人员不注意无菌操作及手卫生，就会在接生、检查等操作中将病原微生物带给孕产妇。由于孕产妇免疫力下降，自身正常菌群能穿透本人的各种屏障从而发生感染。

预防感染不仅是为了保护产妇、新生儿的健康，同时也是为了防止医护人员遭受病原微生物的危害。

三、产妇的感染控制

产房是胎儿脱离母体后开始单独存在的第一外界环境。在紧张的接生甚至抢救母、婴的过程中，为了有效防止感染，产房必须从多方面考虑问题，主要应布局合理，设备先进、完善，制度严格，以及具有良好素质的医护人员。

(一)布局与设备

产房的布局应以便于工作，安全而符合隔离与无菌操作为原则，并有利于满足母婴各种医护需求为前提。产房应与手术室、母婴同室病房相邻近，环境必须清洁、安静、无污染源，并可形成便于管理的相对独立的区域。

产房内应宽敞、光线充足、空气流通、陈设简单实用，便于消毒，墙壁及屋顶无裂隙、不易落尘土。地面应光滑、物品家具摆放无死角，氧气、负压管道应靠一侧走行，不影响无菌区域，同时有良好的排水系统，便于清洁和消毒。

根据医院的规模和任务不同，产房应安装程控门，内可分设待产室、隔离待产室，正常分娩室和隔离分娩室。分娩室内每张床使用面积应不少于 16 m²。目前发展方向为建立家庭化产房，集待产、分娩于一室，待产床、产床于一体，由产妇的丈夫和家属陪同待产、分娩过程。产妇应有双走廊，遵守人流、物流、洁污通道分开的原则。

产房内应严格划分非限制区、半限制区和限制区。非限制区设于产房最外侧，包括换鞋及平车入室区、更衣洗澡区、厕所、值班室、休息室等；半限制区包括办公室、待产室、器械室；限制区在内侧，包括分娩室、刷手间及无菌物品存放室等。各区之间应用门隔开或有明显标志。此外，还必须考虑下述各项必要措施：

(1)产房应备有温度及湿度控制设备。温度应保持在 24~26 ℃；湿度以 50 %~60 %为宜，并可配备空气净化装置。

(2)配有洗手设施：流动水、非手触式水龙头、洗手液、干手纸或烘手机。刷手间应处在两个分娩室之间。洗手处张贴洗手流程图。

(3)无菌物品应设立专用存放柜。

(二)产房的消毒管理制度

1. 出入产房人员管理

严格参观、实习和陪产制度，最大限度地减少人员流动，认真执行出入管理要求，是减少产房感染的重要方面。

(1)凡是进入产房人员必须洗手、更衣、换鞋，戴帽子、口罩。非本科室人员未经许可不得入内。

(2)离开产房时，应脱去产房专用着装或换外出衣及外出鞋。

(3)接生时应严格遵守无菌操作规程，按要求进行外科洗手，穿无菌手术衣，戴无菌手套、坚决杜绝不刷手接生。

(4)收集及清洗器具人员操作时，应穿专用工作服。

(5)患呼吸道感染性疾病或皮肤有伤口者应暂时调离产房工作。

(6)陪产人员管理。包括：①进入产房的陪产人员不得有任何传染病；②只能由一名家属进入产房陪产；③进入产房的陪产人员必须更换隔离衣、拖鞋，戴帽子；④陪待产人员必须经过孕妇学校培训，学会有关消毒、隔离事项；⑤进入产房后听从工作人员的安排，积极配合医务人员工作；⑥产妇出产房后做终末消毒。

2. 环境的清洁卫生

严格履行消毒隔离和卫生制度，防治交叉感染。除日常清洁卫生外，每周应固定卫生日，要求达到环境整齐、无污染源、无卫生死角、空气新鲜。卫生员应专职，经培训后才能上岗，工具专用，用后清洁、消毒、晾干备用。

（1）分娩室要求无尘，环境清洁，空气新鲜。每日通风 2 次，每次不少于 30 min，通风不良时可安装辅助通风设备。

（2）物表每日用 500 mg/L 有效氯消毒液擦拭一次，地面用含 1000 mg/L 有效氯的消毒液拖擦。每周大扫除，室内、家具、用品彻底消毒。

（3）各种治疗车，病人推车等的轮子应保持干净，去除污物缠绕，平车出入产房需轧过消毒垫。

（4）分娩后应对地面、产床及周围的各种物表进行接生湿式擦拭，拖把、抹布分区专用，设有标识。

（5）产床上的所有织物均应一人一换。不应在产房内和走道上清点脏物。

（6）用过的接生器械及物品必须一用一消毒，能压力蒸汽灭菌的应避免使用化学灭菌剂浸泡灭菌。

（7）产妇的拖鞋用后刷洗消毒；工作人员的拖鞋应每日洗刷；每周一次集中所有拖鞋彻底洗刷消毒。

（8）冲洗会阴用的器械及便盆应一用一消毒。

（9）产房使用完毕进行空气消毒，每次 1 h，每周彻底清扫消毒一次。

（10）每月进行微生物监测一次，每月对工作人员的手进行细菌培养一次，每半年对消毒机的强度进行一次检测。

（三）接生中的预防措施

产房工作人员应有高度的责任心，严格的无菌观念，认真执行各技术操作规程质量标准。医护人员应熟悉各种消毒、灭菌方法、正确配置各种消毒液、器具，做到绝对无菌以确保母婴安全。

（1）有刷手禁忌证者严禁上台。

（2）保持无菌布单及手术衣干燥，潮湿视为污染，应更换。

（3）无菌包在使用前，必须检查核对包装原样、有效期和灭菌指示带。

（4）只有穿着无菌手术衣者才能接触手术台面的无菌区域，其他人员必须保持 30cm 以上的距离。不可越台传递器物，台上的物品不可越出台边。

（5）助产用的器械视为相对污染，必须与脐带处理的器械分开使用，严禁用侧切剪刀断脐。

（6）羊水有臭味或疑有宫腔内感染时应做培养，指导合理应用抗菌药物。

（7）台上剪刀、针头等锐器应远离新生儿，防止误伤。

（8）及时清理新生儿的口腔和上呼吸道内吸入物、以防止吸入性肺炎。

（9）新生儿娩出后，应尽快与母亲皮肤接触，获得正常菌丛。

(10)可重复使用新生儿的复苏设备，每次使用后应消毒和灭菌。新生儿辐射台用后清洁消毒。

(11)接产中避免不必要的人员活动和进出。

(12)废弃的缝针、刀片等锐器，须放置于耐刺而防水的锐器盒内。

(13)重复使用的无菌布单一经打开，无论是否使用，均必须重新灭菌。一次性物品一旦开启，若未用完也视为污染。

(14)吸引器、吸引瓶及吸引管等用完后尽快消毒、清洗、灭菌。尽量使用一次性引流袋及吸引管。

(15)提倡使用压力蒸汽灭菌后的干燥持物钳，并保存在干燥灭菌后的瓶罐内，每次接生使用一套无菌器械及无菌持物钳(镊)、罐。

(16)氧气湿化瓶内每次使用前加入灭菌蒸馏水，使用后进行终末消毒，并干燥保存备用。

(17)灭菌后的物品必须在有限期内使用，产包打开超过 4h 视为污染。

(四)隔离孕产妇的感染控制

(1)凡是患有或疑有传染性疾病，如 HBsAg 阳性及肝功能异常等产妇，均应收入隔离待产室待产、隔离分娩室分娩、并按隔离技术规程护理和接生。

(2)床单、被罩、枕套放入双层黄色黄色塑料袋内交由洗衣房按感染性物品处理。棉被、床褥、枕芯暴晒 6 h，遇血液、体液污染时交洗衣房消毒拆洗。

(3)操作台、器械台、婴儿处置台、婴儿磅秤、产床、地面及墙壁用 1000～2000 mg/L 含氯消毒液擦拭消毒。

(4)如上述遇血液、体液污染时先用 1000～2000 mg/L 含氯消毒液浸泡 30 min(消毒液应大于血液、体液的面积)，再用清水冲洗干净。

(5)使用后的拖把用 1000～2000 mg/L 含氯消毒液浸泡 30 min 后清洗晾干备用。

(6)执行终末消毒处理时，医务人员应戴手套、穿防护衣。

(7)产妇离开隔离分娩室，必须用含氯消毒液擦拭室内所有物体表面和地面，进行空气消毒及通风，并做好记录。

(8)使用后一次性物品，以双袋法包装后送去焚烧。胎盘做好感染标记，按感染性废物处理。

(9)患有强致病微生物感染的病产妇用过的隔离室，应严格进行终末消毒，并进行细菌学监测，达到无致病菌要求后方可使用。

(五)胎盘的管理

(1)不存在携带传染病可能性因素的胎盘，产妇可自行处置。

(2)自愿放弃或者捐献本人胎盘，由助产技术服务机构处置。

(3)有关医学检测结果为阳性，医疗机构应当及时告知产妇，按照《传染病防治法》《医疗废物管理条例》的有关规定进行消毒处理，并按照医疗废物进行处置。

(六)产房细菌监测制度

根据卫生部《医院感染管理办法》《医疗机构消毒技术规范》《医院空气净化管理规范》《医务人员手卫生规范》的要求，结合产房实际情况，制定细菌监测制度。

1. 监测目的

定期对空气、医务人员手、物体表面、无菌物品、器械等进行监测，并做好监测记录，对不符合要求的立即整改，保证消毒效果和灭菌质量，有效地预防医院感染，提高医疗质量，保证医疗安全。

2. 监测范围

空气、医务人员手、物体表面、无菌物品、器械等。

3. 监测要求

每月一次做好各类监测：

(1)空气监测：每月一次对待产室、临产室、小手术室、隔离产房空气培养。

(2)物品监测：每月一次对器械、无菌物品等做细菌培养。

(3)人员监测：每月一次对工作人员的手进行细菌培养。

(4)每月将细菌检测结果上交医院院感科，如发现细菌监测不合格，找出原因重新进行消毒处理，再次进行监测，直到合格为止。

4. 监测时间

每月 5~15 日。

5. 卫生学质量要求

(1)分娩室空气，监测的细菌菌落总数≤200 cfu/cm^2；

(2)分娩室物体表面，监测的细菌菌落总数≤5 cfu/cm^2；

(3)卫生手消毒，监测的细菌菌落总数应≤5 cfu/cm^2；

(4)不得检出沙门氏菌、金黄色葡萄球菌及其他致病菌。

(七)产房医院感染管理质量考核标准(表 19-1)。

表 19-1 产房医院感染管理质量考核标准

项目	考核内容	分值	考核方法	检查结果	扣分
组织管理	1. 有健全的医院感染管理资料	5	1. 一项不健全扣 1 分		
	2. 科室医院感染管理小组成员职责明确		2. 一人职责不明确扣 1 分		
	3. 院感小组每月院感知识培训有记录及考核		3. 无培训考核记录扣 2 分		
人员、环境管理	4. 所有参与手术人员严格执行无菌技术操作规程	20	4. 一人次不符合要求扣 2 分		
	5. 进入分娩区更衣、换鞋。出产房穿外出衣及换鞋		5. 一人次不符合要求扣 2 分		
	6. 发生职业暴露时及时处理、报告。严格执行职业防护制度，做好个人防护		6. 未及时处理、报告各扣 1 分。一项不符合扣 1 分		
	7. 采用湿式清洁，用厚地巾、擦拭布巾清洗、消毒、晾干备用		7. 一项不符合要求扣 1 分		

项目	考核内容	分值	考核方法	检查结果	扣分
手卫生	8. 查看操作时的手卫生执行情况	10	8. 一人次未执行扣1分，方法不正确扣1分		
	9. 洗手设施完好齐全，手消毒剂、干手物品合格		9. 一项不符合要求扣1分		
消毒灭菌	10. 每日接产前后或连台之间应及时消毒，遇污染随时清洁消毒	60	10. 一次未执行消毒扣2分		
	11. 每日紫外线消毒一次，每次1 h，紫外线灯管每周用75％乙醇擦拭一次，有记录，有累计时间记录		11. 一项不符合要求扣2分		
	12. 助产器械及物品必须一用一灭菌		12. 一件物品不符合要求扣2分		
	13. 使用者应检查灭菌包合格后方能使用，包外六项标识粘贴于产程记录单背面		13. 一项不符合要求扣2分		
	14. 接生或手术前，严格外科手消毒，穿无菌手术衣，戴无菌手套		14. 一项不符合要求扣2分		
	15. 备断脐专用剪及无菌纱布、棉签、无菌手套等		15. 一项不符合要求扣2分		
	16. 手术或接产中避免不必要的人员活动和进出		16. 不符合要求扣1分		
	17. 吸引器、吸引瓶及吸引管等使用后，及时清洗、消毒或灭菌，干燥保存		17. 一项未及时清洗消毒扣2分，未干燥保存扣1分		
	18. 持物筒、持物钳灭菌干燥保存，每台更换一套		18. 不符合要求扣2分		
	19. 无过期物品：无菌物品、一次性医疗用品、消毒剂、指示卡		19. 发现一件过期物品扣3分		
	20. 无菌物品、一次性医疗用品存放符合要求(分类分层放置，无菌物品上层)		20. 一件存放不符合要求扣1分		
	21. 接产完毕进行终末消毒。传染病患者接产完毕，进行彻底终末消毒		21. 一次未终末消毒扣1分		
	22. 经血传播病原体、分枝杆菌、细菌芽孢污染的地面及物体表面用2000 mg/L含氯消毒剂消毒		22. 不符合要求扣1分		

续表

项目	考核内容	分值	考核方法	检查结果	扣分
医疗废物管理	23. 医疗废物分类放置，损伤性废物置于锐器盒内	5	23. 发现一次分类不清扣 2 分		
	24. 感染性废物置于专用黄色塑料袋内，传染性废物置于双层黄色垃圾袋内		24. 发现一次放置错误扣 2 分		
	25. 容器满 3/4 时及时封闭，正确填写和粘贴标签，存放于指定位置。与接收医疗废物人员双签字		25. 一项不符合要求各扣 1 分		
合计		100	得分		

第二节　母婴同室医院感染的预防与控制

保护、促进和支持母乳喂养已成为国际共识和普遍要求，自 1992 年以来，我国开展了大规模的以促进母乳喂养、创建爱婴医院为起点的爱婴行动，在世界卫生组织和联合国儿童发展基金会的倡导下，我国创建了 7300 多家爱婴医院，实行母婴同室，早吸吮、早开奶。2011 年，国务院颁布了《中国儿童发展纲要》(2011—2020 年)，要求 0—6 个月婴儿纯母乳喂养率达到 50 % 以上。母婴同室的母乳喂养率明显高于非母婴同室者，但也给医院感染管理带来了新的问题。因此，为了保证母婴双方安全和健康，除了对产妇加强哺乳、育儿及预防疾病的卫生教育外，还必须施行严格的感染管理。

为了实现我国政府对国际社会的承诺及《九十年代中国儿童发展规划纲要》的目标，自 1992 年以来，我国开展了大规模的以促进母乳喂养、创建爱婴医院为起点的爱婴行动，更新和改变了医护人员对母乳喂养的知识、态度和行为。改革了传统的产，儿科制度，实行母婴同室、早吸吮、早开奶。因为母婴同室，可以各方面满足新生儿心理和生理上的需要，保证按需哺乳、有利于母子感情交流，便于学会护理婴儿和及早发现异常，对新生儿的身心发育具有不可取代的促进作用，但也给医院感染管理带来了新的问题。因此，为了保证母婴双方安全和健康，除了对产妇加强哺乳、育儿及预防疾病的卫生教育外，还必须施行严格的感染管理。

一、母婴同室的收护对象

(1)本院分娩的产妇及婴儿，阴道产、剖宫产均应送入母婴同室或家庭化病房有严重病并发症，心力衰竭者暂住高危病房，待平稳后进入母婴同室病房。

(2)高危新生儿母亲不提前出院，允许进入 NICU 喂奶或挤奶。

（3）新生儿病房也可实施母婴同室。

（4）婴儿不属隔离情况者要就地治疗，不离开母婴同室。

二、母、婴免疫力传递

胎儿在子宫内一般是处于无菌环境，除非发生感染，否则不与任何异物抗原接触，出生时已具有免疫功能，但由于缺乏抗原刺激，尚处不活跃状态，几乎不能大量生成抗体。因此，在子宫内及出生后婴儿均依赖来自母体的免疫力，出生后随着抗原刺激，婴儿的免疫系统迅速发育。新生儿期的抗原刺激是至关重要的。主要的刺激抗原来自肠道的正常菌群，因此，如何使新生儿建立起这一菌群是有重要意义的。

（一）母体的免疫力传给婴儿的 4 条途径

（1）IgG 的跨胎盘传递。

（2）母乳的 IgA 和 IgM。

（3）通过胎盘的 T 细胞受体。

（4）排至羊水中的 IgA，IgM 及巨噬细胞。

（二）母乳中 IgA 的作用

（1）与肠道中的细菌和病毒结合，阻止其与黏膜结合，由于 IgA 不激活补体，故无炎症反应。

（2）中和毒素及毒性作用。

（3）保护正常菌群不被免疫反应杀伤。可促进母亲菌群种植到婴儿体内。

（4）中和食物中的过敏原，防止过敏反应及自身免疫疾病。

因此，要转移母亲的免疫力到婴儿，一个基本内容是婴儿一开始进入子宫外生活就应该由母亲护养，婴儿应该与母亲密切接触，以便母亲菌丛转给婴儿。如因某种原因母亲不能在产后立即与婴儿接触，则应由父亲代替母亲提供菌丛，因为在很大程度上父母均有，产科工作人员应切记婴儿对于母亲菌丛是有防护的，而相反对于工作人员的菌丛或医院菌丛则是防护能力极小。香港的明爱医院母婴同室，由护士指导和监督产妇进行婴儿洗澡、称体重、脐带护理、扑粉和更衣等护理操作，有效地降低了新生儿室的感染发生率，也证实了上述观点。

三、母婴同室的消毒与隔离措施

除认真执行卫生部门和本地区等有关消毒隔离的各项规定外，应注意做到下述各项：

（一）工作人员管理

（1）工作人员须身体健康，无传染性疾病，患传染病者及时调离，严格无菌操作制度。

（2）每年对医务人员进行健康检查一次，每半年进行一次鼻咽拭子和粪便培养，如发现带菌状况出现应暂时调离母婴同室。健康档案在科室、体检科分别存档。

（3）凡患有急性呼吸道感染，胃肠炎，皮肤渗出性病灶和多重耐药菌株携带者，暂不得在母婴同室工作。

（4）工作人员进入母婴同室病房要求衣帽整齐、清洁、严格执行各项操作规程。

(二) 环境管理

(1)母婴同室房间每组母婴床位占地面积不少于 $5.5 \sim 6.5 m^2$，每个婴儿应有独立床位。

(2)母婴同室环境清洁、空气清新、通风良好，室内温度保持在 $22 \sim 24$ ℃，湿度 $50 \% \sim 60 \%$。

(3)地面每日用 500 mg/L 有效氯溶液湿拖两次，湿扫二次。每日流动空气消毒机消毒一次，上下午各开窗通风一次，每次至少 20 min，注意产妇及新生儿的保暖，防止感冒。

(4)床头柜等物每日用 500 mg/L 有效氯溶液擦洗一次。扫床毛巾、擦床头柜抹布，做到一床一巾，一桌一布，用 500 mg/L 有效氯溶液消毒，清洗晾干后备用。住院较长病人，除每日晨晚间护理外，每周进行常规床单位消毒。

(5)物品、地面被血液、体液、排泄物污染时用 $1000 \sim 2000$ mg/L 含氯消毒液擦拭消毒。

(6)隔离病房收住传染性疾病的产妇(如 HBeAg 阳性孕产妇)。

(7)每月做空气、手、物体表面的微生物监测。

(三) 消毒隔离制度

(1)产妇哺乳前应洗手，清洁乳头，哺乳用具，一婴一用一消毒，隔离婴儿用具单独使用及消毒。

(2)婴儿洗澡水应为流动水。母婴同室中婴儿用眼药水、扑粉、油膏、淋浴液、浴巾、治疗用品等，应一婴一用，避免交叉使用。

(3)所有人在接触婴儿前后均需认真用流动水和肥皂洗手。

(4)如产妇发生急性呼吸道感染、病毒性肝炎、活动性单纯疱疹病毒感染或病因不明的发烧等症状时，应根据情况决定终止哺乳及与新生儿同室，以免感染新生儿。

(5)产妇及新生儿出院后，床单位、保温箱应进行终末消毒，并及时更换床上用品。

(6)重复使用的婴儿尿布应经压力蒸汽消毒后使用。不得在暖气片、楼梯扶手上晾晒，以防交叉感染。

(7)各种直接接触婴儿的检查器械如听诊器等应用 500 mg/L 有效氯溶液擦拭，注射器实行一人一针一管。

(8)母婴一方有感染性疾病时，应予隔离，产妇在传染病急性期，应暂停哺乳。

四、母婴同室的探视制度

(1)严格执行规定时间探视，每位产妇每次只允许一位家属探视，在传染性疾病流行期间，禁止探视。

(2)探视者应遵守母婴同室各项规章制度，任何人接触婴儿前必须清洁洗手或用手消毒剂消毒。不得任意将新生儿抱出室外，以防交叉感染。

(3)家属有感染性疾病不给予探视，有必要时在门口进行消毒。

(4)每次探视结束后，母婴同室应开窗通风，并进行相应的清洁消毒。

五、沐浴间的管理

对新生儿的皮肤护理应从出生后即开始，羊水中含有大量的 IgA 及 IgM，这与新生儿体表面一层油脂中的不饱和脂肪酸作用相结合，可以有效地防护皮肤感染及致病菌在皮肤上种植。国外一些专家主张新生儿出生后不马上洗澡，只用柔软温暖的纸巾擦掉血迹、粪迹就放在母亲或父亲处直接皮肤接触。根据我国的习惯，目前新生儿出生后仍进行洗浴，因此，母婴同室病房还应设立婴儿洗澡间，并应制定一整套的消毒隔离制度：

(1)室温应保持在 24~28 ℃，相对湿度 50 %~60 %，保持室内空气清新，每日沐浴前、沐浴后沐浴室应开窗通风，保持室内空气清新干燥，每日臭氧消毒机空气消毒一次，每次 2 h。

(2)护理人员给婴儿洗澡前，应洗手，更换刷手衣，穿防水围裙或罩袍。

(3)婴儿换下衣服、包被、尿布应分别放置于固定容器内。

(4)婴儿洗澡水应为流动水，水温 38~40 ℃，淋浴用具每人一套，用后消毒。

(5)每日沐浴结束后应清洗消毒沐浴用品，如沐浴池、沐浴喷头、沐浴垫、防水围裙等，用 500 mg/L 含氯消毒液浸泡消毒 30 min，然后用清水冲洗干净；更换拆裤台与打裤台上的各种物品，并清洁擦拭台面、体重秤等。

(6)使用后的毛巾应清洗消毒，压力蒸汽灭菌；游泳池使用一次性泳池套，一人一用一换，游泳圈一人一用一消毒。

(7)治疗、护理用品如眼药水、粉扑、油膏等应一人一用，有效期内使用。

(8)沐浴液等沐浴用品使用时瓶口应避免接触新生儿和工作人员，使用中应避免污染。

(9)沐浴室每日做小卫生，每周做大卫生。定期对沐浴室墙壁、天花板、空调等进行清洗消毒。

(10)每月对沐浴室空气、物表、新生儿物品及工作人员手进行环境卫生学及消毒效果监测，达到《医院消毒卫生标准》要求。

六、母婴同室配奶区管理制度

(一)环境及工作人员要求

(1)配奶区为清洁区，工作人员配奶前应先洗手、戴口罩。

(2)配奶前应在单独的配奶间或清洁区独立的配奶车或配奶台上完成(母婴同室)。

(3)配奶室内每日紫外线照射并登记，配奶区物表每日用 250 ml/L 含氯消毒剂擦拭，并保证清洁。

(4)配奶室温度在 22~24 ℃，温度 50 %~60 %。

(二)奶具管理

(1)奶瓶、奶嘴、喂奶杯、搅拌勺均需做到一婴一瓶一杯一勺，一用一清洗一消毒，不得混用。

(2)配方奶应现配现用，剩余奶及时弃掉。

(3)配方奶粉外包装应遮挡厂家标志，开启后注明开瓶时间及过期时间，干燥、阴凉处保存有效期为一月。配奶用的量勺不得存放在奶粉罐内，应单独放置于无菌罐内，无菌罐 24 h 更换。即使奶粉分装到无菌罐中无菌罐也应 24 h 更换一次。

(4)每季度做一次物体表面(消毒后的喂奶杯、搅拌勺或奶瓶、奶嘴等)消毒效果监测并记录。

(5)严格执行物品消毒规定，奶瓶刷应每日用 500ml/L 含氯消毒剂浸泡消毒，消毒后应用清水冲洗，后悬挂晾干。

(6)工作人员应掌握并严格执行消毒锅消毒规范和操作流程，定期检查消毒锅性能并做记录。

(7)有条件者由消毒供应中心单独包装，高压灭菌。

第三节　产房、母婴同室的质量监测

产房、母婴同室感染管理的重点之一是对易感环节进行质量监测，其主要内容有以下几方面：

(1)严格手卫生制度，定期进行质量检测要求到达洗手后手上的细菌数不得超过 5 cfu/cm^2，洗手后的手部无细菌生长。

(2)定期对使用中的消毒液进行浓度测定和细菌学监控，要求达到合格标准，灭菌剂应无细菌生长。

(3)敷料包和器械包尺寸合格。包布应完整、清洁、无湿包，包装外有灭菌日期及指示胶带。大、中型包中央的化学指示卡监测合格(变色均匀一致)方可使用。

(4)母婴同室每季度进行一次空气细菌培养，分娩室内的空气每个月进行一次细菌培养。

(5)母婴同室，分娩室内物体表面和医护人员的手不得检出致病菌，细菌数不得超过 5 cfu/cm^2。每季度监测一次。

(谭志华)

第二十章 消毒供应中心

第一节 CSSD 与医院感染

消毒供应中心(CSSD)是指医院内承担各科室所有重复使用诊疗器械、器具和物品清洗、消毒、灭菌以及无菌物品供应的部门。消毒供应中心是医院消毒灭菌系统的重要组成部分,是预防和控制医院感染的核心部门,是承担医院消毒灭菌、向临床科室提供灭菌器械,无菌医疗用品的重要生产基地。无论规模大小,其工作直接影响着医疗质量、患者和医护人员的安全,与医院感染有密切的关系。

近年来,临床医学迅速发展,分工细化,各种介入性诊断、治疗方法广泛开展,微创手术、移植或置换等诊疗技术普遍应用,在提高医疗水平的同时也增加了患者发生医院感染(医源性感染)的风险。科学技术助力诊疗技术的发展,相互交融,使诊疗器械从以往单一的金属材质发展为集光学、电子等技术于一身、并由混合材质(金属、塑胶等)构成的复合性产品,结构复杂,管腔类器械增多,增加了处置难度。为此,各种器械、器具及用品使用后的清洗、消毒或灭菌,成为医院感染(医源性感染)预防与控制的重要课题,医院消毒供应中心成为医院感染管理的重点部门。

我国对医院消毒供应工作比较重视,为加强医院管理,贯彻和落实《传染病防治法》《医院感染管理办法》,卫生计生委于 2006 年建立了卫计委医院感染控制标准专业委员会。于 2009 年颁布实施了医院消毒供应中心"新国标",即《管理规范、清洗消毒及灭菌技术操作规范、清洗消毒及灭菌效果监测标准》3 项强制性卫生行业标准(卫通〔2009〕10号),于 2016 年重新修订发布,2017 年 6 月 1 日实施。为此,对医院消毒供应中心的工作要求也在不断提高。加强医院 CSSD 的管理,对有效降低医院感染,保证医疗安全具有重要意义。

第二节 建筑与布局

一、建筑要求

(一)基本原则

医院 CSSD 的新建、扩建和改建,应遵循医院感染预防与控制的原则,遵守国家法律法规对医院建筑和职业防护的相关要求，进行充分论证。

（二）基本要求

（1）CSSD 宜接近手术室、产房和临床科室，或与手术室之间有物品直接传递专用通道，不宜建在地下室或半地下室。

（2）周围环境应清洁、无污染源，区域相对独立；内部通风，采光良好。

（3）建筑面积应符合医院建设方面的有关规定并与医院的规模、性质、任务相适应，兼顾未来发展规划的需要。

（4）建筑布局应分为辅助区和工作区域。

① 辅助区域包括工作人员更衣室、值班室、办公室、休息室、卫生间等。工作区域包括去污区、检查包装及灭菌区（含独立的敷料制备或包装间）和无菌物品存放区。

② 工作区域划分应遵循如下基本原则。包括：a. 物品由污到洁，不交叉、不逆流；b. 空气流向由洁到污，采用机械通风的，去污区保持相对负压，检查包装及灭菌区保持相对正压。

③ 工作区域温度、相对湿度、机械通风的换气次数应符合表 20-1 的要求；照明宜符合表 20-2 的要求。

表 20-1　　　　**工作区域温度、相对湿度及机械通风换气次数要求**

工作区域	温度（℃）	相对湿度（%）	换气次数（次/小时）
去污区	16~21	30~60	10
检查、包装及灭菌区	20~23	30~60	10
无菌物品存放区	低于 24	低于 70	4~10

表 20-2　　　　　　　　　　**工作区域照明要求**

工作面/功能	最低照度（lx）	平均照度（lx）	最高照度（lx）
普通检查	500	750	1000
精密检查	1000	1500	2000
清洗池	500	750	1000
普通工作区域	200	300	500
无菌物品存放区域	200	300	500

④ 工作区域中化学物质浓度应符合 GBZ 2.1—2007 的要求。

⑤ 工作区域设计与材料要求。包括：a. 去污区、检查包装及灭菌区和无菌物品存放区之间应设实际屏障。b. 去污区与检查包装及灭菌区之间应设物品传递窗；并分别设人员出入缓冲间（带）。c. 缓冲间（带）应设洗手设施，采用非手触式水龙头开关。无菌物品存放区内不应设洗手池。d. 检查包装及灭菌区设专用洁具间应采用封闭式设计。e. 工作区域的天花板、墙壁应无裂隙，不落尘，便于清洗和消毒；地面与墙面踢脚及所有阴角均

应为弧形设计；电源插座应采用防水安全型；地面应防滑、易清洗、耐腐蚀；地漏应采用防返溢式；污水应集中至医院污水处理系统。

第三节　人员管理

人员管理的重要原则是科学使用人力资源，根据工作规律，合理安排上班时间和人员。落实层级岗位管理，发挥各级人员的主观能动性，注重人员培训管理，提高人力资源的核心能力，建立良好的专业技术团队。

(1)医院应根据 CSSD 的工作量及各岗位需求，科学、合理配置具有执业资格的护士、消毒员和其他工作人员。

(2)CSSD 的工作人员应当接受与岗位职责相应的岗位培训，正确掌握以下知识与技能：

① 各类诊疗器械、器具和物品的清洗、消毒、灭菌的知识与技能。

② 相关清洗、消毒、灭菌设备的操作规程。

③ 职业安全防护原则和方法。

④ 医院感染预防与控制的相关知识。

⑤ 相关的法律、法规、标准、规范。

(3)应建立 CSSD 工作人员的继续教育制度，根据专业进展，开展培训，更新知识。

第四节　设备、设施和耗材

一、设备、设施

(1)清洗消毒设备及设施。医院应根据 CSSD 的规模、任务及工作量，合理配置清洗消毒设备及配套设施。设备、设施应符合国家相关标准或规定。

① 应配有污物回收器具、分类台、手工清洗池、压力水枪、压力气枪、超声清洗装置、干燥设备及相应清洗用品等。

② 应配备机械清洗消毒设备。

(2)检查、包装设备。应配有器械检查台、包装台、器械柜、敷料柜、包装材料切割机、医用热封机、清洁物品装载设备及带光源放大镜、压力气枪、绝缘检测仪等。

(3)灭菌设备及设施。应配有压力蒸汽灭菌器和无菌物品装、卸载设备等。根据需要配备灭菌蒸汽发生器、干热灭菌和低温灭菌及相应的监测设备。各类灭菌设备应符合国家相关标准，并设有配套的辅助设备。

(4)应配有水处理设备。

(5)储存、发放设施：应配备无菌物品存放设施及运送器具等。

(6)宜在环氧乙烷、过氧化氢低温等离子、低温甲醛蒸汽灭菌等工作区域配置相应环境有害气体浓度超标报警器。

（7）防护用品。包括：①根据工作岗位的不同需要，应配备相应的个人防护用品，包括圆帽、口罩、隔离衣或防水围裙、手套、专用鞋、护目镜、面罩等。②去污区应配置洗眼装置。

二、耗材要求

(一)医用清洗剂

应符合国家相关标准和规定。根据器械的材质、污染物种类，选择适宜的清洁剂，使用遵循厂家产品说明书。

（1）碱性清洗剂：pH>7.5，对各种有机物有较好的去除作用，对金属腐蚀性小，不会加快返锈的现象。

（2）中性清洗剂：pH6.5~7.5，对金属无腐蚀。

（3）酸性清洗剂：pH<6.5，对无机固体粒子有较好的溶解去除作用，对金属物品的腐蚀性小。

（4）酶清洗剂：含酶的清洗剂，有较强的去污能力，能快速分解蛋白质等多种有机污染物。

(二)消毒剂

应符合国家相关标准和规定，并对器械腐蚀性较低。

(三)医用润滑剂

应为水溶性，与人体组织有较好的相容性。不应影响灭菌介质的穿透性和器械的机械性能。

(四)包装材料

（1）最终灭菌医疗器械包装材料应符合 GB/T 19633—2015 的要求。皱纹纸、无纺布、纺织品还应符合 YY/T 0698.2—2009 的要求；纸袋还应符合 YY/T 0698.4—2009 的要求；纸塑袋还应符合 YY/T 0698.5—2009 的要求；硬质容器还应符合 YY/T 0698.8—2009 的要求。

（2）普通棉布应为非漂白织物，除四边外不应有缝线，不应缝补；初次使用前应高温洗涤，脱脂去浆。

（3）开放式储槽不应用作无菌物品的最终灭菌包装材料。

(五)消毒灭菌监测材料

应符合国家相关标准和规定，在有效期内使用。自制测试标准包应符合 WS/T 367—2012 的相关要求。

三、水与蒸汽质量要求

（1）清洗用水：应有自来水、热水、软水、经纯化的水供应。自来水水质应符合 GB 5749—2006 的规定；终末漂洗用水的电导率应≤15 μS/cm(25 ℃)。

（2）灭菌蒸汽：灭菌蒸汽供给水的质量指标符合相关规定。蒸汽冷凝物用于反映压力蒸汽灭菌器蒸汽的质量，主要指标符合相关规定。

第五节　清洗、消毒与灭菌

一、诊疗器械、器具和物品处理的基本要求

(1)通常情况下应遵循先清洗后消毒的处理程序。被朊毒体、气性坏疽及突发原因不明的传染病病原体污染的诊疗器械、器具和物品应遵循 WS/T 367—2012 的规定进行处理。

(2)应按照物品的危险等级,选择清洗、消毒或灭菌处理方法。

(3)清洗、消毒、灭菌效果的监测应符合 WS 310.3—2016 的规定。

(4)耐湿、耐热的器械、器具和物品,应首选热力消毒或灭菌方法。

(5)应遵循标准预防的原则进行清洗、消毒、灭菌,消毒供应中心不同区域人员防护着装要求应符合相关规定。

(6)设备、器械、物品及耗材使用应遵循生产厂家的使用说明或指导手册。

(7)外来医疗器械及植入物的处置应符合以下要求。

① CSSD 应根据手术通知单接收外来医疗器械及植入物;依据器械供应商提供的器械清单,双方共同清点核查、确认、签名,记录应保存备查。

② 应要求器械供应商送达的外来医疗器械、植入物及盛装容器清洁。

③ 应遵循器械供应商提供的外来医疗器械与植入物的清洗、消毒、包装、灭菌方法和参数。急诊手术器械应及时处理。

④ 使用后的外来医疗器械,应由 CSSD 清洗消毒后方可交器械供应商。

二、诊疗器械、器具和物品处理的操作流程

(一)回收

(1)使用者应将重复使用的诊疗器械、器具和物品与一次性使用物品分开放置;重复使用的诊疗器械、器具和物品直接置于封闭的容器中,精密器械应采用保护措施,由消毒供应中心集中回收处理;被朊病毒、气性坏疽及突发原因不明的传染病病原体污染的诊疗器械、器具和物品,使用者应双层封闭包装并标明感染性疾病名称,由消毒供应中心单独回收处理。

(2)使用者应在使用后及时去除诊疗器械、器具和物品上的明显污物,根据需要做保湿处理。

(3)不应在诊疗场所对污染的诊疗器械、器具和物品进行清点,应采用封闭方式回收,避免反复装卸。

(4)回收工具每次使用后应清洗、消毒,干燥备用。

(二)分类

(1)应在消毒供应中心的去污区进行诊疗器械、器具和物品的清点、核查。

(2)应根据器械物品材质、精密程度等进行分类处理。

（三）清洗

（1）清洗方法包括机械清洗和手工清洗。

（2）机械清洗适用于大部分常规器械的清洗。手工清洗适用于精密、复杂器械的清洗和有机物污染较重器械的初步处理。

（3）清洗步骤包括冲洗、洗涤、漂洗、终末漂洗。清洗操作及注意事项应符合相关要求。

（4）精密器械的清洗，应遵循生产厂家提供的使用说明或指导手册。

（四）消毒

（1）清洗后的器械、器具和物品应进行消毒处理。方法首选机械湿热消毒，也可采用75%乙醇、酸性氧化电位水或其他消毒剂进行消毒。

（2）湿热消毒应采用经纯化的水，电导率≤15 μS/cm（25 ℃）。

（3）湿热消毒方法的温度、时间应符合表20-3的要求。消毒后直接使用的诊疗器械、器具和物品，湿热消毒温度应≥90 ℃，时间≥5 min，或 A_0 值≥3000；消毒后继续灭菌处理的，其湿热消毒温度应≥90 ℃，时间≥1 min，或 A_0 值≥600。

（4）酸性氧化电位水的应用应符合要求；其他消毒剂的应用遵循产品说明书。

表 20-3 湿热消毒的温度与时间

湿热消毒方法	温度（℃）	最短消毒时间（min）
消毒后直接使用	93	2.5
	90	5
消毒后继续灭菌处理	90	1
	80	10
	75	30
	70	100

（五）干燥

（1）宜首选干燥设备进行干燥处理。根据器械的材质选择适宜的干燥温度，金属类干燥温度70~90 ℃；塑胶类干燥温度65~75 ℃。

（2）不耐热器械、器具和物品可使用消毒的低纤维絮擦布、压力气枪或≥95%乙醇进行干燥处理。

（3）管腔器械内的残留水迹，可用压力气枪等进行干燥处理。

（4）不应使用自然干燥方法进行干燥。

（六）器械检查与保养

（1）应采用目测或使用带光源放大镜对干燥后的每件器械、器具和物品进行检查。器械表面及其关节、齿牙处应光洁，无血渍、污渍、水垢等残留物质和锈斑；功能完好，无损毁。

（2）清洗质量不合格的，应重新处理；器械功能损毁或锈蚀严重，应及时维修或报废。

（3）带电源器械应进行绝缘性能等安全性检查。

（4）应使用医用润滑剂进行器械保养。不应使用石蜡油等非水溶性的产品作为润滑剂。

（七）包装

（1）包装应符合 GB/T 19633—2015 的要求。

（2）包装包括装配、包装、封包、注明标识等步骤。器械与敷料应分室包装。

（3）包装前应依据器械装配的技术规程或图示，核对器械的种类、规格和数量。

（4）手术器械应摆放在篮筐或有孔的托盘中进行配套包装。

（5）手术所用盘、盆、碗等器皿，宜与手术器械分开包装。

（6）剪刀和血管钳等轴节类器械不应完全锁扣。有盖的器皿应开盖，摆放的器皿间应用吸湿布、纱布或医用吸水纸隔开，包内容器开口朝向一致；管腔类物品应盘绕放置，保持管腔通畅；精细器械、锐器等应采取保护措施。

（7）压力蒸汽灭菌包重量要求：器械包重量不宜超过 7kg，敷料包重量不宜超过 5 kg。

（8）压力蒸汽灭菌包体积要求：下排气压力蒸汽灭菌器不宜超过 30 cm×30 cm×25 cm；预真空压力蒸汽灭菌器不宜超过 30 cm×30 cm×50 cm。

（9）灭菌物品包装分为闭合式包装和密封式包装。包装方法及要求如下：

① 手术器械若采用闭合式包装方法，应由 2 层包装材料分 2 次包装。

② 密封式包装方法应采用纸袋、纸塑袋等材料。

③ 硬质容器的使用与操作，应遵循生产厂家的使用说明或指导手册，并符合相关要求。每次使用后应清洗、消毒和干燥。

④ 普通棉布包装材料应一用一清洗，无污渍，灯光检查无破损。

（10）封包要求如下。

① 包外应设有灭菌化学指示物。高度危险性物品灭菌包内还应放置包内化学指示物；如果透过包装材料可直接观察包内灭菌化学指示物的颜色变化，则不必放置包外灭菌化学指示物。

② 闭合式包装应使用专用胶带、胶带长度应与灭菌包体积、重量相适宜，松紧适度。封包应严密，保持闭合完好性。

③ 纸塑袋、纸袋等密封包装其密封宽度应≥6 mm，包内器械距包装袋封口处≥2.5 cm。

④ 医用热封机在每日使用前应检查参数的准确性和闭合完好性。

⑤ 硬质容器应设置安全闭锁装置，无菌屏障完整性破坏后应可识别。

⑥ 灭菌物品包装的标识应注明物品名称、包装者等内容。灭菌前注明灭菌器编号、灭菌批次、灭菌日期和失效日期等相关信息。标识应具有可追溯性。

（八）灭菌

1. 压力蒸汽灭菌

（1）耐湿、耐热的器械、器具和物品应首选压力蒸汽灭菌。

（2）应根据待灭菌物品选择适宜的压力蒸汽灭菌器和灭菌程序。常规灭菌周期包括预排气、灭菌、后排气和干燥等过程。快速压力蒸汽灭菌程序不应作为物品的常规灭菌程序，应在紧急情况下使用，使用方法遵循 WS/T 367—2012 的要求。

（3）灭菌器操作方法应遵循生产厂家的使用说明或指导手册。

（4）压力蒸汽灭菌器蒸汽和水的质量遵循规范要求。

（5）管腔器械不应使用下排气压力蒸汽灭菌方式进行灭菌。

（6）压力蒸汽灭菌器灭菌参数见表 20-4。硬质容器和超重的组合式手术器械，应由供应商提供灭菌参数。

表 20-4　　　　　　　　　　　压力蒸汽灭菌器灭菌参数

设备类别	物品类别	灭菌设定温度/℃	最短灭菌时间/min	压力参考范围/kPa
下排气式	敷料	121	30	102.8~122.9
	器械		20	184.4~210.7
预真空式	器械、敷料	132~134	4	201.7~229.3

（7）硬质容器和超大超重包装，应遵循厂家提供的灭菌参数。

（8）压力蒸汽灭菌器操作程序包括灭菌前准备、灭菌物品装载、灭菌操作、无菌物品卸载和灭菌效果的监测等步骤。具体如下：

① 灭菌前准备。包括：a. 每天设备运行前应进行安全检查，包括灭菌器压力表处在"零"的位置；记录打印装置处于备用状态；灭菌器柜门密封圈平整无损坏，柜门安全锁扣灵活、安全有效；灭菌柜内冷凝水排出口通畅，柜内壁清洁；电源、水源、蒸汽、压缩空气等运行条件符合设备要求。b. 遵循产品说明书对灭菌器进行预热。c. 大型预真空压力蒸汽灭菌器应在每日开始灭菌运行前空载进行 B-D 试验。

② 灭菌物品装载。包括：a. 应使用专用灭菌架或篮筐装载灭菌物品。灭菌包之间应留间隙。b. 宜将同类材质的器械、器具和物品，置于同一批次进行灭菌。c. 材质不相同时，纺织类物品应放置于上层、竖放，金属器械类放置于下层。d. 手术器械包、硬式容器应平放；盆、盘、碗类物品应斜放，玻璃瓶等底部无孔的器皿类物品应倒立或侧放；纸袋、纸塑包装物品应侧放；利于蒸汽进入和冷空气排出。e. 选择下排气压力蒸汽灭菌程序时，大包宜摆放于上层，小包宜摆放于下层。

③ 灭菌操作。应观察并记录灭菌时的温度、压力和时间等灭菌参数及设备运行状况。

④ 无菌物品卸载。包括：a. 从灭菌器卸载取出的物品，冷却时间>30 min。b. 应确认灭菌过程合格，结果应符合 WS 310.3—2016 的要求。c. 应检查有无湿包，湿包不应储存与发放，分析原因并改进。d. 无菌包掉落地上或误放到不洁处应视为被污染。

⑤ 灭菌效果的监测。灭菌过程的监测应符合 WS 310.3—2016 中相关规定，见本章第六节。

2. 干热灭菌

适用于耐热、不耐湿、蒸汽或气体不能穿透物品的灭菌，如玻璃、油脂、粉剂等物品的灭菌。灭菌程序、参数及注意事项应符合 WS/T 367—2012 的规定，并应遵循生产厂家使用说明书。

3. 低温灭菌

(1)常用低温灭菌方法主要包括：环氧乙烷灭菌、过氧化氢低温等离子体灭菌、低温甲醛蒸汽灭菌。

(2)低温灭菌适用于不耐热、不耐湿的器械、器具和物品的灭菌。

(3)应符合以下基本要求。包括：①灭菌的器械、物品应清洗干净，并充分干燥。②灭菌程序、参数及注意事项符合 WS/T 367—2012 的规定，并应遵循生产厂家使用说明书。③灭菌装载应利于灭菌介质穿透。

(九)储存

(1)灭菌后物品应分类、分架存放在无菌物品存放区。一次性使用无菌物品应去除外包装后，进入无菌物品存放区。

(2)物品存放架或柜应距地面高度≥20 cm，距离墙≥5 cm，距天花板≥50 cm。

(3)物品放置应固定位置，设置标识。接触无菌物品前应洗手或手消毒。

(4)消毒后直接使用的物品应干燥、包装后专架存放。

(5)无菌物品存放要求。

① 无菌物品存放区环境的温度、湿度达到 WS 310.1—2016 的规定时，使用普通棉布材料包装的无菌物品有效期宜为 14d。

② 未达到环境标准时，使用普通棉布材料包装的无菌物品有效期不应超过 7d。

③ 医用一次性纸袋包装的无菌物品，有效期宜为 30d；使用一次性医用皱纹纸、医用无纺布包装的无菌物品，有效期宜为 180d；使用一次性纸塑带包装的无菌物品，有效期宜为 180d。硬质容器包装的无菌物品，有效期宜为 180d。

(十)无菌物品发放

(1)无菌物品发放时，应遵循先进先出的原则。

(2)发放时应确认无菌物品的有效性和包装完好性。植入物应在生物监测合格后，方可发放。紧急情况灭菌植入物时，使用含第 5 类化学指示物的生物 PCD 进行监测，化学指示物合格可提前放行，生物监测的结果应及时通报使用部门。

(3)应记录无菌物品发放日期、名称、数量、物品领用科室、灭菌日期等。

(4)运送无菌物品的器具使用后，应清洁处理，干燥存放。

第六节　监　　测

一、清洗、消毒与灭菌的效果监测要求及方法

(一) 通用要求

(1)应专人负责质量监测工作。

(2)应定期对医用清洗剂、消毒剂、清洗用水、医用润滑剂、包装材料等进行质量检查，检查结果应符合 WS 310.1—2016 的要求。

(3)应进行监测材料卫生安全评价报告及有效期等的检查，检查结果应符合要求。自制测试标准包应符合 WS/T 367—2012 的有关要求。

(4)应遵循设备生产厂家的使用说明或指导手册对清洗消毒器、封口机、灭菌器定期进行预防性维护与保养、日常清洁和检查。

(5)应按照以下要求进行设备的检测。

① 清洗消毒器应遵循生产厂家的使用说明或指导手册进行检测。

② 压力蒸汽灭菌器应每年对灭菌程序的温度、压力和时间进行检测。

③ 压力蒸汽灭菌器应定期对压力表和安全阀进行检测。

④ 干热灭菌器应每年用多点温度检测仪对灭菌器各层内、中、外各点的温度进行检测。

⑤ 低温灭菌器应每年定期遵循生产厂家的使用说明或指导手册进行检测。

⑥ 封口机应每年定期遵循生产厂家的使用说明或指导手册进行检测。

(二) 清洗质量的监测

1. 器械、器具和物品清洗质量的监测

(1)日常监测。在检查包装时进行，应目测和(或)和借助带光源放大镜检查。清洗后的器械表面及其关节、齿牙应光洁，无血渍、污渍、水垢等残留物质和锈斑。

(2)定期抽查。每月应至少随机抽查 3~5 个待灭菌包内全部物品的清洗质量，检查的内容同日常监测，并记录监测结果。

(3)清洗效果评价。可定期采用定量检测的方法，对诊疗器械、器具和物品的清洗效果进行评价。

2. 清洗消毒器及其质量的监测

(1)日常监测。应每批次监测清洗消毒器的物理参数及运转情况，并记录。

(2)定期监测。包括：①对清洗消毒器的清洗效果可每年采用清洗效果测试物进行监测。当清洗物品或清洗程序发生改变时，也可采用清洗效果测试指示物进行清洗效果的监测。②清洗效果测试物的监测方法应遵循生产厂家的使用说明或指导手册。

【注意事项】清洗消毒器新安装、更新、大修、更换清洗剂、改变消毒参数或装载方法等时，应遵循生产厂家的使用说明或指导手册进行检测，清洗消毒质量检测合格后，清洗消毒器方可使用。

(三) 消毒质量的监测

1. 湿热消毒

应监测、记录每次消毒的温度与时间或 A_0 值。监测结果应符合 WS 310.2—2016 的要求。应每年检测清洗消毒器的温度、时间等主要性能参数。结果应符合生产厂家的使用说明指导手册的要求。

2. 化学消毒

应根据消毒剂的种类特点，定期监测消毒剂的浓度、消毒时间和消毒时的温度并记录，结果应符合该消毒剂的规定。

3. 消毒效果监测

消毒后直接使用物品应每季度进行监测，监测方法及监测结果符合 GB 15982—2012 的要求。每次检测 3~5 件有代表性的物品。

(四)灭菌质量的监测

1. 原则

(1)对灭菌质量采用物理监测法、化学监测法和生物监测法进行,监测结果应符合标准的要求。

(2)物理监测不合格的灭菌物品不得发放,并应分析原因进行改进,直至监测结果符合要求。

(3)包外化学监测不合格的灭菌物品不得发放,包内化学监测不合格的灭菌物品和湿包不得使用。并应分析原因进行改进,直至监测结果符合要求。

(4)生物监测不合格时,应尽快召回上次生物监测合格以来所有尚未使用的灭菌物品,重新处理;并应分析不合格原因,改进后,生物监测连续3次合格后方可使用。

(5)植入物的灭菌应每批次进行生物监测。生物监测合格后,方可发放。

(6)使用特定的灭菌程序灭菌时,应使用相应的指示物进行检测。

(7)按照灭菌装载物品的种类,可选择具有代表性的PCD进行灭菌效果的监测。

(8)灭菌外来医疗器械、植入物、硬质容器、超大超重包,应遵循厂家提供的灭菌参数,首次灭菌时对灭菌参数和有效性进行测试,并进行湿包检查。

2. 压力蒸汽灭菌的监测

(1)物理监测法。

①日常监测:每次灭菌应连续监测并记录灭菌时的温度、压力和时间等灭菌参数。灭菌温度波动范围在+3 ℃内,时间满足最低灭菌时间的要求,同时应记录所有临界点的时间、温度与压力值,结果应符合灭菌的要求。

②定期监测:应每年用温度压力检测仪监测温度、压力和时间等参数,检测仪探头放置于最难灭菌部位。

(2)化学监测法。

①应进行包外、包内化学指示物监测。具体要求为灭菌包包外应有化学指示物,高度危险性物品包内应放置包内化学指示物,置于最难灭菌的部位。如果透过包装材料可直接观察包内化学指示物的颜色变化,则不必放置包外化学指示物。根据化学指示物颜色或形态等变化,判定是否达到灭菌合格要求。

②采用快速程序灭菌时,也应进行化学监测。直接将一片包内化学指示物置于待灭菌物品旁边进行化学监测。

(3)生物监测法。

①应每周监测一次,监测方法遵循相关标准的要求。

②紧急情况灭菌植入物时,使用含第5类化学指示物的生物PCD进行监测,化学指示物合格可提前放行,生物监测的结果应及时通报使用部门。

③采用新的包装材料和方法进行灭菌时应进行生物监测。

④小型压力蒸汽灭菌器因一般无标准生物监测包,应选择灭菌器常用的、有代表性的灭菌物品制作生物测试包或生物PCD,置于灭菌器最难灭菌的部位,且灭菌器应处于满载状态。生物监测包或生物PCD应侧放,体积大时可平放。

⑤采用快速程序灭菌时，应直接将一支生物指示物置于空载的灭菌器内，经一个灭菌周期后取出，规定条件下培养，观察结果。

⑥生物监测不合格时，应尽快召回上次生物监测合格以来所有尚未使用的灭菌物品，重新处理；并应分析不合格原因，改进后，生物监测连续3次合格后方可使用。

(4)B-D试验。

预真空(包括脉动真空)压力蒸汽灭菌器应每日开始灭菌运行前空载进行B-D测试，B-D测试合格后，灭菌器方可使用。B-D测试失败，应及时查找原因进行改进，监测合格后，灭菌器方可使用。小型压力蒸汽灭菌器的B-D试验应参照行业标准要求。

(5)灭菌器新安装、移位和大修后的监测：应进行物理监测、化学监测和生物监测。物理监测、化学监测通过后，生物监测应空载连续监测3次，监测合格后灭菌器方可使用，监测方法应符合行业标准的有关要求。对于小型压力蒸汽灭菌器，生物监测应满载连续监测3次，监测合格后，灭菌器方可使用。预真空(包括脉动真空)压力蒸汽灭菌器应进行B-D测试并重复3次，连续监测合格后，灭菌器方可使用。

3. 干热灭菌的监测

(1)物理监测法：每灭菌批次应进行物理监测。监测方法包括记录温度与持续时间。温度在设定时间内均达到预置温度，则物理监测合格。

(2)化学监测法：每一灭菌包外应使用包外化学指示物，每一灭菌包内应使用包内化学指示物，并置于最难灭菌的部位。对于未打包的物品，应使用一个或者多个包内化学指示物，放在待灭菌物品附近进行监测。经过一个灭菌周期后取出，据其颜色或形态的改变判断是否达到灭菌要求。

(3)生物监测法：应每周监测1次。

(4)新安装、移位和大修后的监测：应进行物理监测法、化学监测法和生物监测法监测(重复3次)，监测合格后，灭菌器方可使用。

4. 低温灭菌的监测

低温灭菌方法包括环氧乙烷灭菌法、过氧化氢等离子灭菌法和低温甲醛蒸气灭菌法等。

(1)原则。低温灭菌器新安装、移位、大修、灭菌失败、包装材料或被灭菌物品改变，应对灭菌效果进行重新评价，包括采用物理监测法、化学监测法和生物监测法进行监测(重复3次)，监测合格后，灭菌器方可使用。

(2)环氧乙烷灭菌的监测。包括：①物理监测法：每次灭菌应连续监测并记录灭菌时的温度、压力和时间等灭菌参数。灭菌参数符合灭菌器的使用说明或操作手册的要求。②化学监测法：每个灭菌物品包外应使用包外化学指示物，作为灭菌过程的标志，每包内最难灭菌位置放置包内化学指示物，通过观察其颜色变化，判定其是否达到灭菌合格要求。③生物监测法：每灭菌批次应进行生物监测。

(3)过氧化氢等离子灭菌的监测。包括：①物理监测法：每次灭菌应连续监测并记录每个灭菌周期的临界参数，如舱内压、温度、过氧化氢的浓度、电源输入和灭菌时间等灭菌参数。灭菌参数符合灭菌器的使用说明或操作手册的要求。可对过氧化氢浓度进行监测。②化学监测法：每个灭菌物品包外应使用包外化学指示物，作为灭菌过程的标志；每包内最难灭菌位置放置包内化学指示物，通过观察其颜色变化，判定其是否达到灭菌合格要求。③生物监测法：每天使用时应至少进行一次灭菌循环的生物监测，监测方法应符合国家的有关规定。

(4)低温甲醛蒸气灭菌的监测。包括：①物理监测法，每灭菌批次应进行物理监测。详细记录灭菌过程的参数，包括灭菌温度、湿度、压力与时间。灭菌参数符合灭菌器的使用说明或操作手册的要求。②化学监测法，每个灭菌物品包外应使用包外化学指示物，作为灭菌过程的标志；每包内最难灭菌位置放置包内化学指示物，通过观察其颜色变化，判定其是否达到灭菌合格要求。③生物监测法：应每周监测一次，监测方法应符合国家的有关规定。

(5)其他低温灭菌方法的监测要求及方法应符合国家有关标准的规定。

二、质量控制过程的记录与可追溯要求

(1)应建立清洗、消毒、灭菌操作的过程记录，内容包括：

① 应留存清洗消毒器和灭菌器运行参数打印资料或记录。

② 应记录灭菌器每次运行情况，包括灭菌日期、灭菌器编号、批次号、装载的主要物品、灭菌程序号、主要运行参数、操作员签名或代号，及灭菌质量的监测结果等，并存档。

(2)应对清洗、消毒、灭菌质量的日常监测和定期监测进行记录。

(3)记录应具有可追溯性，清洗、消毒监测资料和记录的保存期应≥6个月，灭菌质量监测资料和记录的保留期应≥3年。

(4)灭菌标识的要求。

① 灭菌包外应有标识，内容包括物品名称、检查打包者姓名或代号、灭菌器编号、批次号、灭菌日期、失效日期；或含有上述内容的信息标识。

② 使用者应检查并确认包内化学指示物是否合格、器械干燥、洁净等，合格后方可使用。同时将包外标识留存或记录于手术护理记录单上。

③ 如采用信息系统，手术器械包的标识使用后应随器械回到CSSD进行追溯记录。

(5)应建立持续质量改进制度及措施，发现问题及时处理，并应建立灭菌物品召回制度：

① 生物监测不合格时，应通知使用部门停止使用，并召回上次监测合格以来尚未使用的所有灭菌物品。同时应书面报告相关管理部门，说明召回的原因。

② 相关管理部门应通知使用部门对已使用该期间无菌物品的病人进行密切观察。

③ 检查灭菌过程的各个环节，查找灭菌失败的可能原因，并采取相应的改进措施后，重新进行生物监测3次，合格后该灭菌器方可正常使用。

④ 应对该事件的处理情况进行总结，并向相关管理部门汇报。

(6)应定期对监测资料进行总结分析，做到持续质量改进。

第七节　CSSD 的规范化

一、术语和定义

1. 消毒供应中心（central sterile supply department，CSSD）

医院内承担各科室所有重复使用诊疗器械、器具和物品清洗消毒灭菌以及无菌物品供应的部门。

2. CSSD 集中管理（central management）

CSSD 面积满足需求，重复使用的诊疗器械、器具和物品回收至 CSSD 集中进行清洗、消毒或灭菌的管理方式；如院区分散、CSSD 分别设置，或现有 CSSD 面积受限，已在手术室设置清洗消毒区域的医院，其清洗、消毒或灭菌工作集中由 CSSD 统一管理，依据相关规范处置的也属集中管理。

3. 去污区（decontamination area）

CSSD 内对重复使用的诊疗器械、器具和物品，进行回收、分类、清洗、消毒（包括运送器具的清洗消毒等）的区域，为污染区域。

4. 检查包装及灭菌区（inspection，packing and sterilization area）

CSSD 内对去污后的诊疗器械、器具和物品，进行检查、装配、包装及灭菌（包括敷料制作等）的区域，为清洁区域。

5. 无菌物品存放区（sterile storage area）

CSSD 内存放、保管、发放无菌物品的区域，为清洁区域。

6. 去污（decontamination）

去除被处理物品上的有机物、无机物和微生物的过程。

7. 植入物（implant）

放置于外科操作形成的或者生理存在的体腔中，留存时间为 30 d 或者以上的可植入性医疗器械。

8. 外来医疗器械（loaner）

由器械供应商租借给医院可重复使用，主要用于与植入物相关手术的器械。

二、管理要求

(一)医院

（1）应采取集中管理的方式，对所有需要消毒或灭菌后重复使用的诊疗器械、器具和物品由 CSSD 回收，集中清洗、消毒、灭菌和供应。

（2）内镜、口腔诊疗器械的清洗消毒，可以依据国家有关规定进行处理，也可集中由 CSSD 统一清洗、消毒（和）或灭菌。

（3）CSSD 应在院长或相关职能部门的直接领导下开展工作。

（4）应将 CSSD 纳入本机构的建设规划，使之与本机构的规模、任务和发展规划相适应；将消毒供应工作管理纳入医疗质量管理，保障医疗安全。

(5)宜将 CSSD 纳入本机构信息化建设规划，采用数字化信息系统对 CSSD 进行管理。

(6)医院对植入物与外来器械的处置及管理符合以下要求。

①应以制度明确相关职能部门、临床科室、手术室、CSSD 在植入物与外来医疗器械的管理、交接和清洗、消毒、灭菌及提前放行过程中的责任。

②使用前应由本院 CSSD 遵照相关规定清洗、消毒、灭菌与监测；使用后应经 CSSD 清洗消毒后方可交还。

③应与器械供应商签订协议，要求其做到：a. 提供植入物与外来医疗器械的说明书（内容应包括清洗、消毒、包装、灭菌方法与参数）。b. 应保证足够的处置时间，择期手术最晚应于术前日 15:00 前将器械送达 CSSD，急诊手术应及时送达。c. 应加强对 CSSD 人员关于植入物与外来医疗器械处置的培训。

(7)鼓励符合要求并有条件医院的 CSSD 为附近医疗机构提供消毒供应服务。

(8)采用其他医院或消毒服务机构提供消毒灭菌服务的医院，消毒管理应符合以下要求。

① 应对提供服务的医院或消毒服务机构的资质（包括具有医疗机构执业许可证或工商营业执照，并符合环保等有关部门管理规定）进行审核。

② 应对其 CSSD 分区、布局、设备设施、管理制度（含突发事件的应急预案）及诊疗器械回收、运输、清洗、消毒、灭菌操作流程等进行安全风险评估，签订协议，明确双方的职责。

③ 应建立诊疗器械、器具和物品交接与质量检查机验收制度，并设专人负责。

④ 应定期对其清洗、消毒、灭菌工作进行质量评价。

⑤ 应及时向消毒服务机构反馈质量验收、评价及使用过程存在的问题，并要求落实改进措施。

（二）相关部门管理职责与要求

(1)应在主管院长领导下，在各自职权范围内，履行对 CSSD 的相应管理职责。

(2)主管部门应履行以下职责。

① 会同相关部门，制定落实 CSSD 集中管理的方案与计划，研究、解决实施中的问题。

② 会同人事管理部门，根据 CSSD 的工作量合理调配工作人员。

③ 负责 CSSD 清洗、消毒、包装、灭菌等工作的质量管理，制定质量指标，并进行检查与评价。

④ 建立并落实对 CSSD 人员的岗位培训制度；将消毒供应专业知识、医院感染相关预防与控制知识及相关的法律、法规纳入 CSSD 人员的继续教育计划，并为其学习、交流创造条件。

(3)护理管理、医院感染管理、设备及后勤管理等部门，还应履行以下职责。

① 对 CSSD 清洗、消毒、灭菌工作和质量监测进行指导和监督，定期进行检查与评价。

② 发生可疑医疗器械所致的医源性感染时，组织、协调 CSSD 和相关部门进行调查分

析，提出改进措施。

③ 对 CSSD 新建、改建与扩建的设计方案进行卫生学审议；对清洗、消毒与灭菌设备的配置与质量指标提出意见。

④ 负责设备购置的审核(合格证、技术参数)；建立对厂家设备安装、检修的质量审核、验收制度；专人负责 CSSD 设备的维护和定期检修，并建立设备档案。

⑤ 保证 CSSD 的水、电、压缩空气及蒸汽的供给和质量，定期进行设施、管道的维护和检修。

⑥ 定期对 CSSD 所使用的各类数字登记表如压力表、温度表等进行校验，并记录备查。

(4)物资供应、教育及科研等其他部门，应在 CSSD 主管院长或职能部门的协调下履行相关职责，保障 CSSD 的工作需要。

(三) 消毒供应中心

(1)应建立健全岗位职责、操作规程、消毒隔离、质量管理、监测、设备管理、器械管理(包括外来医疗器械)及职业安全防护等管理制度和突发事件的应急预案。

(2)应建立植入物与外来医疗器械专岗负责制，人员应相对固定。

(3)应建立质量管理追溯制度，完善质量控制过程的相关记录。

(4)应定期对工作质量进行分析，落实持续改进。

(5)应建立与相关科室的联系制度，并主要做好以下工作。

① 主动了解各科室专业特点、常见的医院感染及原因、掌握专用器械、用品的结构、材质特点和处理要点。

② 对科室关于灭菌物品的意见有调查、反馈，落实，并有记录。

(四) 基本原则

(1)CSSD 的清洗消毒及监测工作应符合相关规范和标准。

(2)诊疗器械、器具和物品的再处理应符合使用后及时清洗、消毒、灭菌的程序，并符合以下要求。

① 进入人体无菌组织、器官、腔隙，或接触人体破损的皮肤、黏膜、组织的诊疗器械、器具和物品应进行灭菌。

② 接触完整皮肤、黏膜的诊疗器械、器具和物品应进行消毒。

③ 被朊毒体、气性坏疽及突发原因不明的传染病病原体污染的诊疗器械、器具和物品，应执行相关规定的处理流程。

第八节　CSSD 感染预防与控制措施

医院 CSSD 是污染医疗器械高度集中的场所，必须有效地控制导致医院感染的潜在污染源及传播途径，确保 CSSD 工作人员的职业安全和消毒灭菌物品的质量，避免医源性感染。

一、医疗物品管理原则

1. 污染物品处理原则

(1)处置污染医疗用品的基本原则。避免工作人员感染；保证器械处理质量；保证被处理物品的价值；应根据污染物品危险程度，采取正确的处理方法。

(2)所有回收的医疗器械均视为污染物。工作人员必须遵循标准预防技术，运用正确的方法进行处理。

(3)回收污染物品应及时处理。未能即时处理的置于密闭器具中暂存在去污区、防止污染环境。

(4)所有污染物品必须先彻底清洗，在清洗的基础上消毒或灭菌。

(5)去污区的工作人员、物品、容器必须经过有效的卫生处理，确定达到清洁标准，方可进入清洁区。

2. 待包装清洁物品处理原则

(1)所有待包装物品都应该确认清洁质量达到要求。复用器械需经过消毒程序，确认对工作人员及环境达到了安全水平。

(2)包装的器械必须是功能完好、干燥，包装后即予灭菌。

(3)不能或不需要及时灭菌的医疗器械，应置于清洁干燥的环境，避免微生物生长繁殖。

(4)待包装清洁物品在包装前必须经双人核对并签名，标识符合要求。

(5)包装台、空气及环境要做好清洁、通风。非工作人员及无关物品不得进入包装区，尽量减少尘埃、絮状物和其他可能导致污染的因素。

3. 灭菌后物品管理原则

(1)灭菌后物品放置于无菌物品存放间。保持空气清新，湿度控制在70%以下。

(2)无菌物品应放在开放式货架上，标识清楚，按照使用日期先后顺序分类放置。

(3)尽量减少无菌物品库存量。应按临床需要准备无菌物品，避免和减少物品过期。

(4)无菌物品发放前，必须认真审核。主要核对无菌物品的名称、灭菌日期、失效期、锅号锅次、操作者或代码、包外化学指示物等项目，还要检查外包装的完整性等，确认准确无误，方可发放。

(5)临床科室无菌物品的管理要求。无菌物品必须放于专用的器械柜，按照失效期先后顺序排列。每天对无菌物品进行定期检查，根据使用需要向CSSD申请无菌物品数量。接触无菌物品前应洗手，尽量避免对外包装的污染。

二、工作区域的消毒隔离

1. 去污区感染控制的原则

(1)工作人员要严格按照标准预防的原则做好个人防护。及时洗手、戴手套，清洗器械时应戴眼罩或面罩，穿防水的防护服。

(2)相对固定区内使用的设备、物品，所有物品及物品表面均应及时清洗和消毒。

(3)工作人员使用各种设备与设施，要严格按照消毒隔离技术原则进行操作。

（4）该区域气压应低于其他区域，传递窗处于关闭状态，防止气流逆流。

（5）所有物品彻底清洗、消毒后，方可进入清洁区。工作人员应经过更衣洗手后方可离开去污区。

（6）被污染的各种布类制品应放在密闭容器运送至洗衣房彻底清洗、消毒。

2. 检查包装及灭菌区感染控制的原则

（1）工作人员进入工作区域应洗手、换鞋，穿专用工作服及戴圆工作帽。

（2）保持该区域内空气清洁，物体表面及接触器械的物品和工作人员手的清洁状态。

（3）设有空调及机械通气设施，洁净 CSSD 在包装区内应保持相对正压。室内应严格控制温湿度，保持温度<25 ℃，相对湿度 45 %~60 %。

（4）外来物品运输工具不得直接进入包装及敷料间，传递窗处于常闭状态。

3. 无菌物品存放区感染控制的原则

（1）严格遵循无菌物品管理原则，所有进入无菌物品存放区的物品，应按照无菌物品标识的质量要求认真逐一复核，确认灭菌物品各项标识质量后，放进无菌物品架。杜绝不合格无菌医疗物品进入无菌物品发放区或发放至临床科室。

（2）取放无菌包时尽量使用灭菌篮筐，减少手接触无菌包次数。灭菌物品冷却后归类上架。无菌物品掉在地上或放置在不洁处，视为污染，不能作为无菌物品使用。发出的无菌物品不可再放回无菌物品存放间，需重新灭菌处理。

（3）无菌物品放置架距地面 20 cm，距天花板 50 cm，距墙壁>5 cm。按有效期先后顺序分类放置，先发近期，后发远期。

（4）室内环境保持干燥及恒温，室内温度维持在 24~26 ℃，湿度<70 %。空调通风口、滤风网应每周定期清洗，以保证空气质量。无菌物品存放架应定期擦拭清洗消毒，每天至少一次湿式清洁，地面采用清洗剂拖地，卫生工具单独使用，用后应做好清洗，晾干放置，保持通风，防止交叉感染。

（5）发放无菌物品路线较长时，应采用密闭容器进行运输。

三、标准预防

1. 标准预防的原则

（1）标准预防是指对所有病人的血液、体液及被血液体液污染的物品均视为具有传染性的病源物质，医务人员在接触这些物质时必须采取防护措施。CSSD 回收的所有物品均视为感染物品。接触、清洗及处理这些器械时，要遵循标准预防的原则。

（2）CSSD 标准预防的特点。既要防止血源性疾病的传播，也要防止非血源性疾病的传播；强调双向防护，既防止污染器械上的微生物传至工作人员，又防止工作人员将污染的微生物传至清洁物品及环境；CSSD 医院感染传播主要途径是接触传播和污染液体喷溅或气溶胶空气传播，应针对性地采取相应隔离措施。

2. 标准预防的实施

工作人员在去污区穿专用工作鞋、隔水防护服，接触污染物品时戴手套，接收和分类污染物品时应戴双层手套。清洗污染器械，特别是使用高压水枪易产生液体喷溅或气溶胶，增加感染的危险，应穿隔水防护服或围裙，戴口罩、护目镜或面罩。戴口罩、护目镜或面罩时应避免污染其内侧，一旦疑被污染应立即更换。

四、工作人员职业安全防护

CSSD 工作人员在工作过程中，常常涉及致病微生物的污染、锐器刺伤、化学伤及烫伤等多种职业伤害的危险，应落实职业安全防护措施。

（1）建立职业安全手册。

（2）在污染诊疗器械、器具和物品的回收、清洗等过程中应预防发生医务人员职业暴露。

（3）处理锐利器械和用具，应采取有效防护措施，避免或减少利器伤的发生。

（4）不同消毒、灭菌方法的防护。① 热力消毒、灭菌：操作人员接触高温物品和设备时应使用防烫的棉手套、着长袖工装；排除压力蒸汽灭菌器蒸汽泄漏故障时应进行防护，防止皮肤的灼伤。②紫外线消毒：应避免对人体的直接照射，必要时戴防护镜和穿防护服进行保护。③气体化学消毒、灭菌：应预防有毒有害消毒气体对人体的危害，使用环境应通风良好。对环氧乙烷灭菌应严防发生燃烧和爆炸。环氧乙烷、甲醛气体灭菌和臭氧消毒的工作场所，应定期检测空气中的浓度，并达到国家规定的要求。④液体化学消毒、灭菌：应防止过敏及对皮肤、黏膜的损伤。

（5）意外伤害按相关流程及时报告及处理。

（喻玲芳　肖向梅　王静）

第二十一章 口 腔 科

第一节 常见口腔科医院感染

口腔环境复杂，常常处于浸润状态，又有适宜的温度，是多种细菌，真菌和病毒的滋生地，还有一些长期存在的机械刺激因素，如尖锐牙尖及牙齿边缘，残根，残冠以及不良修复体等，进食时咀嚼摩擦，经常接受冷热温度或酸辣因素，这些原因均可使口腔黏膜受到威胁而致病。但由于人体具有自身抵抗力，如黏膜本身结构和机体天然抵抗力(免疫防御)，唾液作用也是抗病因素之一，因此绝大多数人并未发病。

口腔医院感染包括以下两种情况：口腔疾病患者直接接受诊疗而发送的医院感染，医务人员长期与病人近距离操作，易接触病人体液，血液及分泌物而引起医院感染。

一、流行病学与发病机制

(一)流行病学

口腔医院感染主要因口腔定植微生物的内源性感染所致，口腔科器械消毒灭菌不严格和污染也可引起。传播途径以接触传播为主，其次是经飞沫传播，咳嗽喷嚏甚至谈笑可以喷出含微生物的飞沫，口腔诊疗过程中极易造成对方吸入感染。常见易感因素如宿主的防御功能降低，如年老体弱或者长期患病，特别是重症疾病病人，或大手术后，大量应用免疫抑制剂和激素，不合理使用抗菌药物，代谢性或分泌性疾病尤其糖尿病等，是医院口腔感染较常见的危险因素。

(二)发病机制

口腔侵袭性操作不同程度地损伤黏膜及组织，且可使口腔内微生物生态环境发生改变。病人口腔定植，污染器械的微生物，以及牙科医生呼出的含菌溶胶等都可进入口腔创面，手术操作，麻醉药，含漱液等可能影响口腔表面细胞表面的纤维蛋白，暴露上皮细胞表面受体，增加 G^+ 菌的黏附和定植，如果患者免疫防御机制损害，则更易引起感染，甚至造成扩散。

二、常见临床表现和特征

(一)病毒感染
1. 上呼吸道感染

多数上呼吸道感染由病毒引起，如鼻病毒、冠状病毒、腺病毒、流感以及副流感病毒，柯萨奇 A 组等。作为口腔科诊疗相关的上呼吸道感染主要是咽炎和喉炎。

2. 疱疹病毒感染

原发性疱疹口炎是最常见的 I 型单纯疱疹病毒引起的口腔病损，可能表现为严重的龈口炎。急性疱疹性龈口炎，多数原发感染的临床症状不显著，6 岁以下儿童较多见，成人也不少见。原发性单纯疱疹感染，常有疱疹病毒接触史，潜伏期 4~7 d，后出现发热，头痛，疲乏，全身肌肉疼痛，咽喉肿痛等急性症状，颌下和颈上淋巴结肿大，触痛。经 1~2 d 前驱期，口腔黏膜广泛充血水肿，附着龈和边缘龈也有明显炎症损害；口腔黏膜任何部位都可发生成簇水疱，疱壁薄、透明，不久溃破，形成浅表溃疡，汇集成簇溃破后可引起大面积溃疡，易引起继发感染。

原发性疱疹感染愈合后，30 %~50 % 的病例可能复发。发生在唇或接近口唇处，又称复发性唇疱疹。主要有两个特征：损害总是以气疱开始，常为多个成簇疱，单个较少见；复发时，总是在原先发作的位置或邻近邻近原先发作过的位置。由于机体免疫性，复发者病损较局限，全身反应较轻。

带状疱疹病毒感染也可侵犯口腔颌面部三叉神经，损害可见于颌、眼、面颊、唇口、颏部、口内如颚、舌、颊、龈等部位，但多为单侧且不超过中线。胸腰腹、背部及四肢侵犯多限于一侧，少数可超过中线。可有全身症状，重者可并发肺炎，脑炎等，甚至死亡。病毒侵犯运动神经或睫状神经节，随部位的不同可有面瘫、外耳道疼痛、耳聋、涎腺分泌障碍等症状。

(二)细菌感染

1. 球菌性口炎

球菌性口炎因感染各种球菌引起，是急性感染性口炎的一种，因细菌种类的不同而呈现不同的病损特征。损害以假膜为特征，故又称膜性口炎或假膜性口炎。多见于婴幼儿，偶见于成人。

(1)葡萄球菌性口炎：为金黄色葡萄球菌引起的口炎，以牙龈为主要发病区。牙龈充血肿胀，有暗灰色薄假膜，舌缘、颊咬合线处多有充血水肿，多有尖锐灼痛。

(2)链球菌性口炎：常伴上呼吸道感染、发热、咽痛、头痛等。呈弥漫性急性龈口炎，受累组织鲜红色。唇、颊、软腭、口底、牙槽黏膜可见表浅上皮溃烂、口炎。

(3)肺炎球菌性口炎：好发于硬腭、口底、舌下及颊黏膜。黏膜充血水肿，伴银灰色假膜，呈散在斑块状，本病不常见，好发于冬末初春。

2. 坏死性溃疡性龈口炎

病原体为梭状杆菌和螺旋体，在口内两菌共生，单独则不易致病。本病常为复杂混合感染，可合并其他细菌如链球菌、丝状菌、产黑色素拟杆菌等。好发于前牙牙龈，临床特征为牙龈缘及龈乳头形成穿掘性坏死溃疡，可波及多颗牙齿，溃疡边缘不整，可融合成大片溃疡面。除牙龈外，可波及唇、颊、舌、腭、咽、口底等黏膜，局部为不规则坏死性深溃疡，上覆灰黄或黑色假膜，周围黏膜有明显充血水肿，触及易出血。

(三)真菌感染

1. 急性黏膜皮肤假丝酵母菌病

此为局部或全身的黏膜和皮肤的假丝酵母菌病。口腔假丝酵母菌病仅为表层感染，一般不发展为播散型内感染。

（1）急性假膜性假丝酵母菌病：又称鹅口疮或雪口。常为婴儿出生时经产道感染引起，成人少见。病变可发生于口腔任何部位，黏膜上出现乳白色绒状膜，为白色假丝酵母菌的菌丝坏死脱落的上皮汇集而成。轻时黏膜无明显变化，重则四周黏膜充血发红。绒状膜不易剥离，若剥离可渗血，不久有新绒膜形成。

（2）急性萎缩性假丝酵母菌病：表现为黏膜上出现外形弥散的红斑，以舌黏膜多见，严重时舌背黏膜为鲜红色且有舌乳头萎缩。两颊、上腭、口角也可发生红斑，唇部有时可见。

2. 慢性黏膜皮肤假丝酵母菌病

病因除常见的引起假丝酵母菌病的易感因素外，还可有遗传因素。常在婴儿期发病，偶见于成人。临床表现多样，可有组织萎缩或组织增生。

（四）HIV 艾滋病的口腔病变

艾滋病除表现有全身性疾病和体征外，其口腔病变表现有以下几种：

1. 真菌感染类

真菌感染类包括假丝酵母菌病、组织胞浆菌病、隐球菌病等。

2. 细菌感染类

细菌感染类包括坏死性牙龈炎、进行性牙周炎、放线菌病、肺炎杆菌感染、大肠杆菌感染、窦腔炎、颌下蜂窝织炎，但口腔表现并不明显。

3. 病毒感染类

病毒感染类包括疱疹性口炎、CMV 感染、EBV 感染、HZV 感染、HPV 感染以及 HIV 感染。

4. 口腔感染

曾有研究报道一起播散型鸟分枝杆菌引起的口腔溃疡，特点是溃疡边缘硬，骨质有坏死。

5. HIV 相关性牙周炎

临床上早期表现为龈乳头坏死，溃疡，疼痛及出血，随后迅速破坏牙周附着及骨组织。

6. 艾滋病坏疽性口腔炎

常见艾滋病的口腔损害包括假丝酵母菌性口炎、卡波西肉瘤病、黏膜白斑和疱疹。少见者如肉赘，急性坏死性溃疡性牙龈炎和肉芽肿病。坏疽性口腔炎为罕见综合征，临床表现如口腔严重水肿、牙龈炎，不能进食及说话，并有慢性腹泻和体重减轻，可闻到口腔恶臭味，两侧蜂窝织炎延伸至上颌骨处。

三、口腔科医院感染诊断

口腔医院感染诊断一般依据口腔科诊疗操作和接触史，临床症状，口腔局部检查所见，进行临床诊断。病原学诊断十分重要，应根据临床感染的可能病原体选择监测项目，正确采集标本及时送检。血清学检查对某些病毒性感染有很高的诊断。

第二节　口腔科医院感染的特点

一、口腔组织的易感性

口腔环境复杂，又有适宜温度，故适宜多种病毒、细菌及真菌寄生。

(一)细菌

口腔是全身微生物定植最密集的部位之一，种类繁多，其中细菌为主要类型，口腔内定植的菌群中 30 %~60 %为甲型溶血性链球、唾液链球菌，其次是消化链球菌属、消化链球菌属、产黑色普雷沃菌等厌氧菌，10 %~15 %的人口腔内有白假丝酵母菌。唾液中的微生物与龈沟中的不同，每克龈沟微生物含量比等量唾液中多 100 余种，其中 70 %为厌氧菌，而唾液中几乎为需氧菌和兼性厌氧菌。另外，唾液中以唾液链球菌为主，而龈沟液唾液链球菌不足 1 %。

(二)病毒

存在于唾液中的病毒是导致继发感染的因子，特别是疱疹病毒、HBV 和 HIV。同时伴有呼吸道感染的患者中可有流感嗜血杆菌、结核分枝杆菌、鼻病毒、呼吸道合胞病毒、腺病毒、风疹病毒、腮腺炎病毒、柯萨奇病毒等。通过血液、体液传播的 HBI、HIV、CMV 等不仅存在于血液中，在唾液中也存在。

二、口腔科专业特点

(一)口腔科诊疗环境的特殊性

口腔诊室是集检查、诊断、治疗为一体的空间，很多医疗机构的综合治疗之间间距狭小，加之诊疗患者病史隐秘，患者流动性大，有些患者患口腔疾病外还可能患有传染病或为病原携带者，特别近年来我国 HIV 感染进入快速增长期，HIV 感染者越来越多，致使口腔科患者和医务人员更易获得感染性疾病。

(二)口腔设备、器械的特殊性

(1)口腔综合治疗台与其连接的手机、三用枪一起构成口腔诊疗的基本单位。口腔科综合治疗台内部管道系统复杂。由气路、水路、电路组成，手机构造精密、复杂、难以清洁与灭菌。因为口腔科高速手机的回吸，使正在接受患者口腔中的微生物，通过唾液和龈沟或血液回吸到水管内，通过水管进入口腔综合治疗椅，在停滞的水中生存繁殖，致使整个综合治疗台的水质和气路污染，在下一位患者的治疗中水又被放出，造成污染。由于水在管道中的层流现象，越靠近管道水流越慢，在管壁处几乎静止，这就为病原微生物的定居繁殖提供了条件。经综合治疗台和手机、三用枪系统造成医院感染，是口腔治疗中特有的问题。国外曾对艾滋病患者使用过的手机进行内部检查，其阳性率为 50 %，对乙型肝炎病毒携带者用过的手机检查阳性率为 75 %~100 %。

(2)口腔器械种品繁多、体积小，结构复杂、精细、不易清洗、使用频繁，有些器械不耐高温，给消毒与灭菌带来一定困难；牙用手机、三用枪、高频电刀、超声洁牙机头，长短大小不等，根管扩大器细、尖、软且有螺纹，都是清洗的难点；手机结构特殊，金属结构是一层套一层，相互之间锯齿连接，钻针短小、前段为多层次锯齿状，不易清洗干净，消毒处理极为困难。口腔科专用材料中有大量成型或半成型卫生材料，如口腔种植体、印模材料、牙合蜡、修复体及各种类型正畸矫治器，不仅要有效消毒，有些材料要经过灭菌。加之口腔治疗中大量特殊器械(如牙钻、机头洁治器、拔髓针等)的反复使用，极易因消毒与灭菌或预防工作中的疏忽而增加医院感染的危险性。

(三)口腔材料和药物的特殊性

在口腔科诊疗中常使用一些安抚镇痛、窝洞消毒、盖髓、失活、干髓、根管消毒等药物。这些患者共同使用的药物，在使用中反复拿取，操作中易因不慎而造成污染。虽然其中一些药物本身具有杀菌和抑菌的作用，但药物的污染不容忽视。牙体、牙髓修复材料有些在使用时多需粉、液调拌，操作中容易介导医院感染。同时由于这些材料的包装过大，材料的使用时间较长，反复为多个患者使用，也易被污染而成为口腔医院感染的传播媒介。

(四)治疗过程的特殊性

(1)口腔科的诊疗操作绝大部分在患者口内进行，且大部分属于有创治疗，如拔牙、根管治疗、牙周治疗、口腔颌面外科手术以及病变组织的穿刺和切除等，使用器械多为尖刃的利器。都可不同程度的损伤口腔黏膜及其周围组织，造成病原微生物的定植而引起感染。在诊疗过程中，综合治疗机、口腔器械，消耗材料及医务人员的手常会被患者唾液、血液污染，患有传染病的患者唾液和血液中存在大量的病原微生物，可直接污染。

(2)口腔科高速手机在高速旋转切割龋齿，超声洁牙，用呀转打磨义齿及使用三用枪时，都会产生大量携带病原微生物的气雾和气沫。高速手机造成的气雾可在 1 min 内发散细菌 100 cfu，其中 95 % 的微粒直径<5 μm，三用枪用于干燥牙齿也可造成气雾，1 min 内可散发 72 cfu 的细菌，有 65 % 的微粒直径<5 μm。这些气雾悬浮在空气中，散落在医生的手上、脸上、防护面罩上以及综合治疗台上，可进入支气管直到肺泡，导致肺结核、肺炎、流感。在空调环境下，如通风环境差，许多病原菌如军团菌、真菌等在空调环境下迅速繁殖，增加了医院感染的概率。

(3)仍有少部分医疗机构口腔诊疗器械仍在使用无防回吸功能的手机。这种手机在诊疗停止使用时形成负压，引起患者之间的感染。

第三节　口腔科常见感染的传播途径

一、接触传播

接触传播是口腔科医院感染的主要传播途径。

(一)直接接触

(1)患口腔疾患的病人在诊疗过程中，其唾液、血液中的病原微生物直接污染诊室环境和医务人员的手，直接感染诊室内的其他就诊病人和医务人员。

(2)口腔治疗过程中大部分属于有创治疗，如拔牙、根管治疗、牙周治疗、口腔外科手术等，使用的器械清洗消毒灭菌的不彻底可以直接造成患者的感染。

(3)使用高速手机切削时产生的碎片可飞溅，可直接污染人和环境。

(二)间接接触

(1)口腔科诊疗器材和诊疗的接触传播。有研究报道治疗后牙科注射器柄被血液污染率为40%，灯柄为18%，操作后手为16%，围巾为22%，水龙头为4%。经清洗后注射器的污染率仍为10%，水龙头为2%，也有实验证明纸封的牙片可被细菌污染而引起病历、牙医和助手及其他与之接触物品感染，进而造成医院感染的发生。

(2)口腔科技术人员直接接触被污染而未被消毒的印模、模型也可造成其污染。

二、空气传播

带菌人群的流动，诊室内不洁净的空气以及空气中难过的污染尘埃，飞沫降落所致的诊室桌椅、诊疗台、物品及器械的污染，可造成病原微生物间接传播。病毒性疾病主要通过悬浮微粒的途径传播，而细菌性疾病则是通过接触污染物体的途径传播。

三、水传播

水传播包括经口腔综合治疗台的手机提供系统污染、吸唾器未彻底清洁，诊室公用水龙头未清洁等造成的水污染，导致感染传播。

四、医务人员的职业暴露不容忽视

污染的医疗器械不慎刺破医护人员的手指时亦可导致医护人员的感染。

五、口腔科医患之间的双向传播

医生或患者是某种疾病的感染者或携带者，即可以有病人感染传染给医务人员，也可由医务人员感染传染给病人，所以在口腔治疗活动中要实施标准预防措施。据美国牙科学会报道，在70%已知HIV携带者的唾液中查出乙型肝炎表面抗原。口腔内HBV浓度最大的是龈沟液。在感染HIV者的唾液中也发现HIV抗原和抗体。

第四节　口腔科医院感染危险因素

一、诊疗环境局部流程不合理

区域划分不明确，治疗区和非治疗区、口内诊室、口外诊室、技工室没有分开，器械清洗消毒灭菌无单独的区域，治疗椅之间间距狭小，没有隔栏分隔，没有病人候诊室等，导致患者围在医生周围，加之不注意空气、物体表面的消毒及其室内的通风换气，容易造成污染。

二、规章制度不健全、操作规程不规范

我国政府和卫生行政部门已经制订多项法规及国家强制性执行的标准，但有些规定并未落实，医院感染与控制的规章制度不够健全，口腔科医务人员防控医院感染知识培训不到位，甚至有的医务人员没有进行过医院感染知识的培训，部分医务人员按自己不良习惯进行操作，给病人带来感染机会。

三、器械清洗消毒灭菌不规范

（1）消毒灭菌设备不符合要求：由于口腔科器械的特殊性，给清洗消毒灭菌带来一定的难度，只有配备必要的清洗消毒和灭菌设施才能保证消毒灭菌效果，如超声清洗机、压力蒸汽灭菌器、酶清洁剂等，一些医疗机构对清洗消毒灭菌重视不够，投入不足，没有配备必要的清洗器械消毒灭菌的设施，很难保证消毒灭菌的效果。

（2）从事口腔器械清洗、消毒和灭菌的人员缺乏必要的培训，消毒专业知识与技术的缺乏，有些医疗机构没有专业的消毒人员，对灭菌消毒效果没有进行监测。

（3）口腔各类敷料的污染。口腔诊疗敷料，小至棉球、棉条、牙胶尖，大到纱布块、纸巾、毛巾等品种多样。诊疗后如回收不当或乱丢、乱放，也会使带血的棉条、棉球等污染环境，造成交叉感染。

四、无菌观念不强

口腔从业人员职业保护意识不强，医护人员防护意识淡漠，部分医护人员认为口腔是一个带菌环境，消毒隔离无需认真，认为口腔操作与外科手术不一样，忽视了很多治疗措施是有创性的，对预防医院感染重视不够，无菌操作不严。

五、口腔科一次性使用医疗器械用品重复使用

一次性使用注射器、镊子、口杯以及手套等，在防止医院感染方面起到积极作用，但仍有部分医疗机构缺乏严格管理，未按照医院感染管理要求认真执行一次性使用医疗用品的规定，包括重复使用，取出印模不做消毒直接转入下一个环节。

六、医疗废弃物处理不规范

不重视医疗废弃物的分类，未被规范分类存放，存在混装，锐利器械未被放入耐刺防渗漏的器械盒内，造成医务人员不必要的伤害。

七、医护人员职业暴露风险意识薄弱

职业防护用品不足、措施不当，忽视诊疗病人之间的手卫生，甚至接触病人的血液、体液时也不戴手套。个别医务人员对锐器伤重视不够，存有侥幸心理等，增加了血源性传播的风险。

第五节　口腔科医院感染的预防与控制

口腔疾病发生率高、病原广泛、病情复杂，各种传染病患者无法在就诊前检出，加之口腔科组织的易感性，设备器械的特殊性，医源性感染的广泛性，为保障医疗质量和病人的安全，有效预防和控制口腔科医院感染的发生，应采取以下措施。

一、落实规范，健全制度

(1)根据卫生部颁发的《医院感染管理办法》《消毒技术规范》《医疗机构口腔诊疗器械消毒技术操作规范》等文件要求，制定口腔科医院感染管理制度。

(2)强化培训，提高意识，定期对口腔科医务人员进行医院感染预防和控制知识的培训，提高认识，增加预防和控制感染的自觉性，使医务人员及时正确地掌握消毒隔离、自身防护和无菌操作技术。

二、布局合理

口腔科应合理布局、分区明确，符合卫生学的标准，能够满足诊疗工作和口腔诊疗器械清洗消毒工作的基本要求。口腔诊疗区域和口腔诊疗器械应该分开，口内、口外诊室分开。大诊室每台治疗椅占地面积大于 $3\ m^2$，两台治疗椅之间间隔 $5\sim6\ m$，各治疗椅之间用高约 $1.60\ m$ 的隔栏分离，防止唾液溅到他人身上，患者就诊流程力求合理。

三、改善口腔科诊疗环境

(一)空气整洁
可采取自然通风，简单、方便、经济、有效，易被接受使用；可置备空气净化设备，对空气进行净化。

(二)环境清洁
诊室综合治疗椅表面、工作台面、无影灯扶手、门把手、窗台、地面等，每日工作前用清水擦拭；工作结束后用有效氯或有效溴 $500\ mg/L$ 的消毒剂擦拭物体表面和消毒地面；当环境遇有明显的污染时，则应随时进行消毒处理，以保持室内清洁。对一些容易污染、难以消毒的器械或设备表面，如灯柄、椅位开关、头托、气水枪、手机等，采用一次性覆盖膜更为可行，治疗完成后戴手套将覆盖物去除，减少污染。覆盖物必须具有不渗水的特性，如无渗透性的纸、铝铂或塑料膜等。

四、器械的清洗消毒与灭菌

(一)原则
根据口腔诊疗器械的危险程度及材料特点，选择适宜的消毒或灭菌方法，遵循以下原则：

(1)进入患者口腔的所有诊疗器械，必须达到"一人一用一消毒或者灭菌"的要求。

(2)凡接触患者伤口、破损黏膜或者进入人体无菌组织的各类口腔器械,包括牙科手机、车针、根管治疗器械、拔牙器械、手术治疗器械、牙周治疗器械、敷料等,使用前必须到灭菌。

(3)接触患者完整黏膜、皮肤的口腔治疗器械,包括口镜、探针、牙科镊子等口前检查器械、各类用于辅助治疗的物理测量仪、印模托盘、漱口杯等,使用前必须达到消毒。

(4)凡接触患者体液、血液的修复和整机模型等物品,送技工室操作前都必须消毒。

(5)牙科综合治疗台及其配套设施应每日清洗、消毒、遇污染应及时清洁、消毒。

(6)对口腔治疗诊疗器械进行清洗、消毒或者灭菌的工作人员,在操作过程应该做好个人防护工作。

(二)消毒工作程序及要点

(1)口腔诊疗器械消毒工作包括清洗、器械维护与保养、消毒或者灭菌、储存等工作程序。

(2)口腔诊疗器械清洗要点。包括:①口腔诊疗器械使用后,应及时用流动水彻底清洗,期房时应当采用手动刷洗,或者使用器械清洗设备进行清洗。②有条件的医院应当先使用溶质洗液清洗,再用流动水清洗干净;多结构复杂、缝隙多的器械,应当采用超声清洗。③清洗后的器械应当擦干或采用机械设备烘干。

(3)口腔诊疗器械清洗后应对口腔器械进行维护和保养,对牙科手机和特殊的口腔器械注入适量专用润滑油,并检查器械的使用性能。

(4)根据采用消毒与灭菌的不同方式对口腔诊疗器械进行包装,并在包装外注明消毒和灭菌日期、有效期;采用快速压力蒸汽灭菌程序灭菌器械时,可不封装包装,裸露灭菌后存放于无菌容器中备用;一经打开使用,有效期不得超过四小时。

(5)牙科手机和耐湿热、需要灭菌的口腔诊疗器械首选用压力蒸汽灭菌;对不耐湿热、能够充分暴露在消毒液中的器械,应首当选用低温灭菌法,无条件的医疗机构可选用化学灭菌法进行浸泡或者灭菌,在器械使用前,应当用无菌水将残留和消毒液冲洗干净。

(6)每次治疗开始前结束后及时踩脚闸冲洗管腔 30 s,减少回吸污染(冲洗仅能暂时降低细菌含量,对生物膜细菌不能产生作用)。

(7)每个患者治疗结束后冲洗吸唾器管路,每日治疗结束后用消毒剂(如 0.1 %次氯酸钠溶液)冲洗管腔。

(8)注重 X 线摄片室的医院感染管理。工组人员给患者拍牙片应使用无菌镊,并做好手卫生,做到一用一换一洗手以避免交叉感染。

五、控制喷溅污染和口腔印模模型消毒

(1)喷溅(splatter):为含有水珠、唾液、血液、微生物以及其他碎屑的较大飞沫。气溶胶(aerosol):为直径小于 10 μm 的颗粒,在空气中可存留较长时间而且可被吸入呼吸道。医生在牙科治疗时使用强力吸唾器吸引,治疗前用清水或漱口水漱口,可以减少气溶胶及喷溅中的细菌量,外科小手术前洁牙,使用橡皮障都是有效的方法。

(2)口腔科印模的消毒,一般不用浸泡法,浸泡印模时间长了会导致印模变形。可采用喷雾法,从口腔取出印模后在流水下彻底冲洗后,将印模放入塑料袋中,将表面消毒剂

喷向印模整个表面，封闭塑料袋一段时间。再从袋中取出，冲洗，倒模。

六、引入无菌技术

在口腔科诊疗过程中引入外科无菌技术，要求每一位医护人员时刻从预防感染的角度出发，充分认识口腔科预防医院感染的重要性，在接诊患者时，严格遵守无菌技术操作规范，防治医院感染的发生。

七、加强手卫生

严格按照卫生部颁布的《医务人员手卫生规范》的要求，做好手卫生，加强手卫生知识的培训，提高口腔科医务人员手卫生的依从性。戴手套操作时，没治疗一个换只应该更换手套并洗手或者手消毒。

八、牙科用水质量

对于非外科性口腔治疗，牙科水路的水质至少应满足饮用水标准，（美国 <200 cfu/mL，我国生活饮用水标准 100 cfu/mL）外科治疗时使用无菌水，使用防回流（suck-back）的瓣膜装置。定期使用化学消毒剂进行水消毒。

九、做好一次性使用医疗用品的使用管理

随着医学的发展很多医疗机构使用了一次性医疗用品，减少因反复使用，清洗、消毒、灭菌不达标医院的医院感染，一次性无菌医疗用品不得重复使用，并做好使用后的处理。

十、规范医疗废物的管理

口腔诊疗过程中产生的医疗废物应当按照《医疗废物管理条例》及有关法规的规定进行处理。用于各种伤口及口腔的污染棉球、纱布切忌乱扔、乱放，一律放入医疗废弃物袋内，统一进行处理。

十一、开展医院感染监测

对口腔诊疗器械进行消毒与灭菌的效果进行监测，化学检测和生物监测。具体的监测方法，确保消毒、灭菌合格。美军效果监测采用物理检测、化学检测和生物监测。具体的检测方法和检测要求用符合《医院消毒供应中心—第一部分：管理规范》（WS 310.1—2016）《医院消毒供应中心—第二部分清洗消毒与灭菌技术操作规范流程》（WS 310.2—2016）《医院消毒供应中心—第三部分：清洗消毒与灭菌效果监测标准》（WS 310.3—2016）的要求。使用中的化学消毒剂应当定期进行浓度和微生物污染监测。浓度检测：对于含氯消毒剂、过氧乙酸等易挥发的消毒剂应当每日监测浓度，对较稳定的消毒剂如 2 % 戊二醛应当每周监测浓度。微生物污染检测：使用中的消毒剂每季度检查一次，使用中的灭菌剂每个月监测一次。检测方法一年结果应符合《医院消毒卫生标准》（GB 15982—2012）。

十二、卫生行政部门的监督

各级卫生行政部门应根据国家颁布的与口腔诊疗相关法律、法规、条例、规范、办法等对辖区内开展口腔诊疗活动的所有医疗机构，包括医院社会办和个体诊所的口腔诊疗的全程镜像监督检查和监督指导，规范诊疗行为、操作规范、消毒与灭菌程序等，落实医院感染管理的各项实施，保障口腔诊疗安全。

十三、牙科放射感染控制

遵循放射标准防护，还应使用个人放射防护用品。

十四、做好口腔科医务人员的职业防护

医务人员进行口腔诊疗操作时，应戴口罩、帽子，可能出现患者血液、体液喷溅时，应戴护目镜。每次操作前及操作后应严格洗手或者手消毒。

（一）口腔职业暴露的危险因素

（1）生物因素

职业感染有关的病原微生物主要包括 HIV、HCV、HBV 等经血液传播的病毒，感染的危险与操作时间的长短有关。

（2）化学因素

包括：①银汞合金，调制和使用银汞合金时汞蒸气在室温下挥发，通过呼吸道和皮肤进入人体，长期接触后引起体内汞积累，可致慢性汞中毒；②化学消毒剂，医护人员在工作中接触各种消毒剂，如过氧乙酸、戊二醛和有效氯等，对人体的皮肤、黏膜、呼吸道、神经系统均有一定程度的损害，长期接触可引起皮炎、哮喘、眼灼伤等；③口腔修复材料，口腔修复材料如铬化合物、单体等，也会以气体或气溶胶的形式存在于空气中，修复过程中常用的喷砂机等，产生的粉尘多为石英、滑石，如长期使用，可使工作环境中的粉尘浓度增高，吸入可产生多种不良反应、如呼吸道炎症、眼结膜炎、中耳炎等，严重者可产生肺部病变。

（3）物理因素

包括：①噪声刺激，口腔临床的诊疗必须借助口腔设备器械完成。其中超声洁牙机、高速涡轮手机等设备在使用时产生的噪音会引起几天的应激反应，长期工作在>90 dB 的医疗环境中，可使交感神经亢进，听觉神经感受器可产生退行性病变，导致焦躁、耳鸣、血压增高、失眠等症状；②锐器伤害，口腔科使用的锐利器械中较多，因此锐器伤发生的概率较大，医务人员可被患者血液或者唾液污染的口腔器械刺伤皮肤，而导致感染机会增多。

（4）环境因素

口腔诊疗是集检查、诊断、诊疗为一体的空间，由于口腔诊室特殊性的结构环境，导致痛风受到一定影响；高速手机造成的气雾，未经消毒的修复体打磨、调合、牙洁治后机械抛光等所产生的碎屑或有颗粒浮尘空气中，通过空气传播造成环境污染。

(二)防护口腔职业暴露策略

(1)口腔门诊室是患者集中就医的场所,人员密集,患者就诊时其全身状况无法知晓,医师咨询病史时其患者也有可能隐瞒,因此应认定每个前来就诊的患者都看成潜在的感染源,除汗液外的所有体液、分泌物、排泄物(无论是否含血液),破损皮肤,黏膜均具有传染性,接触这些物质时,必须及时进行标准预防。最大限度地降低医务人员与病人之间,病人与病人之间微生物传播的危险性。

(2)强化医务人员的屏障保护

包括:①洗手。洗手是防治医院感染传播的重要措施,医护人员在操作前后均用肥皂或肥皂液用流动水洗手或手消毒,干手物品必须清洁干燥,最好使用一次性擦手纸巾;②戴手套,手套能防止皮肤与唾液、血液及黏膜下直接接触。有研究表明口腔医护人员工作时不戴手套可造成手指甲中的微生物、唾液和血液持续存在达数天。常规接诊时要求一位患者一副手套,戴手套前应洗手,更换手套前后应避免接触其他部位;③戴口罩、面罩、护目镜,口罩是防止微生物的有效屏障。口腔医护人员在为患者治疗过程中,尤其是洁治牙齿时,口罩、面罩、护目镜可隔绝洁治设备在使用时产生的气雾残屑和牙齿的残屑、食物残垢,对病原菌有重要的物理屏障作用。要掌握口罩使用的正确方法,注意其有效时间,潮湿的口罩应立即更换;④医务人员的健康防护,定期进行体检和加强免疫,加强高危科室的管理和高危人群的预防接种,提高医务人员的机体免疫力及抗菌能力;⑤在使用快速涡轮机时,进行超声洁牙时,使用锐器进行手术时,向病人口腔喷水,喷气时,口腔手术时,手工清洁器械时,医护人员应穿长袖工作服。

(3)锐器的防护

包括:①锐器伤的预防,制定切实可行的锐器放置、传递、使用、用后回收等规范管理流程,杜绝各环节中锐器伤害的发生。对探针、镊子在传递中,避免折断;使用过的锐器要集中存放在锐器盒中。②锐器伤处理,锐器意外刺伤后,立即由近心端向远心端不断挤出血液,并用流水清洗伤口,然后进行局部的消毒处理。如为可疑患者尽快寻求专业人士的帮助,必要时采用药物注射预防处理。③汞是化学消毒剂的防护,加强诊室的通风换气,以减少空气中汞的含量,为防止汞蒸发,储汞瓶应严密封闭;充填后剩余的锌汞合金要收集在盛有饱和盐水的器皿内,其深度要求>17cm;禁止在诊室的饮食行为;为利于进入体内汞的排泄,建议专业医护人员多饮用牛奶、豆浆、开水等。刺激性强、易挥发的消毒剂应密闭储存,防治溅湿或外漏。

(杨湘晖)

第二十二章　内　镜　室

第一节　布局与流程

内镜诊疗中心(室)应设立办公区、患者候诊室(区)、诊疗室(区)、清洗消毒室(区)、内镜与附件储存库(柜)等。其面积应与工作需要相匹配；应根据开展的内镜诊疗项目设置相应的诊疗室；不同系统(如呼吸、消化系统)软式内镜的诊疗工作应分室进行。

第二节　人员管理

内镜室工作人员应穿戴必要的防护用品，包括工作服、防渗透围裙、口罩(护目镜或防护面罩)、帽子、手套等；进行必要的预防接种，以防止感染乙型肝炎、肺结核等传染性疾病。

一、医务人员

内镜诊疗中心(室)的工作人员应接受与其岗位职责相应的岗位培训和继续教育，正确掌握以下知识与技能：

(1)内镜及附件的清洗、消毒、灭菌的知识与技能；

(2)内镜构造及保养知识；

(3)清洗剂、消毒剂及清洗消毒设备的使用方法；

(4)标准预防及职业安全防护原则和方法；

(5)医院感染预防与控制的相关知识。

并做好登记工作，登记内容包括：就诊患者姓名、使用内镜的编号、清洗时间、消毒时间以及操作人员姓名。

二、患者

检查前筛查血源性传播疾病不是必需的。

第三节 设备、设施

一、内镜诊疗室

诊疗室内的每个诊疗单位应包括诊查床 1 张、主机(含显示器)、吸引器、治疗车等，内镜及附件数量应与诊疗工作量相匹配。灭菌内镜的诊疗环境至少应达到非洁净手术室的要求。应配备手卫生装置，采用非手触式水龙头。注水瓶内的用水应为无菌水，每天更换。宜采用全浸泡式内镜，宜使用一次性吸引管。

二、清洗消毒室

应独立设置，保持通风良好。如采用机械通风，宜采取"上送下排"方式，换气次数宜>10 次/h，最小新风量宜达到 2 次/h。清洗消毒流程应做到由污到洁，应将操作规程以文字或图片方式在清洗消毒室适当的位置张贴。不同系统(如呼吸、消化系统)软式内镜的清洗槽、内镜自动清洗消毒机应分开设置和使用。应配有以下设施、设备：清洗槽(手工清洗消毒操作还应配备漂洗槽、消毒槽、终末漂洗槽)、全管道灌流器、各种内镜专用刷、压力水枪、压力气枪、测漏仪器、计时器、内镜及附件运送容器、低纤维絮且质地柔软的擦拭布或垫巾、手卫生装置(非手触式水龙头)、超声波清洗器、宜配备动力泵(与全管道灌流器配合使用)、内镜自动清洗消毒机及灭菌设备。

内镜自动清洗消毒机相关要求应符合 GB 30689—2014 内镜自动清洗消毒机卫生要求的规定，主要包括：应具备清洗、消毒、漂洗、自身消毒功能；宜具备测漏、水过滤、干燥、数据打印等功能。

耗材：多酶清洗剂、润滑剂、内镜消毒剂、50 mL 注射器、各种刷子、纱布、棉棒等。

(一)多酶清洗剂

(1)应选择适用于软式内镜的低泡医用清洗剂；

(2)可根据需要选择特殊用途的医用清洗剂，如具有去除生物膜作用的医用清洗剂。

(二)医用润滑剂

应为水溶性，与人体组织有较好的相容性，不影响灭菌介质的穿透性和器械的机械性能。

(三)消毒剂

(1)应适用于内镜且符合国家相关规定，并对内镜腐蚀性较低；

(2)可选用邻苯二甲醛、戊二醛，也可选用其他消毒剂。

(四)灭菌剂

(1)应适用于内镜且符合国家相关规定，并对内镜腐蚀性较低；

(2)可选用戊二醛、过氧乙酸，也可选用其他灭菌剂。

(五)其他

(1)消毒剂浓度测试纸：应符合国家相关规定；

（2）干燥剂：应配备 75 %~95 %乙醇或异丙醇。

个人防护用品：应配备防水围裙或防水隔离衣、医用外科口罩、护目镜或防护面罩、帽子、手套、专用鞋等。

三、内镜与附件储存库(柜)

内表面应光滑、无缝隙，便于清洁和消毒，与附件储存库(柜)应通风良好，保持干燥。

第四节 软式内镜清洗消毒与监测

随着医学诊疗技术的日益发展，内镜已成为临床医学的重要组成部分，但随着内镜应用范围的不断扩大，发生内镜相关感染的危险愈加明显，如清洗、消毒、灭菌不符合要求，消毒剂选用不正确等，因此，应严格按照规范操作，加强监测和监督，预防和控制内镜相关感染。软式内镜是用于疾病诊断、治疗的可弯曲的内镜。

一、清洗消毒操作基本原则

（1）所有软式内镜每次使用后均应进行彻底清洗和高水平消毒或灭菌。

（2）软式内镜及重复使用的附件、诊疗用品应遵循以下原则进行分类处理。

① 进入人体无菌组织、器官，或接触破损皮肤、破损黏膜的软式内镜及附件应进行灭菌。

② 与完整黏膜相接触，而不进入人体无菌组织、器官，也不接触破损皮肤、破损黏膜的软式内镜及附属物品、器具，应进行高水平消毒。

③ 与完整皮肤接触而不与黏膜接触的用品宜低水平消毒或清洁。

二、手工操作流程

(一)预处理

（1）内镜使用后应立即用含有清洗液的湿巾或湿纱布擦去外表面污物，擦拭用品应一次性使用。

（2）反复送气送水至少 10 s。

（3）将内镜的先端置入装有清洗液的容器中，启动吸引功能，抽吸清洗液直至其流入吸引管；盖好防水盖；放入运送容器，送至清洗消毒室。

(二)测漏

（1）内镜使用后，每次清洗消毒前应进行测漏试验；条件不允许时，应至少每天测漏 1 次。

（2）将内镜全浸没于水中，使用注射器向各个管道注水，以排出管道内气体；观察各个方向弯曲内镜先端、插入部、操作部、连接部等部分有无气泡冒出。

（3）如发现渗漏，应及时保修送检；也可采用其他有效的测漏方法。

（4）测漏情况应有记录。

（三）清洗

在清洗槽内配制清洗液，将内镜、按钮和阀门完全浸没于清洗液中。

（1）用擦拭布反复擦洗镜身，应重点擦洗插入部和操作部。擦拭布一用一更换。

（2）刷洗所有管道，刷洗时应两头见刷头，并洗净刷头上的污物；反复刷洗至没有可见污染物。

（3）连接全管道灌流器，使用动力泵或注射器将各管道内充满清洗液，浸泡时间应遵循产品说明书。

（4）刷洗按钮和阀门，适合超声清洗的按钮和阀门应遵循生产厂家的使用说明进行超声清洗。

（5）每清洗1条内镜后清洗液应更换。

（6）将清洗刷清洗干净，高水平消毒后备用。

（四）漂洗

（1）将清洗后的内镜连同全管道灌流器、按钮、阀门移入漂洗槽内。

（2）使用动力泵或压力水枪充分冲洗内镜各管道至无清洗液残留。

（3）用流动水冲洗内镜的外表面、按钮和阀门。

（4）使用动力泵或压力气枪向各管道充气至少30 s，去除管道内的水分。

（5）用擦拭布擦干内镜外表面、按钮和阀门，擦拭布应一用一更换。

（五）消毒（灭菌）

（1）将内镜连同全管道灌流器，以及按钮、阀门移入消毒槽，并全部浸没于消毒液中。

（2）使用动力泵或注射器，将各管道内充满消毒液，消毒方式和时间应遵循产品说明书。

（3）更换手套，向各管道至少充气30 s去除管道内的消毒液。

（4）使用灭菌设备对软式内镜灭菌时，应遵循设备使用说明书。

（六）终末漂洗

（1）将内镜连同全管道灌流器以及按钮、阀门移入终末漂洗槽。

（2）使用动力泵或压力水枪，用纯化水或无菌水冲洗内镜各管道至少2 min，直至无消毒剂残留。

（3）用纯化水或无菌水冲洗内镜的外表面、按钮和阀门。

（4）采用浸泡灭菌的内镜应在专用终末漂洗槽内使用无菌水进行终末漂洗。

（5）取下全管道灌流器。

（七）干燥

（1）将内镜、按钮和阀门置于铺设无菌巾的专用干燥台。无菌巾应每4 h更换1次。

（2）用75 %~95 %乙醇或异丙醇灌注所有管道。

（3）使用压力气枪，用洁净压缩空气向所有管道充气至少30 s至其完全干燥。

（4）用无菌擦拭布、压力气枪干燥内镜外表面、按钮和阀门。

（5）安装按钮和阀门。

三、内镜清洗消毒机操作流程

(1)使用内镜清洗消毒机前应先遵循上述规定对内镜进行预处理、测漏、清洗和漂洗。

(2)清洗和漂洗可在同一清洗槽内进行。

(3)内镜清洗消毒机的使用应遵循产品使用说明。

(4)无干燥功能的内镜清洗消毒机,应遵循上述干燥流程进行。

四、复用附件的清洗消毒与灭菌

(1)附件使用后应及时浸泡在清洗液里或使用保湿剂保湿,如为管腔类附件应向管腔内注入清洗液。

(2)附件的内外表面及关节处应仔细刷洗,直至无可见污染物。

(3)采用超声清洗的附件,应遵循附件的产品说明书使用医用清洗剂进行超声清洗。清洗后用流动水漂洗干净,干燥。

(4)附件的润滑应遵循生产厂家的使用说明。

(5)选择合适的消毒或灭菌方法。

① 耐湿、耐热附件的消毒。包括:a. 可选用热力消毒,也可采用消毒剂进行消毒。b. 消毒剂的使用方法应遵循产品说明书。c. 使用消毒剂消毒后,应采用纯化水或无菌水漂洗干净,干燥备用。

② 耐湿、耐热附件的灭菌首选压力蒸汽灭菌;不耐热的附件应采用低温灭菌设备或化学灭菌剂浸泡灭菌,采用化学灭菌剂浸泡灭菌后应使用无菌水漂洗干净,干燥备用。

五、储存

(1)内镜干燥后应储存于内镜与附件储存库(柜)内,镜体悬挂,弯角固定钮应置于自由位,并将取下的各类按钮和阀门单独储存。

(2)内镜与附件储存库(柜)应每周清洁消毒1次,遇污染时应随时清洁消毒。

(3)灭菌后的内镜、附件及相关物品应遵循无菌物品储存要求进行储存。

六、其他

(1)每日清洗消毒工作结束,应对清洗槽、漂洗槽等彻底刷洗,并采用含氯消毒剂、过氧乙酸或其他符合国家相关规定的消毒剂进行消毒。

(2)每次更换消毒剂时,应彻底刷洗消毒槽。

(3)每日诊疗及清洗消毒工作结束后,应对内镜诊疗中心(室)的环境进行清洁和消毒处理。

七、消毒监测与记录

(一)内镜清洗质量监测

(1)采用目测方法对每件内镜及其附件进行检查。内镜及其附件的表面应清洁、无污渍。清洗质量不合格的，应重新处理。

(2)可采用蛋白残留测定、ATP 生物荧光测定等方法，定期监测内镜的清洗效果。

(二)使用中消毒剂及灭菌剂的监测

(1)重复使用的消毒剂或灭菌剂配制后应测定一次浓度，每次使用前进行监测；消毒内镜数量达到规定数量的一半后，应在每条内镜消毒前进行测定。

(2)在每次使用前，应在使用现场酸性氧化电位水出水口处，分别测定 pH 和有效氯浓度。

(3)染菌量监测，每季度应监测一次。

(三)内镜消毒质量监测

(1)消毒内镜应每季度进行生物学监测。监测采用轮换抽检的方式，每次按 25 % 的比例抽检。内镜数量少于等于 5 条的，应每次全部监测；多于 5 条的，每次监测数量应不低于 5 条。

(2)监测结果，消毒内镜消毒合格标准：菌落总数≤20 cfu/件，不得检出致病菌；灭菌后内镜合格标准为无菌检测合格。

(3)当怀疑医院感染与内镜诊疗操作相关时，应进行致病性微生物检测。

(四)监测记录

每日诊疗工作开始前，应对当日拟使用的消毒内镜进行再次消毒、终末漂洗、干燥后，方可用于患者诊疗。

(1)应记录每条内镜的使用及清洗消毒情况，包括：诊疗日期、患者标识与内镜编号(均应具唯一性)，清洗消毒的起止时间以及操作人员姓名等。

(2)应记录使用中消毒剂浓度及染菌量的监测结果。

(3)应记录内镜的生物学监测结果。

(4)宜留存内镜清洗消毒机运行参数打印资料。

(5)应记录手卫生和环境消毒质量监测结果。

(6)记录应具有可追溯性，消毒剂浓度监测记录的保存期应≥6 个月，其他监测资料的保存期应≥3 年。

第五节　硬式内镜清洗消毒与监测

一、手工操作流程

(一)预处理

(1)内镜使用后应立即用含有清洗液的湿巾或湿纱布擦去外表面污物，擦拭用品应一次性使用；置于封闭、防渗漏的容器中由消毒供应中心回收或送内镜清洗消毒室处理。

(2)特殊感染性疾病患者使用后的内镜应双层黄色医疗废物袋包装，并注明感染性疾病名称，由消毒供应中心单独回收或单独送内镜清洗消毒室特殊处理。

(二)清洗

(1)用流动水彻底清洗并擦干，然后置于多酶洗液中浸泡。

(2)内镜管腔应用高压水枪冲洗，可拆卸部分必须拆开清洗，并用超声清洗器清洗5~10 min。

(3)器械的轴节部、弯曲部、管腔内用软毛刷彻底轻柔刷洗。

(三)消毒(灭菌)

(1)消毒的内镜可用煮沸消毒方法，水沸腾后计时 20 min。

(2)灭菌内镜可用压力蒸汽、环氧乙烷和消毒剂浸泡等灭菌方法。连台手术应具有快速灭菌条件，否则一套内镜一天限做一台手术。

(3)使用消毒剂进行消毒或灭菌时，器械的轴节应充分打开，管腔内充分注入消毒液。

(四)冲洗

(1)浸泡消毒的内镜应用流动水彻底冲洗。

(2)浸泡灭菌的内镜应用无菌水彻底冲洗。

(五)干燥

(1)消毒内镜可用气枪等设备干燥。

(2)灭菌的内镜应用无菌巾擦干。

(六)储存

(1)带包装的内镜及附件应按无菌物品储存。

(2)裸露灭菌的内镜及附件应储存于密闭无菌容器中，有效期不超过 4 h。

(3)裸露消毒的内镜应储存于密闭消毒容器中，有效期不超过 1 周。

二、监测记录

同软式内镜，见二十二章第四节。

第六节　内镜室医院感染的预防与控制

内镜相关的感染可以分为三类：①病原体通过污染的器械从患者传播到患者(外源性感染)；②在内镜操作过程中导致胃肠道腔内的病原体通过血液进入易感器官或者人工移植物造成的感染(内源性感染)；③病原体在工作人员与患者之间的传播。文献报道较多的是内镜被污染后再传播给患者，而对病原体的具体来源多难以确定。常见的病原有细菌、病毒及真菌，如内镜清洗消毒不严导致的幽门螺旋杆菌(Helicobacter Pylori, HP)感染、朊病毒感染。鉴于此，做好内镜室的医院感染防控工作十分重要。

1. 相关要求

(1)内镜室保持清洁卫生，空气流通，每日循环风/紫外线消毒至少 1 次，每次时间不少于 30 min。

(2)进入内镜室的工作人员必须穿工作服、戴工作帽及一次性手套，清洗人员需穿防渗透围裙。配备非接触式洗手设施，操作后脱手套，进行手卫生。

(3)内镜检查前患者需行乙型肝炎标志物检查，乙型肝炎、丙型肝炎等患者需安排单独内镜检查。

2. 内镜及附件

内镜及附件的数量应当与医院规模和接诊患者数相适应，以保证所用器械在使用前能达到相应的消毒、灭菌合格的要求，以保障患者安全。

3. 内镜清洗消毒设备

配备内镜清洗消毒设备，包括专用流动水清洗消毒槽、负压吸引器、超声清洗器、高压水枪、干燥设备、计时器、通风设施、与所采用的消毒、灭菌方法相适应的必备消毒、灭菌机器，50 mL 注射器、各种刷子、纱布、棉棒等消耗品。配备相应的试剂如多酶洗液、内镜的消毒剂、75 %乙醇等。

4. 内镜及附件的清洗、消毒或者灭菌技术规范

内镜及附件的清洗、消毒或者灭菌必须符合《内镜清洗消毒技术操作规范》及《软式内镜清洗消毒技术规范》。

2 %碱性戊二醛浸泡消毒时间：胃镜、肠镜、十二指肠镜浸泡不少于 10 min；支气管镜浸泡不少于 20 min；结核杆菌、其他分枝杆菌等特殊感染患者使用后的内镜须浸泡不少于 45 min。每日诊疗工作结束，使用 75 %乙醇对消毒后的内镜各管道进行冲洗、干燥，储存于储存库(柜)内。储存库(柜)内表面应光滑、无缝隙、每周用含有效氯 500 mg/L 消毒液抹布擦拭消毒一次。消毒内镜每天首次使用前应进行再次消毒、终末漂洗、干燥后，方可用于患者诊疗。

5. 内镜清洗消毒记录和监控

(1)应对内镜清洗、消毒灭菌情况进行登记，登记内容包括就诊患者姓名、使用内镜的编号、清洗时间、消毒时间及操作人员姓名等事项，以方便出现内镜相关感染时进行追溯。

(2)为保证内镜清洗消毒效果，必须每天使用前进行消毒剂浓度监测，并定期对消毒后内镜进行生物学监测，将监测结果记录保存。

(3)内镜使用和清洗消毒质量的监督管理由医院感染管理部门负责。当发现内镜相关感染暴发时，要及时报告感染控制专职人员，开展对暴发原因的调查，并采取有效的控制措施。

(程　颖　郜朝霞)

第二十三章　检　验　科

第一节　检验科医院感染的高危因素

医学检验科(临床实验室)是医院感染控制中需要特别关注的领域。实验室工作人员在患者标本的采集、运输、处理和检测的整个过程中随时都可能接触感染源。

实验室应对生物因子已知或未知的特性,如生物因子的种类、来源、传染性、传播途径、易感性、潜伏期、致病性(包括急性与远期效应)、变异性、预防与治疗方案等进行评估。实验室工作的每一方面都应考虑风险评估和风险管理的 5 个"P",即 Pathogen(病原体)——危险的生物因子; Procedures(规程)—推荐的实验操作和安全的操作规程; Personnel (人员)——相应的培训和技能; Protective equipment (防护设备)——合适的防护装备和正确的使用; Place(地点)——实验室所在位置。

对于妇幼机构,通常医院微生物实验室检测的乙类传染病病原菌伤寒和副伤寒沙门菌、志贺菌等能够引起人类或动物疾病,但一般情况下对人、动物或环境不构成严重危害,传播风险有限,实验室感染后很少引起严重疾病,且实验室具备有效治疗和预防措施的微生物,属于第三类病原微生物。而鼠疫杆菌、布鲁杆菌、炭疽芽孢杆菌等可能引起人类或者动物严重疾病,比较容易直接或间接在人与人、动物与人、动物与动物之间传播的微生物,属于第二类病原微生物,医院实验室不能从事该类细菌的培养,须送至疾控中心或公共卫生机构。

按《实验室生物安全通用要求》(GB 19489—2008)和《人间传染的病原微生物名录》,医院临床化学实验室通常为生物安全一级实验室(BSL-1),适用于操作在通常情况下不会引起人类或动物疾病的微生物;临床微生物和基因扩增实验室为生物安全二级实验室(BSL-2),适用于操作能够引起人类或者动物疾病,但一般情况下对人、动物或者环境不构成严重危害,传播风险有限,实验室感染后很少引起严重疾病,并且具备有效治疗和预防措施的微生物。

一、常见高危因素

(一)工作环境污染

实验室工作人员每天接触患者的血液、体液及其他潜在感染性标本等,标本在离心操作时会形成气溶胶,标本不慎外溢等可造成空气、台面和地面的污染。

（二）各种标本具有传染性

医学检验科汇集全院门诊及住院部各类患者的血液、体液、分泌物及排泄物等标本，这些标本可能含有不同种类的致病微生物，如不加以防护，长期接触带有传染性的临床标本，极易发生检验人员的获得性感染。

（三）个人防护不当

实验室工作人员着装不规范、操作时未戴工作帽、口罩等，特别是临检室，每天直接接触患者，且多数患呼吸系统疾病、肺结核、肝炎等传染性疾病，患者在检验窗口咳嗽、打喷嚏等都会引起空气污染，引起医务人员感染。

（四）操作仪器污染

操作仪器有的直接与标本接触，如血细胞计数仪、生化自动分析仪等。在仪器吸取标本时，容易造成仪器表面污染，离心机在离心时若试管破裂，液体外溢及其他如冰箱、培养箱、显微镜头等都可能被污染，污染的仪器不及时消毒处理也会造成实验室工作人员感染。

（五）医疗废物是重要的传染源

主要是检验后的废弃标本如血、尿；微生物室如细菌标本、培养基；生化分析仪的废物和废液等，这些医疗废物是重要的传统源，若处理不当，极易引起院内交叉感染。故实验室应安排有资质的工作人员负责医疗废物的收集处置与实时登记，消除污染和疾病传播隐患。

二、实验室应急处理

1. 感染性物质溢出

（1）立即用布或纸巾覆盖被感染性物质污染或受感染性物质溢洒的破损物品。

（2）倒上消毒剂，作用相应时间（一般 15 min 以上），然后将布、纸巾及破损物品清理到盛放感染性医疗废物的容器内，玻璃碎片用镊子清理，用消毒剂擦拭污染区域。

（3）用于清理的布、纸巾和抹布等应放入盛放感染性医疗废物的容器内。

（4）如果打印或手写资料被污染，应将信息复制后，将原件置于盛放感染性医疗废物的容器内。

（5）以上操作必须戴手套进行。

2. 离心机内盛有潜在感染性物质的离心管发生破损（无密闭离心杯时）

（1）如果离心机正在运行，应立即关闭电源，保持密闭 30 min 以使气溶胶沉积。

（2）如果离心机已经停止，应立即将盖子盖上，并密闭 30 min。

（3）所有操作均应戴厚橡胶手套，清理玻璃碎片时应用镊子。

（4）所有破损的离心管、玻璃碎片、离心桶、安全杯、十字轴和转子都应放在无腐蚀性、且对相关微生物具有杀灭活性的消毒剂内。

（5）离心机内腔应用适当浓度的同种消毒剂擦拭，并重复擦拭一次，再用清水冲洗并干燥。

（6）清理时所使用的材料均应按感染性医疗废物处置。

第二节　检验科医院感染的预防与控制

了解实验室获得性感染病原的流行病学、感染风险和危险因素特征后，应采取合适的预防控制措施，这是医学检验科医院感染管理的重要工作。

一、完善规章制度

检验科应完善各项规章制度，健全检验科的预防感染制度以及消毒管理制度，要制定出具体的操作规程，以促使实验室工作人员在实际操作中有章可循，严格按照操作规程展开各项操作。

二、提高实验室工作人员自我防护意识

(1)工作人员必须穿工作服，戴工作帽、手套，必要时穿隔离衣、胶鞋，戴口罩。

(2)不可在实验室中吸烟、喝水等，不可在实验室的冰箱内放置食物；在高危险实验中，要戴防护镜、相应防护级别所对应的口罩、隔离衣以及胶鞋等；工作人员应定期体检，接受免疫接种。

(3)加强工作人员的职业防护培训教育，建立无菌观念，掌握消毒隔离知识，增强自我防护的意识。

(4)科室必须备足各种防护用品，并做好发放工作。

三、强化医院感染的监测

(1)环境卫生的监测。对空气以及实验室设施表面、工作人员的手等方面的监测，及对手术室、消毒供应中心、重症监护室等重点科室部门展开环境卫生监测。

(2)生物化学方面的监测。具体是对消毒剂以及灭菌剂的监测。

(3)消毒设备的监测。具体是对胃镜、纤支镜以及灭菌内镜等做定期监测。

(4)灭菌方面的监测。具体是对各类无菌物品进行定期监测。

通过上述四个方面的监测，将结果进行整理，发现异常及时报告给医院感染专职人员，共同找出问题所在，并制定相应的解决方案。

四、消毒与预防措施

(1)严格执行无菌技术操作规程，静脉采血必须一人一针一管一巾一带；微量采血应做到一人一针一管一片；对每位患者操作前洗手或手消毒。

(2)无菌物品如棉签、棉球、纱布等及其容器应在有效期内使用，开启后使用时间不得超过 24 h。使用后的废物应及时进行无害化处理，不得随意丢弃。

(3)保持室内清洁，每天对空气、物体表面及地面进行常规消毒。如遇特殊病原污染，应立即处理，防止扩散，并视污染情况向上级报告。

五、加强对生物安全以及医疗废弃物的管理

(1)以生物安全和医疗废物管理的相关规定为依据,实行医疗废物的分类管理,严禁将废弃物和生活垃圾混合存放。

(2)感染性样品和废弃物直接存放于有警示标志的黄色专用包装袋、专用容器。

（程　颖　郜朝霞）

第二十四章　发热门诊、肠道门诊的医院感染预防与控制

医院由于服务性质的特殊性，每天会接诊大量病种复杂的病人，这其中有不少感染性疾病病人和尚未明确诊断的疑似感染性疾病病人，这些病人的疾病不同于其他科室患者的疾病，具有很强的传染性，他们携带各种病原体往返于各类诊室、检查室等部门，其分泌物、排泄物及其他代谢产物，极易对医院环境造成污染。近几年不断有新的传染病出现，一些传染病的暴发流行还时有发生，传播迅速，威胁广大人民群众和医务人员的健康。医院建筑应根据病人获得感染的危险性来对医院建筑的功能进行分区，这也是医院建筑与其他建筑最明显的区别。因此合理设计医院感染性门诊，加强对感染性疾病门诊的管理是防治医院内感染发生的重要环节。

第一节　布局与流程

感染性疾病科是承担传染性疾病诊断与治疗任务的高危科室，所接诊的疾病都具有一定传染性，因此医疗机构应按照相关法律法规和技术规范的要求，进行感染性疾病科的建设和改建工作。为了提高对传染病的筛查、预警、防控及感染性疾病的诊疗水平，实现对传染病的早发现、早诊断、早报告，以预防和控制院内感染，《卫生部关于二级以上综合医院感染性疾病科建设的通知》（卫生部卫医发〔2004〕292号）文件要求，各地二级以上综合医院要高度重视感染性疾病科的建设。《医院隔离技术规范》（WS/T 311—2009）规定，医院根据患者获得感染危险性的程度，应将医院分为4个区域。感染性疾病科作为高危险区域应相对独立设置：

（1）与普通病区和生活区分开，设在建筑的一端，外围必须设有明显的标志。

（2）交通流程应尽量减少高危人群的暴露，同时利于快速转运病人。

（3）二级综合医院感染性疾病科门诊应设置独立的挂号收费室、呼吸道（发热）和肠道疾病患者的各自候诊区和诊室、治疗室、隔离观察室、检验室、放射检查室、药房（或药柜）、专用卫生间；三级综合医院感染性疾病科门诊还应设置处置室和抢救室等。感染性疾病科门诊应配备必要的医疗、防护设备和设施。

（4）感染性疾病科清洁区、潜在污染区、污染区划分明确，内设医务人员和患者两通道和三区之间的缓冲间。

① 清洁区。进行呼吸道传染病诊治的病区中不易受到患者血液、体液和病原微生物等物质污染及传染病患者不应进入的区域。包括医务人员的值班室、卫生间、男女更衣

室、浴室以及储物间、配餐间等。

②潜在污染区。进行呼吸道传染病诊治的病区中位于清洁区与污染区之间，有可能被患者血液、体液和病原微生物等物质污染的区域，包括医务人员的办公室、治疗室、护士站、患者用后的物品、医疗器械等的处理室、内走廊等。

③污染区。进行呼吸道传染病诊治的病区中传染病患者和疑似传染病患者接受诊疗的区域，包括被其血液、体液、分泌物、排泄物等污染物品暂存和处理的场所。包括病室、处置室、污物间以及患者入院、出院处理室等。

④两通道。进行呼吸道传染病诊治的病区中医务人员通道和患者通道。医务人员通道、出入口设在清洁区一端，患者通道、出入口设在污染区一端。

⑤缓冲间。进行呼吸道传染病诊治的病区中清洁区与潜在污染区之间、潜在污染区与污染区之间设立的两侧均有门的小室，为医务人员的准备间。

(5)不同感染病患者分开安置，不得收入同一间病室内，相同病种的患者可同住一室，每间病室不得超过4人，床间距≥1.1 m；严格隔离病室入口设缓冲间，室内设卫生间(含盥洗、浴、厕设施)，卫生间有单独的出入口。

(6)感染性疾病科有明确的服务流程，保证洁、污分开，防止因人员流程、物品流程交叉导致污染。

(7)设置通风系统应区域化，防止区域间空气交叉感染。呼吸道发热门诊禁止采用下列空调系统：循环回风的空调系统；不设新风、不能开窗通风换气的水-空气空调系统；既不能开窗、又无新风、排风系统的空调系统；绝热加湿装置空调系统。使用中央空调时应控制气流方向，使气流从清洁区到潜在污染区再到污染区，污染区域内保持负压。

第二节　工作制度及人员管理

一、感染性疾病科工作制度

(1)建立健全各项规章制度，并确保其真正得以落实。

(2)定期对科室工作人员进行有关传染病防治知识的培训，培训内容包括传染病防治的法律、法规及专业知识，如流行动态、诊断、治疗、预防、职业暴露的预防和处理等。

(3)对科室工作人员定期考核，考核合格后方可上岗。

(4)对病人进行传染病甄别，并采取及时、正确的救治措施。

(5)认真执行消毒隔离制度。科室布局、分区合理，人流、物流合理，所有物品、区域的标识与标志明确、清楚。保持室内清洁卫生，洁、污物品分开放置。

(6)严格按照《医院感染管理规范》和《医疗机构消毒技术规范》规定对感染性疾病科的设施、设备、医用物品等进行消毒。工作人员在感染性疾病科工作区采取标准预防措施；医护人员每诊疗、护理一个病人和接触污染物品后，应严格按照手卫生规范及时进行手的清洗和/或消毒；必要时戴手套。感染性疾病科工作人员应为就诊的呼吸道发热病人提供口罩。

(7)严格执行《医疗废物管理条例》，认真做好医疗废物的分类收集、登记、转运、处理等工作。

(8)认真贯彻执行《传染病防治法》和《突发公共卫生事件应急条例》，指定专人负责传染病报告工作。感染性疾病科医务人员必须了解、掌握传染病病种及分类、不同传染病的报告时限和内容要求，及时、准确报告传染病。要及时将传染病报告卡和传染病信息报预防保健科或医院总值班室，并与医院感染管理科沟通。必要时，可直接向所在卫生行政部门和疾病预防控制机构报告。对排除传染病的，要及时修正报告。

(9)与疾病预防控制机构密切配合，开展有关传染病的宣传教育工作。

(10)医院要为感染性疾病科工作人员提供必要的工作条件，配备必要的防护物品，尽量防止和避免职业暴露，一旦发生职业暴露，须立即采取补救措施。

二、感染性疾病科工作人员职责

(一)医师职责

(1)认真履行医师的义务，在诊疗工作中规范执业。尊重患者的知情权和选择权，注意保护患者隐私。

(2)遵守医院各项规章制度，并能熟练掌握传染病防治的法律、法规、规章和规定。

(3)及时筛查传染病病人，正确诊疗和转诊传染病病人。

(4)认真填写传染病报告卡，并按规定的时限和内容及时、准确报告传染病。

(5)严格执行消毒隔离制度，在做好自身防护工作的同时，配合护士做好消毒隔离工作。

(6)对就诊患者进行感染性疾病的健康教育。

(二)护士职责

(1)认真履行护士的义务，在护理工作中规范执业。尊重患者的知情权和选择权，注意保护患者隐私。

(2)遵守医院各项规章制度，熟练掌握感染性疾病护理知识、技能和传染病防治的法律、法规。

(3)负责感染疾病患者的登记工作，登记内容包括患者姓名、性别、年龄、家庭住址、联系电话、身份证号码等。

(4)帮助、指导呼吸道发热患者戴口罩，并引导患者到指定地点候诊。

(5)认真做好消毒隔离工作，熟练掌握常用消毒液的配制、使用方法和注意事项，并监督消毒隔离措施落实到位。

(6)按《医疗废物管理条例》做好医疗废物管理工作。

(7)对就诊患者进行感染性疾病的卫生宣传教育。

(三)卫生员职责

(1)遵守各项规章制度。

(2)在护士的指导下，进行清洁、消毒工作，所用器械、工具分区使用。

(3)严格遵守医疗废物管理规定，及时按分类清运各种医疗废物。

（4）做好有关清洁、消毒工作的记录。

第三节　着装及防护用品的管理要求

感染性疾病科其出入口应设有手卫生设施，医务人员在感染性疾病科诊疗工作中，应当遵循标准预防原则，再根据其传播途径采取空气隔离、飞沫隔离和接触隔离的防护措施，接触所有病人时均应当戴外科口罩；接触疑似病例和确诊病例时应当戴医用防护口罩，严格执行手卫生措施。

发热门（急）诊承担接诊工作的医务人员按一级防护着装，进入隔离留观室按二级防护着装。医务人员进入或离开发热门诊和隔离病房时，应当遵循《医院隔离技术规范》（WS/T 313—2009）的有关要求，并正确穿脱防护用品。接触病人的血液、体液、分泌物、排泄物、呕吐物及污染物品时应戴手套，脱手套后洗手；可能受到病人血液、体液、分泌物等物质喷溅时，应戴外科口罩或者医用防护口罩、护目镜、穿隔离衣；对疑似或确诊病例进行气管插管操作时，应戴医用防护口罩、护目镜、穿隔离衣。脱去手套或隔离服后立即洗手或手消毒。医务人员的分级防护原则，见表24-1。

表 24-1　　　　　　　　　　　　医务人员的分级防护要求

防护级别	使用情况	防护用品								
		外科口罩	医用防护口罩	防护面屏或护目镜	手卫生	乳胶手套	工作服	隔离衣	防护服	工作帽	鞋套
一般防护	普通门（急）诊、普通病房医务人员	+	−	−	+	±	+	−	−	−	−
一级防护	发热门诊与感染性疾病科医务人员	+	−	−	+	+	+	−	−	+	−
二级防护	进入疑似或确诊经空气传播疾病患者安置地或为患者提供一般诊疗操作	−	+	±	+	+	+	±★	±★	+	+
三级防护	为疑似或确诊患者进行产生气溶胶操作时	−	+	+	+	+	+	+	+	+	+

注："+"应穿戴的防护用品，"−"不需穿戴的防护用品，"±"根据工作需要穿戴的防护用品；"±★"为二级防护级别中，根据医疗机构的实际条件，选择穿隔离衣或防护服。

（1）使用个人防护用品的顺序：先穿隔离衣→戴口罩或高效滤过口罩→戴眼罩或面罩→戴手套。

（2）取下个人防护用品的顺序：先取手套→再取面罩或防护眼镜→然后脱隔离衣→最后取口罩或高效滤过口罩。

第四节 消 毒 隔 离

发热门诊、肠道门诊在设置隔离观察室时，应采取的隔离方式有所不同，发热门诊实施空气隔离，肠道门诊实施接触隔离。

一、发热门诊

（1）清洁区、潜在污染区和污染区分区明确无交叉，三区之间设立缓冲区，有明显标志。①清洁区主要供医务人员使用包括医务人员的值班室、卫生间、男女更衣室、浴室以及储物间、配餐间等；②潜在污染区位于清洁区与污染区之间，包括医务人员的办公室、治疗室、护士站、患者用后的物品、医疗器械等的处理室、内走廊等；③污染区内设观察病房，以单间为主，包括病室、处置室、污物间以及患者入院、出院处理室等。

（2）人物分流、医患分流、洁污分流。

（3）气流组织对发热门诊的隔离观察室十分重要，诊疗区域（包括发热门诊和隔离病房）应保持良好的通风并定时清洁消毒。发热门诊隔离病房最好采用负压式，采用"上进下排"组织气流，使空气从清洁区到污染区定向流动，并保持一定负压。

（4）用于疑似或确诊病例的听诊器、体温计、血压计等医疗器具应专人专用。对每个病人用后的医疗器械、器具应当参照《医疗机构消毒技术规范》（WS/T 367—2012）等要求进行清洁和消毒。

（5）手卫生设施应配备在医务人员方便取用的地方，其出入口、隔离病房及三个区域及缓冲间内应设有手卫生设施。

（6）疑似病例和确诊病例应当分开安置，确诊的同种病原体感染的患者可置同一房间，床间距不小于1.2 m；疑似病例进行单间隔离，限制病人只在病室内活动，原则上禁止探视、不设陪护，与病人相关的诊疗活动尽量在病区内进行。发热门诊陪伴者及病情允许的病人应当戴外科口罩或医用防护口罩。

（7）发热门诊应开窗通风，安装通风设备，加强通风。空气消毒可根据情况进行选择：

① 熏蒸法：房屋经密闭后，每立方米用15 %过氧乙酸溶液7~20 mL（1~3 g/m³），放置瓷或玻璃器皿中加热蒸发，熏蒸60 min，即可开门窗通风。

② 气溶胶喷雾法：用2 %过氧乙酸溶液，喷雾量为8 mL/m³；3 %过氧化氢，喷雾量为20~40 mL/m³；≥2 %二氧化氯（3~5 min活化后成为≥2 %原液），按1∶10倍的稀释，喷雾量20 mL/m³，均采用超低容量喷雾器进行气溶胶喷雾消毒，作用60 min。条件：消毒时需关闭房屋门窗。

③ 其他方法：有人在的情况下，使用循环风紫外线空气消毒器；无人条件下，可使用紫外线灯进行空气消毒。

④ 应保持清洁、干燥，每天进行消毒，遇明显污染随时去污、清洁与消毒。地面消毒采用400~700 mg/L有效氯的含氯消毒液擦拭，作用30 min。物体表面消毒方法同地面

或采用1000~2000 mg/L季铵盐类消毒液擦拭。建立终末消毒登记本。

⑤ 尽可能使用一次性医疗用品。复用医疗器械消毒按消毒技术规范执行。

⑥ 医疗废物：按医疗废物管理条例执行。

二、肠道门诊

(1)肠道门诊应安装纱窗纱门，加强灭四害，严格做到"四专"(专人、专室、专设备、专登记)，"五统一"(统一挂号、看病、收费、取药、化验)。

(2)肠道门诊的诊室和治疗室应相对固定医务人员，工作人员应戴工作帽，穿隔离衣和工作鞋，检查、治疗及护理时应戴口罩。

(3)严格手卫生，检查每个患者后，应用快速手消毒剂揉搓消毒双手。

(4)病区内要有专用的厕所或便器，要有消毒器具、消毒药物等，清洁用具要分区、分室专用，标识清楚。

(5)隔离区内划分清洁区、潜在污染区和污染区分区明确无交叉，清洁区发现有污染或污染可疑时应立即进行消毒处理；潜在污染区应每天用消毒液喷雾或洗擦1~2次；污染区除做好经常性消毒工作外，应定期进行彻底消毒。

(6)病人的排泄物、呕吐物：稀薄者，每1000 mL可加漂白粉精25g，搅匀放置2 h。尿液每1000 mL加入漂白粉精2.5 g混匀放置2 h。成形粪便，1份粪便加10%漂白粉精乳剂2份(含有效氯5%)，混匀后，作用2 h。对厕所粪坑内的粪便可按粪便量的1/5加漂白粉精(使有效氯作用浓度为20000 mg/L)，搅匀加湿后作用12~24 h。

(7)盛排泄物或呕吐物的容器：可用5000 mg/L有效氯含氯消毒剂溶液或0.5%过氧乙酸溶液浸泡30 min，浸泡时，消毒液要漫过容器。

(8)餐(饮)具：首选煮沸消毒15~30 min，也可用0.5%过氧乙酸溶液或500 mg/L有效氯含氯消毒剂溶液浸泡30 min后，再用清水洗净。

(9)耐热、耐湿的纺织品可煮沸消毒30 min，或采取压力蒸汽灭菌的方法，或用500 mg/L有效氯的含氯消毒剂浸泡30 min；不耐热的纺织品可采取过氧乙酸熏蒸消毒。消毒时，将欲消毒衣物悬挂在密闭空间，按每立方米用15%过氧乙酸溶液7~20 mL($1~3 g/m^3$)，放置瓷或玻璃容器中，加热熏蒸1~2 h。

(10)肠道门诊的医疗废物和生活垃圾一律按感染性医疗垃圾处理。病人吐泻物、生活用水、垃圾废物、检验室废弃物等，必须经过严格消毒处理后才能向外排放。

(11)留观的肠道传染病患者转诊后，应进行终末消毒，诊室应进行空气消毒。

第五节　疾病诊断、登记

法定传染病指发生后应依法向当地疾病预防控制部门报告的传染病。医疗机构应当根据传染病的流行季节、周期和流行趋势做好特定传染病的预检、分诊工作。

各科室的医师在接诊过程中，应当注意询问病人有关的流行病学史、职业史，结合病人的主诉、病史、症状和体征等对来诊的病人进行传染病的预检。经预检为传染病病人或者疑似传染病病人的，应当将病人分诊至感染性疾病科或者分诊点就诊，同时对接诊处采取必要的消毒措施。

各级各类医疗机构应建立健全传染病诊断、报告和登记制度。感染性疾病科的医务人员应按照《法定传染病诊断标准》诊断传染病，实行首诊负责制，规范接诊和治疗传染病患者，协助疾病预防控制机构开展传染病的流行病学调查。

首诊医生必须做好各种记录，包括病历书写(即流行病学史询问与记录、体检与辅助检查情况，主观臆断等)、新的或影响严重的"疑似传染病"个案记录、"门诊工作日志"和"传染病登记本"等并正确规范地及时填写上报中华人民共和国传染病报告卡。

医疗机构和执行职务的人员发现《中华人民共和国传染病防治法》中的传染病疫情或者发现其他传染病暴发、流行以及突发不明原因的传染病时，应当遵循疫情报告属地管理原则，按照国务院规定或者国务院卫生行政部门规定的内容、程序、方式和时限报告，不得瞒报、缓报、谎报或者授意他人瞒报、缓报、谎报。

第六节　儿童常见传染病的诊断、预防与控制

一、手足口病

手足口病是由肠道病毒 71 型(EV71)和柯萨奇病毒 A16 型(CoxA16)等多种肠道病毒(EV)引起的常见传染病，主要通过人群间密切接触进行传播，好发于 5 岁以下儿童，常引起托幼机构聚集性疫情，2008 年 5 月被国家卫生部列为丙类传染病进行管理，大部分患者症状较轻，以发热和手、足、口等部位发生皮疹和疱疹为主要特征，个别重症患者病情进展快，严重者可导致死亡。

(一)潜伏期

多为 2~10 d，平均为 3~5 d。

(二)临床表现

1. 普通病例表现

急性起病，发热，口腔黏膜出现散在疱疹，手、足和臀部出现斑丘疹、疱疹，疱疹周围可有炎性红晕，疱内液体较少。可伴有咳嗽、流涕、食欲不振等症状，部分病例仅表现为皮疹或疱疹性咽峡炎。多在一周内痊愈，预后良好。还有部分病例皮疹表现不典型，如单一部位或仅表现为斑丘疹。

2. 重症病例表现

少数病例(尤其是<3 岁者)病情进展迅速，在发病 1~5 d 出现脑膜炎、脑炎(以脑干脑炎最为凶险)、脑脊髓炎、肺水肿、循环障碍等，极少数病例病情危重，可致死亡，存活病例可留有后遗症。

(1)神经系统表现：精神差、嗜睡、易惊、头痛、呕吐、谵妄甚至昏迷；肢体抖动，肌阵挛、眼球震颤、共济失调、眼球运动障碍；无力或急性迟缓性麻痹；惊厥。查体可见脑膜刺激征，腱反射减弱或消失，巴氏征等病理征阳性。

（2）呼吸系统表现：呼吸浅促、呼吸困难或节律改变，口唇发绀，咳嗽，咳白色、粉红色或血性泡沫样痰；肺部可闻及湿罗音或痰鸣音。

（3）循环系统表现：面色苍灰、皮肤花纹、四肢发凉，指（趾）发绀；出冷汗；毛细血管再充盈时间延长。心率增快或减慢，脉搏浅速或减弱甚至消失；血压升高或下降。

（三）诊断标准

1. 临床诊断病例

（1）在流行季节发病，常见于学龄前儿童，婴幼儿多见。

（2）发热伴手、足、口、臀部皮疹，部分病例可无发热。

（3）极少数重症病例皮疹不典型，临床诊断困难，需结合病原学或血清学检查做出诊断。无皮疹者临床不宜诊断为手足口病。

2. 确诊病例

临床诊断病例具有下列之一者即可确诊。

（1）肠道病毒（EV71、CoxA16 等）特异性核酸检测阳性。

（2）分离出肠道病毒，并鉴定为 EV71、CoxA16 或其他可引起手足口病的肠道病毒。

（3）急性期与恢复期血清 EV71、CoxA16 或其他可引起手足口病的肠道病毒中和抗体有 4 倍以上的升高。

（四）预防与控制

医院应实行预检分诊制度，设置发热疱疹预检分诊点，开设发热门诊，根据就诊患儿数量，设置诊室、候诊区、留观室、治疗室、输液室等，定期对诊疗区域及室内进行有效的通风换气保持诊室和病室空气新鲜，用紫外线灯或动态空气消毒设备每日定时进行空气消毒。

医务人员应在标准预防的基础上，严格采用接触隔离措施，进入发热门诊或感染性疾病科时，应按防护要求规范着装及穿戴个人防护用品。

二、甲型 H1N1 流感

甲型 H1N1 流感是 2009 年新发现的一种主要经呼吸道传播的传染病，我国卫生部将其列入《中华人民共和国传染病防治法》规定的丙类传染病。

（一）潜伏期

一般为 1~7 d，多为 1~3 d。

（二）临床表现

通常表现为流感样症状，包括发热、咽痛、流涕、鼻塞、咳嗽、咯痰、头痛、全身酸痛、乏力。部分病例出现呕吐和/或腹泻。少数病例仅有轻微的上呼吸道症状，无发热。体征主要包括咽部充血和扁桃体肿大。可发生肺炎等并发症。少数病例病情进展迅速，出现呼吸衰竭、多脏器功能不全或衰竭。可诱发原有基础疾病的加重，呈现相应的临床表现，病情严重者可死亡。

（三）诊断标准

诊断主要结合流行病学史、临床表现，早发现、早诊断是防控与有效治疗的关键。

1. 疑似病例

符合下列情况之一即可诊断为疑似病例：

(1)发病前 7 d 内与传染期甲型 H1N1 流感确诊病例有密切接触，并出现流感样临床表现。密切接触是指在未采取有效防护的情况下，诊治、照看传染期甲型 H1N1 流感患者；与患者共同生活；接触过患者的呼吸道分泌物、体液等。

(2)发病前 7 d 内曾到过甲型 H1N1 流感流行(出现病毒的持续人间传播和基于社区水平的流行和暴发)的地区，出现流感样临床表现。

(3)出现流感样临床表现，甲型流感病毒检测阳性，尚未进一步检测病毒亚型。

对上述 3 种情况，在条件允许的情况下，可安排甲型 H1N1 流感病原学检查。

2. 临床诊断病例

仅限于以下情况作出临床诊断：同一起甲型 H1N1 流感暴发疫情中，未经实验室确诊的流感样症状病例，在排除其他致流感样症状疾病时，可诊断为临床诊断病例。甲型 H1N1 流感暴发是指一个地区或单位短时间出现异常增多的流感样病例，经实验室检测确认为甲型 H1N1 流感疫情。在条件允许的情况下，临床诊断病例可安排病原学检查。

3. 确诊病例

出现流感样临床表现，同时有以下一种或几种实验室检测结果：

(1)甲型 H1N1 流感病毒核酸检测阳性。

(2)分离到甲型 H1N1 流感病毒。

(3)双份血清甲型 H1N1 流感病毒的特异性抗体水平呈 4 倍或 4 倍以上升高。

4. 重症和危重病例

(1)重症病例。出现以下情况之一者为重症病例：

① 持续高热>3 d；

② 剧烈咳嗽，咳脓痰、血痰，或胸痛；

③ 呼吸频率快，呼吸困难，口唇发绀；

④ 神智改变：反应迟钝、嗜睡、躁动、惊厥等；

⑤ 严重呕吐、腹泻，出现脱水表现；

⑥ 影像学检查有肺炎征象；

⑦ 肌酸激酶、肌酸激酶同工酶等心肌酶水平迅速增高；

⑧ 原有基础疾病明显加重。

(2)危重病例。出现以下情况之一者为危重病例：

① 呼吸衰竭；

② 感染性中毒性休克；

③ 多脏器功能不全；

④ 出现其他需进行监护治疗的严重临床情况。

(四) 预防与控制

国家卫计委将甲型 H1N1 流感从乙类传染病调整至丙类，并纳入现有流行性感冒进行管理。医院感染预防与控制的重点在于规范医务人员防护行为，减少和避免甲型 H1N1 流感在医院内传播或流行。

（1）医院应对医务人员加强甲型 H1N1 流感相关防控知识的培训，提高早发现、早诊断、早报告、早隔离、早治疗的能力，建立预检分诊和发热门诊，发现疑似病例和确诊病例，应及时采取隔离措施，无医疗救治条件的转诊至有条件的定点医疗机构进行救治。

（2）发热门诊、留观室等布局流程符合隔离要求，严格区域划分，三区分界与标识明显，并设有缓冲区。根据甲型 H1N1 流感的流行病学特点及传染源、传播途径和易感人群几个环节，制定相应的工作制度和防护措施，确保消毒隔离和个人防护落实到位。

（3）对甲型 H1N1 流感疑似和确诊患者应立即采取隔离措施，疑似病人和确诊病人应分开安置，疑似患者单间隔离，确诊患者可以安置于多人房间，一般不超过 4 人，床间距 >1 m。患者活动应尽量限制于隔离病房内，原则上不安排陪护，相关诊疗活动尽可能在病区内进行。

（4）在标准预防的基础上，严格落实呼吸道隔离和接触隔离措施。

（5）医务人员在接诊和救治、护理甲型 H1N1 流感疑似病例和确诊病例时，应做好个人防护，在不同区域穿戴和脱去相应的防护用品。在发热门诊和隔离病区工作的医务人员每日要接受体温监测和流感样症状排查，出现发热或流感样症状时，要及时报告医院行政管理部门和医院感染科，并立即接受隔离治疗。

三、人感染 H7N9 禽流感

禽流感病毒属正黏病毒科，甲型流感病毒属，为有囊膜的单股负链 RNA 病毒。依据其外膜血凝素（H）和神经氨酸酶（N）蛋白抗原性不同，目前可分为 16 个 H 亚型和 9 个 N 亚型。H7N9 禽流感病毒对禽类的致病力较 H5N1 弱，在禽类间易于传播且难以发现，增加了人感染的机会。普遍对热敏感。

（一）潜伏期

多为 7 d 以内，也可长至 10 d。

（二）临床表现

表现为流感样症状，如发热、咳嗽、少痰，可伴有头痛、肌肉酸痛、腹泻等症状。多数很快进展为重症，肺炎进展迅速，并发 ARDS。

（三）病原学检测

（1）流感病毒抗原筛查：呼吸道标本做甲型流感病毒抗原快速检测及做 H7N9 亚型检测，仅作为初筛实验。

（2）核酸检测：对患者呼吸道标本采用 realtime PCR（或 RT-PCR）检测 H7N9 禽流感病毒核酸。PCR 检测是临床确诊 H7N9 病例最常用方法，可作为确诊标准。

（3）病毒分离：从患者呼吸道标本中分离 H7N9 禽流感病毒。

（4）动态检测：双份血清 H7N9 禽流感病毒特异性抗体水平呈 4 倍或以上升高。

（四）诊断标准

（1）流行病学史：发病前 10 d 内，有接触禽类及其分泌物、排泄物，或者到过活禽市场，或者与人感染 H7N9 禽流感病例有密切接触史。

（2）疑似病例：发病前 10 d 内，有接触禽类及其分泌物、排泄物，或者到过活禽市场，或者与人感染 H7N9 禽流感病例有密切接触史，表现有流感样症状，如发热、咳嗽、少痰，可伴有头痛、肌肉酸痛、腹泻等症状。

（3）确诊病例：表现有流感样症状，如发热、咳嗽、少痰，可伴有头痛、肌肉酸痛、腹泻等症状，并且病原学检测阳性

（五）预防与控制

（1）根据人感染 H7N9 禽流感的流行病学特点，针对传染源、传播途径和易感人群，结合实际情况，制定消毒、医院感染控制等应急预案和工作流程。

① 控制感染源：加强预检分诊、咳嗽礼仪、隔离病人、个人防护规范转诊、环境的管理。

② 切断传播途径：遵循标准预防、手卫生、空气的管理、消毒灭菌医疗废物的管理。

③ 保护易感人群：规范使用个人防护用品，戴口罩、手套、护目镜、穿隔离衣。做好手卫生。

（2）加强医务人员的培训，提高医务人员对人感染 H7N9 禽流感消毒隔离与医院感染防控意识和处置能力。

（3）做好常用消毒药品、器械和防护用品的储备与选用。

（4）在人感染 H7N9 禽流感防控工作中应参照《医院隔离技术规范》（WS/T 311—2009）要求，严格遵循标准预防原则；并按《医务人员手卫生规范》（WS/T 313—2009）要求，及时正确进行手卫生。

（5）严格按照《医疗机构消毒技术规范》的规定，做好医疗器械、污染物品、物体表面、地面等清洁与消毒；按照《医院空气净化管理规范》的规定，加强诊疗环境的通风，必要时进行空气消毒。

（6）对人感染 H7N9 禽流感防控工作中产生的医疗废物，应按《医疗废物管理条例》和《医疗卫生机构医疗废物管理办法》的有关规定进行管理，并交由相关有害废物焚烧处置中心作集中焚烧处置。

四、诺如病毒

诺瓦克病毒是 1972 年美国在诺瓦克镇发现、分离得到的一种主要引起胃肠道感染的病毒，2002 年 8 月第 8 届国际病毒命名委员会批准其名称为诺如病毒，这是非细菌性食源性疾病的主要病原之一，诺如病毒感染具有发病急、传播速度快、涉及范围广等特点，近年来，我国多个地区均有诺如病毒性胃肠炎暴发的病例。

（一）潜伏期

1~2 d，短至数小时，长至 3 d。

（二）临床表现

诺如病毒性胃肠炎临床表现与轮状病毒相似，起病突然，主要症状为发热、恶心、呕吐、腹部痉挛性疼痛及腹泻，大便为稀水便或水样便，无黏液脓血，2 h 内 4~8 次，持续12~60 h，一般 48 h。儿童以呕吐较为常见，而年长者腹泻症状更严重，可伴有头痛、肌痛、咽痛等症状。病程多呈自限性，预后良好，但体弱老人和儿童容易继发肺部感染，甚至危及生命。

(三)诊断标准

1. 临床诊断病例

主要依据流行季节、地区、发病年龄等流行病学资料、临床表现以及实验室常规检测结果进行诊断。在一次腹泻流行中符合以下标准者,可初步诊断为诺如病毒感染:

(1)潜伏期 24~48 h;

(2)50 %以上发生呕吐;

(3)病程 12~60 h;

(4)粪便、血常规检查无特殊发现;

(5)排除常见细菌、寄生虫及其他病原感染。

2. 确诊病例

除符合临床诊断病例条件外,在粪便标本或呕吐物中检测出诺如病毒。

(四)预防与控制

(1)如发现诺如病毒病情,对病人、疑似病人和带菌者要分别隔离治疗。

(2)发病期和康复后 3 d 内是传染性最强的时期,发病前至康复后 2 周,均可在感染者粪便中检到诺如病毒,故病人应隔离至传染性消失。

(3)美国 CDC 建议:感染的医务人员症状消失后至少 2 d 才返回工作岗位。

(4)加强手卫生。接触病人或病人的物品时应做好手卫生;因诺如病毒对酒精不敏感,建议流动水洗手。

(5)强调对病区环境中可能污染但容易被忽视物品的消毒,确保环境物表的清洁与消毒落实到位。诊疗室接待呕吐腹泻病人后应立即对所有物体表面进行彻底的清洁消毒后再接诊下一位病人;治疗结束后对感染者居住过的房间进行终末消毒;特别是共同使用的设施如卫生间门把手、水龙头、马桶冲水阀等。

(6)对病人、疑似病人和病毒携带者污染过的物品、物体表面等严格进行清洁消毒;被污染的被服、诊查单或病人衣物换下时不能随意堆放在病区的地面,应直接放入污衣桶内。

五、麻疹

麻疹是一种由麻疹病毒引起的全身发疹性急性呼吸道传染病,约 90 %发生在 6 个月至 5 岁的未接种过麻疹疫苗的小儿,一年四季均可发生,但以冬末春初为多。临床上以发热、上呼吸道炎、结膜炎、口腔黏膜斑及全身丘疹为特征;传染性极强,在人群密集的小学及幼儿园容易发生流行。麻疹病毒存在于患者的鼻咽分泌物中,具有较强的传染性。通常要直接与患者接触才被感染,通过第三者或衣物间接传染的可能性较小。它可防可治,病后可获得持久免疫力,很少第二次患病。我国卫生部将其列入《中华人民共和国传染病防治法》规定的乙类传染病。

(一)潜伏期

约 10 日(6~18 d)。平均 14 d,最短 7 d,最长 21 d。曾经接触过麻疹患儿或在潜伏期接受被动免疫者,可延至 3~4 周。

(二)临床表现

1. 典型麻疹

（1）潜伏期。潜伏期内可有轻度体温上升。

（2）前驱期。

也称发疹前期，一般为3~4 d。表现类似上呼吸道感染症状：

①发热见于所有病例，多为中度以上发热。

②咳嗽、流涕、流泪、咽部充血等，以眼症状突出，结膜发炎、眼睑水肿、眼泪增多、畏光、下眼睑边缘有一条明显充血横线（Stimson线）。

③麻疹黏膜斑，在发疹前24~48 h出现，为直径约1.0 mm灰白色小点，外有红色晕圈，开始仅见于对着下臼齿的颊黏膜上，但在一天内很快增多，可累及整个颊黏膜并蔓延至唇部黏膜，黏膜疹在皮疹出现后即逐渐消失可留有暗红色小点。

④偶见皮肤荨麻疹，隐约斑疹或猩红热样皮疹，在出现典型皮疹时消失。

⑤部分病例可有一些非特异性症状，如全身不适、食欲减退、精神不振等。但体温稍有下降。婴儿可有消化道系统症状，呕吐、腹泻等。

（3）出疹期。

多在发热后3~4 d出现皮疹。体温可突然升高至40~40.5 ℃，皮疹为稀疏不规则的红色斑丘疹，疹间皮肤正常，出疹顺序也有特点：始见于耳后、颈部、沿着发际边缘，24 h内向下发展，遍及面部、躯干及上肢，第3天皮疹累及下肢及足部，病情严重者皮疹常融合，皮肤水肿，面部水肿变形。大部分皮疹压之褪色，但也有出现淤点者。全身有淋巴结肿大和脾肿大，并持续几周，肠系膜淋巴结肿大可引起腹痛、腹泻和呕吐。阑尾黏膜的麻疹病理改变可引起阑尾炎症状。疾病极期特别是高热时常有谵妄、激惹及嗜睡状态，多为一过性，热退后消失，与以后中枢神经系统并发症无关。此期肺部有湿罗音，X线检查可见肺纹理增多。

（4）恢复期。

出疹3~4 d后皮疹开始消退，消退顺序与出疹时相同；在无并发症发生的情况下，食欲、精神等其他症状也随之好转，体温减退。皮肤颜色发暗。疹退后，皮肤留有糠麸状脱屑及棕色色素沉着，7~10 d痊愈。

2. 其他类型麻疹

（1）轻症麻疹。

发热低、上呼吸道感染症状轻。麻疹黏膜斑不明显，皮疹稀疏。病程约1周，无并发症。

（2）重症麻疹。

发热高达40 ℃以上，中毒症状重，伴惊厥、昏迷。皮疹融合呈紫蓝色者，常有黏膜出血，如鼻出血、呕血、咯血、血尿、血小板减少等，称为黑麻疹。皮疹少，色暗淡，常为循环不良表现。此型患儿死亡率高。

（3）无疹型麻疹。

此型临床诊断较难，只有依赖前驱症状和血清中麻疹抗体滴度增高才能确诊。

（4）异型麻疹。

此为非典型麻疹，接种灭活疫苗后引起。表现为高热、头痛、肌痛，无口腔黏膜斑。国内不用麻疹灭活疫苗，故此类型少见。

（5）成人麻疹。

肝损害发生率高；胃肠道症状多见，如恶心、呕吐、腹泻及腹痛；骨骼肌病，包括关节和背部疼痛；麻疹黏膜斑存在时间长，可达 7 d，眼部疼痛多见，但畏光少见。

（三）诊断标准

根据患儿临床表现：持续性发热，咽痛，畏光，流泪，眼结膜红肿等。在口腔颊黏膜处见到麻疹黏膜斑。发热 4 d 左右全身皮肤出现红色斑丘疹。出疹顺序为耳后、颈部，而后躯干，最后遍及四肢手和足。退疹后皮肤脱屑并有色素沉着。2 周前与麻疹患者有接触史，较易做出诊断。早期鼻咽分泌物找多核巨细胞及尿中检测包涵体细胞有益早期诊断。在出疹后第一天或第二天检测血清麻疹抗体，若阳性即可确诊。应与猩红热、风疹、幼儿急诊等发热、出疹性疾病鉴别。

（四）预防与控制

（1）领导重视全院落实。制定麻疹院内感染防控制度及应急预案，组织全院培训麻疹防控知识。

（2）控制传染源。隔离患者，隔离期为潜伏期末至出疹后 5 d，有并发症隔离至出疹后 10 d。

（3）切断传播途径。麻疹传播能力很强，应佩戴外科口罩，加强呼吸卫生/咳嗽礼仪、手卫生、房间及诊室通风及空气消毒等防护，对患者污染的物品及环境表面进行消毒（环境表面一般采取擦拭消毒）。

（4）保护易感人群。常规免疫接种麻疹减毒活疫苗和应急免疫接种。

（高 峡）

第六篇　重点部位、重点人群医院感染预防与控制

第二十五章　重点部位的医院感染预防与控制

第一节　手术部位感染

手术不可避免地会带来手术部位皮肤和组织的损伤，当手术部位切口的微生物污染达到一定程度时，就可能会发生手术部位的感染。不同手术部位医院感染发生率不尽相同，且存在很大差异。1992 年，由美国感染控制与流行病学专业协会（Association for Professionals in Infection Control and Epidemiology，APIG）、美国医院流行病学学会（Society for Healthcare Epidemiology of America，SHEA）和外科感染协会组成的联合小组修正并选择手术部位感染（surgical site infection，SSI）这一术语来描述可能包括在感染过程中的不同组织层的感染。1999 年，美国疾病预防和控制中心新制订了预防手术部位感染的准则，将 SSI 分为切口和器官/腔隙感染。切口感染又分为感染仅限于皮肤和皮下组织内的浅表切口 SSI 和延伸到筋膜和深部组织的深部 SSI。器官/腔隙感染是指累及除切口外的任何术中打开或进行操作的解剖部位的感染，如腹腔手术后的膈下脓肿，腹腔手术后的胸腔积脓等。

一、感染源

感染病原体可分为内源性和外源性。

（一）内源性感染

患者的皮肤、口腔、消化道、呼吸道、泌尿生殖道中存在正常菌群，可通过手术直接污染手术部位，也可通过淋巴管、血液循环系统播散至手术部位造成感染。手术部位的微小破口会增加细菌的繁殖与寄生。皮肤携带的致病菌多数是 G^+ 球菌，但在会阴及腹股沟区，常被粪便污染而带有 G^- 杆菌及厌氧菌。手术经胃肠道、泌尿道、女性生殖道时，典型的 SSI 致病菌是 G^- 肠道杆菌，在结直肠和阴道还有厌氧菌（主要是脆弱拟杆菌），它们是这些部位器官/腔隙感染的主要病原菌。妇产科手术多为大肠埃希菌、脆弱拟杆菌、消化球菌、肠球菌属等的继发感染或混合感染；乳腺手术后感染的常见病原体为葡萄球菌、G^- 杆菌和厌氧菌。

（二）外源性感染

主要来源于手术组人员及环境。

1. 手术组人员

（1）手术组人员的手：经过各种正规的洗手消毒法仅能使手上的细菌数下降 11.1%，

一旦手套损坏，污染的手即成为感染源，而指甲往往是重要的储菌库。

（2）手术组人员的头发：头发中携带的金黄色葡萄球菌成为 SSI 的来源。

（3）手术组人员的上呼吸道：术者术中说话、咳嗽、喷嚏；口罩佩戴方法错误时，术者呼吸道的正常菌群或致病菌将进入患者体内。

（4）手术组人员的无菌操作：围术期无菌操作不到位，致手术部位被污染。

2. 环境

（1）空气：手术中人的行为会不断污染空气，尘埃粒子成为细菌的附着物。

（2）仪器、手术器材、敷料、药液等：手术中使用的一切物品均应无菌，如果消毒灭菌不到位或物品被污染，将直接引起手术部位感染。

二、危险因素

（1）年龄：婴幼儿和高龄患者易发生手术部位感染。

（2）营养状况：营养不良者，尤其是低蛋白血症患者，手术切口愈合慢，易发生手术部位感染。身体肥胖者，影响手术暴露，延长手术时间，且腹壁脂肪影响手术切口愈合，易发生脂肪液化，剖宫产产妇较常见。

（3）基础疾病：研究表明严重基础疾病的患者易发生手术部位感染，如恶性肿瘤、糖尿病、慢性肾炎等。高血糖是 SSI 已知的独立危险因素，如有必要，术前、术中及术后均应该优化控制患者的血糖水平。

（4）特殊治疗：类固醇或免疫抑制剂的使用，使宿主的免疫防御机制发生变化。术后体内总体抗体水平下降，从而对新抗原产生抗体的综合能力降低，加上中性多形核细胞趋向作用异常，周围血中 T、B 细胞总数减少，抑制性 T 细胞/辅助性 T 细胞比值异常，宿主免疫功能受损而引起感染。

（5）术前住院时间：住院时间越长，手术部位感染率越高。术前住院时间越长，说明术前患者需要更长的病情检查时间，也算是疾病严重程度的替代标志。另外也可能随着住院时间的延长，耐药菌株定植几率有所增加。

（6）手术切口类型及术中操作：随切口污染程度加重，手术部位感染率也增加。忽视无菌技术操作，也会使手术部位感染风险增加。手术操作技巧与切口感染密切相关，术中组织处理不当、切口冲洗不够、缝合部位缺血、局部存在死腔等，均可使感染风险增加。

（7）手术区皮肤准备：尽可能不要清除毛发，如果需要清除毛发，在手术前马上清除，最好用剪刀。剃刀会刮伤皮肤，为细菌菌落聚集创造了微生态环境。

（8）手术时间：白天手术的手术部位感染率低于夜间。随着手术持续时间的延长，手术部位感染率也呈上升趋势。原因可能为：随着手术持续时间的延长，手术部位细菌数增加，手术操作及无菌操作精确度下降，手术部位周围组织抵抗力下降，麻醉药用量增多。

（9）术中患者体温控制：术中低体温可使氧摄入降低，损害中性粒细胞的杀菌能力，从而减少胶原蛋白的沉积致手术切口愈合延迟。

（10）手术衣和消毒盖布：材质的选用极为重要，如果为不透气、不防渗透的材质，手术过程中医务人员与患者的汗使局部细菌繁殖，并可通过渗透污染手术部位。

（11）预防性使用抗菌药物：研究表明，高危手术忽略抗菌药物预防性使用，使手术切口感染率显著增加。应掌握用药时机，术前合理给药，使术中血药达到有效浓度。

另外，手术部位皮肤消毒不够，不合格的手术室环境、手术器械未达到消毒灭菌水平的等，都是可能的危险因素。

三、临床表现及诊断

(一)临床表现

SSI 一般发生在术后 5~6 d，80 %~90 %发生在术后 30 d 以内，有植入物者可发生在术后 1 年以内。

1. 表浅切口感染

手术后 30 d 以内发生的仅累及切口皮肤或皮下组织的感染。

2. 深部切口感染

无植入物手术后 30 d 以内，有植入物手术后 1 年以内发生的累及术中解剖部位(器官、组织间隙)的感染。

3. 器官、腔隙感染

无植入物手术后 30 d 以内、有植入物手术后 1 年以内发生的累及术中解剖部位(器官、腔隙)的感染。

正常情况下，手术切口在 2~3 d 后局部疼痛会逐渐减轻，体温、脉搏、周围血白细胞计数等恢复正常。如果术后 3 d 手术部位疼痛并无缓解或者反而加重、局部有红、肿、热、痛或有压痛，或伴有体温上升、白细胞计数增高等，则应考虑手术部位感染。

【说明】

(1)感染累及术中解剖部位(器官、组织间隙)，但仅从切口部位引流、不进行二次手术的感染属于深部切口感染。

(2)切口缝合针眼处有轻微炎症和少许分泌物，以及局限性外伤感染不属于手术部位感染。

(二)诊断标准

1. 表浅切口感染

术后 30 d 内发生的仅限于切口涉及的皮肤和皮下组织，并且至少有以下一项情况：

(1)表浅切口有脓性引流液，无论有无实验室确诊。

(2)通过无菌方式从表浅切口中取得的液体或组织培养分离出病原体。

(3)至少有一项感染的症状或体征：疼痛或触痛，局部水肿，红肿或发热，以及由外科医生开放的切口浅层组织。

以下情况不能报告为表浅切口感染：

(1)针眼脓肿：缝线穿透部位的轻微炎症和渗出。

(2)会阴切开术或包皮环切术手术部位感染。

(3)感染的烧伤创面。

(4)延伸到筋膜和肌层的表浅切口感染(见深部切口感染)。

2. 深部切口感染

无植入物手术后 30 d 内、有植入物(如人工心脏瓣膜、人造血管、机械心脏、人工关节等)术后 1 年内发生的与手术有关并涉及切口深部软组织(深筋膜和肌肉)的感染。符合上述规定,并具有下述四条之一即可诊断:

(1)从深部切口引流出或穿刺抽到脓液,感染性手术后引流液除外。

(2)自然裂开或由外科医生打开的切口,有脓性分泌物或有发热≥38 ℃,局部有疼痛或压痛。

(3)再次手术探查、经组织病理学或影像学检查发现涉及深部切口脓肿或其他感染证据。

(4)临床医生诊断的深部切口感染。

【注意事项】同时累及表浅和深部切口感染应报告为深部切口感染。

3. 器官(或腔隙)感染

无植入物手术后 30 d、有植入物手术后 1 年内发生的与手术有关(除皮肤、皮下、深筋膜和肌肉以外)的器官腔隙感染。符合上述规定,并具有下述三条之一即可诊断:

(1)通过伤口进入器官(组织),发现有脓性分泌物。

(2)通过无菌技术从器官(或腔隙)中取得的液体或组织培养分离出病原体。通过直接检查、再次手术、经组织病理学或影像学检查发现涉及器官(或腔隙)感染的证据。

(3)由临床医生诊断的器官(或腔隙)感染。

【注意事项】

(1)临床和(或)有关检查显示典型的手术部位感染,即使细菌培养阴性,亦可诊断。

(2)手术切口浅部和深部均有感染时,仅需报告深部感染。

(3)经切口引流所致器官(或腔隙)感染,不须再次手术者,应视为深部切口感染。

四、预防和控制措施

(一)手术前

(1)对于择期手术的患者应当尽可能在手术部位以外的感染被治愈后再行手术。

(2)正确的皮肤准备(去除毛发):除非切口及手术区的毛发影响手术操作,否则术前不要去除毛发。如果需要去除毛发,应在手术开始前即刻进行。避免使用刀片剔除毛发。美国《SSI 预防指南》强烈建议在手术前即刻剪除毛发。术前刮除手术部位的毛发与应用脱发剂或不刮除毛发相比,发生感染的危险显著增加,建议术前不要刮除毛发,除非毛发在切口周围并直接影响手术操作。如果确需备皮,应在手术开始前进行,最好使用电动推刀(或剪毛器剪除)。正确进行手术部位备皮后,还应彻底清除手术切口部位和周围皮肤的污染。采用合适的消毒剂,并且以适当的方式消毒手术部位皮肤。

(3)严格控制糖尿病患者的血糖水平,尤其要防止在围手术期出现高血糖。

(4)尽量缩短患者术前住院时间,减少细菌在患者体内定植的机会。

(5)有条件的医院可要求患者至少在手术前一晚上使用抗菌剂淋浴或洗澡。消毒剂淋浴可减少皮肤的细菌数量。

(6)在有指征时才预防性使用抗菌药物,如确需预防使用抗菌药物,应给予合理种类和剂量的抗菌药物。需要做肠道准备的患者,还需术前一天分次、足剂量给予非吸收性口服抗菌药物。

（7）对于有明显皮肤感染或者感冒、流感等呼吸道疾病，以及携带或感染多重耐药菌的医务人员，在未治愈前不应当参加手术。

（8）参加手术的人员要严格按照《医务人员手卫生规范》进行外科手消毒。

（二）手术中

（1）手术室的通气、换气及空气净化等达到相关要求。手术室的环境表面的清洁和消毒方法及要求参见国家有关规定进行。

（2）对手术器械进行合格的灭菌处理。保证手术器械清洗、包装、灭菌过程的质量是无菌手术的关键。

（3）保证手术室门关闭，以保持手术室正压通气；最大限度减少手术室内人员数量和流动。

（4）手术中医务人员要严格遵循无菌技术原则和手卫生规范进行操作。

（5）若手术时间超过 3 h，或者手术时间长于所用抗菌药物半衰期的，或者失血量大于 1500 mL 的，手术中应当对患者追加合理剂量的抗菌药物。

（6）手术人员尽量轻柔地接触组织，保持有效地止血，最大限度地减少组织损伤，彻底去除手术部位的坏死组织，避免形成死腔。组织损伤与异物会增加切口感染的发病率。

（7）手术中保持患者体温正常，防止低体温。需要局部降温的特殊手术执行专业要求。

（8）冲洗手术部位时，应当使用温度为 37 ℃的无菌生理盐水等液体。

（9）对于需要引流的手术切口，术中应当首选密闭负压引流，并尽量选择远离手术切口、位置合适的部位置管引流，确保引流充分。

（三）手术后

（1）接触患者手术部位或者更换手术切口敷料前后应当进行手卫生。

（2）为患者更换切口敷料时，要严格遵守无菌技术操作规程及换药流程。

（3）手术后保持引流通畅，根据病情尽早为患者拔除引流管。

（4）外科医生、护士要定时观察患者手术部位切口情况，出现分泌物时应当进行微生物培养，结合微生物报告及患者手术情况，对外科手术部位感染及时诊断、治疗和上报。

五、额外预防控制措施

当采取上述预防控制措施仍不能有效控制 SSI 的发生时可采取如下额外措施：

（1）使用莫匹罗星消除鼻腔内金黄色葡萄球菌定植。

（2）调整肥胖患者（BMI>30）围术期抗菌药物预防性使用的剂量。

（3）定期反馈 SSI 发病率。

六、不推荐的预防控制措施

（1）手术室入口处使用黏性蹭鞋垫预防感染。

（2）穿鞋套预防感染。

（3）微生物学常规采样。

（4）手术器械常规快速灭菌。

（5）手术室采用紫外线照射预防感染。

（6）常规限制有金黄色葡萄球菌或 A 群链球菌定植的手术人员参加手术。

（7）限制手术患者输注必要的血液制品预防感染。

（8）常规预防性使用万古霉素。

第二节　呼吸机相关性肺炎（或医院获得性肺炎）

呼吸系统医院感染包括上、下呼吸道感染及胸膜腔感染，临床以下呼吸道感染最为常见，且后果严重。医院获得性肺炎（health-care associated pneumonia，HAP）是医院感染发病率和病死率增加的重要原因，也是我院最常见的医院感染之一，其中，呼吸机相关性肺炎（ventilator associated pneumonia，VAP）预后较差。口咽部细菌定植和污染分泌物误吸是导致 VAP 发生的两个关键环节。国外报道，VAP 发病率为 6 %~25 %，若病原菌是多重耐药菌或泛耐药菌，病死率可达 76 %，归因死亡率为 20 %~30 %；VAP 导致机械通气时间延长 5.4~14.5 d，ICU 留治时间延长 6.1~7.6 d，住院时间延长 11~12.5 d。在我国，VAP 发病率 4.7 %~55.8 %，病死率为 19.4 %~51.6 %。医院获得性肺炎指入院时不存在、也不处于潜伏期，于入院 48 h 后发生的肺炎。VAP 指气管插管或气管切开通气治疗 48 h 后发生的肺炎，或拔管 48 h 内发生的肺部感染。医疗相关性肺炎（health care-associated pneumonia，HCAP）包括本次感染前 90 d 内有 2 d 以上的住院史；居住在养老院或康复医院；本次感染前 30 d 内接受静脉抗菌药物、化疗或伤口护理；定期到医院接受血液透析等。

一、感染源

感染病原体可为细菌、病毒、非典型病原体、真菌或寄生虫等，其中以细菌最为常见。根据发病时间，可将 VAP 分为早发 VAP 和晚发 VAP。早发 VAP 发生在机械通气≤4 d，主要由对大部分抗菌药物敏感的病原菌（如对甲氧西林敏感的金黄色葡萄球菌、肺炎链球菌、卡他莫拉菌、流感嗜血杆菌等）引起；晚发 VAP 发生在机械通气≥5 d，主要由多重耐药菌或泛耐药菌（如铜绿假单胞菌、鲍曼不动杆菌、肺炎克雷伯菌、甲氧西林耐药的金黄色葡萄球菌（MRSA）等）引起。国外报道显示，VAP 的病原体主要包括金黄色葡萄球菌、铜绿假单胞菌、肠杆菌属、鲍曼不动杆菌、肺炎克雷伯菌、大肠杆菌、假丝酵母菌、凝固酶阴性葡萄球菌等。据国内研究报道，则多为铜绿假单胞菌和鲍曼不动杆菌。病原体和许多因素有关，如患者的基础疾病、住院时长、抗菌药物的使用、地区和医院等。近年来，军团菌、病毒和真菌感染有增多的趋势，多重耐药菌引起的 HAP 在重症监护室患者中的比例逐年上升。

二、危险因素

VAP 的发生与多种因素有关，常分为两类：第一类为患者本身原因，包括年龄、基础疾病的严重程度、是否合并其他疾病或并发症。第二类为医源性因素，如诊疗操作技术、治疗方案及药物因素等。

1. 人工气道(气管插管或气管切开)的建立

人工气道是为了保证气道通畅而在生理气道与其他气源之间建立的连接。气管插管及气管切开后使上呼吸道屏障直接受到破坏，纤毛清除功能降低，加之频繁的吸痰，损害了呼吸道上皮细胞，引起炎症反应，同时为病原体的迁移提供通道，气管插管可将口腔及上呼吸道的细菌直接带入下呼吸道而发生医院感染；机械通气患者声门下与气管导管气囊之间的间隙常有严重污染的积液存留，成为细菌繁殖的场所，该积液可流入下呼吸道引起VAP。文献证实，细菌可在插管表面形成生物被膜，从而保护细菌不受抗菌药物或宿主防御的作用。细菌也可在呼吸机管道内定植形成凝聚物进入下呼吸道。VAP的发生与气管插管、机械通气时间成正比。一般认为使用呼吸机<24 h者很少发生VAP，而超过4 d者VAP的发生率则明显增加。

2. 口咽部定植细菌"误吸"

口咽部定植细菌是机械通气患者并发肺部感染的主要细菌源，患者极易出现口咽部细菌定植，尤其是革兰阴性杆菌的定植。研究表明，口腔定植菌是VAP的独立危险因素，在其发病中起关键作用。口咽部革兰阴性杆菌定植与病情严重程度相关，且随着住院时间的延长而增加。口腔定植菌数量和种类的增多，增加了这些细菌被误吸或被气管插管引入下呼吸道的机会，从而与VAP的发生密切相关。

3. 胃、十二指肠定植菌逆行与吸入

研究表明胃肠道是内源性感染致病菌的主要来源，胃肠道是革兰阴性杆菌最主要的定植场所，胃腔内细菌逆行则是口咽部致病菌定植的重要途径。机械通气患者往往需要留置胃管进行肠内营养，留置胃管会使食管下端括约肌的功能减弱，且使口咽部分泌物发生淤积，同时还会使胃、食管反流及误吸的机会增加。临床为了预防应激性溃疡的发生，常使用抑酸剂和H_2受体阻滞剂，这使得患者胃液pH值明显升高，进一步增加了胃内细菌定植的机会。正常胃液pH为1.0，腔内细菌很少，而当胃液pH≥4.0时，微生物可在胃中大量繁殖，有利于感染发生。

4. 气溶胶吸入

指极小的液体或固体微粒悬浮于空气中，主要是因为串联于呼吸机上的雾化装置、吸引器、气管插管、呼吸机管道等被污染后，雾粒可成为带菌颗粒。较大雾粒(>5 μm)常沉积于鼻咽部和气管，较小雾粒(<5 μm)则可直接到达细支气管和肺泡而引起VAP。受污染的雾化器除对使用患者造成直接危害外，还可污染病室空气成为患者间交叉感染的来源。

5. 广谱抗菌药物的使用

机械通气前及期间多种广谱抗菌药物的应用，可改变患者的正常微生物寄生，杀灭敏感的非致病菌，致病菌随之大量繁殖，而ICU的患者病情重、免疫功能较低，尤其是新生儿，不能有效清除过度繁殖的致病菌，使VAP发生机会增加，同时细菌耐药性发生改变，且易出现真菌感染。

6. 患者一般情况

(1)年龄：新生儿和老年人呼吸道分泌型IgA水平较低，纤毛对黏液痰的清除功能减弱，易造成痰液不易咳出，细菌不能及时排出体外。

（2）基础疾病：营养不良、糖尿病、血液病、脑血管病等。

（3）其他：内环境紊乱、酸中毒、胃食管反流、大手术等。

7. 接触传播

在进行吸痰等操作时，医务人员手卫生未严格落实，细菌可直接被带入患者气道内，种植于下呼吸道引起感染。

三、临床表现及诊断

根据现有的研究证据，VAP 的诊断主要依据临床表现、影像学改变和病原学诊断。但临床表现和影像学的改变均缺乏特异性。活检肺组织培养是肺炎诊断的金标准，但其为有创检查，临床取材困难，早期不常进行，不利于指导早期初始的经验用药。而临床肺部感染评分（clinical pulmonary infection score，CPIS）可行性好，能对 VAP 的诊断量化，有助于临床诊断 VAP。

（一）VAP 诊断临床标准

（1）胸部 X 线影像可见新发生的或进展性的浸润阴影是 VAP 的常见表现。

（2）如同时满足下述至少 2 项可考虑诊断 VAP。

① 体温>38 ℃或<36 ℃；

② 外周血白细胞计数>$10×10^9$/L 或<$4×10^9$/L；

③ 气管支气管内出现脓性分泌物。

需除外肺水肿、急性呼吸窘迫综合征、肺结核、肺栓塞等疾病。

（二）微生物学诊断

1. 标本的留取

疑诊 VAP 患者经验性使用抗菌药物前应留取标本行病原学检查。获取病原学标本的方法分为非侵入性和侵入性：①非侵入性方法一般指经气管导管内吸引（endotracheal aspiration，ETA）分泌物；②侵入性方法常包括经气管镜保护性毛刷（protected specimen brush，PSB）和经气管镜支气管肺泡灌洗（bronchoalveolar lavage，BAL）获取样本。用这三种方法获取的标本进行定量培养有助于病原微生物的诊断，ETA 留取标本的优点是取样快、操作简单且费用低，在临床上较易实施；缺点是容易被上气道定植菌污染。

（1）ETA 常以定量培养分离细菌菌落计数$≥10^5$ cfu/mL 为阳性阈值，该方法主要用于指导开始抗菌药物的目标治疗的药物选择及治疗过程中对病原学的动态监测；

（2）PSB 以定量培养分离细菌菌落计数$≥10^3$ cfu/mL 为阳性阈值；

（3）BAL 以定量培养分离细菌菌落计数$≥10^4$ cfu/mL 为阳性阈值。

研究表明，与 ETA 相比，通过 PSB 和 BAL 留取标本做定量培养是更准确的病原学诊断方法。

2. 气道分泌物涂片检查

气道分泌物定量培养需要 48~72 h，不利于 VAP 的早期诊断与指导初始抗菌药物的选择。而分泌物涂片检查（革兰染色法）是一种快速检测方法，可在接诊第一时间初步区分革兰阳性菌、革兰阴性菌和真菌。研究表明。以≥2 %的白细胞内有微生物吞噬为阳性标准，但对 VAP 微生物学诊断的参考价值有限，不应作为初始经验性治疗的抗菌药物选择的唯一依据，而分泌物涂片阴性，特别是革兰阳性菌的涂片结果为阴性时，对除外VAP 更有意义。

3. 感染的生物标志物

(1) C 反应蛋白(CRP)和降钙素原(PCT)是近年来临床上常用的判断感染的生物学指标。CRP 对感染性疾病的诊断特异性较低。PCT 与肺部感染密切相关，其水平升高常提示机体存在细菌感染，且随着病原微生物被清除，PCT 的水平下降。故在疾病治疗过程中动态监测 PCT 的变化有助于指导抗菌药物的使用及缩短其使用周期，但目前还无证据支持 PCT 有助于 VAP 的诊断。

(2) 1，3-β—D 葡聚糖(BG)和半乳甘露聚糖(GM)是目前协助临床诊断侵袭性真菌感染常用的生物标志物。

4. 感染和定植的鉴别分析

机械通气患者如果出现感染的临床征象(如发热、脓痰、外周血白细胞增多或减少)及肺部渗出的影像学表现，则需行微生物学检查以明确病原菌。下气道分泌物定量培养结果有助于鉴别病原菌是否为致病菌，经 ETA 分离的细菌菌落计数 $\geq 10^5$ cfu/mL、经气管镜 PSB 分离的细菌菌落计数 $\geq 10^3$ cfu/mL，或经 BAL 分离的细菌菌落计数 $\geq 10^4$ cfu/mL 可考虑为致病菌；若细菌浓度低于微生物学诊断标准，仍需结合宿主因素、细菌种属和抗菌药物使用情况综合评估。

5. CPIS

临床肺部感染评分(CPIS)是一项综合了临床、影像学和微生物学标准等来评估感染严重程度，预测患者使用抗菌药物时应该是调整或者停止的评分系统，目的是减少不必要的抗菌药物暴露，详见表25-1。这些指标共 7 项，包括体温、白细胞计数、气管分泌物、氧合情况、X 线胸片、肺部浸润影的进展情况和气管吸取物培养。最高评分为 12 分，当 ≤ 6 分时可以停用抗菌药物。其他一些临床指南也提供了一些优化降阶梯治疗第二阶段的治疗方案，并可缩短抗菌药物疗程。可以考虑采用计算机辅助抗菌药物处理系统，以有效帮助临床医师选择抗菌药物，降低治疗费用，减少药物不良反应。

表 25-1　　　　　　　　　　　　　临床 CPIS 系统

项目	0 分	1 分	2 分
分泌物(24 h 吸出物性状数量)	无痰或少许	中~大量，非脓性	中~大量，脓性
X 线胸片浸润影	无	斑片状	融合片状
体温(12 h 平均值，℃)	≥ 36.5 ≤ 38.4	38.5~38.9	≥ 39.0 或 ≤ 36.5
白细胞计数($\times 10^9$/L)	4.0~11.0	<4.0 或>11.0	<4.0 或>11.0+
气体交换指数(PaO_2/FiO_2，mmHg)	>240 或 ARDS		<240 无 ARDS
微生物培养	阴性		阳性

四、治疗

(一)VAP 的抗菌药物治疗

1. 抗菌药物初始经验性治疗原则

(1)初始经验性抗感染治疗的给药时机。初始经验性抗感染治疗的定义是临床诊断为 VAP 的 24 h 内即开始抗感染治疗。此时病原菌尚未明确,有可能因药物未能覆盖致病菌而导致治疗不当。但多项临床研究显示,如临床诊断超过 24 h 或获得微生物学检查结果后开始给药(延迟给药),即使接受了恰当的治疗,因抗感染治疗时机延迟,仍可使 VAP 病死率升高,医疗费用增加,机械通气时间和住院天数延长。故 VAP 患者应尽早进行抗菌药物的经验性治疗。

(2)初始经验性抗感染治疗抗菌药物的选择。研究提示,在初始经验性抗感染治疗时,选择抗菌药物应重点考虑以下 3 个因素:VAP 发生时间(早发/晚发)、本地区(甚至本病区)细菌流行病学监测资料(如病原菌谱及耐药谱等)、患者是否存在多重耐药(multidrug resistant,MDR)病原菌感染高危因素(如 90 d 内曾使用抗菌药物,正在接受免疫抑制治疗或存在免疫功能障碍,住院时间 5 d 以上,居住在耐药菌高发的社区或特殊医疗机构等)。

早发 VAP 和 MDR 病原菌感染低危患者,抗菌药物初始经验性治疗时无需选择广谱抗菌药物;晚发 VAP 可能由 MDR 病原菌引起,应选择广谱抗菌药物,以确保疗效,并减少诱发耐药菌产生的机会。

(3)抗菌药物初始经验性抗感染治疗单药/联合用药策略:由于初始经验性抗感染治疗是医生对患者可能感染病原菌的主观判断结果,治疗选择可能存在不准确性。为克服此问题,临床医生必须收集更多病史、临床及流行病学资料以提高判断准确性。多项 RCT 研究及 Meta 分析对单药和联合用药(同时应用两种或两种以上抗菌药物)治疗 VAP 的效果和预后进行了评估,结果只提示,对铜绿假单胞菌、鲍曼不动杆菌或多重耐药菌感染,联合用药组初始经验性抗感染治疗药物选择合理率更高,但两种给药方案的病死率及临床治愈率无显著差异。

因此,VAP 患者初始经验性抗感染治疗常规选用恰当抗菌谱的单药抗感染治疗;若考虑病原体为多重耐药致病菌,可选择抗菌药物联合治疗。

2. 抗菌药物目标性治疗

抗菌药物的目标性治疗是在充分评估患者的临床特征并获取病原学培养及药敏结果的前提下,按照致病菌药敏结果给予相应的抗菌药物进行针对性治疗的一种策略。在 VAP 经验性抗感染治疗的基础上,一旦获得病原学证据应及时转为目标性治疗。目前的研究表明,VAP 的致病菌,尤其是晚发 VAP 的致病菌多为 MDR、泛耐药(extensively drug-resistant,XDR)或全耐药(pandrug-resistant,PDR)细菌。以鲍曼不动杆菌为例,由于其临床检出率逐年增高,尽管耐碳青霉烯类鲍曼不动杆菌的增多使得临床治疗面临越来越多的困难,但目前资料显示,鲍曼不动杆菌对碳青霉烯类、含舒巴坦的 β 内酰胺类复方制剂、氨基糖苷类、四环素类以及多粘菌素等抗菌药物仍有较高的敏感性,临床治疗时应尽可能根据药敏结果选用抗菌药物。但对于儿科患者,可供临床选用的抗菌药物较成人受限。我院儿科负责转运本省及邻近省的新生儿及儿科重症患儿,故常见的头孢菌素使用量较少,而针对重度感染的碳青霉烯类及含酶抑制剂的复合抗菌药物等常常作为首选，为避免病原菌对这些抗菌药物过快产生耐药性而导致严重后果，临床需对其加倍保护，经验性用药仅适用于疑似非发酵菌引起的严重感染。阿米卡星由于其耳毒性和肾毒性等不良反应，在儿科极少使用。

由于危重患者的病理生理状态与非危重者明显不同，引起 VAP 的 MDR/PDR 可选择的敏感药物甚少，其 MIC 值也较高，故在制定目标性抗菌治疗方案时，除考虑抗菌药物品种的选择外，还应尽量根据该药在体内的 PK/PD 特点，确定给药剂量和用药方法，以获得更好的临床疗效。PK/PD 相关因素包括：药物的作用方式(时间/浓度依赖)、药物表观分布容积与蛋白结合率；患者的病理生理状况(是否存在严重毛细血管渗漏)、血浆蛋白水平以及脏器功能(循环、肝脏、肾脏等)情况、患者接受的治疗手段[连续性肾脏替代治疗(CRRT)、人工膜氧合(ECMO)]等；再结合病原菌的 MIC 值综合制定给药方案。如条件许可，治疗过程中应监测血药浓度以保证其维持在有效的治疗浓度范围内。

3. 经气管局部使用抗菌药物

对 MDR/PDR 感染(如铜绿假单胞菌或鲍曼不动杆菌)引起的 VAP，使用全身抗菌药物的治愈率不高，有文献报道治愈率甚至低于 50%，其中一个重要原因在于通过静脉给药时，药物到达肺组织的浓度并不理想，而提高用药剂量又可能增加药物的毒副作用。经气管局部使用抗菌药物，可有效提高肺组织的药物浓度，同时减少全身用药的相关副作用。有研究表明，局部用药时气管分泌物的药物峰浓度可达到静脉给药的 200 倍。由于目前最常使用的雾化抗菌药物为氨基糖苷类药物(如妥布霉素、庆大霉素、阿米卡星)，故在儿科患者中使用受限。现有的随机对照研究显示，与单纯静脉给药比，联合雾化吸入抗菌药物可提高 VAP 的治愈率，但并不降低病死率。然而，雾化吸入抗菌药物相关的副作用值得关注，常见的副作用包括：支气管痉挛、气道梗阻、室上性心动过速。另外有观察性研究报道，雾化吸入抗菌药物可增加多重耐药菌发生的风险。故雾化吸入抗菌药物不应作为 VAP 常规治疗，但对全身用药效果不佳的多重耐药非发酵菌感染者，可作为辅助治疗措施。

4. 抗菌药物使用疗程

(1)抗感染治疗疗程：抗感染治疗的疗程是否恰当极其重要，过短的疗程可因未能清除致病菌导致治疗失败或肺炎复发；过长的疗程不仅使病原菌清除效益下降，且增加诱发耐药机会，同时也会增加脏器负担，增加医疗费用及较多的药物不良反应。抗感染疗程需结合患者感染的严重程度、潜在的致病菌、临床疗效等因素做出决定。短疗程适用于初始经验性抗感染治疗恰当、单一致病菌感染、无脓肿及免疫功能正常者。而初始抗感染治疗无效、多重耐药菌感染、复发风险高及有免疫缺陷者，则不适合短疗程抗感染治疗。推荐：VAP 抗感染疗程一般为 7~10 d，如患者临床疗效不佳、多重耐药菌感染或免疫功能缺陷则可适当延长治疗时间；而由铜绿假单胞菌、不动杆菌属等引起的肺炎、重症肺炎、有空洞、营养不良者，其疗程应为 14~21 d。

(2)抗感染治疗的降阶梯治疗：降阶梯治疗策略已成为重症感染患者抗菌药物治疗的国际共识。研究显示，降阶梯治疗同样适用于 VAP 患者，研究认为，与持续使用广谱抗菌药物治疗相比，接受降阶梯治疗虽不能缩短 ICU 留治时间，但可有效提高初始经验性治疗抗菌药物品种选择合理率及降低肺炎复发率，但不影响病死率。提示，对 VAP 患者行抗菌药物初始经验性治疗 48~72 h 后，需及时评估患者临床情况，根据细菌学监测及药敏试验结果调整为可覆盖病原菌、窄谱、安全及经济效益比值高的药物。

（3）动态监测血清 PCT/CPIS：血清 PCT 在严重细菌感染时水平明显升高，动态观察其变化有助于评估抗菌疗效，连续监测可指导抗菌药物使用策略。血清 PCT<0.25 μg/L 时可不使用或停止使用抗菌药物；血清 PCT 为 0.25~0.5 μg/L 或与治疗前相比下降幅度 ≥80 % 可采取降阶梯或停止使用抗菌药物；血清 PCT≥0.5 μg/L 或与治疗前相比下降幅度 <80 % 可继续沿用原抗菌治疗方案；血清 PCT≥0.5 μg/L 或高于治疗前水平，则应更换抗菌药物。CPIS 是一项综合临床、影像和微生物学指标，用于评估肺炎的严重程度、抗感染疗效和预后的评分系统。对临床医师选择抗菌药物、决定抗感染疗程同样具有指导意义。

(二)应用糖皮质激素

糖皮质激素用于治疗 VAP 的研究较少，对危重患者使用糖皮质激素治疗应谨慎，尤其在无充分证据支持时，使用糖皮质激素可能增加患者的死亡风险。故 VAP 治疗不推荐常规应用糖皮质激素。

(三)应用物理治疗

胸部物理治疗是指采用物理方法可预防或减少气道内分泌物淤滞，防止发生肺部并发症，改善患者肺功能。传统的物理治疗方法包括体位引流、胸部叩拍、呼吸锻炼等。然而对某些特殊人群(如新生儿等)患 VAP 时，如可耐受物理治疗，或常规治疗不能对下气道分泌物进行充分引流时，物理治疗可使其获益，但更多的证据需有进一步研究证实。因此，虽无证据证明物理治疗可改善肺炎患者预后，但早期物理治疗可能有助患者的早期康复。

(四)其他

假丝酵母菌属是条件致病菌，在危重患者尤其是已用抗菌药物者的呼吸道标本中经常可见，使用支气管镜取样时发现，只要患者不存在免疫抑制状态，即应认为是污染。中性粒细胞减少的患者，要考虑假丝酵母菌感染所致 VAP。VAP 患者的标本可培养出厌氧菌，但是否给予抗厌氧菌治疗尚有争议，较多专家认为，厌氧菌是口咽部的共生菌。

五、预防与控制措施

VAP 是机械通气患者常见并发症，不仅延长通气时间和住院时间，增加医疗成本，且还是危重病患者重要的致死原因。目前已证实多种预防措施可降低 VAP 的发病率，故采用适当的措施以预防 VAP 对临床非常重要。

(一)与器械相关的预防措施

1. 呼吸机清洁与消毒

呼吸机的消毒主要是指对呼吸机整个气路系统，如呼吸回路、传感器、内部回路及机器表面的消毒，若未按照呼吸机说明书的正规程序执行，或将规定一次性使用的物品重复使用，会影响其安全性和有效性。清洁、消毒呼吸机时，应遵照卫生行政管理部门对医疗机构的消毒管理规定和呼吸机的说明书规范进行，所有一次性部件使用后应按照卫生部门相关规定丢弃并保证环境安全。

2. 呼吸回路的更换

呼吸回路污染是导致 VAP 的外源性因素之一。既往研究认为，每天更换呼吸回路可减少 VAP 的发生。近年的 RCT 研究分别比较了使用加热湿化器（heated humidifiers，HHs）/热湿交换器（heat and moisture exchangers，HMEs），2 d 更换和不定期更换呼吸回路（管路破损或污染时随时更换），结果显示，两种更换方法对 VAP 发病率无影响。还有 2 项 RCT 研究发现，无论呼吸回路 7 d 更换、2~3 d 更换，还是不定期更换，VAP 的发病率均无明显差别，不定期更换呼吸回路产生的费用更少。Meta 分析也发现，延长呼吸回路更换时间有降低 VAP 发病率的趋势。因此，机械通气患者无需定期更换呼吸回路，当管路破损或污染时应及时更换。

3. 湿化器类型对 VAP 发生的影响

HHS 是以物理加热的方法为干燥气体提供适当的温度和充分的湿度，为主动湿化方式；HMEs 是模拟人体解剖湿化系统而制造的替代性装置，它收集并利用呼出气中的热量和水分以温热和湿化吸入的气体，为被动湿化方式。对需要高流量（60~100 L/min）送气的患者或存在气道分泌物异常黏稠、黏液栓或有痰痂形成时通常选用 HHs，而 HMEs 常在运输、麻醉等短时间的通气时应用。在 VAP 的预防方面，两种湿化方式孰优孰劣仍存争议。建议：机械通气患者可采用 HMEs 或含加热导丝的 HHs 作为湿化装置。

4. HMEs 的更换

HMEs 因具有节约费用、保持管路干洁和减少护理工作量等优点广泛应用于临床。推荐：机械通气患者若使用 HMEs，每 5~7 d 更换 1 次，当 HMEs 受污、气道阻力增加时应及时更换。

5. 细菌过滤器

细菌过滤器常放置在吸气管路和（或）呼气管路端。放置在吸气管路端可防止呼吸机送出气体内的病原体进入患者气道，放置在呼气管路端可防止患者呼出气中所含病原体污染呼吸机，细菌过滤器使用的缺点是可增加气道阻力和无效腔。对疑似或确诊为肺结核的机械通气患者，应在呼气管路端放置细菌过滤器，避免污染呼吸机和周围环境。故机械通气患者不常规使用细菌过滤器。

6. 吸痰装置及更换频率

吸痰是机械通气患者最常进行的侵入性操作之一，对清除气道分泌物、维持气道通畅、改善氧合具有重要意义。以往多采用开放式吸痰装置，但由于在操作过程中需要分离患者与呼吸机间的管道连接，不利于保持气道压力和密闭性。20 世纪 80 年代后期引入了密闭式吸痰装置，因其不影响患者与呼吸机管路的连接，可维持呼气末正压和减少对周围环境的污染，临床上应用日渐增多。Meta 分析提示，密闭式吸痰装置和开放式吸痰装置在机械通气患者的 VAP 发病率、病死率及 1CU 留治时间方面均无明显差异。目前研究表明，采用开放式或密闭式吸痰装置均不影响 VAP 的发生。故除非破损或污染，机械通气患者的密闭式吸痰装置无须每日更换。

7. 纤维支气管镜

在 ICU 内，纤维支气管镜（以下简称纤支镜）的应用常包括纤支镜引导下气管插管、纤支镜诊断(分泌物取样、活检)和经纤支镜气道分泌物引流等。研究显示，ICU 的纤支镜操作是 VAP 发生的独立危险因素。采用细菌分子流行病学调查的方法对纤支镜和患者分泌物培养出的铜绿假单胞菌进行同源性分析显示来源一致，说明纤支镜在患者间的细菌传播中起重要作用。提醒我们严格管理内镜的消毒、灭菌和维护具有重要的临床意义。

(二) 与操作相关的预防措施

1. 气管插管路径与鼻窦炎防治

有创机械通气患者所建立的人工气道(包括气管插管和气管切开)目的是进行机械通气、清理呼吸道分泌物以及保持患者气道通畅。气管插管可通过经口途径和经鼻途径建立。虽然两种途径建立的人工气道各有不同的优缺点，包括建立的难易、管径的不同、可放置时间的差异、患者的舒适程度、对口腔及口腔护理的影响、气道阻力及气道管理特点等不同，临床可根据具体情况选择应用。有 RCT 研究认为，尽管经口气管插管的气道并发症较经鼻气管插管多，但经口气管插管可降低鼻窦炎的发病率。气管插管患者继发鼻窦炎是 VAP 的高危因素，且缺乏临床特征。临床医生应对机械通气患者保持识别鼻窦炎的警惕，当机械通气患者出现不明原因的发热时，需考虑是否并发鼻窦炎。床旁鼻窦 X 光片检查有助于诊断，确诊则需行鼻窦 CT 检查。故经鼻气管插管可增加鼻窦炎的发病率；经鼻气管插管患者出现难以解释的发热，需行影像学检查评估是否患有鼻窦炎，并及时治疗；用药物可预防鼻窦炎，但不降低 VAP 的发病率。

2. 声门下分泌物引流

上气道分泌物可聚集于气管导管球囊上方，造成局部细菌繁殖，分泌物可顺气道进入肺部，导致肺部感染。因此采用声门下分泌物引流可有效预防肺部感染。持续声门下吸引是采用负压吸引装置对气管导管球囊上方分泌物进行持续性引流，且引流充分，但可出现局部黏膜干燥、出血、影响局部血供等并发症。间断声门下吸引则间断进行分泌物的引流，如患者分泌物较多时则不能保证充分引流，增加感染几率。故建立人工气道患者应行声门下分泌物引流。

3. 气管切开的时机

长期机械通气的患者常需要行气管切开术，相对于气管插管，气管切开能减少无效腔、增加患者的舒适度、利于口腔护理和气道分泌物引流、可能有助于缩短机械通气时间。但由于是有创性操作，可出现出血、皮下/纵隔气肿及气道狭窄等并发症，因此选择气管切开的时机非常重要。目前对气管切开的时机可分为早期和晚期，多项 RCT 研究界定早期气管切开为机械通气 8 d 以内，晚期气管切开为机械通气 13 d 以上。Meta 分析提示，与晚期气管切开相比，早期行气管切开不降低已建立人工气道患者 VAP 的发病率，且两者对早期病死率的影响无明显差别。故机械通气患者早期气管切开不影响 VAP 的发病率。

4. 动力床治疗(kinetic bed therapy)

机械通气患者需保持相对静止的半坐卧位，可引起黏膜纤毛运输能力下降、肺不张及肺静脉血流改变。因此临床上可用人工为机械通气患者翻身或动力床治疗以改变患者体位，减少并发症。动力床治疗是对机械通气的重症患者使用可持续旋转及保持至少 50°以上翻转的护理床，减少患者因长期卧床而出现并发症。通常包括连续横向旋转治疗、振动治疗和连续振荡治疗等方法。故机械通气患者应用动力床治疗可降低 VAP 的发病率。

5. 抬高床头使患者保持半坐卧位

半坐卧位最初只用于行肠内营养的患者，美国胸科学会、加拿大重症监护试验中心及疾病控制与预防中心均推荐抬高床头 30°~45°可有效预防 VAP，尤其利于行肠内营养的患者，可减少胃内容物反流导致的误吸。因此对机械通气的患者，在保证患者可以耐受，且不影响医疗效果、不增加护理难度的条件下，抬高床头使患者保持半坐卧位可提高氧合，减少面部水肿，减少肠内营养患者出现反流和误吸。故机械通气患者应抬高床头以降低 VAP 的发病率。

6. 俯卧位通气

较早的 RCT 研究指出，俯卧位通气用于性肺损伤和急性呼吸窘迫综合征患者，可在一定程度上降低 VAP 的发病率、缩短机械通气时间及 ICU 留治时间。近年 5 个 RCT 研究的 Meta 分析结果也显示，与仰卧位相比，俯卧位通气不能降低 VAP 的发病率及病死率，其可行性与安全性也限制了其应用。

7. 肠内营养

机械通气患者常存在胃肠道革兰阴性肠杆菌定植。有研究提出，机械通气患者无论是肠内还是肠外营养，其 VAP 的发病率、ICU 留治时间、ICU 病死率均无明显差异，但行肠外营养的患者其通气时间较长。因此，可根据患者的具体情况调节管饲的速度与量，同时行胃潴留量的监测，可避免胃胀气，减少误吸。鼻饲方法常分为经鼻胃管、经鼻十二指肠管及经鼻空肠管等途径。建议：机械通气患者选择经鼻肠管进行营养支持可降低 VAP 的发病率。

8. 气管内导管套囊的压力

套囊是气管内导管的重要装置，可防止气道漏气、口咽部分泌物流入及胃内容物的反流误吸。置入气管内导管后应使套囊保持一定的压力，以确保其功效并减轻气管损伤。建议：机械通气患者应定期监测气管内导管的套囊压力；持续控制气管内导管的套囊压力可降低 VAP 的发病率。

9. 控制外源性感染

引起 VAP 的病原体常可通过医护人员及环境感染患者。疾病预防与控制中心报告推荐，医护人员应进行严格的手卫生(包括洗手及酒精消毒)。医护人员的教育不容忽视，将引起 VAP 的危险因素对 ICU 的医护人员进行宣教，制作教育手册发放给医护人员，并定期学习和考核。多项回顾性对照研究均表明，对医护人员进行宣教可显著降低 VAP 的发病率及缩短机械通气时间。此外，2008 年英国关于医院获得性肺炎(HAP)/VAP 指南及多篇研究均指出，环境卫生和保护性隔离均为切断外来感染的重要途径，是院内感染控制的重要措施，在预防 VAP 的发生中非常重要。因此，严格手卫生、对医护人员进行宣教、加强环境卫生及保护性隔离均可于一定程度上切断外源性感染途径，降低 VAP 的发病率。

10. 口腔卫生

建立人工气道在一定程度上破坏了机械通气患者口鼻腔对细菌的天然屏障作用，因此对机械通气患者进行严格有效的口腔卫生护理是对气道的重要保护。口腔卫生护理方法包括使用生理盐水、洗必泰或聚维酮碘冲洗，用牙刷刷洗牙齿和舌面等。2 项 RCT 研究表明，聚维酮碘与生理盐水冲洗相比，虽然 2 组患者病死率无差异，但使用聚维酮碘可有效降低 VAP 的发病率。还有研究发现，在普通口腔护理的基础上加用牙刷刷洗牙齿和舌面，对 VAP 的发病率无影响。多项 Meta 分析提示，以洗必泰护理口腔可有效降低 VAP 的发病率。故机械通气患者使用洗必泰进行口腔护理可降低 VAP 的发病率。

11. 呼吸机相关性气管支气管炎(ventilator-associated tracheobronchitis，VAT)

目前文献报道，VAT 的发病率为 1.4 % ~ 10 %，认为是患者肺部感染最终发展为 VAP 的重要原因。尽管 VAT 目前尚无明确统一的定义，但一般情况下可采用下述标准：不明原因的发热(>38 ℃)；脓性分泌物；气管抽吸物或纤支镜检查标本培养结果阳性(定量或半定量)；插管 48 h 后，常规 X 线胸部影像学显示无新的或进行性加重的肺浸润影。有 RCT 研究提示，治疗 VAT 可有效降低 VAP 的发病率，且不增加耐药率。提示，有针对性地使用抗菌药物治疗 VAT，可能是预防 VAP 和改善患者疗效的新策略。故治疗 VAT 可有效降低 VAP 的发病率。

12. 早期康复治疗

康复治疗包括一般活动治疗和专业的呼吸功能康复治疗，以及电刺激等物理治疗，此外心理治疗也包含在康复治疗之内。早期康复治疗一般指机械通气 24 ~ 48 h 内或度过急性期后开始的康复治疗。有文献报道，早期康复治疗有助于患者功能状态的恢复，防止肌肉无力和肌肉萎缩，提高患者出院时的总体机能状态及总体生存时间，但对患者的机械通气时间、ICU 留治时间及病死率无明显影响，尚未见研究报道康复治疗与 VAP 发病率的关系。

(三)药物预防

1. 雾化吸入抗菌药物

雾化吸入抗菌药物可使呼吸道局部达到较高的药物浓度，对全身影响小，理论上可作为预防 VAP 的一项措施。但 2 项 RCT 研究显示，对 VAP 高危人群雾化吸入头孢他啶，并不降低 VAP 的发病率。由于研究样本量小，研究对象均为创伤患者，尚不能充分说明其对细菌耐药的影响。故机械通气患者不常规使用雾化吸入抗菌药物预防 VAP。

2. 静脉使用抗菌药物

机械通气患者不应常规静脉使用抗菌药物预防 VAP，如头部外伤或创伤患者需要应用时，应考虑细菌耐药问题。

3. 选择性消化道去污染(selective digestive tract decontamination，SDD)/选择性口咽部去污染(selective oropharyngeal decontamination，SOD)

SDD 是通过清除患者消化道内可能引起继发感染的潜在病原体，主要包括革兰阴性杆菌、甲氧西林敏感的金黄色葡萄球菌及酵母菌等，达到预防严重呼吸道感染或血流感染的目的。SOD 是 SDD 的一部分，主要清除口咽部的潜在病原体。经典的 SDD 包括以下 4 个方面：①静脉使用抗菌药物，预防早发的内源性感染；②口咽和胃肠道局部应用不易吸收的抗菌药物：0.5 g PTA(P：多粘菌素 E；T：妥布霉素；A：两性霉素 B)凝胶或 2 % PTA 糊涂抹口咽，4 次/d；口服包含 100 mg 多粘菌素 E+80 mg 妥布霉素+500 mg 两性霉素 B 的 10 mL 悬液，4 次/d；预防晚发的内源性二重感染；③严格的卫生制度预防潜在病原体的传播。气管切开的患者局部涂抹 PTA 凝胶或 PTA 糊，以预防外源性下气道感染；④每周 2 次咽喉和肠道标本的病原学监测，可评估治疗的有效性，并利于早期现耐药菌。现有的 RCT 研究提示，对机械通气患者进行 SDD 或 SOD 后，虽对 ICU 病死率、院内病死率无明显影响，也不影响 ICU 留治时间、机械通气时间，但可降低 VAP 的发病率，也不增加细菌的耐药和治疗总费用。故机械通气患者可考虑使用 SDD 或 SOD 策略预防。

4. 益生菌

益生菌是指正常肠道存在的活的微生物。危重患者常因肠蠕动减弱、应激性激素增加、药物的影响及营养元素不足等原因，继发肠道微生物菌群的改变，表现为潜在致病菌的优势生长。益生菌可起到菌群调节作用，对胃肠道的结构和功能产生有益的影响。对机械通气患者应用益生菌是否可减少 VAP 的发生，目前仍存争议。故机械通气患者不建议常规应用肠道益生菌预防 VAP。

5. 预防应激性溃疡

一项大型队列研究显示，呼吸衰竭（机械通气>48 h）是消化道出血的独立危险因素。综合目前的 RCT 研究显示，预防应激性溃疡并不降低机械通气患者消化道出血的风险，同时对 VAP 的发病率和病死率无影响。但对有多种消化道出血高危因素（如凝血功能异常、头外伤、烧伤、脓毒症、使用大剂量糖皮质激素等）的机械通气患者，预防应激性溃疡可使患者明显获益。目前预防应激性溃疡的药物主要有胃黏膜保护剂（硫糖铝）和胃酸抑制剂（抗酸剂、质子泵抑制剂和 H_2 受体拮抗剂）。现有的资料表明，与 H_2 受体拮抗剂相比，机械通气患者应用硫糖铝预防应激性溃疡可降低 VAP 的发病率。因此，预防机械通气患者的应激性溃疡，选用硫糖铝可降低 VAP 发生的几率，但需评估消化道出血的风险。

（四）集束化方案（ventilator care bundles，VCB）

机械通气患者的 VCB 最早由美国健康促进研究所（Institute for Heahhcare Improvement，IHI）提出，主要包括以下 4 点：①抬高床头；②每日唤醒和评估能否脱机拔管；③预防应激性溃疡；④预防深静脉血栓。而 VCB 的每一点均基于改善机械通气患者预后的证据得出的。随着研究的深入，许多新的措施因可降低 VAP 发病率而被加入到 VCB 中，包括口腔护理、清除呼吸机管路的冷凝水、手卫生、戴手套、翻身等。尽管观察性研究表明，VCB 也可以减少 VAP 的发生，但其中只有"抬高床头"和"每日唤醒"有证据表明其直接降低 VAP 的发病率，而"预防深静脉血栓"和"预防应激性溃疡"并不直接影响 VAP 患者的结局。目前的研究表明，对机械通气患者实施 VCB 可有效降低 VAP 的发病率，对临床具体实施，在遵循循证医学原则的基础上，可根据本单位具体情况和条件，制定适合自己有效、安全并易于实施的 VCB。

【注意事项】呼吸机相关性事件（ventilator-associated events，VAE）新的监控方法

VAP 的发生率一直作为医疗保健相关性感染事件中装置相关性感染的一个重要监控指标，但 VAP 诊断标准主观性大，诊断方法特异性低，临床诊断困难，不利于 VAE 的监控。为此，近年来，美国疾病预防控制中心提出了一个新的 VAE 监控方法，可监控更大范围的呼吸机相关人群或并发症。凡年龄≥18 岁，急症、需长期重症监护或行康复治疗的机械通气超过 3 d 的住院患者（常规机械通气效果欠佳的危重患者除外）均应纳入监控范

围。纳入后，根据患者临床症状及实验室数据，按步骤逐步判断或根据病情发展持续跟踪。

VAE 监控流程：机械通气时间≥3 d→病情稳定或治疗有效，但随后出现氧合功能持续恶化→出现呼吸机相关性条件(ventilator- associated condition，VAC)感染或炎症的一般证据→出现感染性呼吸机相关性并发症(infection- related- ventilator- associated complication，IVAC)→微生物学检查阳性→可能或很可能为 VAP。患者机械通气时间≥3 d，而同时在病情稳定或治疗有效后，出现氧合功能持续恶化，认为其处于 VAC 状态；如患者进一步出现体温>38 ℃或<36 ℃，白细胞计数≥12000 细胞/mm³或≤4000 细胞/mm³等感染一般证据，则提示患者已出现 IVAC；在此状态下，如气管抽吸物、支气管肺泡灌洗液等微生物学检查阳性，则可能或很可能已发展为 VAP。依据以上流程逐步判断，有助于医护人员清晰、准确地完成 VAE 各项监控，包括 VAC、IVAC 及以往诊断困难的 VAP。而对病情不断发展的患者，持续追踪可对该类 VAP 高发人群实施重点监控，采用各项措施防止其最终发展为 VAP。

第三节　导尿管相关性尿路感染

导尿管相关性尿路感染(catheter-associated urinary tract infections，CAUTI)是医院感染中最常见的感染类型，主要是指患者留置导尿管后，或者拔除导尿管48h内发生的泌尿系统感染。在美国，尿路感染是最常见的一种医院感染，约占医院感染的 40 %。在国内，留置导尿管所致的尿路感染居医院感染的第二位。CAUTI 可显著增加住院患者的发病率、病死率、住院时间和住院费用。研究表明，CAUTI 是继发性菌血症的最主要原因，约 17 %的菌血症具有尿路感染源，17 %~69 %的 CAUTI 可通过推荐的控制措施被预防。

一、感染源

感染病原体可分为内源性和外源性。内源性感染病原体主要来自直肠和阴道定植菌，外源性感染主要来源于污染的医务人员手和器械。病原菌或从插管处沿导尿管外壁，或从污染的集尿袋或导尿管接口沿导尿管内壁向上移行进入泌尿道。CAUTI 致病菌大多为革兰阴性杆菌，约占 80 %，其中 50 %以上为大肠埃希菌，其他病原菌为变形杆菌属、铜绿假单胞菌及克雷伯菌属等。近年来革兰阳性球菌比例在逐渐上升，肠球菌属和葡萄球菌属引起的感染明显增多。由于普遍使用器械检查和抗菌药物，尿路感染病原菌耐药问题日渐突出，少数长期留置导尿的患者中可以发生两种以上病原菌混合感染。导管相关的泌尿道感染中 1 %~5 %患者可并发菌血症和(或)脓毒症。

二、危险因素

导致尿路感染可能与下面三个方面的原因有关：细菌进入尿路(导尿时细菌进入膀胱)；细菌一旦进入尿路后，尿中病原体附着在导尿管表面、增殖并开始分泌有机胶，再加上患者尿路上皮细胞分泌多糖蛋白质及尿盐，共同形成生物膜，阻碍抗菌药物对细菌的作用；导管因素，导管在插入过程中损伤尿道黏膜、破坏生理屏障，同时损伤的黏膜充血、出血、水肿为细菌生长、繁殖提供了条件。CAUTI 的发生与患者本身和导尿操作等因素有关。

(一)患者本身相关因素

糖尿病、肾和输尿管结石、膀胱结石、膀胱造瘘、尿潴留、长期卧床、年老体弱、女性患者等。

(二)与导尿操作相关因素

(1)导尿术常可导致尿道黏膜损伤，破坏尿道黏膜屏障功能；导尿管是人体的异物，刺激尿道和膀胱黏膜，削弱了尿道和膀胱对细菌的防御作用。

(2)操作时无菌观念不强、操作不当，是引起留置导尿管相关性泌尿系感染的重要原因。

(三)与尿管及尿袋相关因素

研究表明：橡胶导尿管比硅胶导尿管更易诱发感染；采用尿袋密闭式引流系统且患者不用抗菌药物，至第 10 d 以上菌尿感染率为 100%。

(四)留置尿管时间

留置时间越长，菌尿的感染率越高，其感染率为 1.86%~93.30%。研究证实，留置尿管 1 d 尿道感染率为 1%，留置 2 d 为 2%，6 d 为 50%，14 d 为 100%。

(五)与尿管留置后护理相关的因素

尿道口的清洁护理不恰当，导致细菌定植。清洁膀胱，可以维持引流通畅，但密闭性破坏，造成尿逆流，增加感染机会。

(六)与抗菌药物应用相关因素

使用抗菌止痛润滑剂(如含 1% 有效碘的聚维酮代替石蜡油)，可使尿路感染显著下降。长期预防性使用抗菌药物，可增加真菌性尿路感染。

三、临床表现及诊断

(一)有症状尿道感染

至少有下列任一表现或症状，而无其他已知原因，如发热(>38 ℃)，尿频、尿急、尿痛等尿路刺激症状，耻骨弓上压痛以及尿培养阳性，菌落数≥10^5 cfu/mL 且菌种不超过两种。或患者至少有下列两种表现或症状，而无其他已知原因，如发热(>38 ℃)，尿频、尿急、尿痛等尿路刺激症状或耻骨弓上压痛以及至少有下列一种情况：

(1)白细胞酯酶和(或)硝酸盐阳性(使用 dipstick 试纸)。

(2)脓尿(非离心尿标本 WBC≥10 个/mm^3)。

(3)非脓尿革兰染色可见到细菌。

(4)在连续尿标本中，至少有两次分离出同种细菌≥10^2 cfu/mL。

(5)使用有效抗菌药物治疗尿道感染的患者，单种菌落数≤10^5 cfu/mL。

(6)医生诊断的泌尿道感染。

(7)医生针对泌尿道感染采取适当的抗感染治疗。

(二)有症状尿道感染(≤1岁患儿)

≤1岁患儿至少有以下一种表现或症状,而无其他已知原因:发热(>38 ℃),低温(<37 ℃),呼吸暂停,心跳缓慢,排尿困难,嗜睡或者呕吐以及以下情况。

(1)患儿尿培养阳性,即菌落数≥10^5 cfu/mL,菌种数不超过两种。

(2)至少有以下一项。

① 白细胞酯酶和(或)硝酸盐阳性(使用dipstick试纸)。

② 脓尿(尿标本WBC≥10个/mm^3或≥离心尿白细胞≥3个/高倍视野)。

③ 未离心尿革兰染色可见细菌,在连续采样中,至少两次尿培养出同一细菌,菌落数≥10^2 cfu/mL。

④ 使用有效抗菌药物治疗尿道感染的患儿,单种尿道细菌数≤10^5 cfu/mL。

⑤ 医生诊断的泌尿道感染。

⑥ 医生针对泌尿道感染采取适当的抗感染治疗。

(三)无症状菌尿症(所有年龄)

(1)患者在留取尿培养前的7日内有留置导尿管。

(2)患者无发热(>38 ℃)、尿频、尿急、排尿困难或耻骨上压痛等症状或体征。

(3)一次尿培养阳性,即菌落数≥10^5 cfu/mL。

(4)菌种不超过两种。

【说明】导管尖端培养结果不能用于诊断泌尿道感染;尿培养必须用正确的方法收集标本,如清洁中段尿或导尿;对于婴儿,尿培养应通过无菌技术导尿或耻骨上穿刺抽取,集尿袋中的标本阳性是不可靠的,应通过无菌导尿或耻骨上穿刺抽取的标本培养来证实。在2016年7月7日发布,2016年12月15日实施的《尿路感染临床微生物实验室诊断》(WS/T 489—2016)中,对插导尿管患者,如果无临床表现,有白细胞尿,≤2种病原菌菌尿≥10^3 cfu/mL或<10^3 cfu/mL,其结果解释定植或无尿路感染。

四、预防和控制措施

(一)置管前

(1)避免不必要的留置导尿管,严格掌握留置导尿管的适应证。留置导尿管的适应证包括:

① 急性尿潴留和尿道梗阻。

② 需要精确记录尿量的危重症患者。

③ 某些外科手术围手术期(尿路手术、预期的长时间手术、预期的大量输液或使用利尿剂的手术、尿失禁手术、术中得监测血流动力学指标的患者)。

④ 辅助治疗部分尿失禁患者会阴部伤口。

⑤ 患者需要长时间固定(如胸椎、腰椎固定)。

⑥ 改善患者舒适性的临终护理。

下列情况不宜留置导尿管:

① 单纯用于治疗尿失禁患者。

② 可以自行排尿的患者,为获取尿培养标本。

③ 外科手术后无指征者。

(2)根据患者的年龄、性别、尿道等情况选择大小与材质合适的导尿管，从而最大限度降低尿道损伤及尿路感染的发病率。

(3)仔细检查无菌导尿包，如过期、外包装破损、潮湿，则不予适用。

(4)告知患者留置导尿管的目的，配合要点以及留置导尿管后的注意事项等。

(5)可以考虑应用银合金导管以减少短期留置导尿管的患者发生尿路感染的风险。

(6)对留置导尿管的患者，应当采用密闭式引流装置。

(二)置管时

(1)严格按照《医务人员手卫生规范》的程序，在认真洗手后，还应戴无菌手套进行导尿术的操作。

(2)严格遵循无菌操作技术原则，在进行置管操作时，动作轻柔，尽量避免损伤尿道黏膜。

(3)正确铺无菌巾，要避免尿道口受到污染，保持最大无菌屏障。

(4)使用合适的消毒剂棉球充分消毒尿道口及其周围皮肤黏膜，注意棉球不能重复使用。消毒步骤：男性应先洗净包皮及冠状沟，然后自尿道口、龟头向外旋转擦拭消毒；女性则先按照"由上至下，由内向外"的原则清洗外阴，然后清洗并消毒尿道口、前庭、两侧大小阴唇，最后对会阴、肛门进行清洗、消毒。

(5)使用单剂包装的无菌润滑剂，使用尽可能小的导尿管，并与引流袋相匹配，从而且最大程度减少尿道损伤。

(6)插入的导尿管深度适宜，插入导尿管后向水囊内注入 10~15 mL 无菌水，轻拉导尿管以确认导尿管固定稳妥，不会脱出。

(7)置管过程中，指导患者身心放松，协调配合，避免污染，一旦导尿管被污染应当重新更换导尿管。

(三)置管后

(1)妥善固定导尿管，避免出现打折、弯曲的情况，保证集尿袋高度低于膀胱水平，还应避免集尿袋接触地面，防止发生逆行感染。

(2)保持整个尿液引流装置密闭、通畅和完整，在患者活动或搬运时夹闭引流管，防止尿液发生逆流。另外，置管后须正确固定好导尿管，以防止其移位和尿道牵拉。

(3)应当及时清空集尿袋中尿液，并使用个人专用的收集容器。在清空集尿袋中尿液时，应当遵守无菌技术操作规程，避免使集尿袋的出口触碰到收集容器。

(4)当需要留取小量尿液标本进行微生物病原学培养检查时，应当先消毒导尿管，再使用无菌注射射器抽取标本后送检。当要留取大量尿液标本时(此法不适用于普通细菌和真菌学检查)，可以从集尿袋中采集，但要注意避免打开导尿管和集尿袋的接口。

(5)不应当常规使用含有消毒剂或者抗菌药物的溶液进行膀胱冲洗或灌注作为预防尿路感染的方法。

(6)应当注意保持尿道口的清洁，对于大便失禁的患者应在清洁尿道口还需进行消毒。在留置导尿管期间，应当每日清洁或冲洗尿道口。

(7)患者在沐浴或者擦拭身体时应当注意对导尿管的保护，不能把导尿管浸入水中。

(8)对于长期留置导尿管的患者，不宜过于频繁地更换导尿管。如果导尿管发生阻塞或者不慎脱出时，以及留量导尿管装置的无菌性和密闭性受到破坏时，应立即进行导尿管的更换。

(9)当留置导尿管的患者出现尿路感染时，应当及时更换导尿管，同时留取尿液进行微生物病原学检测。

(10)应当每日对留置导尿管的必要性进行评估，一旦不需要时应尽早拔除导尿管，尽可能缩短留置导尿管时间。

(11)对于长期留置导尿管的患者，在需要拔除导尿管时，应当进行膀胱功能训练。

(12)在整个维护导尿管的过程中，均要严格执行手卫生。

(四)不建议常规用于预防CAUTI的措施

(1)全身性抗菌药物的预防：不管短期还是长期留置导尿管，包括外科手术患者，均不应进行预防性全身使用抗菌药物，以免导致可能出现的选择性耐药。

(2)尿道护理：不管男性还是女性患者，均不推荐每日常规使用聚维酮碘溶液等以及清水清洁尿道。

(3)导尿管冲洗：不推荐用抗菌药物或生理盐水冲洗导尿管来减少CAUTI或导尿管阻塞的发生。

(4)集尿袋内置入抗菌剂：不推荐常规在集尿袋内加入抗菌剂或防腐剂以减少CAUTI的发生。

(5)常规导尿管更换：对于需长期留置导尿管的思考，甚至于那些反复出现早期堵塞导尿管的患者，均无足够数据表明常规更换导尿管是否能减少CAUTI的发生。

(6)拔除或更换导尿管时预防性使用抗菌药物：不管全身用药还是膀胱冲洗，预防性抗菌药物均不推荐常规用于减少导尿管置入或拔除或更换导尿管时CAUTI的发生。

第四节 中央导管相关血流感染(或PICC、静脉港及其他)

中央导管是指末端位于或接近心脏、大血管，包括主动脉、肺动脉、上腔静脉、下腔静脉、头臂静脉、颈内静脉、锁骨下静脉、髂外静脉、股静脉以及新生儿的脐动脉或脐静脉，用于输液、输血、采血、血流动力学监测的血管导管。随着医疗技术的不断发展，各种血管导管的使用已经成为临床重要的治疗手段，而随之伴发的导管相关血流感染问题也日益严重，成为最常见的医院感染类型之一。血管内留置导管相关血流感染(catheter related blood stream infection，CRBSI)是指带有血管内导管或者拔除血管内导管48 h内的患者出现血流感染，并伴有发热(>38 ℃)、寒战或低血压等感染表现，除血管导管外没有其他明确的感染源。实验室微生物学检查结果显示：外周静脉血培养细菌或真菌阳性；或从导管段和外周血培养出相同种类、相同药敏结果的致病菌。美国重症监护室中每年发生的CRBSI大约为8万例，而在整个医院范围内，估计每年发生的病例数可高达25万例。发展中国家发病率是美国的3~4倍。置管部位皮肤腔内移行和接头腔内污染是CRBSI最常见的发病原因。近年来通过采取循证干预措施证实，CRBSI是可以预防的。

一、感染源

感染病原菌有 4 种可能来源：插管部位皮肤、导管接头、其他感染灶的血行播散、污染的静脉输液，前两者最为重要。置管内 7 d 内发生的导管腔内微生物定植和 CRBSI，最常见来源是插管部位皮肤，7 d 以后则主要来源于导管接头。常见病原菌为革兰阳性球菌，包括表皮葡萄球菌、金黄色葡萄球菌、溶血葡萄球菌及肠球菌。此外还有真菌如白色念珠菌等、革兰阴性杆菌，主要包括大肠埃希菌、铜绿假单胞菌、肺炎克雷伯菌等。

二、发病机制及危险因素

(1)血管内留置导管感染可由多种因素所致。最常见的因素是穿刺点部位皮肤的病原菌沿导管尖端定植，然后沿皮下迁移至血管内段，进而导致血流感染。其次为输液系统的污染，包括各接口、加药导口、输液装置、药液配制等环节。

(2)CVC 细菌定植及相关血流感染还与导管类型、基础疾病类型、肠外营养，以及患者年龄、置管部位等因素有关。临床上以经股静脉置管多见，其相关感染发生率比经锁骨下静脉为高。原因是下肢静脉血流相对缓慢，另外，股静脉靠近会阴部，细菌容易入侵定植。

(3)还与导管材质、插管技术和置管后护理有关。

(4)患者导管置入部位周围皮肤及医务人员手部皮肤是病原菌的主要来源。

(5)导管相关血流感染与导管周围生物膜的形成有关。生物膜可抵抗宿主的免疫防御及吞噬作用，削弱抗菌药物的穿透力，同时是潜在的感染源。

(6)某些特殊病原菌的黏附特性也是导管相关性感染发病原理的重要部分。

发生 CLABSI 的独立的危险因素(至少有 2 篇 CLABSI 研究的支持)

(一)风险增加的相关因素

(1)导管插入术前的长期住院。

(2)长时间放置导管。

(3)插入位点出现大量微生物定植。

(4)导管转换器出现大量微生物定植。

(5)颈内静脉插管。

(6)股动脉插管。

(7)中性粒细胞减少症。

(8)早产儿(如孕妇年龄较小)。

(9)ICU 患者护士比例较小。

(10)全胃肠外营养。

(11)不合格的导管护理(例如，过多的操作)。

(12)输注血液制品(儿童)。

(二)与风险降低的相关因素

(1)女性。

(2)抗菌药物使用。

(3)米诺环素-利福平涂层的导管。

三、临床表现及诊断

(一)临床表现

局部感染，当只有细菌在导管局部定植时，没有临床症状、体征，仅导管中心、导管尖端和导管皮下段发现有意义的细菌生长(≥15 cfu/导管段)。穿刺部位感染时，表现为导管出口部位 2 cm 内有红肿或硬块、甚至化脓，没有血流感染的全身症状和体征。临床穿刺部位感染(或隧道感染)表现为穿刺部位局部触痛、红肿或直径>2 cm 的硬块，从插管位置沿着隧道式导管皮下走行，没有血流感染的全身症状和体征。

CRBSI 为带有血管内导管患者的菌血症或真菌血症，至少一次外周血静脉血培养阳性，除导管外没有明显的感染源。临床主要表现为发热、畏寒或寒战和(或)血压降低，可以表现为高热甚至超高热，以弛张热多见，少数感染严重者伴随血压下降或休克等脓毒症的临床表现。如果患者为新生儿、老年人、体质衰弱者，也可表现为不发热，仅表现为低血压或休克症状。CRBSI 还须排除身体其他部位感染出现上述表现，如手术部位感染、尿路感染、肺部感染等，以及其他部位感染所致的继发性菌血症。一般外周血白细胞计数升高，中性粒细胞比值增加；严重感染者外周血白细胞计数可以不升高反而降低，但中性粒细胞比值仍增加。

(二)诊断

1. 暂时保留中央导管的患者

(1)标本采集：至少 2 套血培养，其中至少一套来自外周静脉，另一套从导管采集，2 个来源的标本采血时间必须接近，并做好标记。

(2)检测结果。

① 若 2 套血培养阳性且为同种菌。

如缺乏其他感染证据，提示可能为 CRBSI；来自导管的血培养报阳时间比来自外周静脉的早 120 min，提示为 CRBSI(报阳时间差异<120 min，但耐药谱一致，且缺乏其他感染证据，也可能提示为 CRBSI)；来自导管血培养的细菌数量至少 5 倍于外周静脉血培养，若缺乏其他感染证据，提示可能为 CRBSI(用于手工定量血培养系统)。

② 若仅是来自导管的血培养为阳性，不能确定为 CRBSI，可能为定植菌或采集血标本时污染。

③ 若仅是来自外周静脉的血培养为阳性，不能确定为 CRBSI；但若为金黄色葡萄球菌或念珠菌，在缺乏其他感染证据时，则提示可能为 CRBSI。

④ 若 2 套血培养为阴性，不是 CRBSI。

2. 不再保留中心静脉导管的患者

(1)标本采集：从独立的外周静脉无菌采集 2 套血培养；无菌条件下取出导管并剪下 5 c m 导管末梢送实验室 Maki 半定量平板滚动培养或定量培养(Vortex 或超声降解)。

(2)检测结果。

①若一套或多套血培养阳性，且导管末梢培养阳性，根据鉴定和药敏谱提示 2 种培养为同种菌，提示可能为 CRBSI。

②若一套或多套血培养阳性，而导管末梢培养阴性，如培养为金黄色葡萄球菌或念珠

菌，且缺乏其他感染证据，则提示可能为 CRBSI，确认可能要求额外的血培养阳性结果且是同种菌。

③若两套血培养和导管末梢培养均为阴性，不是 CRBSI。

3. 临床诊断具备下述任一项，提示导管极有可能为感染的来源

（1）具有严重感染的临床表现，并且导管头或导管节段的定量或半定量培养阳性，但血培养阴性，除导管外无其他感染来源可寻，并在拔除导管 48 h 内未用新的抗菌药物治疗，症状好转。

（2）菌血症或真菌血症患者，有发热、寒战和（或）低血压等临床表现且至少两个血培养阳性（其中一个来源于外周血），其结果为同一株皮肤共生菌，但导管节段培养阴性，且没有其他可引起血行感染的来源可寻。

4. 拟诊具备下述任一项，不能除外导管为感染的来源

（1）具有导管相关的严重感染表现，在拔除导管和适当抗菌药物治疗后症状消退。

（2）菌血症或真菌血症患者，有发热、寒战和（或）低血压等临床表现且至少有一个血培养阳性（导管血或外周血均可），其结果为皮肤共生菌（如类白喉菌、芽孢杆菌、丙酸菌、凝固酶阴性葡萄球菌、微小球菌和假丝酵母菌等），但导管节段培养阴性，且没有其他可引起血行感染的来源可寻。

5. 鉴别诊断

需注意两方面的问题：①是否为感染；②考虑是否为导管相关性，需要与非感染性发热原因鉴别和非导管相关感染鉴别，感染是直接源于导管还是因其他感染部位导致的血行感染。

四、预防与控制

（一）置管前

（1）定期对导管置管和维护相关人员进行血管内置管的适应证、导管置管和维护的正确程序、感染控制措施的教育或培训，并对上述知识的知晓率和依从性进行评估。只有接受过专门培训的人员才能置管及维护。

（2）对于患皮肤疖肿、湿疹等皮肤病，或者感冒、流感等呼吸道疾病，以及携带或感染多重耐药菌的医务人员，在未治愈前不应当进行相应的置管操作。

（3）导管和置管部位的选择，在选择置管部位时，要权衡降低感染并发症与增加机械损伤并发症（如气胸、锁骨下动脉误穿、锁骨下静脉裂伤、锁骨下静脉狭窄、血胸、血栓、空气栓塞、导管异位）之间的利弊。成人中心静脉置管时，应当首选锁骨下静脉，尽量避免使用颈静脉和股静脉。对于慢性肾功能衰竭需要透析的患者，应选择造瘘或置入方式来替代中央静脉导管置管。

（4）可以使用超声定位引导置入以减少置管尝试次数和机械并发症的发生。

（5）使用能满足患者需求的最少数量的通道或腔道。

（二）置管时

1. 皮肤准备

（1）应当采用卫生行政部门批准的合格的皮肤消毒剂消毒穿刺部位皮肤，自穿刺点由

内向外以同心圆方式消毒，消毒范围应当符合置管要求。2 个月以下儿童抗菌药物的最佳选择仍不可知。然而，目前洗必泰广泛应用于 2 个月以下的儿童。美国的一项调查发现，在大多数新生儿加护病房(NICU)，洗必泰已经广泛应用于这一年龄的导管插入。基于葡萄糖酸氯己定(CHG)的局部抗菌产品，食品和药物监督管理局(FDA)建议："在小于 2 个月的婴儿中要小心使用，这些产品可能会造成刺激或化学烧伤。"美国儿童外科协会建议使用 CHG，但指出："在早产儿或新生儿中使用氯己定也应该注意皮肤刺激和全身吸收的风险。"对于 2 个月以下儿童的关注在其他地方也引起了注意。48 h 内极低出生体重儿对 CHG 的皮肤反应已有相关报道。然而，一项小规模的对至少 7 d 龄儿童的新生儿试点试验中，虽然发生了皮肤吸收，但研究未发现严重的接触性皮炎。预防 2 个月以下儿童发生 CLABSI 潜在的利益和风险，还要认识到早产儿可能的不同风险。其他药物，如聚维酮碘或酒精，也可以在这个年龄使用。

一般可使用氯己定，不能用氯己定者可用聚维酮碘、70 %~80 %乙醇溶液替代。

(2)消毒后皮肤穿刺点应当避免再次接触，待皮肤表面的消毒剂干燥之后再置管。

2. 手卫生和无菌技术

(1)接触置管部位前后，以及置管、拔管、更换敷料前后均应进行洗手或卫生手消毒。接触消毒之后的置管部位必须遵守无菌操作技术。

(2)置管和维护中央导管时必须遵守无菌操作技术。

(3)置管时应戴无菌手套。

(4)使用导丝更换导管时，在接触新的导管前应更换无菌手套。

3. 最大无菌屏障预防

经外周静脉置入中心静脉导管前或经导丝更换导管时，应遵守最大无菌屏障预防原则，包括戴帽、口罩、无菌手套，穿无菌衣，患者全身覆盖无菌巾，以避免操作时无菌导丝触碰到非无菌区域而被污染。

4. 穿刺点的敷料

使用无菌纱布或无菌透明、半透明敷料覆盖穿刺点。如果患者多汗或穿刺点有液体渗出时应选用无菌纱布。

(三) 置管后

(1)应当定期更换置管穿刺点覆盖的敷料。不同敷料，具体的更换时间间隔为：无菌纱布每两日更换一次，无菌透明敷料每周更换 1~2 次，一旦纱布或者透明敷料出现潮湿、松动，或者肉眼可见的污染时应当立即更换。

(2)保持导管连接端口的清洁，在注射药物前，应当用 75 %乙醇溶液或含碘消毒剂进行消毒，待消毒剂干后方可注射药物。如发现有血迹等污染时，应当立即更换。

(3)严格保证输注的液体安全、无菌。

(4)当无必要时，及时拔除血管内置管。在不能保证无菌技术的情况下(如紧急置管)，应在 48 h 内尽早拔管。

(5)不应常规更换导管，仅出现发热，不需要拔管。

(6)给药装置的更换。

① 对于不输注血、血液制品、脂肪乳的患者，可不必在 96 h 内更换给药装置，但至

少应该每 7 d 更换一次。

② 对于输注血液、血制品、脂肪乳的患者，应在输注开始后 24h 内更换输液管。

③ 对于输注丙泊酚的患者，应在每 6h 或每 12h 更换输液瓶的同时更换输液管。

（7）患者清洁，可以使用 2 %氯己定溶液对皮肤进行擦洗。

（8）一旦怀疑患者发生导管相关性感染，或患者出现静脉炎，或导管出现故障时，应当及时拔除导管。必要时应当对导管尖端进行微生物的检测。

第五节 抗菌药物相关性腹泻

抗菌药物相关性腹泻（antibiotic associated diarrhea，AAD）是指使用抗菌药物后发生的、与抗菌药物有关的腹泻，为伴随着抗菌药物的使用而发生的无法用其他原因解释的腹泻。几乎所有的抗菌药物均可诱发本病。艰难梭菌（clostridium difficile，CD）感染是导致医院内抗菌药物相关性腹泻的重要因素之一，其引起的肠炎，轻者表现为腹泻，严重者表现为假膜性肠炎（pseudomembranous colitis，PMC），PMC 中 CD 引起者可达 70 %~95 %，最严重者可出现致死性出血性腹泻，病死率为 10 %~20 %。约有 20 %的 AAD 病例由艰难梭菌引起，故又称艰难梭菌相关性腹泻（clostridium difficile-associated diarrhea，CDAD）。在发达国家，艰难梭菌是院内感染性腹泻的首要病因。

自从 21 世纪初开始，艰难梭菌感染的发生率和严重性急剧上升。《儿科》杂志发表的一项研究显示，抗菌药物可导致儿童艰难梭菌感染率升高。我国目前临床报道的发病率低于欧美国家，尚缺乏完整的、较大范围内的流行病学报道，可能与我国多数医院尚不具备艰难梭菌的实验室检测能力和我国医务人员缺少相关知识有关。

一、感染源

主要病原菌为艰难梭菌，它是一种厌氧、革兰阳性杆菌，有芽孢，抵抗力强，并可存在耐药质粒。艰难梭菌是肠道正常菌群，可以在环境中长期存活，人体食入后亦能在胃酸中存活。患者接受抗菌药物治疗后该菌异常增殖，故属内源性感染。大部分是因为抗菌药物的使用，菌群细菌组分的改变引起菌群生态失调，使艰难梭菌群增殖，同时诱发致病菌反应。较高发生率已经被认为发生于那些长期暴露于抗菌药物以及具有严重潜在并存病的患者中。感染的症状变化范围广泛，从无症状状态或轻度艰难梭菌感染到严重及威胁生命的状态。艰难梭菌感染最常见的发生部位是结肠，因为内窥镜下常见结肠黏膜上附有一伪膜，因此结肠感染又称为伪膜性结肠炎。罕见情况下也可发生在小肠。艰难梭菌芽孢能在环境中存活数月，并且对乙醇等常用消毒剂具有一定抵抗力。患者及无症状的带菌者均可成为传染源。艰难梭菌芽孢肥最常通过粪—口途径传播，其带菌者排出的粪便中往往带有一定数量的芽孢，能够污染皮肤、衣物及周围的环境，从而感染接触者并传播。根据艰难梭菌按是否产生毒素可分为产毒株与非产毒株。非产毒株在肠道内可能通过竞争性定植对产毒株有一定的抑制作用，至于其具体机制目前尚不明确。

二、危险因素

（1）主要危险因素是近期使用过抗菌药物，一项研究表明 96％的无症状性患者 14 d 内接受过抗菌药物以及所有症状性患者均在 3 个月内接受过抗菌药物。

（2）虽然任何抗菌药物都可以引起微生物生态的失平衡，但是某些药物如青霉素、克林霉素、氟喹诺酮和第三代头孢菌素更与其发生相关。

（3）其他的危险因素包括老年、住院治疗、免疫抑制（如 HIV、化疗、恶性疾病）、胃肠道紧急手术、管饲、肠道准备、营养不良、炎症性肠病（尤其是溃疡性结肠炎）和并存病如糖尿病、肾衰竭等。

（4）特殊的，使用质子泵抑制剂如 H_2 受体阻滞剂也被认为有关，尽管一些研究质疑它们的关联。

此外，国外研究发现 AAD 也开始发生在一些以前认为较少发生的人群，如小儿及围产期妇女。

三、临床表现及诊断

（一）临床表现

抗菌药物治疗 2 月内或住院治疗 72 h 后出现腹泻和腹痛。水样、糊样粪便每日 ≥3 次，连续 2 d 以上。临床症状轻重不一，典型病例在使用抗菌药物后发生水泻或绿色黏液恶臭便，次数不定，伴里急后重。腹痛常为弥漫性痉挛性下腹痛，可伴有恶心、呕吐、发热，严重时可有脱水、低血压。

（二）实验室诊断

低蛋白血症、白细胞增多、电解质紊乱；肠镜下示肠黏膜弥漫或散在分布的黄白色微隆起斑块，直径 2~5 mm，主要累及结肠、直肠，也可累及小肠。

（三）确诊

在临床表现、实验室诊断的基础上，有下列情况之一即可诊断。

（1）粪便检出艰难梭菌毒素 A 或 A+B（75％敏感性，99％特异性）。

（2）大便或组织学培养阳性。

四、治疗

（一）抗菌药物治疗

1. 甲硝唑或万古霉素

甲硝唑仍作为临床一线治疗药物。对于初次发病的轻、中度感染患者用甲硝唑治疗，250 mg，口服，每日 4 次，疗程 10~14 d。重度或复发的患者选择万古霉素口服治疗，125 mg，口服，每日 4 次，疗程 10~14 d。由于甲硝唑和万古霉素可进一步破坏肠道微生态平衡，故艰难梭菌感染复发率较高。

2. 非达霉素（fidaxomicin）

非达霉素最近被联邦食品和药物管理机构批准为治疗艰难梭菌感染的药物。它是一种窄谱大环内酯类抗生素，主要通过抑制细菌的 RNA 聚合酶而选择性地作用于致病性艰难梭菌，对肠道正常菌落干扰小。有学者认为，与万古霉素相比，非达霉素较少改变患者的肠道微生态平衡，且其在肠道内几乎不吸收，故全身反应较轻，较少引起艰难梭菌感染的复发。因而临床上可以将非达霉素用于艰难梭菌感染的治疗。

3. 硝唑尼特(nitazoxanide)

硝唑尼特是硝噻柳酸酰胺的衍生物，目前认为其作用机制之一可能与抑制丙酮酸盐-铁氧还原蛋白氧化原酶有关。研究表明硝唑尼特可作为艰难梭菌感染的辅助治疗。

4. 利福霉素

研究表明，利福昔明(利福霉素的衍生物)对复杂和复发的艰难梭菌感染患者治疗有效。由于大部分艰难梭菌感染患者在发病前过多的暴露于利福霉素之下，有些医疗机构中已经出现了利福霉素耐药，从而使其用于艰难梭菌感染的治疗受限了。对于不耐药的菌株，利福昔明还是可供选择的。

(二)非抗菌药物治疗

目前主要集中于以下几种方法：

1. 益生菌治疗

艰难梭菌感染是因患者使用抗菌药物后导致肠道菌群紊乱，肠道正常菌群被抑制或杀灭，艰难梭菌失去竞争菌群大量繁殖并产生毒素所致。故有学者提出益生菌治疗艰难梭菌感染，其机制是通过均衡肠道菌群，使菌群之间相互抑制，从而维持肠道微生态的平衡。最近一项随机对照研究表明，益生菌能明显缩短艰难梭菌感染的持续时间，并且能改善患者胃肠道的不适症状。但目前都是基于个体的小型研究，需进行大规模随机对照试验证实。

2. 单克隆抗体和免疫球蛋白

单克隆抗体和免疫球蛋白可提高宿主的免疫功能，从而延缓艰难梭菌感染的发展或治疗艰难梭菌感染。一项随机双盲试验显示，单克隆抗体对抗艰难梭菌毒素明显降低艰难梭菌感染的复发率，但在急性感染的恢复期，腹泻的严重性和住院时间差异无统计学意义。静脉注射免疫球蛋白主要被用来治疗可疑的或者已经确诊的艰难梭菌感染患者，但因有效性未被证实，故其在临床中的使用仍颇受争议。

(三)复发或难治性艰难梭菌感染的治疗

1. 万古霉素

复发性艰难梭菌感染的治疗仍然是一个难题，因缺少高质量的研究，治疗的方案均基于专家的建议。美国关于艰难梭菌感染的诊疗指南指出：复杂性艰难梭菌感染一般口服万古霉素(和灌肠，如果出现肠梗阻)，同时静脉联合应用或不应用甲硝唑，极度严重的患者考虑结肠切除术。

2. 替加环素

有报道静脉注射替加环素作为难治性艰难梭菌感染的替代或辅助治疗的有效性。

3. 粪便保留灌肠

近期有研究指出，粪便保留灌肠可治疗难治性或复发性艰难梭菌感染，且价格低廉、安全和高效。但其临床应用却仍存在问题，故在临床实施前仍需大量研究进一步阐明。

4. 手术治疗

手术适用于极少数重症或难治性假膜性肠炎患者，手术方式包括全结肠或部分结肠切除术，通常采用全结肠切除术。

(四)其他

(1)祛除诱因，避免使用广谱抗菌药物如头孢类、氟喹诺酮类和克林霉素。

(2)避免使用抑制肠蠕动药物，如麻醉药、地芬诺酯、洛哌丁胺等。

五、预防和控制

目前对艰难梭菌感染的有效预防主要依赖于完整的感染控制计划，内容主要包括抗菌药物管理、实施标准预防和接触隔离、强化的手卫生和保持高标准的环境清洁。

(一)环境消毒与患者隔离

由于艰难梭菌形成的孢子能污染艰难梭菌感染患者周围的环境，并能持续存在一段时期，故环境消毒和隔离患者对于医院内艰难梭菌感染的预防和控制尤为重要。临床上使用葡萄糖酸氯己定给患者洗浴或者使用可以杀死芽孢的湿巾来提高环境的清洁度，以减少环境的污染和手部细菌的携带，还可给艰难梭菌感染患者配备有独立便池的隔离单间，使医院获得性艰难梭菌感染的风险降低。将艰难梭菌感染患者或疑似感染患者安排在单间或将带有相同菌株的患者安置在同一病房，并实施接触隔离。与患者直接接触的相关医疗器械、器具及物品如听诊器、血压计、体温表、输液架等要专人专用。轮椅、担架、床旁心电图机等不能专人专用的医疗器械、器具及物品要在每次使用后用含氯消毒剂擦拭。

将戴手套和手卫生相结合可以显著降低工作人员手部艰难梭菌的浓度。医务人员和探视者应严格遵照 WHO 推荐的 5 个时点进行手卫生，且强调手卫生依从性、正确性和严格落实。离开病房后脱去隔离衣并摘除手套。推荐使用皂液和流动水洗手，以去除手部的艰难梭菌。含乙醇手消毒剂对非芽孢微生物非常有效，但是不能杀灭芽孢和艰难梭菌。故当某个场所出现暴发流行或艰难梭菌感染的发病率增加时，应指导探视者和医务人员在护理或接触患者后使用皂液和流动水洗手。医务人员和探视者进入其他患者房间时，必须戴手套和穿隔离衣。如果病房使用马桶，应为每位患者提供专用的马桶，尽量使用一次性的肛表代替电子肛表。

(二)维持肠道内微生物稳态

益生菌能有效地预防和控制艰难梭菌感染的发生，使艰难梭菌感染患者症状时间缩短、常见的胃肠道症状减轻，且患者容易耐受。

(三)合理使用抗菌药物

艰难梭菌感染的预防措施主要是合理使用抗菌药物，严格控制广谱抗菌药物的滥用。用药要有明确的适应证，必须使用时，首先选用窄谱抗菌药物(慎用广谱抗菌药物)，或者使用导致艰难梭菌感染概率相对较小的抗菌药物作为替代，如可用β内酰胺酶抑制剂复方。

(四)早期识别和检测相关危险人群

早期检测能够帮助患者尽早得到治疗和实施感染控制措施。美国感染控制和流行病学专业人员协会推荐对高度疑似的患者开展病原学检测，这些高危人群包括：最近接受过或正在接受抗菌药物治疗、抗肿瘤治疗的患者，高龄、近期住过院的患者，以前发生过艰难梭菌感染的患者，但是不推荐对所有的没有腹泻症状的住院患者进行常规检测，也不推荐对无症状的携带者进行治疗。

(五) 监测和培训

做好艰难梭菌发病率的监测是防控的基础工作之一。大便培养是流行病学研究的基础。建立一个实验室的预警系统，当有患者诊断为艰难梭菌感染时，立即通知感染预防和控制专职人员和临床医务人员。对医务人员、保洁人员和管理者提供相关知识教育，包括当地流行情况、危险因素、传播途径、预防和控制措施。对医务人员定期进行健康教育。

(六) 额外预防控制措施

疫苗接种：

(1) 伤寒沙门菌：目前两个伤寒疫苗应用于临床。

(2) 志贺菌：适用于旅行者和军队，但是不适合发展中国家使用。

(3) 霍乱弧菌：在流行时期紧急使用和旅行时使用，而旅行者只推荐给那些工作在难民或难民营，因为霍乱的风险是非常低的。

(4) 大肠埃希菌：目前没有疫苗用于预防志贺产毒大肠埃希菌感染。

(5) 轮状病毒：目前市场上已经有专用的儿童疫苗。

(6) 麻疹：每一个婴儿在推荐的年龄应该进行麻疹免疫，可以大大降低严重腹泻疾病的发病率。

第六节　皮肤软组织感染

皮肤软组织感染(skin and soft tissue infection，SSTI)是常见医院感染的发生部位，是涉及皮肤和皮下软组织的感染，包括压疮感染、烧伤感染、乳腺感染、脐炎和婴儿脓疱病等，其中，疖、痈、蜂窝织炎较常见，有些少见，但发病后凶险，如新生儿皮下坏疽。虽为局部感染，但当免疫缺陷、粒细胞减少、糖尿病、营养不良等情况下，局部感染成为感染源，播散至全身其他部位甚至发生血流感染等全身感染。美国每年每1000人中大约有23人因为SST而就医。男性较女性发病率高，年龄多在45~64岁。新生儿可发生脓疱病、脐炎等。

一、感染源

皮肤表面可存在多种细菌，是各种细菌的储菌所。若皮肤表面破损或有侵入性操作，可造成皮肤软组织感染的发生，故在医院感染中较常见。按照院内外感染来源，可分为社区获得性SSTI(community acquired-SSTI，CA-SSTI)和医院内SSTI(hospital acquired-SSTI，HA-SSTI)两大类，在HA-SSTI中，主要是金黄色葡萄球菌感染，且MRSA比例较高，常见浅表局限性SSTI，其病原菌相对简单且明确，主要是金黄色葡萄球菌和化脓性链球菌。金黄色葡萄球菌能穿透皮肤，引起脓疱病、毛囊炎、疖、痈及伤口感染，链球菌伤口感染常播散到周围组织并发生败血症。在特殊来源感染或条件致病的情况下，SSTI相关的致病菌则十分复杂，条件性或少见的致病菌常成为感染的主要病原菌，甚至存在多种细菌混合感染的可能。

二、危险因素

（1）患有糖尿病、肾病、贫血等慢性疾病的患者和接受放化疗、免疫抑制剂治疗的患者，危险性增高。

（2）抵抗力低下的老人及婴幼儿。

（3）接受各种侵入性操作（如静脉穿刺、肌肉针、胸骨穿刺、骨髓穿刺等）的患者：感染部位以侵入操作部位感染及脓疱疹最常见。

（4）长期卧床患者，容易发生压疮。压疮会造成局部皮肤红肿甚至破损，继而发生溃烂感染。

（5）还有烧伤患者、皮肤病患者由于局部皮肤异常，皮肤表面完整性被破坏，皮肤创面易发生感染和细菌变迁。

三、临床表现及诊断

（一）皮肤感染

至少须符合下列标准之一。

标准一：皮肤有脓性引流液、脓疱、水疱或疖。

标准二：排除其他原因，至少有下列症状或体征之二：疼痛或压痛，局部红、肿或热，且至少有下列情况之一。

（1）病灶处引流物或者抽取物培养阳性，如分离的微生物为皮肤的正常菌群（如类白喉、棒状杆菌、丙酸杆菌属、革兰阴性葡萄球菌（包括表皮葡萄球菌）、草绿色链球菌、气球菌属、细球菌属），培养结果必须是仅有一种微生物的纯培养。

（2）血培养阳性。

（3）感染灶的组织血液检测到病原体的抗原物质（如单纯疱疹、水痘-带状疱疹病毒，流感嗜血杆菌、脑膜炎奈瑟菌）。

（4）病灶组织在显微镜下发现有多核型巨细胞。

（5）致病原特异性抗体（IgM）效价达诊断意义或 IgG 抗体效价上升 4 倍。

（二）软组织感染

软组织感染包括坏死性肌膜炎、感染性坏疽、坏死性蜂窝织炎、感染性肌炎、淋巴腺炎或淋巴管炎。软组织感染至少须符合下列标准之一。

标准一：病灶处的组织或引流物培养阳性。

标准二：病灶处有脓性引流物。

标准三：经手术或病理组织切片检查发现有脓疡或其他感染证据。

标准四：排除其他原因，至少有下列症状或体征之二：局部疼痛或压痛，局部红、肿或热，且至少有下列情况之一。

（1）血培养分离出微生物者。

（2）血液或尿液检测到病原体的抗原物质（如流感嗜血杆菌、肺炎链球菌、脑膜炎奈瑟菌、B 群链球菌、念珠菌属）。

（3）致病原特异性抗体（IgM）效价达诊断意义或 IgG 抗体效价上升 4 倍。

（三）压疮感染

压疮感染包括压疮浅表部和深部组织感染。

（1）临床诊断：压疮局部红、压痛或压疮边缘肿胀，并有脓性分泌物。

（2）病原学诊断：临床诊断基础上，分泌物培养阳性。

（四）烧伤感染

1. 临床诊断

烧伤表面的形态或特点发生变化，如焦痂迅速分离，焦痂变成棕黑、黑或紫罗兰色，烧伤边缘水肿。同时具有下述两条之一即可诊断：

（1）创面有脓性分泌物。

（2）患者出现发热>38 ℃或体温<36 ℃，合并低血压。

2. 病原学诊断

临床诊断基础上，血培养阳性并除外有其他部位感染或烧伤，或组织活检显示微生物向邻近组织浸润。

（五）乳腺脓肿或乳腺炎

1. 临床诊断

符合下述 3 条之一即可诊断：

（1）红、肿、热、痛等炎症表现或伴有发热，排除哺乳期妇女的乳汁淤积。

（2）外科手术证实。

（3）临床医生诊断的乳腺脓肿。

2. 病原学诊断

临床诊断基础上，引流物或针吸物培养阳性。

（六）脐炎

（1）临床诊断：新生儿脐部有红肿或有脓性渗出物。

（2）病原学诊断：临床诊断基础上，有引流物、针吸液培养阳性或血液培养阳性（排除其他部位感染）即可诊断。

（七）婴儿脓疱病

（1）临床诊断：皮肤出现脓疱或临床医生诊断为脓疱病。

（2）病原学诊断：临床诊断基础上，分泌物培养阳性即可诊断。

四、治疗

总体原则：应分级分类治疗，外用药物和系统给药治疗结合药物治疗和手术治疗相结合。

1. 外用抗菌药物治疗

外用抗菌药物在防治皮肤软组织感染中占有较重要地位，早期局部可以使用碘伏或乙醇涂搽，也可以局部热敷、涂 20 %鱼石脂软膏或莫匹罗星软膏。外用夫西地酸乳膏也有较强抗菌作用，但该药物有静脉给药剂型。传统的外用抗菌药物制剂如红霉素软膏、新霉素软膏或氧氟沙星乳膏。因渗透性差、容易产生交叉或多重耐药，不宜选择或不作为首选。同时，要加强对外用抗菌药物耐药发生情况的监测。

2. 系统抗菌药物治疗

（1）经验性抗菌药物治疗（empirical antibacterial therapy）：应根据病史、临床表现，结合分级分类诊断，尤其是可能的诱因或危险因素，选择针对常见或可能致病菌的抗菌药物1~2种。坏死性皮肤软组织感染如疑为梭状芽孢杆菌感染，首选青霉素，其他可考虑选择第三代头孢类药物，并注意兼顾抗厌氧菌药物的选择如甲硝唑等。

（2）金黄色葡萄球菌感染的抗菌治疗（Staphylococcus A infection antibacterial therapy）：分为甲氧西林敏感葡萄球菌和MRSA两种情况。敏感菌可选择半合成的青霉素或克林霉素等。MRSA感染可选择万古霉素、利奈唑胺、达托霉素等，也可选择米诺环素或复方新诺明等，尤其是医院内皮肤软组织感染。

（3）特殊情况皮肤软组织感染抗菌疗法：如糖尿病足感染、手术切口感染或动物咬伤后感染，其致病菌比较复杂，应根据分离的致病菌种类，结合药物敏感试验选择抗菌药物，并注意使用中耐药性的监测。

3. 如有组织坏死或脓肿形成，应该切开引流或手术治疗。

五、预防与控制

（1）保持皮肤完整性，避免正常皮肤出现破损。避免摩擦皮肤，防止被汗、大小便污渍等浸润皮肤；床单保持平整，少有皱褶；避免锐器破坏皮肤完整性，如剪指甲、用刀削水果等；尽量避免不必要的侵入性医疗操作，如能口服用药尽量不静脉或肌肉用药，减少胸骨穿刺、骨髓穿刺等操作。

（2）避免皮肤软组织长时间缺血缺氧。对于长期卧床的患者定期翻身拍背；对于没有活动能力或提至瘦弱者可以使用气垫床；对于骨性突起部位使用气垫圈或软垫，对于大面积烧伤患者使用翻身床。加强皮肤的观察和评估，定期检查受压部位皮肤，协助定时变换体位，2~3 h一次，必要时缩短变换体位的时间，若有局部水肿、皮肤微红或发白等情况积极敢于干预，及时发现压疮并进行处理，避免压疮的破溃。

（3）保持正常皮肤的清洁，侵入性操作前严格清洁消毒局部皮肤。做好个人卫生工作，重点做好手卫生和沐浴工作。长期卧床不能沐浴者，可以床上擦浴或擦身。侵入性操作前用消毒剂自内向外螺旋形消毒局部皮肤，待消毒液干燥后进行操作。操作后用无菌敷料覆盖局部穿刺点。

（4）积极治疗原发疾病。例如，糖尿病、肝硬化、肾病、血液系统疾病、皮肤病、蚊虫叮咬等，对于糖尿病患者积极控制血糖，对于烧伤患者严格无菌操作和定期换药，对于免疫力低下患者要做好隔离防护工作，对于皮肤病患者止痒、治疗原发病。

（5）指导患者合理膳食，增加营养，增强皮肤抵抗力，提高自身免疫力；根据天气变化及时增减衣物，天气寒冷时注意保暖，防止冻伤，使用热水袋等要防止烫伤。

（6）新生儿护理应手法轻柔，更换尿布、内衣时要防止损伤皮肤。尿布应柔软，勤于更换。保持婴儿皮肤干燥，经常变换体位，以防止局部长期受压。做好产房和婴儿室的消毒隔离工作，控制感染源。

（7）产妇要预防乳腺脓肿或乳腺炎的发生，保持局部清洁卫生，做好手卫生，如发现局部红、肿、热、痛等炎症表现，及时做理疗等治疗。

（8）合理选用抗菌药物。

（程　颖　郜朝霞）

第二十六章 重点人群医院感染预防与控制

第一节 NICU 新生儿

一、感染高危因素

(一)自身免疫功能低下

(1)皮肤黏膜屏障功能差。

(2)血清免疫球蛋白水平低下,新生儿血清免疫球蛋白主要来自于母体,自身合成的很少基本测不出。

(3)吞噬细胞吞噬功能低下。

(二)广谱抗菌药物的使用

NICU 内的新生儿均为危重症患儿,常需使用抗菌药物,由于广谱抗菌药物的大量使用,且疗程长、剂量大,极易造成正常菌群紊乱、耐药菌株增长、细菌变异、二重感染的发生,导致院内感染率发生的增加。

(三)医院内感染

(1)侵入性操作增加。

(2)医务人员操作不规范。

(3)病房环境污染。

(4)手卫生未完全落实。

(四)乳汁吸入

由于乳汁在吞咽时或在咽部排空时间延长,使乳汁被吸入呼吸道所致吸入性肺部感染;也可能是由于呕吐、溢乳或胃食道反流所致乳汁被吸入而致肺部感染。

(五)低体重与早产儿、高危新生儿

(1)高危新生儿:指已发生或可能发生危重疾病而需要监护的新生儿;

(2)低体重儿:体重<2500 g;

(3)早产儿:28 足周≤胎龄≤37 足周。

(六)住院时间因素

医院感染的发生与住院时间长短有关,住院时间越长,医院感染的发生率越高。住院 10 d 以上的新生儿感染率甚至可以达到 20 % 以上。降低平均住院日可降低医院感染率。

(七)其他

母亲疾病史、母孕史、分娩史；病房布局不合理，面积较小、床位多；患儿的密度高，流动人员较多等，均可增加 NICU 院内感染的机会。

二、预防与控制

(一)标准操作规程

1. 环境

(1)环境清洁；

(2)设备分开；

(3)每日换新衣服；

(4)无污染情况下，用水清洁环境表面；

(5)与特殊情况，用消毒液擦拭表面。

2. 医务人员

(1)限制工作人员接触；

(2)限制实习生和外来人员的接触；

(3)严格执行手卫生。

(二)预防与控制措施

1. 总体原则

严格执行清洁、消毒、隔离制度和无菌操作及手卫生要求；新生儿用品做到一用一消毒或灭菌，尽量一次性使用；对高危新生儿应采取额外保护性隔离措施；做好新生儿床单位的日常和终末消毒；开展 NICU 的监测。

2. 合理的病房布局

NICU 病区设置新生儿重症监护室(区)、隔离新生儿重症监护室(区)、配奶室、沐浴室、治疗室等，严格管理。病房入口处设置洗手设施和更衣室，工作人员入室前应严格洗手和更衣。无陪护病区每床净使用面积不少于 3 m²，床间距不小于 1 m。

3. 规范医疗行为，执行无菌技术及消毒隔离措施

(1)空气消毒：病房应光线充足，空气新鲜，室温控制在 24～26 ℃，相对湿度在 55 %～65 %之间。每日通风不少于 2 次，每次 15～30 min，或使用动态空气消毒机进行空气消毒，洁净病区空气按相关规范管理。

(2)预防环境污染：清洁用具如拖布、抹布等，必须分区使用。物体表面清洁时禁止一桶水一抹布的清洁方式。

(3)对于工作区域物体表面：每日用含氯消毒液擦拭或消毒湿巾擦拭消毒，如暖箱、蓝光箱、电话机、电脑键盘等。

(4)个人卫生处置行为：凡是进入 NICU 的人员一律要洗手、更衣、换鞋，非本室工作人员不得随意进入。特别强调手卫生，定期做手细菌培养。

(5)规范工作人员穿着：应穿柔软、清洁或经消毒的工作服。工作衣的污染问题，应每日更换工作衣，工作服一经污染，必须马上更换。入室前，应换穿专用鞋。做护理、操作时必须戴口罩。

(6)管理好病区的物品：新生儿被服、小毛巾消毒后才可使用，并每天更换；新生儿的听诊器等诊疗用具、喂奶用具和沐浴用具均一人一用及时消毒。新生儿使用的恒温箱、蓝光箱、复苏器具、呼吸机管、新生儿红外线抢救台等要定期清洁消毒。新生儿出院后所用过的物品及床单全部更换并作终末消毒。

(7)配奶间管理：入配奶间须洗净双手，系围裙，戴袖套及口罩，配奶前须再次洗手，再进行配奶。清洁卫生工具专用，冰箱、消毒柜保持清洁。奶具应一用一换一灭菌，配奶应现配现用。

(8)呼吸机消毒：使用呼吸机引起医院感染是较普遍的问题。常见的感染源有吸引管、吸引用容器、气管内导管、喉镜、加湿器等。应注意每周 1~2 次更换呼吸机管道并做好消毒，尽量由消毒供应中心清洗消毒。每天更换加湿器内的灭菌用水；使用一次性气管内导管和吸引管并保证无菌；呼吸机管道、接口部位、蒸馏水定期做细菌学检测；严格执行无菌操作。使用呼吸机超过 7 d 者，院内感染率显著增加，因此，应采取以下措施：减少呼吸机使用天数，及时撤机。一般争取在 3 d 内撤机，少数早产儿呼吸窘迫综合征（RDS）患儿亦控制在 7 d 内。病情允许的情况下采用半卧位或头高位。吸痰时使用一次性吸痰管，加强翻身、拍背。尽量减少吸痰的次数。

(9)暖箱管理：每周更换暖箱 1 次以便清洁及终末消毒。湿化器水箱用水每天更换。

加强护理，在常规护理的基础上，注重脐部、眼睛、口腔和呼吸道的护理。

(1)口腔：每日用生理盐水清洁口腔 2 次。

(2)皮肤：病情允许情况下每日淋浴 1 次，并采用爽身粉扑皮肤皱折处，预防感染。

(3)脐部：脐带未脱落前，每天浴后脐部残端用 3 %双氧水擦洗，安尔碘消毒，并注意保持脐部的干燥。

(4)眼睛：保持清洁，如有分泌物，用生理盐水棉球自内眦向外轻轻拭净，再用 0.25 %氯霉素眼水滴眼或用四环素眼膏涂眼，每日 2 次。

(5)呼吸道：抬高患儿头肩部，并取侧卧位以防分泌物或呕吐物吸入呼吸道，经常清洁鼻腔，及时清除呼吸道分泌物，保持呼吸道通畅。

工作人员的管理，下列情况不适合或暂停在新生儿室工作：急性呼吸道感染、结核病、发热、胃肠炎、开放性或引流性皮肤病变、疱疹病毒感染、健康带菌(痢疾杆菌、伤寒杆菌、沙门氏菌、等)者。医务人员尤其刚参加工作或新调入新生儿室的应定期体检。每位工作人员应做好职业保护，实行标准预防。

加强工作人员手卫生意识：每个病室设洗手设施(流动水、洗手液、干手物品)。每张病床设手消毒设施(快速手消毒剂)。多强调手污染造成的危害，互相监督。特别应加强清洁人员的手卫生知识。正确选用和使用洗手方法和手消毒方法，限制人员流动，上级查房时也要注意控制跟随人数，一般不允许家长探望。

第二节 PICU 患儿

儿科重症监护病房患儿病情危急，且多数伴有严重疾病，机体免疫力低下，患者往往需要进行多种侵入性检查，容易诱发各种感染，长期大量使用抗菌药物，容易产生细菌的多重耐药性，引起医院感染。

一、感染高危因素

(一) 患儿自身因素

患儿病情危重，复杂多变，多为各类休克、弥散性血管内凝血、多发性重症创伤、多脏器衰竭、重大手术术后以及多种疾病并发症，患儿生理极度紊乱，机体免疫力功能十分低下，极易感染各种病原菌，故儿科重症监护室院内感染发病率较儿科系统其他病区高。

(二) 侵入性操作

1. 呼吸机诱发感染

机械通气是常用的治疗设施，呼吸机的使用容易引起肺炎，称为呼吸机相关性肺炎，机械通气患者口咽部革兰阴性的主要来源是胃部细菌。机械通气时，肺部正常清除机制产生障碍，引起口咽部菌群的异常吸入，诱发肺部感染。呼吸机相关性肺炎发病率及病死率均高，最常见的病原菌为金黄色葡萄球菌和铜绿假单胞菌。感染是临床治疗失败的主要原因之一。

2. 插管诱发感染

留置尿管是 PICU 常用的措施，导尿也是泌尿系统感染最常见的原因，导尿管的留置为细菌提供了进入膀胱的路径，造成了逆行感染，另外，细菌可定居在尿道周围或导尿管表面，增加了泌尿系统感染的机会。

3. 动静脉插管

动静脉插管也是诱发感染的重要因素。随着中心静脉置管在 PICU 中的广泛应用，导管相关血流感染已成为严重并发症之一，成为又一不容忽视的因素。插管部位的感染如穿刺点局部红肿、疼痛、伴随渗出液或脓性分泌物，称为导管相关性感染。

(三) 细菌的耐药性

滥用抗菌药物现象日益严重，细菌的耐药性问题日益突出，患儿由于住院时间长、病情危重、免疫功能低下、大量使用抗菌药物以及接受多种有创性检查和治疗，细菌的耐药性不断增强，普遍出现出多耐、泛耐、甚至全耐菌株，给临床治疗带来威胁。

(四) 医务人员无菌观念有待提高

医护人员及陪护人员卫生意识淡薄，患儿病情严重，有时须多个科室共同配合治疗，患儿经常转科，人员流动性大，极易造成医院内交叉感染，应引起广泛重视。

二、预防与控制

针对医院感染的诱发因素，应采取以下措施控制疾病的发生发展，促进患儿尽快恢复健康。总体原则与具体防控措施可参见本章第二节。

(一) 加强机体免疫防御功能

应摒弃不良生活习惯，通过合理搭配膳食，适度锻炼，给予患儿适当的康复保健方案，增强患儿体质，提高患儿自身免疫功能，提高防御疾病的能力。

（二）规范 PICU 消毒流程

认真执行消毒隔离制度，医护人员、陪护人员应学习卫生常识，加强洗手，注意卫生。

（三）规范侵袭操作流程

加强医护人员的学习交流，侵入性操作对患儿身体功能损害较大，医护人员应提高对侵入性操作危重性的认识，避免或减少不必要的诊疗操作，严格遵守操作规范，认真执行侵入性操作无菌原则。加强医疗器械的消毒管理，并严格遵守各种导管、引流管的临床护理操作规程，尽量缩短导管的留置时间，以降低侵入性操作的感染率，确保患者的安全，减少患儿的痛苦。

（四）合理使用抗菌药物，减少耐药菌株的产生

临床医护人员应认真学习《抗菌药物临床应用指导原则》，正确掌握抗菌药物的作用机制，如医护人员应掌握抗菌药物的用法用量、抗菌谱、用药途径、半衰期、溶媒、治疗用药疗程等，避免用药的随意性和盲目性。限制临床滥用广谱抗菌药物，加强临床使用抗菌药物的管理。

（五）加强医院感染监测力、监督执行力

从思想上高度重视目标监测，明确其必要性，及时分析医院感染的各种诱发因素，有效降低 PICU 医院感染的病发率。加强医院管理政策的执行力度，保障优良措施的实施。

第三节　血液病患儿

研究显示：血液病住院患儿的医院感染发生率明显高于儿科其他普通病区医院感染率，主要原因是血液病患儿住院和治疗时间较长，接受激素和放、化疗药物治疗，造成患儿免疫功能低下，容易发生医院感染，因此是医院控制院感的重点科室。

血液病患儿院感发生的部位分布主要以呼吸道、泌尿道和败血症为主，还有不明部位感染。检出病原菌中仍以革兰阴性菌为主，真菌感染呈增高趋势。文献显示：单因素分析结果显示，随患儿年龄升高、医院感染率未呈现增高趋势；多因素分析结果显示，年龄并非血液病患者医院感染的独立危险因素。经多因素分析结果显示，限制类、特殊类抗菌药物的使用为保护性因素，对发生医院感染有一定的预防作用；院外感染为发生医院感染的独立危险因素，入院时已发生感染的患者由于其本身已存在病原菌，医院感染率是发生院外感染患者的 2.476~5.140 倍；排除其他因素的影响，粒细胞缺乏患者其医院感染发生率为未出现粒细胞缺乏患者的 4.078~6.657 倍；化疗、免疫抑制剂、肾上腺皮质激素使用均为血液病患儿发生感染的危险因素。

由于患儿抵抗力低，清除口腔和呼吸道分泌物的能力下降；抗肿瘤药物及免疫抑制剂对呼吸道纤毛黏液系统、IgA 及纤维素等细菌清除系统均有破坏作用；加之呼吸道与外界环境直接相通，病原体容易通过空气飞沫传播等是造成呼吸道感染的主要原因。另外多次进行骨髓穿刺、腰椎穿刺、PICC 置管等侵入性操作，如无菌操作不严格，可将病原体带入到患儿体内，从而引发医院感染。因此要做好口腔、肛周护理工作，严格执行无菌操作规程，也是降低院感的有效措施。具体预防与控制措施如下：

（1）应加强对血液病患儿医院感染的监测和管理，使预防和控制措施得以落实并形成长效机制。科室应制定并落实消毒隔离措施，规范无菌物品管理、严格执行无菌技术操作、加强医护人员手卫生，医疗废物管理等，使血液科院感管理不断制度化、规范化。

（2）加强医务人员培训，使院感工作实施动态管理，持续改进提高，根据其感染控制重点环节、重点流程进行严格检查和及时干预，促进了血液科院感管理的制度化、规范化、严谨化，行之有效地降低血液病患儿的医院感染率。

（3）对粒细胞缺乏患儿进行保护性隔离。

（4）定期对患儿家属进行卫生知识宣教。

（5）重视静脉穿刺、口腔黏膜及肛周等部位的护理预防。

（6）尽可能根据药敏结果合理使用抗菌药物。

第四节　恶性肿瘤患者

恶性肿瘤患者由于自身免疫功能低下，加之化疗作为主要治疗手段的应用以及老年患者居多，更容易发生医院感染，因此应引起相关医务人员的高度关注。文献报道医院感染部位以呼吸系统感染为主，其次为血液系统感染。国内外资料显示，呼吸道感染在恶性肿瘤化疗患者中高发的主要原因为：肺癌等癌症组织周围渗出和水肿容易引发感染，免疫抑制剂及化疗药物的应用，破坏了呼吸道细菌清除系统，化疗后患者口腔菌群失调可引发吸入性肺炎；较多的陪护及探视人员增加了患者呼吸道感染机会。肿瘤患者多数需要长时间卧床，并需要留置导尿管，因此很容易引起泌尿系感染。口腔感染和抗菌药物滥用导致菌群失调以及化疗药物引起的黏膜反应有直接关系。

研究显示，年龄>65岁患者医院感染发生率高，考虑和老年人多器官功能减退，基础免疫力差，多为慢性病患者，同时采取化疗药物治疗引起骨髓抑制有关。骨髓抑制是化疗最常见的剂量限制性反应，患者多表现为白细胞、血小板降低，易导致全身各部位感染。为保证化疗患者的预后和生存质量，采取一系列措施使患者安全度过骨髓抑制期是关键所在。住院时间越长，医院感染发生率越高，住院时间长，病原菌容易产生耐药性，增加了病原菌的致病力，医院感染风险显著增加。其他相关因素：晚期肿瘤患者、化疗疗程多、白细胞抑制程度重以及合并并发症也是医院感染发生的危险因素。晚期肿瘤患者多数发生转移，机体免疫力低下，加上化疗疗程多引起白细胞数量减少和功能减退，同时合并慢性并发症进一步加重了机体的免疫力低下。

恶性肿瘤医院感染患者分离出病原菌可有革兰阴性菌、革兰阳性菌及真菌，近年来继发性真菌感染有逐年升高的趋势，真菌就肿瘤化疗后患者而言往往是条件致病菌，其致病力较弱，但由于化疗损伤了机体的免疫功能，抑制了骨髓造血功能，加之因化疗需要长期应用激素，同时使用高效广谱抗菌药物等治疗措施，导致正常菌群失调，使真菌大量繁殖而诱发真菌感染。湖北省妇幼保健院近两年的资料也显示，真菌感染在妇科恶性肿瘤患者的院内感染中不容忽视。因此，应采取措施控制相关感染的发生，具体如下：

一、加强医护人员自身管理

医院组织医护人员定期学习医院感染的基本知识，使其对医院感染的严重性有充分的认识，采取多种措施，最大限度降低医院感染的发生率。医院要建立医护工作护理制度，做好消毒灭菌工作。医护人员要加强自我预防，若出现感冒症状，应防止将病原菌传染给患者。实际医疗操作中，要根据操作种类和污染程度，选择正确的消毒方法；进行诊疗操作前，严格手卫生，必要时戴一次性无菌乳胶手套。

二、加强环境消毒

对肿瘤化疗患者居住的病室要定期严格消毒，保持病室整洁，温度和适度适宜，空气新鲜，并严格限制探视和陪护人员。加强对病室物体进行消毒，医疗器材也要消毒，从而减少病原菌在患者皮肤黏膜上定植。发现污染或出现传染病时应该及时进行处理，出院、转科、死亡患者均应该进行规范的终末消毒。

三、加强各系统的管理

1. 加强对呼吸道的管理

指导患者进行呼吸功能锻炼，进行有效呼吸，并加强排痰，以预防肺部感染。

2. 加强对泌尿系的管理

留置导尿管等侵入性操作是引起泌尿系感染的重要诱因，因此需要严格无菌操作，掌握好导尿的指征，定期对导尿管消毒，严格限制导尿时间。

3. 加强胃肠道的管理

患者由于免疫功能差，应该加强饮食管理，注意饮食卫生，同时可给予必要的胃肠道灭菌药物以预防感染。

4. 加强口腔护理

化疗药物可以破坏口腔黏膜屏障，因此要加强口腔护理以减少细菌定植。每日餐后用含漱液漱口，保证口腔黏膜与药物接触均匀，达到抑制和杀灭病原菌作用。

5. 加强皮肤护理

定期换洗衣物，保证衣物干燥和床单干净整洁。

6. 加强深静脉置管的管理

临床常采用锁骨下静脉置管，护理人员应每日对穿刺点进行消毒，输液完毕后需彻底消毒连接处，肝素帽更换要及时。

四、及时检测白细胞计数

化疗前，医护人员应充分了解与密切观察化疗药物的不良反应，不能长时间应用化疗药物。由于化疗药物对骨髓有抑制作用，因此对于肿瘤患者要定期及时检测白细胞计数。若白细胞数量下降过快，应及时停止化疗，同时给予相应的对症支持治疗，可以给予粒细胞集落刺激因子提升白细胞数量，同时根据患者不同情况可以给予干扰素、胸腺肽、营养粉、免疫球蛋白等免疫增强剂提高免疫力，可明显降低医院感染的发生率。

五、合理使用抗菌药物

医院感染的发生与滥用抗菌药物有直接的关系，因此应该及时做病原学检测和药敏试验。要掌握好药物基本作用和药理知识，根据半衰期给予合理的剂量，最大限度提高临床疗效，并减少耐药菌的产生。

六、做好健康教育

向患者和家属讲解医院感染的预防知识，让其了解感染的危害性及对病情的影响，以主动配合医疗护理工作。指导患者合理膳食，合理加强营养，加强锻炼，提高机体免疫力。

由于不同地区、不同医院研究的结果不尽相同，故临床医师应重视医院感染易感因素的控制，加强对肿瘤化疗患者营养、支持、升白细胞治疗，提高机体免疫功能；规范抗菌药物的使用，减少耐药菌的发生；严格掌握侵入性操作的适应证，预防与减少肿瘤化疗患者医院感染的发生。

（程　颖　郜朝霞）

第七篇　医务人员职业暴露和防护

第二十七章　医务人员职业暴露

第一节　医务人员职业暴露的危害

医院是病原微生物聚集的地方，又是收治各种急性或慢性患者的场所，病人本身携带各种病原菌，有的甚至是传染性疾病患者。从事医疗卫生专业的工作人员，由于工作的特殊性，不仅长期地、大量地、频繁地接触各种病原菌，而且还频繁地接触各种化学药品及使用各种锐器，时刻面临着职业暴露与医院感染危险。1984 年首次报道了医务人员因针刺伤感染 HIV 的个案，此后，许多国家进行了大量职业接触危害调查。国外文献显示，医疗机构工作人员感染乙肝病毒（HBV）的概率比普通人群高 2~3 倍。据美国 CDC 统计，美国每年至少发生 38.5 万次意外针刺伤；2003 年，我国的 SARS 疫情，医务人员感染率高达 18.18 %，发生感染的对象主要是医师、护士及护工等相关医务人员；我国赵树芬等曾对京津地区 5 家医院 590 名护士的 715 次妊娠进行分析，结果发现抗肿瘤药物接触组护士的自然流产率为 13.5 %，明显高于对照组自然流产率 8.6 %，两组间有显著差异。根据卫生部有关机构的统计资料，随着社会上艾滋病感染者和病人不断增加，因职业直接接触艾滋病病毒感染者及其体液的工作人员数量不断增加，因意外而感染 HIV 的事故（即职业接触）也时有发生。这些均提示医务人员职业暴露的危害性及职业安全问题。做好医务人员职业防护管理工作，严防医务人员发生医院感染事件，应急处理职业暴露后的措施是十分重要的。医务人员职业暴露涉及多方面，其职业暴露危害性主要有以下方面：

(1)生物性职业暴露危害性：医务人员在工作过程中因针刺伤、锐器伤、黏膜或破损的皮肤接触了患者具有传染性的血液、分泌物、排泄物等，容易引起生物性职业感染。其中对医务人员危害最大的主要有 3 种病原体，即 HIV、HBV 和 HCV。

(2)化学性职业暴露危害性：医务人员在消毒、治疗、换药等操作过程中频繁接触各种消毒剂、清洁剂、药物及有害物质等容易引起各种各样的疾病。常见的有抗肿瘤药物、清洁剂及消毒剂、麻醉剂、粉尘等。

(3)物理性职业暴露危害性：医务人员在工作过程中接触放射线、激光和锐器等各种物理因素引起的疾病。常见的有辐射、锐器伤。

(4)生理和心理因素损伤：主要是由于工作性质与职业特点导致的异常的生理负荷和心理负荷。

(5)意外和侵袭因素损伤：如设备故障导致触电、产生纠纷时医务人员受到人身攻击。

(6)综合因素的损伤：在实际的医疗工作场所中，暴露的危害因素往往不是单一的，而是多种因素综合作用的。如切割伤或针刺伤后，感染某种病原体是物理性因素和生物性因素共同作用的结果。

第二节　职业暴露概念、基本分类及分级

一、概念

1. 血源性病原体

指存在于血液和某些体液中的能引起人体疾病的病原微生物，例如 HIV、HBV、HCV 等。

2. 职业接触

指劳动者在从事职业活动中，通过眼、口、鼻及其他黏膜、破损皮肤或非胃肠道接触含血源性病原体的血液或其他潜在传染性物质的状态。

3. 非胃肠道接触

指劳动者在从事职业活动中，通过针刺、咬伤、擦伤和割伤等途径穿透皮肤或黏膜屏障接触血源性病原体的状态。

4. 医务人员职业暴露

是指医务人员在医院内从事诊疗、护理或检查、检验工作过程中，意外受到危险因素与病原体或含病原体污染物的沾染、损伤，以及意外吸入、食入病原体污染物，造成感染与健康损害和潜在感染与健康损害的情况。

5. 医务人员经血液传播病原体职业暴露

（1）医务人员在工作中被污染或可疑污染 HIV、HBV、HCV、梅毒等经血液传播病原体的锐器所损伤。

（2）医务人员的黏膜、非完整皮肤在工作中接触 HIV、HBV、HCV、梅毒等经血液传播病原体感染病人的体液、血液或病毒提取物。

6. 艾滋病病毒职业暴露

是指医务人员从事诊疗、护理等工作过程中意外被艾滋病病毒感染者或者艾滋病病人的血液、体液污染了皮肤或黏膜，或被含有艾滋病病毒的血液、体液污染了的针头及其他锐器刺破皮肤，有可能被艾滋病病毒感染的情况。

二、基本分类

医务人员职业暴露按其暴露形式，一般分为 4 类。

（1）沾染性暴露。患者血液、体液、呕吐物、分泌物、排泄物及其污染物直接与皮肤、黏膜表面接触，或液体溅洒、污染器械接触皮肤、黏膜表面等造成的污染。

（2）损伤性暴露。主要指医务人员在为患者进行诊疗、护理或检查、检验中使用的锐性医疗用品如针头、开瓶器、手术刀片、剪刀等，刺伤、划伤、切割伤皮肤、黏膜造成可见的伤口等。

（3）吸入性暴露。病原体及污染物等以气体形态或气溶胶的形式，经呼吸道进入医务人员体内所发生的职业暴露。

（4）食入性暴露。病原体或病原体污染物以各种形式污染食物或饮料，通过消化道进入医务人员体内导致的职业暴露。

三、职业暴露分级

职业接触级别越高致病危险性越大，艾滋病病毒职业暴露分级。

1. 一级暴露

（1）暴露源为体液、血液或者含有体液、血液的医疗器械、物品。

（2）暴露类型为暴露源污染了有损伤的皮肤或者黏膜，暴露量小且暴露时间较短。

2. 二级暴露

（1）暴露源为体液、血液或者含有体液、血液的医疗器械、物品。

（2）暴露类型为暴露源污染了有损伤的皮肤或者黏膜，暴露量大且暴露时间长；或者暴露类型为暴露源刺伤或割伤皮肤，但损伤程度较轻，为表皮擦伤或者针刺伤。

3. 三级暴露

（1）暴露源为体液、血液或者含有体液、血液的医疗器械、物品。

（2）暴露类型为暴露源刺伤或割伤皮肤，但损伤程度较重，为深部伤口或者割伤物有明显可见的血液。

（高　峡）

第二十八章　医务人员职业防护

第一节　职业防护原则

一、标准预防

(一)标准预防概念

标准预防,是适用于所有医疗机构的常规感染控制措施,是基于将病人的血液、体液、分泌物、排泄物(不包括汗液)、非完整皮肤和黏膜均视为可能含有感染因子,在接触上述物质、黏膜与非完整皮肤时必须采取相应的隔离措施。其包括既要防止血源性疾病传播,又要防止非血源性疾病传播;既要防止病人将疾病传染给医务人员,又要防止医务人员将疾病传染给病人,强调双向防护。

(二)标准预防的措施

(1)洗手是预防医源性感染传播最有效、最经济的措施,医疗机构必须配备相应的洗手及洗眼设施。医务人员在接触患者的血液、体液、分泌物、排泄物及其污染物后,应严格按照《医务人员手卫生规范》进行手卫生。

(2)手套可以预防医务人员变成微生物的传播媒介,即防止医务人员把自己手上的菌群传染给病人;又防止医务人员将从病人或环境中污染的病原菌传染给自己和其他人群。医务人员接触患者血液、体液、排泄物、分泌物及破损的黏膜和皮肤前均应戴手套;接触无污染物品前以及下一个患者之前,应戴手套;对同一患者既接触清洁部位,又接触污染部位时应更换手套,洗手或手消毒。脱去手套后立即洗手。

(3)使用适宜的个人防护用品,在诊疗、护理、实验操作过程中,对有可能发生血液、体液等物质飞溅到医务人员面部时,应戴眼罩、口罩及护目镜;有可能发生血液、体液大面积飞溅或者有可能污染医务人员身体时,还应当穿戴具有防渗透性能的隔离衣或者围裙。

(4)指导探视者、患者和工作人员实施呼吸卫生或咳嗽礼仪,适当"掩盖咳嗽"。

(5)制定适宜的职业安全卫生工作操作规程,医务人员应严格遵守制定的制度和工作流程。

(6)对可复用的医疗用品和医疗设备,在用于下一个患者之前,应根据规定要求进行消毒或灭菌处理,处理被患者血液、体液、分泌物、排泄物污染的仪器设备时,要防止医务人员皮肤和黏膜暴露、工作服的污染,以避免将病原微生物传播给患者和污染环境。

(7)须重复使用的利器应小心处置，放在防穿刺的容器内运送、处理，防止刺伤。用过的针头不再套针帽，针头不要徒手弄弯或折断，使用带防御装置的注射器和翼状针可减少针刺伤发生；一次性使用的注射器、输液器、针头、刀片和其他锐器应置于适当防水耐刺的容器内，以便集中销毁。

(8)对医院普通病房的环境及物体表面应定期清洁，遇有污染时应及时处理，随时消毒，避免接触患者的皮肤与黏膜，以防污染其他物品；安置患者时要考虑感染源传播的可能性，污染环境或不能保持环境卫生的患者应隔离，避免引起微生物传播。

(9)在处理和运送被患者血液、体液、分泌物、排泄物污染的被服、衣物时，为防止皮肤黏膜暴露和污染衣物，应做好个人和外环境防护。可复用的衣服置于专用袋中，运输至指定地点进行消毒、清洗，防止运输过程中的再次污染。

(10)医疗废物处置应按照国务院颁布的《医疗废物管理条例》和《医疗卫生机构医疗废物管理办法》及其相关法规进行管理。

二、额外预防

(一)额外预防概念

额外预防是指相对于标准预防而言的，是在标准预防的基础上，针对特定情况如确诊或疑似感染或定植有高传播性或具有重要流行病学意义病原体的患者，根据病原体的传播途径采取的额外预防。额外预防措施包括：经空气传播疾病的预防、经飞沫传播疾病的预防、经接触传播疾病的预防。

(二)经空气传播疾病的预防

经空气传播疾病是指由悬浮于空气中、能在空气中远距离传播(>1 m)，并长时间保持感染性的飞沫核传播的一类疾病，包括专性经空气传播疾病(如开放性肺结核)和优先经空气传播疾病(如麻疹和水痘)。

医务人员对经空气传播疾病的预防除标准预防外，包括：

1. 安置患者

(1)临时安置地应确保相对独立，通风良好或安装了带有空气净化消毒装置的集中空调通风系统，有手卫生设施，并符合 WS/T 313—2009 的要求。

(2)集中安置地应相对独立，布局合理，分为清洁区、潜在污染区和污染区，三区之间应设置缓冲间，缓冲间两侧的门不应同时开启，无逆流，不交叉。病室内应设置卫生间。

(3)疑似或确诊经空气传播疾病患者宜安置在负压病区(房)中。应制定探视制度，并限制探视人数和时间。

(4)疑似患者应单人间安置，确诊的同种病原体感染的患者可安置于同一病室，床间距不小于 1.2 m。

(5)患者在病情允许时宜戴医用外科口罩，其活动宜限制在隔离病室内。

(6)无条件收治呼吸道传染病患者的医疗机构，对暂不能转出的患者，应安置在通风良好的临时留观病室或空气隔离病房。

(7)经空气传播疾病患者在医疗机构中的诊疗应遵循医疗机构相关规定。

2. 个人防护

(1)诊治疑似或确诊经空气传播疾病患者时,应在标准预防的基础上,根据疾病的传播途径采取空气隔离的防护措施。

(2)医疗机构工作人员防护用品选用应按照分级防护的原则,具体要求见第二十四章表24-1。进入确诊或疑似空气传播疾病患者房间时,用佩戴医用防护口罩或呼吸器;根据暴露级别选戴帽子、手套、护目镜或防护面罩,穿隔离衣。

(3)工作人员个人防护用品使用的具体要求和穿脱个人防护用品的流程和操作见本章第五节,确保医用防护口罩在安全区域最后脱卸。使用后的一次性个人防护用品应遵循《医疗废物管理条例》的要求处置;可重复使用的个人防护用品应清洗、消毒或灭菌后再用。

(4)应根据疫情防控需要,开展工作人员的症状监测,必要时应为高风险人群接种经空气传播疾病疫苗。

(5)医疗机构工作人员发生经空气传播疾病职业暴露时,应采取相应的疫苗接种和(或)预防用药等措施。

3. 严格空气消毒

隔离病房空气应直接排到室外,排风口应远离人群和空气的进风口。隔离病房内应配备空气消毒设备,定时定期消毒。空气隔离病房的门始终保持关闭。

(三)经飞沫传播疾病的预防

预防确诊或疑似患者通过咳嗽、打喷嚏、说话时或进行雾化吸入、吸痰等操作时产生的呼吸道飞沫(直径>5 μm),近距离范围(1 m)内传播病原体而采取的措施,但这些飞沫不能长时间保持活性在空气中悬浮很久,医务人员的口鼻黏膜或球结膜与大的飞沫颗粒(直径>5 μm)充分接触时,易发生飞沫传播,常见的需要飞沫隔离的病原体有百日咳鲍特菌、流感病毒、腺病毒、脑膜炎双球菌及 A 群链球菌等。

医务人员对经飞沫传播疾病的预防除标准预防外,包括:

(1)安置患者。建立隔离室,单间病房优先安置咳嗽剧烈和痰多的患者,尽可能将患者安置在单间病房或同一房间内安置相同病原体感染的患者,限制患者的活动范围。在门诊尽快将需要飞沫隔离的患者安置在单独一个检查室,隔离病房应有粉色隔离标志。如果因条件限制,不得不把需要飞沫隔离的患者与未被同一病原体感染的患者放置在同一病房,应遵循以下原则:

① 应避免将飞沫隔离的患者与感染风险高的患者(如免疫功能不全、长期住院患者)安置在同一个房间。

② 床间距应不少于 1 m。床单位之间应拉上隔帘,最大限度降低直接接触的机会。

③ 不管同一病房中的不同患者是否需要飞沫隔离,在接触不同患者时均要更换个人防护用品和进行手卫生。

(2)个人防护。进入患者房间或隔离间应佩戴外科口罩,患者如果必须外出,应佩戴外科口罩。

(3)加强通风或进行空气消毒。

经飞沫传播疾病暴露后预防，见表 28-1。

表 28-1　　　　　　　　　　　　　　　经飞沫传播疾病暴露后预防

疾病名称	病原体	潜伏期	暴露预防	备　注
风疹	风疹病毒	2~3 周	如果科室有注射过疫苗的医务人员，不应让未注射过疫苗的人员进入病房。对易感的未怀孕个体，应在暴露后 3 d 内接种疫苗。不管是否在暴露后接种疫苗，暴露后的医务人员均应在第一次暴露后的第 5 日开始休息，直至最后一次暴露后的第 21 日	
流行性腮腺炎	腮腺炎病毒	14~25 d，平均 18 d	应用腮腺炎减毒活疫苗，皮下接种，亦可以采用喷鼻或气雾方法。90 % 以上可以产生抗体	
猩红热	A 族 β 溶血性链球菌	1~7 d，一般 2~3 d	儿童机构发现猩红热患者时，应严密观察接触者 7 d，有条件时可做咽拭子培养	
白喉	白喉杆菌	潜伏期 1~7 d，多为 2~4 d	密切接触的易感者可以肌肉注射精制 DAT 1000~2000 U（儿童 1000 U），有效预防期为 2~3 周，1 个月后再行类毒素全程免疫	
百日咳	百日咳杆菌	2~21 d，平均 7~10 d	对密切接触者应观察至少 3 周；疫苗接种后有效免疫期为 4~5 年，对密切接触的曾注射过菌苗的 7 岁以下儿童，可以加强注射一次菌苗	儿童菌苗接种超过 12 年后，其发病率仍可达 50 % 以上
流行性脑脊髓膜炎	脑膜炎奈瑟菌	一般 2~3 d，最短 1 d，最长 7 d	对于密切接触者，除医学观察外，可用磺胺甲噁唑进行药物预防，剂量均为每日 2g（儿童 50~100 mg/kg），连用 3 d。头孢曲松、氧氟沙星等也能起到良好的预防作用	
炭疽	炭疽杆菌	皮肤炭疽一般 1~5 d，也可短至几小时，长至几周	接触者医学观察 8 d。对于从事畜牧业、畜产品收购、加工、屠宰业、兽医等的工作人员及疫区的人群注射炭疽杆菌活疫苗	

续表

疾病名称	病原体	潜伏期	暴露预防	备 注
SARS	SARS-CoV 冠状病毒	一般 4~7 d，2~21 d	对于密切接触的无症状医学观察。如条件许可应在指定地点接受隔离观察，为期 14 d。在家中接受隔离观察时应注意避免与家人密切接触	
手足口病	柯萨奇病毒 A16 型、肠道病毒 71 型	1 周左右	手足口病目前并无疫苗，如有手足口病临床症状时要及时到医疗机构就诊	
人感染高致病性禽流感	禽甲型流感病毒某些亚型，如 H5N1、H7N7	一般为 1~7 d，通常 2~4 d	对于密切接触者进行医学观察，其期限为最后一次暴露后 7 d	

（四）经接触传播疾病的预防

接触传播是指病原体通过手、媒介物直接或间接接触导致的传播。常见接触传播性疾病有肠道感染、多重耐药菌感染、皮肤感染等。接触传播是医院感染主要而常见的传播途径，一般包括直接接触传播和间接接触传播。

医务人员对经接触传播疾病的预防除标准预防外，包括：

1. 安置患者

尽可能把患者安置在单间病房，感染或定植相同病原体且适合共同居住的患者可安置于同一个病房，应减少转运，如需要转运时，应采取有效措施，包扎或覆盖患者被病原体感染或定植的区域，减少对其他病人、医务人员和环境表面的污染，隔离病房应有蓝色隔离标志。如果不得不把需要接触隔离的患者与没有感染或定植同一病原体的患者安置在一起，应遵循以下原则：

（1）避免将接触隔离的患者与感染风险高的患者或容易传播的患者（如免疫功能低下的患者、有开放性伤口的患者或住院时间较长的患者）安置在同一个房间。

（2）床间距应不少于 1 m。床单元之间拉上窗帘，最大限度降低直接接触的机会。

（3）不管同一病房中的不同患者是否需要接触隔离，在接触不同患者时均要更换隔离衣和做手卫生。

（4）在门诊，应尽快将需要接触隔离的患者安置在一个检查室或隔离间进行隔离。

2. 个人防护

接触隔离病人完整的皮肤、血液、体液、分泌物、排泄物等物质和患者周围物体和物品时，应佩戴手套；在入隔离室或直接接触患者或患者周围物体表面、设备时穿隔离衣或使用一次性隔离衣，离开时脱隔离衣进行手卫生。

3. 环境清洁消毒

应对患者周围物体表面和周围设备进行至少一日一次的清洁和消毒，并优先清洁和消毒高频接触的物体表面和患者周围设备。被患者接触污染的复用器械，应及时清洗干净和消毒灭菌。

经接触传播疾病暴露后预防，见表 28-2。

表 28-2   **经接触传播疾病暴露后预防**

名称	病原体	潜伏期	暴露后预防
狂犬病	狂犬病毒	一般 4~12 周，4 d 至 10 年	被疑有狂犬病的犬或狼咬伤者医学观察，并注射疫苗及免疫血清
伤寒	伤寒杆菌	一般 8~14 d，3~60 d	医学观察 23 d。进行伤寒、副伤寒甲、乙三联菌苗预防接种
副伤寒	副伤寒甲、乙、丙杆菌	一般 6~10 d，2~15 d	医学观察 15 d，进行伤寒、副伤寒甲、乙三联菌苗预防接种
细菌性痢疾	志贺菌属	一般 1~3 d，数小时至 7 d	医学观察 7 d，饮食行业人员大便培养 1 次阴性后解除隔离。口服活疫苗，免疫期可维持 6~12 个月。对同型志贺菌保护率 80 %，对其他型别可能无保护作用
霍乱	霍乱弧菌	一般 8~14 d，4 h 至 6 d	留观 5 d，大便培养连续 3 次阴性后解除检疫，阳性者按患者隔离。霍乱高危人群口服减毒活疫苗
脊髓灰质炎	脊髓灰质炎病毒	一般 9~12 d，5~35 d	未服过疫苗的幼儿、孕妇、医务人员、免疫低下者及扁桃体摘除等局部手术后，若与患者密切接触，应尽早肌内注射丙种球蛋白进行被动免疫

第二节　经血源性传播疾病的预防

（1）经血源性传播的疾病中最危险的 3 种病原体主要有 HBV、HCV、HIV，感染途径主要为：

①医务人员通过医疗操作，经血与血的接触传给患者或患者传给医务人员。

②医务人员被污染的针头或锐器损伤，病原体进入血液而感染，临床多见于医护人员，特别是护士为多。

（2）医务人员预防经血传播疾病的预防措施应当遵照标准预防原则，对所有患者的血液、体液及被血液、体液污染的物品均视为具有传染性的病原物品，医务人员接触这些物品时必须采取防护措施。

① 医务人员进行有可能接触患者血液、体液的诊治和护理操作时，必须戴手套。医务人员手部皮肤发生破损时，在进行有可能接触患者血液、体液的诊治和护理操作时，必须戴双层手套。

② 脱手套后立即洗手。

③ 一旦接触了血液、体液、分泌物、排泄物等物质以及其他被其污染的物品后应当立即洗手，必要时手消毒。

④ 医务人员的工作服、脸部及眼睛有可能被血液、体液、分泌物等物质喷溅到时，应当戴一次性外科口罩或者医用防护口罩、防护眼镜或者面罩，穿隔离衣或围裙，个人防护设施在离开工作场所时应立即除去，将所有的污染物放在指定的区域进行清洗、去污和其他处理。

⑤ 处理所有的锐器时，应当特别注意安全，防止刺伤。

⑥ 对病人用后的医疗器械、器具应当采取正确的消毒措施。

⑦ 禁止将使用后的一次性针头重新套上针头帽。禁止用手直接接触使用后的针头、刀片等锐器。

⑧ 禁止在可能存在血液暴露的工作场所进食及吸烟或其他无关医疗行为的操作。

⑨ 离心或处理血液时如存在喷溅或产生气溶胶危险时，应在有防护的区域内进行。

（3）医务人员发生经血传播疾病的职业暴露后，应当立即报告医院感染科并采取以下局部处理措施。

① 用肥皂液和流动水清洗被污染的皮肤，用生理盐水冲洗被污染的黏膜。

② 如有伤口，应当由近心端向远心端轻轻挤压，尽可能挤出损伤处的血液，再用肥皂液和流动水进行冲洗，禁止进行伤口的局部挤压。

③ 受伤部位的伤口冲洗后，用消毒液，如用75%酒精或者0.5%聚维酮碘溶液进行消毒，并包扎伤口。被接触的黏膜，应当反复用生理盐水冲洗干净。

④ 追踪血清学病毒抗原、抗体检测。

⑤ 立即到感染性疾病科就诊、干预治疗和后续随访、咨询，并到医院院感办报告，填写医务人员职业暴露卡、医务人员职业暴露情况登记表。

第三节　几种最危险病原体职业暴露与职业防护

一、HIV 的暴露与防护

WHO 估计，至 2010 年底全球 HIV 携带者有 3400 万，可能有 1000 名医务人员因职业暴露感染 HIV。美国 CDC 报道，截至 2010 年美国有 57 名医护人员因职业暴露感染 HIV，其中护士 24 名，由皮肤刺伤造成的感染 48 名，占 84.2 %。①

HIV 职业暴露感染大多与医务人员被沾染了艾滋病患者血的空心针头刺伤皮肤有关，其次为被沾染患者血液的设备所刺伤，不同途径暴露于 HIV 患者血液或体液后的相对危险性见表 28-3。

表 28-3 不同途径暴露于 HIV 患者血液或体液危险性

途 径	RR(95 %CI)
皮肤刺伤	0.3 %(0.5 %~0.006 %)
完整皮肤	0.1 %
破损黏膜	0.1 %(0.1 %~0.005 %)
无保护性接触	0.3 %
输血或血制品	1:50000

职业暴露后感染 HIV 的相关危险因素与皮肤黏膜接触血液、体液量的大小及接触时间长短；刺伤的深度；造成表皮损伤的针头粗细、类别；所接触的病毒滴度高低和暴露人员当时的免疫功能有关。

发生 HIV 暴露后采取特定的干预措施在最初是有争议的，CDC 最初在 1990 年颁布了指南，其中包含了关于 HIV 职业暴露后服用抗反转录病毒药物的"注意事项"。自从这个最早的指南出版后，CDC 颁布了几套更新的版本，目前的研究表明，HIV 的感染出现一系列变化，最初涉及暴露部位的树突细胞，然后转移和传播感染至局部淋巴结的易感 T 细胞。早期抗反转录病毒药物的介入似乎最有可能通过防止 T 细胞感染来预防感染，降低沾染 HIV 针头刺伤后感染 HIV 的危险性。

医疗机构应当根据暴露级别和暴露源病毒载量水平的类型给艾滋病病毒职业暴露的医务人员实施预防性用药方案。暴露源的病毒载量水平分为轻度、重度和暴露源不明三种类型，见表 28-4。

表 28-4 暴露源的病毒载量水平类型

	HIV	滴度	临床症状	CD4 计数
轻度类型	+	低	无	正常
重度类型	+	高	有	低
暴露源不明型	?			

---

① 毛秀英，吴欣娟，于荔梅，等. 部分临床护士发生针刺伤情况的调查[J]. 中华护理杂志，2003，38(6)：422-425.

发生一级暴露且暴露源病毒载量水平为轻度时，可以不使用预防性用药；发生一级暴露且暴露源的病毒载量水平是重度或者发生二级暴露且暴露源的病毒载量水平为轻度时，使用基本用药程序；发生二级暴露且暴露源的病毒载量水平为重度或者发生三级暴露且暴露源的病毒载量水平为轻度或者重度时，使用强化用药程序；暴露源的病毒载量水平不明时，可以使用基本用药程序。

（1）基本用药程序：两种反转录酶抑制药，使用常规治疗剂量，连续使用 28 d。

（2）强化用药程序：在基本用药程序的基础上，同时增加一种蛋白酶抑制药，使用常规治疗剂量，连续使用 28 d。

孕妇发生 HIV 职业暴露后使用暴露后的预防措施应慎重，需要咨询感染性疾病科专业医师或 HIV 防治专家，因为许多预防性药物对胎儿有致畸性或致癌性。

发生 HIV 职业暴露后应当及时进行局部紧急处理，在 1 h 内报告用人单位，用人单位应在暴露发生 2 h 内向辖区内的处置机构报告，并提供相关材料，配合处置工作。应尽快使用预防性用药，尽可能在 4 h 内使用，最迟不得超过 24 h，超过 24 h 也应实施预防性用药。选择药物的原则应根据暴露的严重程度和暴露源的情况选择合适的服药方案。

发生 HIV 职业暴露后应追踪监测，暴露后应检测 HIV 抗体的水平，并在检测基线血清学水平后，在暴露后 6 周、12 周及 6 个月做跟踪监测。如果暴露者在暴露于 HIV 和丙肝病毒共同感染者并获得 HCV 感染后，应延长 HIV 跟踪监测至 12 个月。

二、HBV 的暴露与防护

作为 20 世纪 30—50 年代"血清肝炎"的主要病原体，HBV 作为医务人员职业性感染的最主要风险且长期存在，几项研究证实，接触血液是职业感染 HBV 最重要的危险因素。能够传播 HBV 的机体物质主要包括血液和血液制品、唾液、脑脊液、胸腹腔积液、心包液、羊水、精液、阴道分泌物以及其他软组织和器官或含血的体液。

HBV 作为常见血源性病原体暴露之一，且具有很高的传染性，医疗机构应建立相应的制度，为暴露者提供合理的处理方案并尽可能迅速地为暴露者提供预防性治疗，医务人员由于职业接触，属于乙肝感染的高危人群，建议接种乙肝疫苗，只需按照 016 程序接种 3 剂(1 表示间隔 1 个月，6 表示间隔 6 个月)，接种前后检测乙肝相应指标。目前接种乙肝疫苗和注射乙型肝炎免疫球蛋白是预防 HBV 感染最有效的预防措施。

孕妇或哺乳期在发生 HBV 职业暴露后可以安全使用乙肝疫苗和(或)乙型肝炎免疫球蛋白。

三、HCV 的暴露与防护

职业性血液暴露后 HCV 的平均感染率介于 HIV 和 HBV 之间。目前没有针对 HCV 的疫苗，发生暴露后没有针对性的药物可用于预防感染。发生 HCV 暴露后应尽快进行 HCV 抗体和肝功能检测(作为基线)，并于暴露后 4~6 个月进行追踪检测，也可适当延长期限和追踪检查的次数，如果想早期诊断丙型肝炎病毒感染，应在接触后 4~6 周后检测丙型肝炎病毒 RNA。

四、梅毒的暴露与防护

梅毒是由梅毒螺旋体引起的慢性系统性性传播疾病，我国将梅毒列为乙类传染病，近几年梅毒呈现明显上升趋势，是公共卫生问题之一，对医务人员也构成职业暴露威胁。梅毒根据卫生部卫生行业标准《梅毒诊断标准》（WS 273—2007）进行诊断，根据流行病史、临床表现及实验室检查分为Ⅰ期梅毒、Ⅱ期梅毒、Ⅲ期梅毒、隐性梅毒及胎传梅毒。

发生暴露后，如果暴露源抗 TPHA（+），推荐苄星青霉素 240 万 U，单次肌肉注射。青霉素过敏者，可选用大环内酯类抗生素口服，连服 14 d。暴露后 3 个月、6 个月应检查 TPHA。

第四节　锐器伤的处理与预防

锐器伤是医务人员在医疗活动中，被针头、刀片、剪刀、缝合针等锐器刺伤、划伤或切割伤到达皮肤深部的，足以使受伤者出血的意外伤害，是临床医务人员常见的一种职业性损伤，是直接导致医务人员发生血源性传播疾病的最主要危险因素。大部分的锐器伤发生在住院部、手术室、操作间以及急诊门诊、实验室等，在所有针刺伤和锐器伤的发生过程中，护士占 80%，且以 5~10 年工龄居多。

一、与锐器伤、针刺伤有关的操作

（1）将用过的锐器或注射器进行分离、浸泡和清洗时。
（2）将针套套回针头时。
（3）将血液或体液从一个容器转到另一个容器时。
（4）将针头遗弃在不耐刺的容器中。
（5）用注射器后未及时处理针头。

二、刺伤事故的预防原则

最有效的方法是减少锐器的使用，使用无针系统或带防刺伤装置的锐器。加强医务人员操作行为控制，使用合适的个人防护用品等。
（1）无论使用与否均按损伤性废物处理。
（2）禁止手持针等锐器随意走动。
（3）禁止将针等锐器物徒手传递。
（4）禁止针等锐器物回帽。
（5）使用者必须将用后的针等锐器物放入防水耐刺的专用利器收集盒内。
一次性使用医疗用品由于要集中统一焚烧处理，因此没有必要在临床科室进行毁形或浸泡处理，进行这些操作将大大增加操作者被感染的风险。

三、如何避免锐器伤

根据《血源性病原体职业接触防护导则 GBZ/T 213—2008》附录 C，采用风险控制的方法进行锐器伤的系统预防和控制：

(1)消除危害：应当尽可能优先采用消除危害因素的措施，如将锐器和针具全部转移到工作场所之外，消除所有不必要的注射，用喷射注射器来替代注射或针具，清除不必要的锐器，如手巾钩和采用无针 IV 系统，研究表明，使用无针系统 IV 能将针刺伤害降低 78.7 %。

(2)工程控制：通过工程控制措施控制或转移工作场所的危害，如使用锐器处置容器(也称为安全盒)或者立即回收、插套或钝化使用后的针具(也称为安全针具装置或有防伤害装置的锐器)。使用锐器容器可将伤害减少 2/3。调查表明，安全针装置可将伤害减少 23 %~100 %，平均能减少 71 %。

(3)管理控制：制定政策限制接触危害如采取普通预防策略，包括组建劳动者卫生安全委员会和针刺伤害预防委员会，制订职业接触风险控制计划，移走所有的不安全装置，持续培训安全装置的使用方法。安全意识薄弱和减员将会增加近 50 %的针刺伤害。

(4)操作规程控制：通过改变劳动者的行为减少对血源性病原体的职业接触，如消除针具的重复使用，将锐器容器放在视线水平且在手臂所能及的范围内，在锐器容器装满之前将其清空，在开始一项医疗程序之前，建立安全处理和处置锐器的设施方法。消除针具的重复使用可将针刺伤害减少 2/3。

(5)个人防护用品(PPE)：在劳动者与危害之间设置屏障或过滤装置，如护目镜、手套、口罩和防护服。PPE 可以预防血液溅洒时的意外职业接触，但是不能预防针刺伤害。外科手术时使用双层手套可将内层手套被刺穿的可能性降低近 60 %~70 %。

四、锐器的废弃与存放

(1)被污染的锐器应尽快废弃至密闭、防刺破和防泄漏的容器中。

(2)存放污染锐器的容器应尽可能放在靠近工作场所的醒目位置上，以方便安全使用；使用时应竖放，定期更换，不容许存放过满。

(3)存放污染锐器的容器移出使用区或更换时，应先盖好容器，防止在处理、储存和运输过程中发生内容物的溢出和外露；移出前若有发生穿透或泄漏的可能，应将其放入第二层容器中，第二层容器的要求同上。

(4)不能徒手打开、清空或清洗重复性使用的容器，避免操作时引起劳动者皮肤损伤。

五、锐器伤与针刺伤的处理措施

(1)皮肤若意外接触到血液或体液，应立即用肥皂和清水冲洗；若是患者的血液、体液意外进入眼、口腔，立即用大量清水或生理盐水冲洗。

(2)被血液、体液污染的针头刺伤后，用肥皂和流动水冲洗伤口，并挤出伤口局部血液。

（3）意外受伤后应在24 h内报告有关部门并填写职业暴露登记表，在72 h内做HIV、HBV等的基础水平检查。

（4）可疑暴露于HBV感染的血液、体液时，视伤者的情况采取注射乙型肝炎高价免疫球蛋白和（或）乙型肝炎疫苗。

（5）可疑暴露于HCV感染的血液、体液时，尽快于暴露后做HCV抗体检查，并于暴露后4~6个月进行追踪检测。

（6）可疑暴露于HIV感染的血液、体液时，短时间内口服抗病毒药物，尽快于暴露后测HIV抗体，然后进行周期性复查（如6周、12周、6个月等）。在跟踪期间，特别是在最初的6~12周，绝大部分感者会出现症状，因此在此期间必须注意不要献血、捐赠器官及母乳喂养，过性生活时要使用避孕套。

第五节　防护用品的正确使用

医务人员应正确使用医疗机构所提供的各种防护用品，这是避免职业感染的一项重要措施，防护水平的高低不仅是一个人的工作习惯，还是一个严肃的法律问题，医务人员一旦由于双向防护意识薄弱和防护不规范，很容易导致自己和患者带来巨大的身心伤害，甚至引起医疗纠纷。因此，医务人员都必须熟练掌握各种防护用品的使用方法和穿戴指征，才能最大限度地对医务人员和患者起到双重的保护作用，降低双方之间微生物传播的危险。

一、口罩

口罩分为纱布口罩、外科口罩和医用防护口罩，应根据不同的操作要求选用不用种类的口罩。一般诊疗活动，可佩戴纱布口罩或外科口罩；手术室工作或护理免疫功能低下患者、进行体腔穿刺等操作时，应佩戴外科口罩；接触经空气传播或近距离接触经飞沫传播的呼吸道传染病患者时，应佩戴医用防护口罩。

口罩的佩戴方法

（一）外科口罩的佩戴方法

（1）将口罩罩住鼻、口及下巴，口罩下方带系于颈后，上方带系于头顶中部，如图28-1所示。

图28-1

（2）将双手指尖放在鼻夹上，从中间位置开始，用手指向内按压，并逐步向两侧移动，根据鼻梁形状塑造鼻夹。

（3）调整系带的松紧度。

（二）医用防护口罩的佩戴方法

（1）一手托住防护口罩，有鼻夹的一面背向外，如图28-2所示。

（2）将防护口罩罩住鼻、口及下巴，鼻夹部位向上紧贴面部，如图28-3所示。

（3）用另一只手将下方系带拉过头顶，放在颈后双耳下，如图28-4所示。

（4）再将上方系带拉至头顶中部，如图28-5所示。

（5）将双手指尖放在金属鼻夹上，从中间位置开始，用手指向内按鼻夹，并分别向两侧移动和按压，根据鼻梁的形状塑造鼻夹，如图28-6所示。

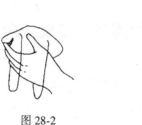 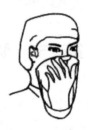

图28-2　　　　　　　　　　　图28-3

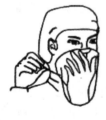 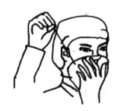 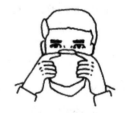

图28-4　　　　　　　　图28-5　　　　　　　　图28-6

【注意事项】

（1）不应一只手捏鼻夹。

（2）医用外科口罩只能一次性使用。

（3）口罩潮湿后、受到患者血液、体液污染后，应及时更换。

（4）每次佩戴医用防护口罩进入工作区域之前，应进行密合性检查，检查方法为：将双手完全盖住防护口罩，快速地呼气，若鼻夹附近有漏气应调整鼻夹，若漏气位于四周，应调整到不漏气为止。

（三）摘口罩方法

（1）不要接触口罩前面（污染面）。

（2）先解开下面的系带，再解开上面的系带，如图28-7所示。

（3）用手紧捏住口罩的系带丢至医疗废物容器内，如图28-8所示。

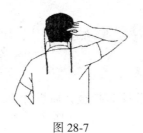 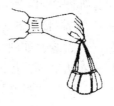

图 28-7　　　　　　　　　　图 28-8

二、护目镜或防护面罩的戴摘方法

应使用护目镜或防护面罩的情况：在进行诊疗、护理操作，可能发生患者血液、体液、分泌物等喷溅时；近距离接触经飞沫传播的传染病患者时；为呼吸道传染病患者进行气管切开、气管插管等近距离操作，可能发生患者血液、体液、分泌物喷溅时应使用全面性防护面罩。

(一)戴护目镜或防护面罩的方法

戴上护目镜或防护面罩，调节舒适度，如图 28-9 所示。

(二)摘护目镜或面罩的方法

捏住靠近头部或耳朵的一边摘掉，放入回收或医疗废物容器内，如图 28-10 所示。

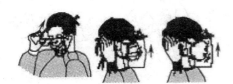 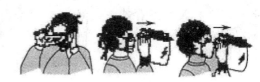

图 28-9　　　　　　　　　　图 28-10

【注意事项】

(1)佩戴前应检查有无破损，佩戴装置有无松懈，每次使用后应清洁消毒。

(2)防护镜、防护面罩应符合国家相关标准，医院统一购进，有效期内使用。

三、隔离衣

应穿隔离衣的情况：接触经接触传播的感染性疾病患者如 MDRO 感染患者时；对患者实行保护性隔离时，如大面积烧伤患者、骨髓移植患者等诊疗和护理时；可能受到患者血液、体液、分泌物、排泄物喷溅时。

(一)穿隔离衣方法

(1)右手提衣领，左手伸入袖内，右手将衣领向上拉，露出左手，如图 28-11 所示。

(2)换左手持衣领，右手伸入袖内，露出右手，勿触及面部，如图 28-12 所示。

（3）两手持衣领，由领子中央顺着边缘向后系好颈带，如图 28-13 所示。

（4）再扎好袖口，如图 28-14 所示。

（5）将隔离衣一边（约在腰下 5 cm）处渐向前拉，见到边缘捏住，如图 28-15 所示。

（6）同法捏住另一侧边缘，如图 28-16 所示。

（7）双手在背后将衣边对齐，如图 28-17 所示。

（8）向一侧折叠，一手按住折叠处，另一手将腰带拉至背后折叠处，如图 28-18 所示。

（9）将腰带在背后交叉，回到前面将带子系好如图 28-19 所示。

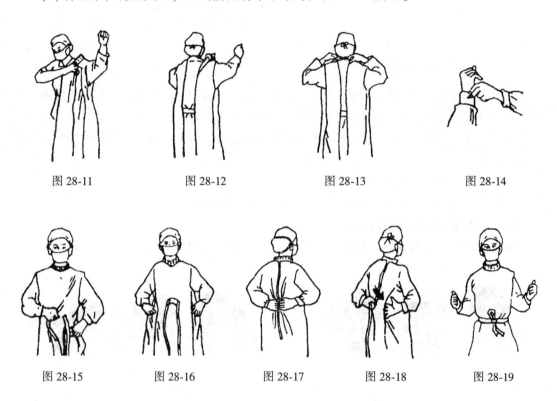

图 28-11　　　　图 28-12　　　　图 28-13　　　　图 28-14

图 28-15　　　图 28-16　　　图 28-17　　　图 28-18　　　图 28-19

（二）脱隔离衣方法

（1）解开腰带，在前面打一活结，如图 28-20 所示。

（2）解开袖带，塞入袖拌内，充分暴露双手，进行手消毒，如图 28-21 所示。

（3）解开颈后带子，如图 28-22 所示。

（4）右手伸入左手腕部袖内，拉下袖子过手，如图 28-23 所示。

（5）用遮盖着的左手握住右手隔离衣袖子的外面，拉下右侧袖子，如图 28-24 所示。

（6）双手转换逐渐从袖管中退出，脱下隔离衣，如图 28-25 所示。

（7）左手握住领子，右手将隔离衣两边对齐，污染面向外悬挂污染区；如果悬挂污染区外，则污染面向里。

（8）不再使用时，将脱下的隔离衣，污染面向内，卷成包裹状，丢至医疗废物容器内或放入回收袋中，如图 28-26 所示。

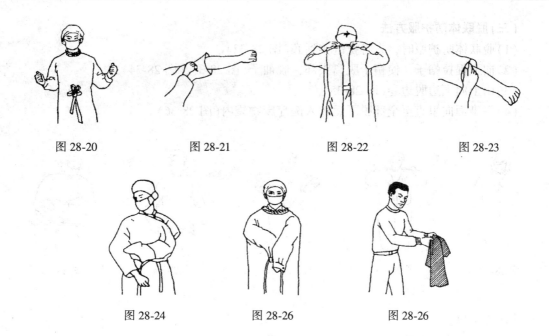

图 28-20　　　　　图 28-21　　　　　图 28-22　　　　　图 28-23

图 28-24　　　　　图 28-26　　　　　图 28-26

四、防护服

应穿防护服的情况：临床医务人员在接触甲类或按甲类传染病管理的传染病患者时；接触经空气传播或飞沫传播的传染病患者，可能受到患者血液、体液、分泌物、排泄物喷溅时。

(一)穿防护服方法

联体或分体防护服，应遵循先穿下衣，再穿上衣，然后戴好帽子，最后拉上拉链的顺序。

(二)脱分体防护服方法

(1)脱分体防护服时应先将拉链拉开(图 28-27)。

(2)向上提拉帽子，使帽子脱离头部(图 28-28)。

(3)脱袖子、上衣，将污染面向里放入医疗废物袋(图 28-29)。

(4)脱下衣，由上向下边脱边卷，污染面向里，脱下后置于医疗废物袋(图 28-30、图 28-31)。

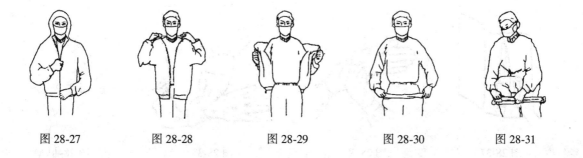

图 28-27　　　图 28-28　　　图 28-29　　　图 28-30　　　图 28-31

(三)脱联体防护服方法

(1)脱联体防护服时，先将拉链拉到底(图 28-32)。

(2)向上提拉帽子，使帽子脱离头部，脱袖子(图 28-33、图 28-34)。

(3)由上向下边脱边卷(图 28-35)。

(4)污染面向里直至全部脱下后放入医疗废物袋内(图 28-36)。

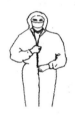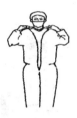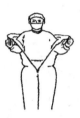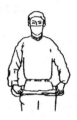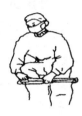

图 28-32　　　　　图 28-33　　　　　图 28-34　　　　　图 28-35　　　　　图 28-36

【注意事项】

(1)隔离衣和防护服只限在规定区域内穿脱。

(2)穿前应检查隔离衣和防护服有无破损；穿时勿使衣袖触及面部及衣领，发现有渗漏或破损应及时更换；脱时应注意避免污染。

(3)隔离衣每天更换、清洗与消毒，遇污染随时更换。

五、无菌手套

应根据不同操作需要，选择合适种类和规格的手套。戴手套的情况：接触患者的血液、体液、分泌物、排泄物、呕吐物及污染物品时，应戴清洁手套；进行手术等无菌操作时，接触患者破损皮肤、黏膜时，应戴无菌手套。

(一)戴无菌手套方法

(1)检查、核对无菌手套袋外的号码、灭菌日期。

(2)打开手套包，一手掀起口袋的开口处，如图 28-37 所示。

(3)另一手捏住手套翻折部分(手套内面)取出手套，对准五指戴上，如图 28-38 所示。

(4)掀起另一只袋口，以戴着无菌手套的手指插入另一只手套的翻边内面，将手套戴好。然后将手套的翻转处套在工作服衣袖外面，如图 28-39 和图 28-40 所示。

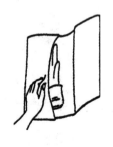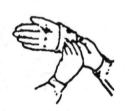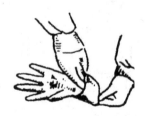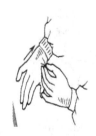

图 28-37　　　　　图 28-38　　　　　图 28-39　　　　　图 28-40

(二)脱手套的方法

(1)用戴着手套的手捏住另一只手套污染面的边缘将手套脱下，如图 28-41 所示。

(2)戴着手套的手握住脱下的手套，用脱下手套的手捏住另一只手套清洁面(内面)的边缘，将手套脱下，如图 28-42 所示。

(3)用手捏住手套的里面丢至医疗废物容器内，如图 28-43 所示。

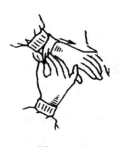
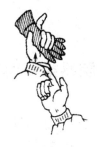
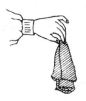

图 28-41　　　　　　　　图 28-42　　　　　　　　图 28-43

【注意事项】

(1)诊疗护理不同的患者之间应更换手套。

(2)操作完成后脱去手套，应按规定程序与方法洗手，戴手套不能替代洗手，必要时进行手消毒。

(3)操作时发现手套破损时，应及时更换。

(4)戴无菌手套时，应防止手套污染。

(高　峡)

第二十九章　医院感染管理组织与培训

第一节　医院感染管理专业人员培训

通过对医院感染管理专业人员进行系统的医院感染理论、知识、技能和相关法律、法规、标准、规范等培训，使其具备医院感染预防与控制工作的专业知识，并能够承担医院感染管理工作和业务技术工作。

省级人民政府卫生计生行政部门应根据《医院感染管理办法》和《医院感染管理专业人员培训指南》制订岗位培训计划、培训大纲，课程设置应符合专业人员岗位要求，考核合格后颁发岗位培训证书。

医疗机构宜根据《医院感染管理办法》和《医院感染管理专业人员培训指南》制订医院感染管理专业人员岗位培训计划，课程设置应符合专业人员岗位要求，并有培训记录及考核结果。

医院感染管理专业人员培训分为三个阶段，应根据不同培训阶段和培训目标采取不同的培训方式。

一、培训阶段

(一) 第一阶段——基础培训

新上岗、转岗医务人员、在医院感染管理岗位工作不满 2 年的专业人员宜参加基础培训。此阶段培训以基本理论、基本知识、基本技能、相关法律法规等培训为主，达到在医疗机构内独立开展日常管理工作的需要，见表 29-1。

培训以集中式讲授为主，自学和网络学习为辅。

(二) 第二阶段——实践培训

从事医院感染管理工作两年以上五年以下的专业人员宜参加实践培训。在掌握第一阶段知识的基础上应以了解医院感染暴发的识别、调查和防控，医院感染目标性监测，以及重点部门、重点环节的医院感染防控等内容为主。达到在医疗机构内独立承担重点科室的感染预防与控制工作，见表 29-2。

培训以集中式讲授为主，自学和网络学习为辅。

表 29-1　　　　　　　　　　　　　**第一阶段（基础培训）大纲**

课程设置	培训内容	课程要求	教学方式	占总学时比例%
法律法规	1.《中华人民共和国传染病防治法》及其实施细则； 2.《医疗废物管理条例》及相关配套文件； 3.《医疗机构管理条例》及其实施细则； 4.《医院感染管理办法》； 5.《消毒管理办法》； 6. 其他法规等	熟悉常用法律法规的一般要求	集中讲授、自学、网络教学	15
基础理论与基本知识	1. 医院感染管理的组织构架； 2. 医院重点部门医院感染管理； 3. 医院感染的概念及其分类； 4. 医院感染常见病原体； 5. 医院感染的判定与防治措施； 6. 清洁、消毒与灭菌的概念； 7. 其他相关理论知识等	掌握基本理论知识，能够运用理论知识解决工作中常见问题	集中讲授、网络教学、自学	30
基础技能	1. 医院感染监测总论、监测目的和意义等； 2. 医院感染监测方法（医院感染监测定义、医院感染病例监测指标的概念与计算方法、医院感染病例监测及资料收集方法）； 3. 医院感染监测的管理要求； 4. 医院感染监测规范内容以及常用干预和效果评价方法； 5. 医院环境卫生学监测（空气、物体表面、医务人员手等消毒效果监测）； 6. 常见消毒灭菌方法与消毒灭菌效果监测； 7. 消毒隔离技术的应用； 8. 其他相关技术等	掌握监测的目的和意义。掌握 3 项以上监测技术，能够在实际工作中进行运用，理解医院感染监测管理要求，了解医院感染监测方法	集中讲授、网络教学、自学	40
实践学习	选取 3 项常见基础技术进行现场实践	熟悉技术的运用	现场观摩	15

表 29-2 第二阶段（实践培训）大纲

课程设置	培训内容	课程要求	教学形式	占总学时比例 %
法律法规	新颁布的法律、法规为主	熟悉法律法规要求	网络教学、自学	10
理论知识	1. 抗感染药物合理应用与管理等； 2. 重症监护病房医院感染管理； 3. 新生儿病房医院感染管理； 4. 妇产科医院感染管理； 5. 手术室（部）医院感染管理； 6. 消毒供应中心的医院感染管理； 7. 内镜室医院感染管理； 8. 血液透析中心（室）医院感染管理； 9. 口腔门诊医院感染管理； 10. 其他	掌握重点科室、重点环节、重点人群医院感染管理的要点，以及抗感染药物合理应用与管理的要点	集中讲授、网络教学	25
技能知识	1. 手术部位感染预防； 2. 血管导管相关血流感染预防； 3. 导尿管相关尿路感染预防； 4. 呼吸机相关肺炎预防； 5. 移植患者常见医院感染预防； 6. 多重耐药菌感染预防与控制； 7. 常见传染病医院感染预防与控制； 8. 其他相关内容	掌握常用目标性监控的主要内容、方法，及常见医院感染的干预方法与效果	集中讲授、网络教学	25
实践	选取 3 种以上常见医院感染的监控技能进行现场实践	熟悉监控技能的运用	现场观摩、模拟训练、讨论	40

（三）第三阶段——提高培训

对从事医院感染管理工作五年以上专业人员的培训以医院感染新理论、新知识、新技术为主。使其能够应用所学知识培训医疗机构医务人员，开展与医院感染相关的科研工作。

培训形式可以是自学、参加医院感染管理及相关学科继续医学教育培训班或参加专业学术交流会等。

二、培训方式

（1）集中讲授培训：以多媒体课堂讲授为主，可安排适当的课堂讨论。

（2）集中讲授与带教结合培训：可安排适当的感染控制场景讨论和课堂讲授，以及带教实践培训。

（3）网络视频培训：以网络视频教学为主，结合网络答题进行考核。

（4）自学：对基础理论和技能、法规，学习者可按照大纲要求进行自修，并参加网络答题进行考核。

第二节　医院感染防控知识培训与教育

一、培训概述

应将医院感染防控知识培训纳入医疗质量管理体系。有医院感染管理培训计划、培训大纲和培训教材，实施全员培训。培训既要有理论知识，又要有实践技能操作。针对各级各类人员、结合岗位工作制订医院感染培训计划，并有相关考核标准，对培训效果进行追踪与成效评价，培训后的医务人员医院感染预防与控制知识与技能达到岗位要求。

培训内容要精练、针对性强，提高培训效率及医务人员的学习兴趣，医院感染防控知识培训应多部门合作，组织不同岗位人员学习，医务部协助组织全院医师、医技部门人员、规陪人员和进修人员；护理部门协调组织全院护理人员和进修人员；科室负责人应组织并督促科内人员参加医院感染防控知识培训；健教部协助利用电子信息化或其他多途径进行院感防控知识宣教；医疗服务保障部门如总务部门负责协助组织保洁人员、污水处理人员、医疗废物暂存处管理人员等工勤人员参加医院感染管理在职教育培训。

(一)培训方法

（1）制作并播放宣教片。

（2）以集中授课方式，现场演示操作方法和感染防控要点。

（3）利用科室交接班等时间进行简短的培训。

（4）将医院感染防控知识制成图文并茂、易于记忆的宣传手册，发给医务人员。

（5）将相关知识制成简单、易懂、有趣的展板，长期在医院宣传栏或科室进行宣传。

（6）建立本院医院感染防控知识培训实战训练地点，分科室、分人群小范围开展实战演练。

(二)效果评估

（1）在培训刚结束的时候，了解听课人员对培训项目的主观感觉和满意程度。

（2）培训后通过问卷进行测试或组织考试等。

（3）在日常工作中观测医务人员对培训内容的实践情况。比较培训前后的依从率，定期对全体工作人员参加培训及知识掌握情况进行考核。

(三)学时要求

不同人员的学时要求如下：

（1）医务人员应参加与本职工作相关的医院感染在职教育培训，每年不少于6学时。

（2）工勤人员应参加基础卫生学和消毒隔离知识的在职教育培训，每年不少于3学时。

（3）新上岗人员、进修生和实习生应参加医院感染在职教育的岗前培训，时间不得少于 3 学时，考核合格后方可上岗。

（4）医院感染管理专职人员培训学时参见本章第一节。

二、相关人群培训

（一）临床医生

全院临床医生包括正式上岗医生、进修医生、规陪医生、实习医生。

1. 基本培训内容

（1）医院感染管理相关的法律、法规、规章、制度、标准等。

（2）预防、控制医院感染的目的、意义。

（3）职业安全与个人防护，要求诊疗活动中能规范执行个人防护，发生职业暴露时能正确进行处置。

（4）标准预防与手卫生，要求诊疗活动中能不断提高手卫生依从性。

（5）医疗废物管理，要求正确进行医疗废物的分类，发生外溢时能正确处理。

2. 重点培训内容

（1）医院感染诊断标准及医院感染监测，要求能够发现感染病例并上报。

（2）医院清洁、消毒灭菌与隔离、无菌操作技术，要求诊疗活动中能遵守并落实相关要求与操作。

（3）微生物标本的正确采集与运送、本院或本科室的主要目标耐药率情况、常见多重耐药菌感染的预防与控制措施，要求提高送检标本的合格率，提高标本的送检率，并能落实相关防控措施，杜绝多重耐药菌的传播。

（4）抗菌药物合理应用及抗感染治疗新进展，要求外科医生掌握围手术期抗菌药物的合理使用，加强特殊使用药物的管理。

（5）重点环节相关感染的防控措施，包括呼吸机、中央导管插管、导尿管、手术以及其他侵入性操作相关感染。

（6）重点部门防控措施，包括各类 ICU、各类手术室、血液净化室、内镜室、消毒供应中心、产房、新生儿科等部门，建议单独对各部门医务人员进行针对性培训。

（7）医院感染暴发和处理步骤，要求掌握医院感染暴发的预警与发现，了解处理流程，积极配合相关部门做好防控措施。

（二）护理人员

全院护理人员包括正式上岗护士、进修护士、实习护士。

1. 基本培训内容

见本节："临床医生"部分。

2. 重点培训内容

（1）医院感染诊断标准及医院感染监测，要求能够发现感染病例异常指征并及时告知相关医师。

（2）医院清洁、消毒灭菌与隔离、无菌操作技术，要求诊疗活动中能遵守并落实相关要求与操作。

（3）消毒、灭菌器械及一次性无菌医疗用品的规范使用。

(4)微生物标本的正确采集与运送，常见多重耐药菌感染的预防与控制措施，要求提高送检标本的合格率，落实相关防控措施，杜绝多重耐药菌的传播。

(5)抗菌药物合理应用、合理给药与毒副反应。

(6)重点环节相关感染的防控措施，包括呼吸机、中央导管插管、导尿术、手术以及其他侵入性操作相关感染。

(7)重点部门的防控措施，包括各类 ICU、各类手术室、血液净化室、内镜室、消毒供应中心、产房、新生儿科等部门，建议单独对各重点部门医务人员进行针对性培训。

(8)医院感染暴发和处理步骤，要求掌握医院感染暴发的预警与发现，了解处理流程，并能积极配合相关部门做好防控措施。

(三)医技人员

全院医技人员包括检验科、病理科、药剂科、影像科、超声科、心电图室等医技部门的所有医务人员。

1. 基本培训内容

见本节："临床医生"部分。

2. 重点培训内容

(1)消毒药械及一次性无菌医疗用品的规范使用。

(2)检验科微生物人员：应掌握临床微生物学及相关知识。

(3)病理科、影像科：应掌握诊疗操作中产生的化学性废液的处置方法。

(4)药剂科：应掌握抗菌药物的规范管理与合理应用。

(5)影像科、超声科、心电图室(以及其他可能进行床旁检查的科室)：应掌握常见多重耐药菌感染的预防与控制措施，杜绝多重耐药菌的传播。

(四)工勤人员

工勤人员包括保洁人员、污水处理人员、医疗废物暂存处管理人员、食堂工作人员、洗衣房工作人员。

1. 基本培训内容

见本节："临床医生"部分。

2. 重点培训内容

(1)保洁人员：要求正确掌握医院环境、地面、物表的清洁与消毒方法，规范配制并使用消毒剂，严格执行一床一桌一巾一消毒的措施。

(2)污水处理人员：应掌握国家、地方有关医院污水无害化处理的规定，正确开展监测工作。

(3)医疗废物暂存处管理人员：应掌握国家、地方有关医院污物无害化处理的规定，做好医疗废物暂存处的环境清洁、消毒工作。

(4)食堂工作人员：应掌握国家、地方有关餐具和卫生洁具的消毒、餐饮人员个人卫生习惯等规定。

(5)洗衣房工作人员：应熟悉国家、地方有关洗衣房管理与消毒的规定，掌握各类织物的清洗、消毒方法。

（五）岗前培训

新上岗人员、进修生、规培生和实习生应参加岗前培训。要求基本了解培训内容，后期需针对性地开展强化培训。

1. 基本培训内容

见本节："临床医生"部分。

2. 重点培训内容

（1）医院感染诊断标准和报告。

（2）消毒、灭菌与隔离基本概念。

（3）微生物标本的正确采集与运送、医院感染常见病原体简介及多重耐药菌预防控制措施。

（4）抗菌药物合理应用及抗感染治疗新进展。

（5）重点环节相关感染的防控措施。

（6）医院感染暴发和处理步骤，要求掌握医院感染暴发的预警与发现，了解处理流程，积极配合相关部门做好防控措施。

（六）专职人员

见本章第一节。

（七）探视及陪护人员

1. 培训对象

家属、探视人员、陪护人员、志愿者。

2. 重点培训知识

（1）手卫生：六步洗手法、卫生手消毒方法、手卫生的 5 个重要时刻。

（2）医疗废物与非医疗废物的区分。

（3）口罩的正确佩戴。

（4）呼吸卫生（咳嗽礼仪）。

第三节　医院感染管理组织与部门

一、医院感染管理委员会

（一）人员组成

（1）主任委员由院长担任。卫生部《医院感染管理办法（执行）》要求主任委员由医院院长或者主管医疗工作的副院长担任，但卫生部《预防与控制医院感染行动计划（2012—2015 年）》要求主任委员由医院院长担任。

（2）委员会成员由分管院长、主管医疗工作的副院长，以及医院感染管理部门、医务部门、护理部门、临床科室、消毒供应室、手术室、临床检验部门、药事管理部门、设备管理部门、后勤管理部门及其他有关部门的主要负责人组成。

（二）主要职责

（1）根据法律法规及技术规范、标准，结合医院的具体工作制定本医院预防和控制医院感染的规章制度，如医院感染控制方案、医院感染控制应急措施、医院感染暴发控制措施等。同时对医院所制定的各项制度应组织定期的监督检查，对存在的问题及时反馈，避免制度与实际脱节、发生医院感染暴发的恶性事件。

（2）制订医院感染五年发展规划；审议上年度工作总结，讨论、制订下年度医院感染管理工作计划，对计划的实施进行考核和评价，以确保医院感染控制工作目标明确、方法得当、效果明显。

（3）研究本医院重点部门、重点环节、重点人群的医院感染危险因素，制定预防控制措施，明确各有关部门、人员职责。例如，为落实卫生部抗菌药物专项整治方案，医院应当针对围术期用药中存在的问题采取干预措施，并制定相关规定，规定中要明确医务人员、药剂科、医院感染管理部门及医务部门的职责，确保干预措施的落实。

（4）研究并制定医院感染暴发及出现不明病原体感染性疾病聚集流行时的应急预案，在事件发生时负责组织协调、技术指导工作。应急预案应当包括事件发生的报告体系、调查体系、应急措施等内容，力争一旦发生不可预知的医院感染事件时，能够及时发现并在第一时间采取果断措施，将不良事件造成的影响降到最低。

（5）评估新技术相关医院感染危险因素，审核流行病学调查方案并参与调查，避免新技术相关医院感染的发生。

（6）与其他相关委员会进行交流和合作，如药事委员会、生物安全委员会、输血委员会，可提高工作效率，共同加强医疗安全的管理。

（7）根据预防医院感染和卫生学要求，结合国家的相关标准对医院新建、改扩建工程的基本设施和工作流程方案进行审查。避免基建的盲目性、随意性与非专业性，给以后的医疗活动和医院感染管理带来不便。

（8）其他有关医院感染管理的重要事宜。由于医院感染学科的不断发展，医院感染除了常见的途径外，还有可能发生非常规途径的传播与暴发。例如，传染病或不明原因感染性疾病在医院内的传播，因此，需从组织上健全医院感染管理体系，保障医疗安全。

（三）工作方法

（1）建立会议制度，研究、协调和解决有关医院感染管理方面的问题。每年至少召开二次委员会会议，遇重大医院感染管理问题时随时召开委员会会议。

（2）医院感染管理委员会讨论通过的重要议题以医院文件形式下发，要求各部门执行。

二、医院感染管理部门

（一）人员组成

医院感染学是现代医学领域中的一门新型学科，是研究在医院内的一切感染的发生、发展、预防、控制和管理的一门学科。它具有跨学科的特点，其基础学科是流行病学、医学微生物学、临床疾病学、免疫学、消毒学、护理学、抗菌药物学和医院管理学。因此医院感染管理部门应由多学科专业人员共同组成。一般包括如下专业人员：

(1)临床医师：感染性疾病科医生或对医院感染管理有兴趣的其他临床科室医生，至少有5年临床工作经验，可以兼职。

(2)预防医学医师：应在临床轮转至少2年，重点轮转医院感染预防与控制重点部门，如ICU、新生儿病房、血液净化室、手术室、消毒供应中心等。

(3)护理人员：应有5年以上临床护理工作经验，有医院感染管理预防与控制重点部门，如ICU、新生儿病房、血液净化室、手术室等工作经验的人员优先。

(4)微生物检验技师：有1年以上微生物室工作经历，可以兼职。

(二)主要职责

(1)对年度工作进行总结，起草年度工作计划，根据相关法律法规不断修订和完善医院感染的预防与控制制度，提交医院感染管理委员会审议。

(2)负责医院感染管理委员会会议资料的整理和保管，落实医院感染管理委员会会议决议。

(3)制订并执行医院目标性监测方案，定期分析目标性监测资料并向临床反馈，对监测中发现的问题提出整改意见并督促相关部门落实。

(4)制订并执行年度培训计划；保证所以医务人员接受医院感染相关法律法规、规范指南、消毒和灭菌、职业暴露、标准预防等知识的培训。

(5)负责医院感染控制日常工作，评价考核各部门医院感染预防与控制情况，推动各部门提高医院感染管理质量。

(6)医院感染暴发时作为牵头部门，负责医院感染暴发控制措施全过程的具体实施，及时向医院感染管理委员会和院办公会汇报，暴发结束后总结经验教训并保存资料。

(7)参与药事管理委员会，据细菌耐药性监测情况、目标性监测中抗菌药物使用情况向药事管理委员会、医务部门反馈。

(8)督促微生物实验室定期分析细菌耐药性监测情况，及时向临床反馈并提供指导临床落实多重耐药菌的防控措施。

(9)推动手卫生，逐年提高手卫生正确率和依从性。

(10)对职业暴露的医务人员按不同的传染病处理流程给予指引，并登记，进行随访、追踪。

(11)对传染病的防控提供技术支持，指导临床落实消毒与隔离工作，对医院医疗废物管理提供指导。

(12)鼓励感染管理部门主持或参与医院感染相关的课题研究，提高感染管理工作的学术性、科学性。

(三)工作内容

(1)医院感染管理委员会会议资料的记录并整理归档，将会议纪要向院办公会汇报并发送给每位委员。负责落实医院感染管理委员会的各项决议，不能落实的决议或委员会决议需要完善的则再召开医院感染管理委员会会议讨论，力求寻找最佳解决方案。

(2)开展目标性监测，包括ICU目标性监测、新生儿目标性监测、手术切口目标性监测、血液透析医院感染目标性监测、多重耐药菌目标性监测等，通过目标性监测实现医院感染管理的可持续改进。

(3)不断引进新技术、新方法改进医疗流程，降低医院感染率。

(4)开展全院医务人员医院感染相关知识的教育和培训。

三、感染管理小组

(一)人员组成

由科主任、护士长、感控医生、感控护士组成。感染管理小组是医院感染管理三级管理体系的基础，是预防与控制医院感染的第一线。科主任和护士长是科室医院感染管理的责任人，感控医生和感控护士配合科主任、护士长做好本科室的感控工作，加强全科室的医院感染管理。

(二)主要职责

(1)根据法律法规及技术规范和医院相关制度制定适合本科室的医院感染预防与控制制度，对科室医院感染管理进行质量控制并持续改进。

(2)落实医院抗菌药物管理制度，提高送检率，正确采集运送标本，加强抗菌药物的合理应用。

(3)监测本科室医院感染，针对本科室的危险因素采取相应措施。发现医院感染或疑有感染时及时上报，并完善诊疗措施、查找感染原因、总结经验教训。

(4)上报医院感染暴发或疑似暴发，参加并配合感染暴发的调查与控制。

(5)规范科室医疗废物的分类、收集、交接登记，避免医疗废物的泄漏和流失。

(6)制订并执行本科室医院感染知识培训计划。根据本科室常见医院感染或常见病原体开展预防与控制培训。

(7)做好对后勤人员、探视人员、患者家属和陪护人员的卫生宣教，以避免不规范行动导致患者发生医院感染，甚至引起医院内病原体的传播。

(三)工作内容

1. 科主任

科主任是科室医院感染管理责任人，负责组织协调科室内医院感染，督促落实医院感染各项规章制度，是科室医院感染暴发或疑似暴发时的报告人和控制措施落实的责任人。

2. 护士长

护士长是科室与医院感染管理部门的联络员，贯彻本院医院感染规章制度。定期组织小组成员会议，针对本科医院感染管理中存在的问题提出整改措施并保证落实。制订本科室医院感染知识培训计划并督促小组成员落实。

3. 医院感染监控医生

(1)执行医院感染各项规章制度。

(2)监测本科医院感染发生率，当发生医院感染或疑似感染时，督促管床医生进行病原学检查。

(3)一旦发生医院感染暴发和流行苗头，立即上报并参与实施暴发控制工作。

(4)管理本科室抗菌药物合理使用。

(5)完成本科室医院感染知识的培训工作。

4. 医院感染监控护士

（1）检查、督促与感染控制相关护理制度的落实，如消毒隔离制度、无菌操作、洗手等实施情况。

（2）护理患者过程中，发现任何感染征兆立即报告管床医师。

（3）参加暴发调查。

（4）完成本科室医院感染知识的培训工作。

（雷新云）

附录

附录一 我国现行医院感染管理相关法规规范

分 类	法规规范名称	文 号	颁布年度	颁布机构
传染病管理	《中华人民共和国传染病防治法》	中华人民共和国主席令第17号	2004	全国人民代表大会常务委员会
传染病管理	《医疗机构传染病预检分诊管理办法》	中华人民共和国卫生部令第41号	2004	中华人民共和国卫生部
传染病管理	《手足口病聚集性和暴发疫情处置工作规范(2012版)》	卫办疾控发〔2012〕80号	2012	中华人民共和国卫生部
传染病管理	《手足口病预防控制指南(2009版)》		2009	中华人民共和国卫生部
传染病管理	《艾滋病防治条例》	国务院令第457号	2006	中华人民共和国卫生部
传染病管理	《医院预防与控制传染性非典型肺炎(SARS)医院感染的技术指南》	卫医发〔2003〕308号	2003	中华人民共和国卫生部
传染病管理	《人禽流感疫情预防控制技术指南(试行)》	卫发电〔2004〕15号	2004	中华人民共和国卫生部
传染病管理	《经空气传播疾病医院感染预防与控制规范》	WS/T 511—2016	2016	中华人民共和国国家卫生和计划生育委员会
传染病管理	《法定传染病诊断标准》			湖北省疾病预防控制中心
等级医院评审	《三级综合医院医疗质量管理与控制指标(2011版)》	卫办医政函〔2011〕54号	2011	中华人民共和国卫生部
多重耐药菌感染防控	《卫生部办公厅关于加强多重耐药菌医院感染控制工作的通知》	卫办医发〔2008〕130号	2008	中华人民共和国卫生部
多重耐药菌感染防控	《多重耐药菌医院感染预防与控制技术指南(试行)》	卫办医政发〔2011〕5号	2011	中华人民共和国卫生部

续表

分 类	法规规范名称	文 号	颁布年度	颁布机构
隔离	《医院隔离技术规范》	WS/T 311—2009	2009	中华人民共和国卫生部
抗生素使用与管理	《抗菌药物临床应用指导原则》	国卫办医发〔2015〕43 号	2015	国家卫生和计划生育委员会 国家中医药管理局 解放军总后勤部卫生部
抗生素使用与管理	《卫生部办公厅关于抗菌药物临床应用管理有关问题的通知》	卫办医政发〔2009〕38 号	2009	中华人民共和国卫生部
抗生素使用与管理	《抗菌药物临床应用管理办法》	卫生部令第 84 号	2012	中华人民共和国卫生部
空气净化	《医院空气净化管理规范》	WS/T 368—2012	2012	中华人民共和国卫生部
空气净化	《公共场所集中空调通风系统卫生规范》	WS 394—2012	2012	中华人民共和国卫生部
空气净化	《公共场所集中空调通风系统卫生学评价规范》	WS/T 395—2012	2012	中华人民共和国卫生部
空气净化	《公共场所集中空调通风系统清洗消毒规范》	WS/T 396—2012	2012	中华人民共和国卫生部
实验室微生物安全	《人间传染的病原微生物菌（毒）种保藏机构设置技术规范》	WS 315—2010	2010	中华人民共和国卫生部
实验室微生物安全	《病原微生物实验室生物安全管理条例》	中华人民共和国国务院令第 424 号	2004	中华人民共和国卫生部
手卫生	《医务人员手卫生规范》	WS/T 313—2009	2009	中华人民共和国卫生部
手卫生	Guidelines on Hand Hygiene in Health Care		2009	世界卫生组织（WHO）
消毒	《消毒管理办法》	卫生部令第 27 号	2002	中华人民共和国卫生部
消毒	《医疗机构消毒技术规范》	WS/T 367—2012	2012	中华人民共和国卫生部
消毒	《内镜清洗消毒技术操作规范》	卫医发〔2004〕100 号	2004	中华人民共和国卫生部
消毒	《医院消毒供应中心管理规范》	WS/T 310.1—2009	2009	中华人民共和国卫生部
消毒	《医院消毒供应中心清洗消毒灭菌及技术操作规范》	WS/T 310.2—2009	2009	中华人民共和国卫生部

续表

分 类	法规规范名称	文 号	颁布年度	颁布机构
消毒	《医院消毒供应中心清洗消毒及灭菌效果监测标准》	WS/T 310.3—2009	2009	中华人民共和国卫生部
消毒	《医院消毒卫生标准》	GB 15982—2012	2012	中华人民共和国国家质量监督检验检疫总局 中国国家标准化管理委员会
消毒	《医疗机构口腔诊疗器械消毒技术操作规范》	卫医发〔2005〕73号	2005	中华人民共和国卫生部
消毒	《过氧化氢气体等离子体低温灭菌装置的通用要求》	GB 27955—2011	2011	中华人民共和国卫生部 中国国家标准化管理委员会
消毒	《手消毒剂卫生要求》	GB 27950—2011	2011	中华人民共和国卫生部 中国国家标准化管理委员会
消毒	《黏膜消毒剂通用要求》	GB 27954—2011	2011	中华人民共和国卫生部 中国国家标准化管理委员会
消毒	《皮肤消毒剂卫生要求》	GB 27951—2011	2011	中华人民共和国卫生部 中国国家标准化管理委员会
消毒	《空气消毒剂卫生要求》	GB 27948—2011	2011	中华人民共和国卫生部 中国国家标准化管理委员会
消毒	《普通物体表面消毒剂的卫生要求》	GB 27952—2011	2011	中华人民共和国卫生部 中国国家标准化管理委员会
消毒	《医疗器械消毒剂卫生要求》	GB/T 27949—2011	2011	中华人民共和国卫生部 中国国家标准化管理委员会
消毒	《疫源地消毒剂卫生要求》	GB 27953—2011	2011	中华人民共和国卫生部 中国国家标准化管理委员会
消毒	《紫外线空气消毒器安全与卫生标准》	GB 28235—2011	2011	中华人民共和国卫生部 中国国家标准化管理委员会
消毒	《胍类消毒剂卫生标准》	GB 26367—2010	2011	中华人民共和国卫生部 中国国家标准化管理委员会
消毒	《含碘消毒剂卫生标准》	GB 26368—2010	2011	中华人民共和国卫生部 中国国家标准化管理委员会

分　类	法规规范名称	文　号	颁布年度	颁布机构
消毒	《含溴消毒剂卫生标准》	GB 26370—2010	2011	中华人民共和国卫生部 中国国家标准化管理委员会
消毒	《季铵盐类消毒剂卫生标准》	GB 26369—2010	2011	中华人民共和国卫生部 中国国家标准化管理委员会
消毒	《戊二醛消毒剂卫生标准》	GB 26372—2010	2010	中华人民共和国卫生部 中国国家标准化管理委员会
消毒	《乙醇消毒剂卫生标准》	GB 26373—2010	2010	中华人民共和国卫生部 中国国家标准化管理委员会
消毒	《臭氧发生器安全与卫生标准》	GB 28232—2011	2011	中华人民共和国卫生部 中国国家标准化管理委员会
消毒	《次氯酸钠发生器安全与卫生标准》	GB 28233—2011	2011	中华人民共和国卫生部 中国国家标准化管理委员会
消毒	《二氧化氯消毒剂卫生标准》	GB 26366—2010	2011	中华人民共和国卫生部 中国国家标准化管理委员会
消毒	《酚类消毒剂卫生要求》	GB 27947—2011	2011	中华人民共和国卫生部 中国国家标准化管理委员会
消毒	《酸性氧化电位水生成器安全与卫生标准》	GB 28234—2011	2011	中华人民共和国卫生部 中国国家标准化管理委员会
消毒	《过氧化物类消毒剂卫生标准》	GB 26371—2010	2011	中华人民共和国卫生部 中国国家标准化管理委员会
消毒	《消毒剂杀灭分歧杆菌实验评价要求》	WS/T 327—2011	2011	中华人民共和国卫生部
血透感染控制	《血液透析器复用操作规范》	卫医发〔2005〕330 号	2005	中华人民共和国卫生部
血透感染控制	《血液净化标准操作规范》	卫医管发〔2010〕15 号	2010	中华人民共和国卫生部
血透感染控制	《医疗机构血液透析室管理规范》	卫医政发〔2010〕35 号	2010	中华人民共和国卫生部
血透感染控制	《医疗机构血液透析室基本标准（试行）》	卫医政发〔2010〕32 号	2010	中华人民共和国卫生部

续表

分 类	法规规范名称	文 号	颁布年度	颁布机构
一次性用品管理	《一次性使用卫生用品卫生标准》	GB 15979—2002	2002	中华人民共和国卫生部
医疗废物管理	《医疗废物分类目录》	卫医发〔2003〕287号	2003	中华人民共和国卫生部
医疗废物管理	《医疗废物管理条例》	国务院令第380号	2003	中华人民共和国卫生部
医疗废物管理	《医疗废物管理行政处罚办法》	中华人民共和国卫生部/国家环境保护总局令第21号	2004	中华人民共和国卫生部 国家环境保护总局
医疗废物管理	《医疗废物专用包装物、容器标准和警示标识规定》	环发〔2003〕188号	2003	国家环境保护总局
医疗废物管理	《医疗卫生机构医疗废物管理办法》	中华人民共和国卫生部令第36号	2003	中华人民共和国卫生部
医疗废物管理	《医院污水处理技术指南》	环发〔2003〕197号	2003	国家环境保护总局
医院感染暴发处置	《医院感染暴发报告及处理处置管理规范》	卫医政发〔2009〕73号	2009	中华人民共和国卫生部 国家中医药管理总局
医院感染暴发控制	《医院感染暴发控制指南》	WS/T 524—2016	2016	中华人民共和国国家卫生和计划生育委员会
医院感染管理（总则）	《医院感染诊断标准（试行）》	卫医发〔2001〕2号	2001	中华人民共和国卫生部
医院感染管理（总则）	《医院感染管理办法》	卫生部令第48号	2006	中华人民共和国卫生部
医院感染管理（总则）	《医院感染管理办法（释义）》	卫生部令第48号	2006	中华人民共和国卫生部
医院感染管理	《病区医院感染管理规范》	WS/T 510—2016	2016	中华人民共和国国家卫生和计划生育委员会
医院感染监测	《医院感染监测规范》	WS/T 312—2009	2009	中华人民共和国卫生部
应急处置	《突发公共卫生事件应急条例》	国务院令第376号	2003	中华人民共和国卫生部

分　类	法规规范名称	文　号	颁布年度	颁布机构
应急处置	《群体性不明原因疾病应急处置方案(试行)》	卫应急发〔2007〕21号	2007	中华人民共和国卫生部
职业防护	《血源性病原体职业接触防护导则》	GBZ/T 213—2008	2008	中华人民共和国卫生部
职业防护	《医务人员艾滋病病毒职业暴露防护工作指导原则(试行)》	卫医发〔2004〕108号	2004	中华人民共和国卫生部
重点部门感染控制	《医院手术部(室)管理规范(试行)》	卫医政发〔2009〕90号	2009	中华人民共和国卫生部
重点部门感染控制	《医院洁净手术部建筑技术规范》	GB 50333—2013	2013	中华人民共和国建设部 中华人民共和国国家质量监督检验检疫总局
重点部门感染控制	《新生儿病室建设与管理指南(试行)》	卫医政发〔2009〕123号	2009	中华人民共和国卫生部
重点部门感染控制	《静脉用药集中调配质量管理规范》	卫办医政发〔2010〕62号	2010	中华人民共和国卫生部
重点部门感染控制	《呼吸内镜诊疗技术管理规范》	卫办医政发〔2012〕100号	2012	中华人民共和国卫生部
重点部门感染控制	《重症监护病房医院感染预防与控制规范》	WS/T 509—2016	2016	中华人民共和国国家卫生和计划生育委员会
重点部位感染防控	《导管相关血流感染预防与控制技术指南(试行)》	卫办医政发〔2010〕187号	2010	中华人民共和国卫生部
重点部位感染防控	《导尿管相关尿路感染预防与控制技术指南(试行)》	卫办医政发〔2010〕187号	2010	中华人民共和国卫生部
重点部位感染预防	《外科手术部位感染预防与控制技术指南(试行)》	卫办医政发〔2010〕187号	2010	中华人民共和国卫生部
培训	《医院感染管理专业人员培训指南》	WS/T 525—2016	2016	中华人民共和国国家卫生和计划生育委员会

附录二　国内外医院感染预防与控制相关网站

网站名称	网　址
上海国际医院感染控制论坛	http：//bbs. icchina. org. cn/forum. php
院感网	http：//www. yygr. cn/
感控家园	http：//www. jscssd. com/bbs/
中国医疗卫生消毒网	http：//www. cn-mds. com/
医院感染控制网	http：//www. cqhic. com/
北京医院感染监控网	http：//www. bnicc. com/
中国疾病预防控制中心网站	http：//www. chinacdc. cn/
丁香园感染频道	http：//infect. dxy. cn/
中华医学会感染学分会网站	http：//www. infectcma. org. cn/index. php
美国医疗保健流行病学协会（SHEA）	http：//www. shea-online. org/
美国感染病学会（IDSA）	http：//www. idsociety. org/Index. aspx
世界卫生组织（WHO）中文网站	http：//www. who. int/zh/
美国疾病控制与预防中心（CDC）	http：//www. cdc. gov/
美国感染控制工作者协会网站	http：//www. apic. org/Practice-Guidance/elimination-guides
美国卫生保健促进协会网站	http：//www. ihi. org/Pages/default. aspx
美国感染病协会网站	http：//www. idsociety. org/Index. aspx

（李　璐、肖向梅）

参 考 文 献

1. 居丽雯，胡必杰．医院感染学[M]．上海：复旦大学出版社，2006.

2. 王辉，任健康，等．临床微生物学检验[M]．北京：人民卫生出版社，2015.

3. 倪语星，张祎博，等．医院感染防控与管理[M]．第2版．北京：科技出版社，2016.

4. 熊薇，赖晓全，等．医院感染预防与控制指南[M]．北京：科技出版社，2013.

5. 陈东科，孙长贵．实用临床微生物学检验与图谱[M]．北京：人民卫生出版社，2011.

6. 倪语星，尚红．临床微生物学与检验[M]．第4版．北京：人民卫生出版社，2007.

7. 贾文祥．医学微生物学[M]．第2版．北京：人民卫生出版社，2010.

8. 张卓然．临床微生物学和微生物学检验[M]．第3版．北京：人民卫生出版社，2003.

9. 胡国庆，段亚波．GB 15982—2012《医院消毒卫生标准》内容解读（一）[J]．中国消毒学杂志，2013，30(7)：649-652.

10. 胡国庆，段亚波．GB 15982—2012《医院消毒卫生标准》内容解读（一）[J]．中国消毒学杂志，2013，30(8)：7529-757.

11. G. Duce，J. Fabry，等．医院获得性感染预防与控制实用指南[A]．（第2版）．中华医院管理学会第十届全国医院感染管理学术年会论文资料汇编[C]．2003.

12. 熊薇，赖晓全，徐敏．医院感染预防与控制指南[M]．北京：科学出版社，2016.

13. 胡必杰，刘荣辉，陈文森．SIFIC 医院感染预防与控制临床实践指引[M]．上海：上海科学技术出版社，2013.

14. 胡必杰，陈文森，高晓东，等．医院感染学[M]．上海：上海科学技术出版社，2016.

15. 郝少君，刘德熙，王灵．现代医院感染管理与控制[M]．北京：人民军医出版社，2010.

16. 郝学安，刘德柱，等．现代医院感染控制[M]．长春：吉林科学技术出版社，2009.

17. 王辉，周国清，杨凌辉．医院感染预防与控制[M]．北京：人民军医出版社，2012.

18. 郭明华，刘运喜．中国医院感染管理与法律[M]．北京：中国协和医科大学出版社，2014.

19. 李清杰，刘运喜．医院感染防控指南[M]．北京：人民军医出版社，2010.

20. 沈延澄．医院感染管理与技术规范[M]．杭州：浙江大学出版社，2007.

21. 封志纯，祝益民，肖昕．实用儿童重症医学[M]．北京：人民卫生出版社，2016.

22. 邱海波．重症医学科建设管理规范[M]．南京：东南大学出版社，2011.

23. 吴欣娟．重症医学科护理工作指南[M]．北京：人民卫生出版社，2016.

24. 郑显兰．儿科危重症护理学[M]．北京：人民卫生出版社，2015.

25.《中国国家处方集》编委会．中国国家处方集(化学药品与生物制品卷)[M]．北京：人民军医出版社，2011.

26. 郝少君，管志江，李军．抗菌药物临床应用与管理[M]．北京：人民军医出版社，2011.

27. 胡付品，朱德妹，汪复，等．2014年CHINET中国细菌耐药性监测[J]．中国感染与化疗杂志，2015(05)：401-410.

28. 黄勋，邓子德，倪语星，等．多重耐药菌医院感染预防与控制中国专家共识[J]．中国感染控制杂志，2015(01)：1-9.

29. 中华医学会甲氧西林耐药金黄色葡萄球菌感染治疗策略专家组．中华医学会感染与抗微生物治疗策略高峰论坛：甲氧西林耐药金黄色葡萄球菌感染的治疗策略——专家共识[J]．中国感染与化疗杂志，2011，(06)：401-416.

30. 耐万古霉素肠球菌感染防治专家委员会．耐万古霉素肠球菌感染防治专家共识[J]．中华实验和临床感染病杂志(电子版)，2010，4(2)：224-231.

31. 周华，李光辉，陈佰义，等．中国产超广谱β-内酰胺酶肠杆菌科细菌感染应对策略专家共识[J]．中华医学杂志，2014，94(24)：1847-1856.

32. 陈佰义，何礼贤，胡必杰，等．中国鲍曼不动杆菌感染诊治与防控专家共识[J]．中国医药科学，2012，(08)：3-8.

33. 中华医学会呼吸病学分会感染学组．铜绿假单胞菌下呼吸道感染诊治专家共识[J]．中华结核和呼吸杂志，2014，37(1)：9-15.

34. 赵体玉．洁净手术部(室)护理管理与实践[M]．武汉：华中科技大学出版社，2010.

35. 高兴莲，田莳．手术室专科护士培训与考核[M]．北京：人民军医出版社，2012.

36. 何玉轩．《中国护理事业发展规划纲要(2011—2015)》贯彻实施与最新手术室临床护理操作规范及优质护理服务规范考评指南[M]．北京：人民卫生出版社，2012.

37. 宫玉龙，王庆丰．《手术风险评估表》预测切口感染的国内应用进展及国内应用启示[J]．实用医学杂志，2015，31(35).

38. 王香兰．手术切口感染手术室相关因素与护理措施[J]．中华医院感染学杂志，2012(15).

39. 任建军．洁净手术室空气监测与管理进展[J]．上海护理，2011，11(4).

40. 熊薇，赖晓全，徐敏．医院感染预防与控制指南[M]．北京：科技卫生出版社，2014：302-307.

41. 中国医师协会新生儿专业委员会．中国新生儿病室分级建设与管理指南(建议案)[J]．中华实用儿科临床杂志，2013，28(3)：231-237.

42. 印爱珍，马乐龙，邓莉等．儿童医院医院感染横断面调查[J]．中国感染控制杂志，2015，11(14)：769-770.

43. American Academy of Pediatrics. Work Group on Breastfeeding. Breastfeeding and the use of human milk[J]. Pediatrics, 2012, 129(3)：e827-e841.

44. 张玉侠. 实用新生儿护理学[M]. 北京：人民卫生出版社，2015：36-38，84-94.

45. 邵肖梅，叶鸿瑁，丘小汕. 实用新生儿学[M]. 第4版. 北京：人民卫生出版社，2013：173-176，401-405，467-477，340-350.

46. 刘玉村，梁铭会. 医院消毒供应中心岗位培训教程[M]. 北京：人民军医出版社，2013.

47. 周冬平，杨宇萍，全文斌. 口腔科病毒交叉感染状况的初步研究[J]. 中华口腔科医学杂志，2000，35(4)：15.

48. 中华人民共和国卫生部. 医疗机构口腔科诊疗器械消毒技术操作规范[C]. 卫医发[2005]73号.

49. 周纯燕，高惠璇，杜晓琳. 口腔科医院感染相关因素及对策[J]. 全科护理，2010，8(1)：155-156.

50. 李小青. 加强消毒隔离防止医院内部交叉感染体会[J]. 中外医学研究，2013，2：145-146.

51. 文学锦. 口腔门诊医院感染的管理[J]. 中华医院感染学杂志，2004，14(11)：1268-1269.

52. 张又燕. 口腔科医院感染管理及预防[J]. 中国当代医药，2010，17(14)：117.

53. 郭敬珍，沈迈旗. 加强口腔科消毒灭菌的规范管理[J]. 中国消毒学杂志，2004，21(1)：76-78.

54. 冯启敏. 护士锐器伤害的现状与防护对策[J]. 中华医院感染杂志，2008，18(6)：839.

55. 周小武. 口腔科院内感染的原因分析及治理策略[J]. 中国医药管理杂志，2010，18(12)：1129-1130.

56. 朱德妹，胡付品，汪复，等. 2009年中国CHINET大肠埃希菌和肺炎克雷伯菌属细菌耐药性监测[J]. 中国感染与化疗杂志，2010，10(6)：430-435.

57. 胡付品，朱德妹，汪复，等. 2013年中国CHINET细菌耐药性监测[J]. 中国感染与化疗杂志，2014，14(5)：365-374.

58. 杨青，陈晓，孔海深，等. Mohnarin2010年度报告：0~14岁儿童细菌耐药监测[J]. 中华医院感染学杂志，2012，22(3)：497-502.

59. 任南，冯丽，文细毛，等. 实用医院感染监测方法与技术[M]. 长沙：湖南科学技术出版社，2006.

60. 胡必杰，宗志勇，顾克菊，等. 多重耐药菌感染控制最佳实践[M]. 上海：上海科学技术出版社，2012.

61. 李凡，刘晶星，徐志凯，等. 医学微生物学[M]. 第7版. 北京：人民卫生出版社，2012.

62. 杨玲蓉，彭珉娟，李桦，等. 新生儿重症监护室患儿院内感染病原菌分布及院内感染的危险性因素分析[J]. 中国当代儿科杂志，2013，15(2)：112-116.

63. 汤卫红，管敏昌，江雪娟，等. 粪钙卫蛋白检测在早产儿坏死性小肠结肠炎中的临床意义[J]. 中国卫生检验杂志，2014，23(4)：889-895.

64. 李冀，杨慧，呼延霆，等．细菌青霉素结合蛋白[J]．生命的化学，2013，33(4)：41-426.

65. 徐秀华．临床医院感染学[M]．修订版．长沙：湖南科技技术出版社，2005.

66. 李六亿，刘玉村．医院感染管理学[M]．北京：北京大学医学出版社，2010.

67. 杨华明，罗滨．现代医院消毒学[M]．北京：人民军医出版社，2008.

68. 李兰娟，任红．传染病学[M]．第8版．北京：人民卫生出版社，2013.

69. 范书山，张书广，王大伟．医院感染管理持续改进方法与策略[M]．北京：人民军医出版社，2012.

70. WHO Antimicrobial Resistance：Global Report on Surveillance 2014 [R/OL]．[2014-05-05]．http：// www. who. int. /drugresistance/documents/surveillancereport/en/WHO. WHO Global Strategy for Containment of Antimicrobial.

71. WHO. Combating Drug Resistance：No Action Today，No Cure Tomorrow [R/OL]．[2014-05-05]．http：//www. int/world-health-day/2011/en/.